受験生の皆さん

　過去の問題に取り組む目的は、(1)出題傾向(2)出題方式(3)難易度(4)合格点を知り、これからの受験勉強に役立てることにあります。出題傾向などがつかめれば目的は達成したことになりますが、それを一歩深く進めるのが、受験対策の極意です。

　せっかく志望校の出題と取り組むのですから、本番に即した受験対策の場に活用すべきです。どうするのか。

　第一は、実際の入試と同じ制限時間を設定して問題に取り組むこと。試験時間が六十分なら六十分以内で挑戦し、時間配分を感覚的に身に付ける訓練です。

　二番目は、きっちりとした正答チェック。正解出来なかった問題は、正解できるまで、徹底的に攻略する心構えが必要です。間違えた場合は、単なるケアレスミスなのか、知識不足が原因のミスなのか、考え方が根本的に間違えていたためのミスなのか、きちんと確認して、必ず正解が書けるようにしておく。

　正答が手元にある過去問題にチャレンジしながら、正解できなかった問題をほったらかしにする受験生もいます。そのような受験生に限って、他の問題集をやっても、間違いを放置したまま、次の問題、次の問題と単に消化することだけに走っているのではないかと思います。過去問題であれ問題集であれ、間違えた問題は、正解できるまで必ず何度も何度も繰り返しチャレンジする。これが必勝の受験勉強法なことをお忘れなく。

入試問題検討委員会

【本書の内容】

1. 本書は過去6年間の問題と解答を収録しています。薬学科(6年制)の試験問題です。

2. 英語・数学・化学の問題と解答を収録しています。尚、大学当局より非公表の問題は掲載していません。

3. 当社の本書解説執筆陣は、現在直接受験生を教育指導している、すぐれた現場の先生方です。

4. 本書は問題と解答用紙の微細な誤りをなくすため、実物の入試問題を各大学より提供を受け、そのまま画像化して印刷しています。

　尚、本書発行にご協力いただきました先生方に、この場を借り、感謝申し上げる次第です。

目　　　次

平成30年度

問　題　と　解　答

英 語

問題

30年度

A 方 式

1. 次の英文の空所に入る語句として，最も適するものをア〜エの中から一つ選び，
その記号を解答欄にマークせよ。

〔 1 〕 （ 1 ）was one of Japan's main farming industries up until a few
years ago.

ア．The growing of rice 　　　イ．The grown rice

ウ．The rice growing 　　　　エ．The rice grown

〔 2 〕 Madame Curie is one of the greatest female scientists （ 2 ）.

ア．she lived 　　　　　　　イ．when living

ウ．while she lived 　　　　　エ．who ever lived

〔 3 〕 My mother didn't like the steak because it was too （ 3 ）.

ア．rough 　　　　　　　　　イ．solid

ウ．strong 　　　　　　　　　エ．tough

〔 4 〕 This booklet contains helpful information and （ 4 ）for problems
you may have with your smartphone.

ア．evidences 　　　　　　　イ．questions

ウ．solutions 　　　　　　　　エ．trends

2. 次の会話文を読み，以下の設問に答えよ。

Coach: Hey, Smith. （ 5 ）join the table tennis club?

Smith: Well, （ 6 ）, Coach. I've never thought about it.

Coach: You'd be a good player. I've been watching you in gym class. You're fast and skillful, and your arms are very long.

Smith: Yeah, but I'm not really interested in playing table tennis.

Coach: At least you could give it a try. The proof of the pudding is in the eating.

Smith: （ 7 ）. Maybe it would be fun.

Coach: Give it a try so you can find out if you really like it or not.

Smith: OK, Coach. （ 8 ）. I'll try it, and if I like it, I'll join the team.

〔 5 〕 会話文の空所（ 5 ）に入る語句として，最も適するものをア～エの中から一つ選び，その記号を解答欄にマークせよ。

　　　ア．How about　　　　　　　　イ．How come

　　　ウ．Why do you　　　　　　　　エ．Why don't you

〔 6 〕 会話文の空所（ 6 ）に入る語句として，最も適するものをア～エの中から一つ選び，その記号を解答欄にマークせよ。

　　　ア．I certainly do　　　　　　　イ．I'm not sure

　　　ウ．not at all　　　　　　　　　エ．sure I will

〔 7 〕 会話文の空所（ 7 ）に入る語句として，最も適するものをア～エの中から一つ選び，その記号を解答欄にマークせよ。

　　　ア．Certainly not　　　　　　　イ．Never mind

　　　ウ．That's true　　　　　　　　エ．You're welcome

〔 8 〕 会話文の空所（ 8 ）に入る語句として，最も適するものをア～エの中
から一つ選び，その記号を解答欄にマークせよ。

ア．You can say that again　　　　イ．You gave it up

ウ．You got me into trouble　　　　エ．You talked me into it

3. 次の和文と同じ意味になるように，各問のア～クの語句をすべて使い，空所を埋めて英文を完成せよ。問題番号のある空所に入るものとして，最も適するものをア～クの中から一つ選び，その記号を解答欄にマークせよ。

〔 9 〕 彼女はとても小さな声で話したので，我々は彼女の言ったことの半分しか聞こえなかった。

She spoke （　　　）（　　　）（　　　）（ 9 ）（　　　）（　　　）（　　　）
（　　　） what she said.

ア．a low voice　　イ．could only　　ウ．half of　　エ．hear

オ．in　　　　　　カ．such　　　　　キ．that　　　　ク．we

〔 10 〕 日本製のこれらのデジタルカメラは今年海外で大人気だ。

These （　　　）（　　　）（　　　）（　　　）（ 10 ）（　　　）（　　　）
（　　　） this year.

ア．are enjoying　　　イ．digital cameras　　ウ．great

エ．in　　　　　　　オ．in foreign countries　カ．Japan

キ．popularity　　　　ク．produced

〔 11 〕 昨年は世界のさまざまな所で，非常に多くの人々が深刻な水不足に苦しんだ。

A great number （　　　）（　　　）（　　　）（　　　）（　　　）（ 11 ）
（　　　）（　　　） of the world last year.

ア．from　　　　　　　　　　イ．in

ウ．of　　　　　　　　　　　エ．parts

オ．people　　　　　　　　　カ．serious water shortages

キ．suffered　　　　　　　　ク．various

〔 12 〕 あの時にもう少し気をつけていたならば，あの事故は防げただろう。

A （　　　） （　　　） （　　　） （ 12 ） （　　　） （　　　） the

accident （　　　） （　　　） time.

| ア．at | イ．attention | ウ．have | エ．little |
| オ．more | カ．prevented | キ．that | ク．would |

4. 次の各組の英文 A と英文 B が同じ意味になるように，空所に最も適する一語を
入れて文を完成し，その語を解答欄に記入せよ。

〔 13 〕 A： The heat of summer has come to its climax.

B： The heat of summer has （ 13 ） its climax.

〔 14 〕 A： He is quite familiar with geometry.

B： He is completely at （ 14 ） in geometry.

〔 15 〕 A： They think that being honest is important.

B： They put emphasis （ 15 ） honesty.

〔 16 〕 A： In the past decades, scientific knowledge has advanced greatly.

B： In the past decades, great advances in scientific knowledge have

been （ 16 ） about.

5. 次の各英文の（ 17 ）〜（ 20 ）の空所に入れる語として，最も適するものを下の選択欄から選び，必要に応じて語形を変えて記入せよ。ただし，選択欄の語は<u>1 回しか使えない</u>。

〔 17 〕 I'm going to Okinawa by air. It is only a two-hour （ 17 ）.

〔 18 〕 I am often （ 18 ） when I don't get any email from her.

〔 19 〕 I failed to call the dentist to cancel my （ 19 ）.

〔 20 〕 He suffered from a severe （ 20 ） in a traffic accident.

［選択欄］

［appoint, complicate, die, disappoint, enjoy, fly, injure, take］

6. 次の英文を読み，以下の設問に答えよ。

(21)Never before have so many people packed into cities that are regularly affected by earthquakes, such as Los Angeles, Istanbul, Tokyo, and Lima. Located near the edge of Earth's huge, shifting plates, these cities face the risk of death and economic disaster from large quakes — and from the tsunamis, fires, and other destruction they often cause.

We understand earthquakes better than we did a century ago. Now, scientists would like to predict them, but is this possible? Today, some of the simplest questions about earthquakes are still difficult to answer: Why do they start? What makes them stop? Perhaps the most important question scientists need to answer is this: Are there clear patterns in earthquakes, or are they basically random and impossible to predict?

In Japan, government scientists say they have an answer to the question. "We believe that (22)," says Koshun Yamaoka, a scientist at the Earthquake Research Institute at the University of Tokyo. Earthquakes follow a pattern; they have observable signs, Yamaoka believes. In fact, Japan has already predicted where its next great earthquake will be: Tokai, a region along the Pacific coast about 160 kilometers (100 miles) southwest of Tokyo. Here, two plate boundaries have generated huge earthquakes every 100 to 150 years. And it could be a massive quake. The section along Tokai hasn't had a major quake since 1854. The theory is that strain is building up in this region, and that (23)it's time for this zone to reduce its stress. Unfortunately, this is more a (24) than a prediction. It's one thing to say that an earthquake is likely to happen in a high-risk area. It's another to predict exactly where and when the quake will occur.

The desire for a precise prediction of time and place has led to another theory: the idea of "pre-slip." Naoyuki Kato, a scientist at the Earthquake

Research Institute, says his laboratory experiments show that before a *fault in the Earth's *crust finally breaks and causes an earthquake, it slips just a little. If we can detect these early slips taking place deep in the Earth's crust, we may be able to predict the next big quake.

Scientists working in Parkfield, California, in the U.S. are also trying to see if predicting earthquakes is possible. (　25　) Then they waited for the quake.

Year after year, nothing happened. When a quake did finally hit on September 28, 2004, it was years off schedule, but most disappointing was the lack of warning signs. Scientists reviewed the data but they could find no evidence of anything unusual preceding the September 28th quake. (26) It led many to believe that perhaps earthquakes really are random events. Instead of giving up, though, scientists in Parkfield dug deeper into the ground. By late summer 2005, they had reached the fault's final depth of three kilometers (two miles), where they continued collecting data, hoping to find a clue.

And then they found something. In an article published in the July 2008 journal *Nature*, the researchers in Parkfield (　27A　) to have detected small changes in the fault shortly before an earthquake hit. What had they noticed? Just before a quake, the cracks in the fault had (　27B　) slightly. Scientists (　27C　) the first changes ten hours before an earthquake of 3.0 on the Richter scale hit; they identified identical signs two hours before a 1.0 quake — demonstrating that perhaps the "pre-slip" theory is correct. In other words, it may in fact be possible to predict an earthquake.

Although there is still a long way to go, it appears from the research being done all over the world that earthquakes are not entirely random. If this is so, in the future we may be able to track the Earth's movements and design early-warning systems that allow us to predict when a quake will happen and, in doing so, prevent the loss of life.

(Adapted from *READING EXPLORER 3 Second Edition*) （一部改変）

（注）　　　＊fault：断層　　＊crust：地殻

〔　21　〕　文中の下線部(21)の説明として，最も適するものをア〜エの中から一つ選び，その記号を解答欄にマークせよ。

ア．Cities crowded with people are more likely to have serious earthquakes.

イ．Many people who live in big cities have experienced earthquakes.

ウ．More people than ever before live in cities that are affected by earthquakes.

エ．Some of the big cities in the world often suffer damage from earthquakes.

〔　22　〕　文中の空所（　22　）に入る語句として，最も適するものをア〜エの中から一つ選び，その記号を解答欄にマークせよ。

ア．earthquakes are basically random

イ．earthquakes are impossible to predict

ウ．earthquakes can be predicted

エ．earthquakes don't have clear patterns

〔　23　〕　文中の下線部(23)の説明として，最も適するものをア〜エの中から一つ選び，その記号を解答欄にマークせよ。

ア．この一帯では地震が発生する可能性が高い。

イ．この一帯では地震に備えた準備をした方がよい。

ウ．この一帯では地震の原因を解明できそうである。

エ．この一帯では地震はまだ起こりそうもない。

〔 24 〕　文中の空所（　24　）に入る語句として，最も適するものをア～エの中から一つ選び，その記号を解答欄にマークせよ。

　ア．fact　　　　　　　　　　　　　イ．fate

　ウ．forecast　　　　　　　　　　　エ．fortune

〔 25 〕　文中の空所（　25　）に次の英文ア～エを並べ換えて入れ，意味の通る段落を作るとき 3 番目に来るものとして，最も適するものをア～エの中から一つ選び，その記号を解答欄にマークせよ。

　ア．In the late 1980s, they decided to study that fault to see if there were any warning signs prior to a quake.

　イ．They have also chosen it because it's known for having earthquakes quite regularly — approximately every 22 years.

　ウ．They've chosen the town of Parkfield partly because the San Andreas Fault runs through it.

　エ．To do this, they drilled deep into the fault and set up equipment to register activity.

〔 26 〕　文中の下線部(26)の説明として，最も適するものをア～エの中から一つ選び，その記号を解答欄にマークせよ。

　ア．Scientists actually found evidence that the earthquake was larger than expected.

　イ．Scientists couldn't obtain any evidence in advance that the earthquake would happen.

　ウ．Scientists found nothing but evidence that the earthquake would disappear.

　エ．Scientists were unable to collect any evidence after the earthquake happened.

〔 27 〕 文中の空所（ 27A ），（ 27B ），（ 27C ）に入る語の組み合わせ
として，最も適するものをア～エの中から一つ選び，その記号を解答欄に
マークせよ。選択肢は，左から（ 27A ）-（ 27B ）-（ 27C ）の順
になっている。

ア．（ claimed ）-（ registered ）-（ widened ）

イ．（ claimed ）-（ widened ）-（ registered ）

ウ．（ registered ）-（ widened ）-（ claimed ）

エ．（ widened ）-（ claimed ）-（ registered ）

〔 28 〕 次の英文に対する答えとして，本文の内容から考えて最も適するものを
ア～エの中から一つ選び，その記号を解答欄にマークせよ。

Which is not true in the passage?

ア．A major earthquake occurs in Tokai every 100 to 150 years.

イ．Early-warning systems have already been designed to predict
earthquakes.

ウ．It is still difficult for scientists to predict earthquakes.

エ．Scientists believe the "pre-slip" theory could help predict
earthquakes.

7. 次の英文を読み，以下の設問に答えよ。

Technological advances have undoubtedly changed the way we engage in commerce and travel, as well as the way we live our lives. The Internet allows us to shop from locations all over the globe without ever showing our faces or even talking to another person. We can buy and sell stocks online and move enormous amounts of money from one bank account to another at the touch of a button. Worldwide travel is commonplace, with people （　29A　）on a regular basis.

In short, the world is more accessible than it has ever been, but at a cost. How secure are our online transactions? With so many people （　29B　）every day, how do we know we're not letting dangerous people into our country? Improving security is a top issue for many governments and consumer advocacy groups around the world. Biometric identification technology is being developed to recognize individuals, both to protect their own interests and to identify criminals.

Biometric identification is not a（　30　）phenomenon. Fingerprints are the classic biometric identifier. Police search a crime scene for fingerprints and then compare their findings to a database of fingerprints of known criminals or to fingerprints of a known suspect. But fingerprints can also be used for security. A fingerprint scanner can be used to grant personnel access to certain areas. <u>Physiological biometrics</u>, such as fingerprints, utilize people's physical characteristics to identify or recognize them. Other examples include face, palm, and iris identification. Scanning these physical features ensures that the person being scanned is <u>who he or she claims to be</u>. Unlike a personal identification number, which is used to access bank accounts, biometric identifiers cannot be stolen and then used by a thief.

<u>Behavioral biometrics</u> can also be used to identify people. Certain behaviors are unique to individuals, such as their voices or the way they type. The classic

behavioral biometric is the signature. Signatures are used as a guarantee, but with obvious problems. Signatures can be copied, for one thing. Also, people don't usually examine a signature until a problem is apparent. A person's voice might be more difficult to mimic. In fact, voice recognition systems do more than just recognize the voice; they recognize the way a person talks. <u>There (34) are subtleties in the way a person speaks that would be very difficult to imitate.</u> Typing patterns, likewise, would be very difficult to observe to the point of mimicking them.

Biometric identification has two potential uses — identification and identity verification. Identification occurs when biometric information is used to discover the identity of the person it belongs to. Again, fingerprints at a crime scene would be an example. Identity verification is the process of making sure a person is who he or she claims to be. Today, we use passports to verify our identity when crossing borders. However, passports can be stolen or *forged, while an effective biometric identification system should be difficult to fool. It would be much more difficult to forge a fingerprint or iris than it would be to forge a passport.

There are also ethical considerations in developing <u>biometric identification (35) technology.</u> It has the potential to protect consumers when engaging in trade as well as to identify would-be criminals before they can do any harm. However, some worry that individuals' privacy would be in danger if personal information were to get into the wrong hands. Another danger is that personal information could be abused by authorities. When governments have access to people's personal information, they can use it to control the population. It goes without saying that people's freedom and right to privacy will have to be protected as technology advances.

(Adapted from *Reading for the Real World 2 SECOND EDITION* by Moraig Macgillivray / Tonia Peters)（一部改変）

（注） *forge：偽造する

〔 29 〕　文中の空所（　29A　）と（　29B　）に共通して入る語句として，最も適するものをア～エの中から一つ選び，その記号を解答欄にマークせよ。

ア．crossing borders　　　　　　　イ．refusing to move around

ウ．staying at the same hotel　　　エ．traveling with a lot of cash

〔 30 〕　文中の空所（　30　）に入る語句として，最も適するものをア～エの中から一つ選び，その記号を解答欄にマークせよ。

ア．common　　　　　　　　　　イ．mature

ウ．recent　　　　　　　　　　　エ．traditional

〔 31 〕　文中の下線部(31)の内容を説明する次の英文の空所（　31　）に入る語句として，本文の内容から考えて最も適するものをア～エの中から一つ選び，その記号を解答欄にマークせよ。

All of the following are examples of physiological biometrics except (　31　).

ア．faces　　　　　　　　　　　イ．fingerprints

ウ．palms　　　　　　　　　　　エ．voices

〔 32 〕　文中の下線部(32)の説明として，最も適するものをア～エの中から一つ選び，その記号を解答欄にマークせよ。

ア．accepted as the important person

イ．admitted as the famous person

ウ．identified as the actual person

エ．recognized as the wrong person

〔 33 〕 文中の下線部(33)の内容を説明する次の英文の空所（ 33 ）に入る語句として，本文の内容から考えて最も適するものをア〜エの中から一つ選び，その記号を解答欄にマークせよ。

All of the following are examples of behavioral biometrics except (33).

ア．irises　　イ．signatures

ウ．typing　　エ．voices

〔 34 〕 文中の下線部(34)の説明として，最も適するものをア〜エの中から一つ選び，その記号を解答欄にマークせよ。

ア．The difference in the way each person speaks doesn't necessarily mean that he or she is different in character.

イ．The slight difference in the way each person speaks makes it more difficult to understand him or her.

ウ．The way each person speaks is slightly different, so it would be nearly impossible to copy him or her.

エ．The way each person speaks totally depends on how difficult he or she is to deal with.

〔 35 〕 文中の下線部(35)の内容を説明する次の英文の空所（ 35 ）に入る語句として，本文の内容から考えて最も適するものをア〜エの中から一つ選び，その記号を解答欄にマークせよ。

Biometric identification technology allows us (35).

ア．to develop ethical considerations about trade

イ．to increase in trade and identify would-be criminals

ウ．to have access to personal information and steal it

エ．to protect individuals' private information

〔 36 〕 本文のタイトルとして，最も適するものをア～エの中から一つ選び，その記号を解答欄にマークせよ。

ア．Improving Security by Technological Advances

イ．The Importance of Individual Privacy

ウ．The Merits and Demerits of Identification

エ．Using Our Personality for Identification

数　学

問題

$$\boxed{\text{A 方 式}}$$

1. 次の (1), (2) について，答だけを解答用紙の該当する $\boxed{}$ 内に記入せよ。

(1) 不等式 $\displaystyle\int_0^x (2t - 27)\,dt < -3\int_0^6 |s^2 - 4|\,ds$ が成り立つような x の範囲

は $\overset{\text{ア}}{\boxed{}} < x < \overset{\text{イ}}{\boxed{}}$ である。

(2) 等比数列 $\{a_n\}$ の和について，$\displaystyle\sum_{n=1}^{10} a_n = \sqrt{2} - 1$, $\displaystyle\sum_{n=11}^{20} a_n = \sqrt{2} + 1$ が

成り立つとき，$\dfrac{a_{11}}{a_1} = \overset{\text{ウ}}{\boxed{}}$ であり，$\displaystyle\sum_{n=1}^{30} a_n = \overset{\text{エ}}{\boxed{}}$ である。

2. 次の各問に答えよ。

(1) $\cos\theta > -\sin\theta$ をみたす θ の範囲を求めよ。ただし，$0 \leqq \theta \leqq \pi$ とする。

(2) 関数 $f(x) = \dfrac{1}{3}x^3 + \dfrac{\sin\alpha - \cos\alpha}{2}x^2 - \dfrac{\sin 2\alpha}{2}x$ の極大値と極小値を求

めよ。ただし，$0 \leqq \alpha \leqq \pi$ とする。

3. 関数 $f(x) = x^2 + px + q$ と $g(x) = 2|x + 1| + x$ がある。すべての x に

対し $f(x) \geqq g(x)$ が成り立ち，2 つの関数 $y = f(x)$, $y = g(x)$ のグラフ

はちょうど 2 つの共有点をもつとする。次の各問に答えよ。

(1) p, q を求めよ。

(2) $y = f(x)$, $y = g(x)$ のグラフを同一の座標平面にかけ。

(3) 2 つのグラフ $y = f(x)$, $y = g(x)$ で囲まれた部分の面積を求めよ。

化　学

問題　　　　　　　30年度

$$\boxed{\text{A 方 式}}$$

[注意]　必要であれば，以下の数値を用いなさい。

原子量：H $= 1.0$，C $= 12.0$，N $= 14.0$，O $= 16.0$，Na $= 23.0$，Cl $= 35.5$，

Cu $= 63.5$，Ag $= 108.0$，Pt $= 195.0$

1.　マーク式

問1～問5．次の文章を読み，各問の設問に答えなさい。

ただし，解答は3桁目を四捨五入して有効数字2桁で答えなさい。

問1　図1は白金の単位格子を表しており，その体積は
6.0×10^{-23} cm^3 である。この図から，白金の密度は
$\boxed{\text{ア}}$. $\boxed{\text{イ}}$ $\times 10^{\boxed{\text{ウ}}}$ g/cm^3 である。
空欄　$\boxed{\text{ア}}$ ～ $\boxed{\text{ウ}}$ に最も適する数値を，
それぞれ解答欄にマークしなさい。ただし，アボガド
ロ定数を 6.0×10^{23}/mol とする。

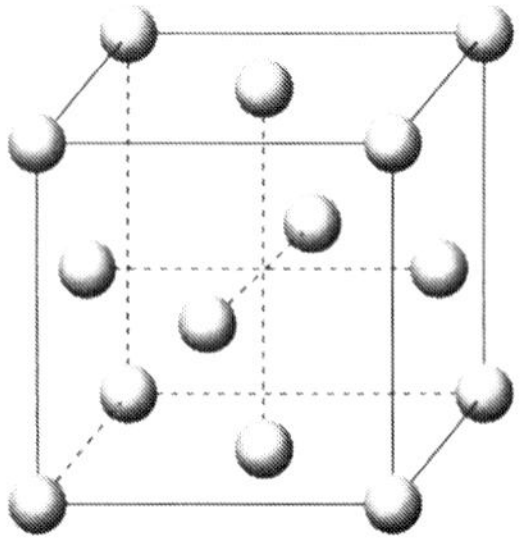

図1

問2　図2は一定量の氷を加熱したときの，加熱時間と温度の関係を示す。
この図から，0℃の氷1gを0℃の水にするために必要な熱量は
$\boxed{\text{エ}}$. $\boxed{\text{オ}}$ $\times 10^{\boxed{\text{カ}}}$ J である。
空欄　$\boxed{\text{エ}}$ ～ $\boxed{\text{カ}}$ に最も適する数値を，それぞれ解答欄にマーク
しなさい。ただし，単位時間あた
りに加える熱量は一定であり，液
体の水1gを1K上昇させるため
に必要な熱量を4.2Jとする。

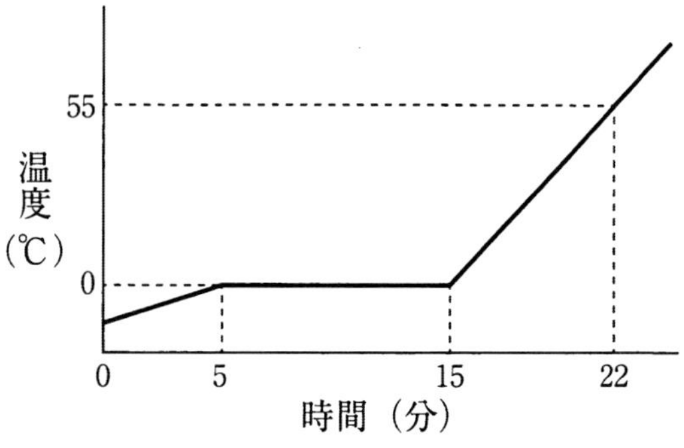

図2

問3 断面積 $10\ cm^2$ の円柱管からなり，中央部分を半透膜で隔てたU字管内に，水 $1.0 \times 10^3\ cm^3$ を入れ，滑らかに動く軽いピストンを両側に乗せ，温度 $27℃$，圧力 $1.0 \times 10^5\ Pa$ の条件下に設置した。一方の水に，半透膜を通過できない非電解質 $5.0\ g$ を溶解したところ，長時間経過後，図3に示す状態になった。このことから，この非電解質の分子量は キ ． ク $\times 10^{ケ}$ である。

空欄 キ ～ ケ に最も適する数値を，それぞれ解答欄にマークしなさい。ただし，高さ $10\ m$ の水柱が示す圧力を $1.0 \times 10^5\ Pa$，気体定数を $8.3 \times 10^3\ Pa \cdot L/(K \cdot mol)$ とし，非電解質の溶解による水の体積の変化は無視できるものとする。

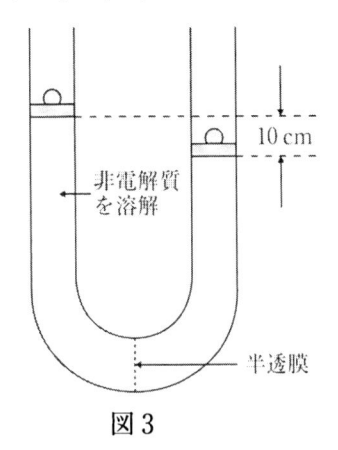

図3

問4 体積 $12\ L$ の容器中に圧力 $1.0 \times 10^5\ Pa$ の窒素を封入して温度 $20℃$ で圧縮すると，圧力は図4の曲線Aのように変化した。同じ容器中に全圧 $1.0 \times 10^5\ Pa$ の窒素とジエチルエーテルの混合気体を封入して温度 $20℃$ で圧縮すると，体積 $10\ L$ 以下では液体が生じ，全圧は図4の曲線Bのように変化した。このことから，混合気体の体積を $3\ L$ まで圧縮したときの窒素の分圧は， コ ． サ $\times 10^{シ}\ Pa$ である。

空欄 コ ～ シ に最も適する数値を，それぞれ解答欄にマークしなさい。ただし，$20℃$ でのジエチルエーテルの蒸気圧を $6.0 \times 10^4\ Pa$ とし，生じた液体の体積は無視できるものとする。

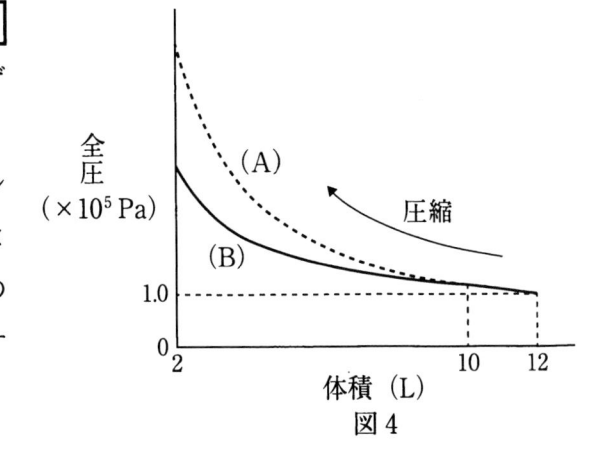

図4

問5　図5は塩化銀の飽和水溶液に塩化ナトリウムを添加したときの，溶液中のナトリウムイオン濃度と銀イオン濃度の関係を示す。この図から，ナトリウムイオン濃度が　ス　.　セ　×10$^-$ ソ mol/L のとき，銀イオン濃度が4.5×10^{-6} mol/L となる。

空欄　ス　～　ソ　に最も適する数値を，それぞれ解答欄にマークしなさい。ただし，塩化ナトリウムを溶解することによる溶液の体積の変化は無視できるものとする。

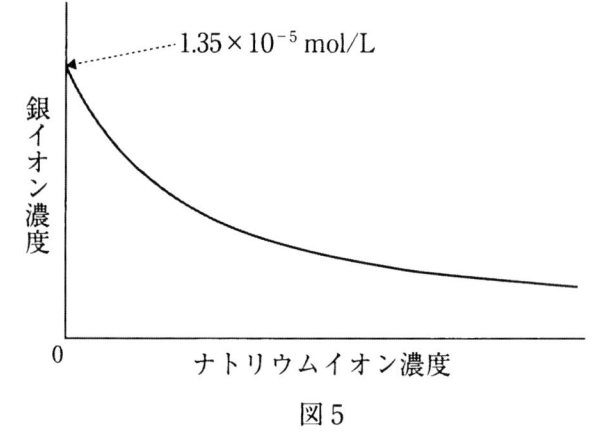

図5

2.　問１～問４，問６はマーク式，問５は記述式

　問１～問６．次の文章を読み，各問の設問に答えなさい。

　食酢 10 mL に純水を加えて 10 倍希釈した。この希釈した食酢溶液 10 mL に，指示薬として ［　ア　］ 溶液を 1 ～ 2 滴加えた。1.0×10^{-1} mol/L 水酸化ナトリウム水溶液を ［　イ　］ に入れ，希釈した食酢溶液に少しずつ滴下していったところ，溶液全体が薄い ［　ウ　］ 色になった。このとき水酸化ナトリウム水溶液 7.0 mL を要した。食酢中の酸はすべて酢酸とするとき，食酢中の酢酸濃度は ［　エ　］．［　オ　］ $\times 10^{-\boxed{カ}}$ mol/L である。このように，濃度がわからない酸や塩基の水溶液の濃度を求めるために行う操作を ［　キ　］ という。

問１　空欄 ［　ア　］ と ［　ウ　］ に最も適する語句の組み合わせを，次の①～⑩から選び，解答欄にマークしなさい。

	ア	ウ
①	メチルオレンジ	赤
②	メチルオレンジ	橙黄
③	メチルオレンジ	黄
④	メチルオレンジ	緑
⑤	メチルオレンジ	青

	ア	ウ
⑥	フェノールフタレイン	赤
⑦	フェノールフタレイン	橙黄
⑧	フェノールフタレイン	黄
⑨	フェノールフタレイン	緑
⑩	フェノールフタレイン	青

問２　空欄 ［　イ　］ に最も適する器具を，次の①～⑧から選び，解答欄にマークしなさい。

①　メスフラスコ　　　②　メスシリンダー　　　③　こまごめピペット

④　ホールピペット　　⑤　安全ピペッター　　　⑥　ビュレット

⑦　コニカルビーカー　⑧　試験管

問3 ┃　イ　┃を使用する際にその内部が水でぬれている場合，最も適する対処法を，次の①〜⑦から選び，解答欄にマークしなさい。

① そのまま使用する

② 加熱乾燥する

③ 内部を純水ですすぐ

④ 内部を食酢ですすぐ

⑤ 内部を希釈した食酢溶液ですすぐ

⑥ 内部を 1.0×10^{-1} mol/L 水酸化ナトリウム水溶液ですすぐ

⑦ 内部を 1.0 mol/L 水酸化ナトリウム水溶液ですすぐ

問4 空欄 ┃　エ　┃ 〜 ┃　カ　┃ に最も適する数値を，解答欄にマークしなさい。

問5 空欄 ┃　キ　┃ に最も適する語句を，解答欄に書きなさい。

問6 水酸化ナトリウム水溶液を 14 mL まで滴下していったとき，滴下量と混合水溶液の pH との関係を示す曲線として最も適するものを，次の①〜⑥から選び，解答欄にマークしなさい。

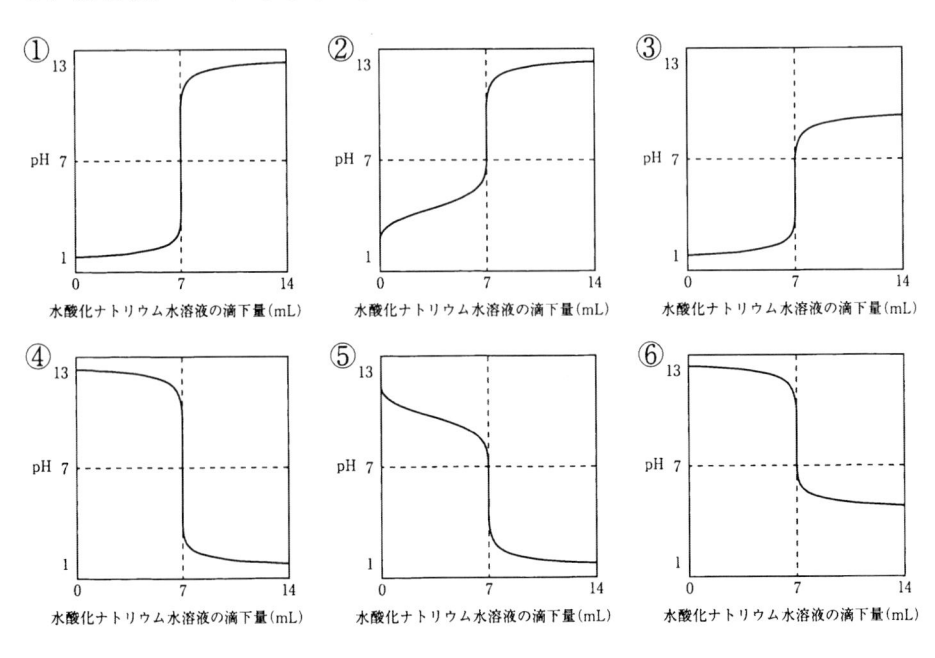

3. 問1，問3〜問6はマーク式，問2は記述式

問1〜問6．次の文章を読み，各問の設問に答えなさい。

　　8種類の金属イオン（Ag^+, Al^{3+}, Ca^{2+}, Cu^{2+}, Fe^{3+}, Na^+, Pb^{2+}, Zn^{2+}）を含む混合溶液に対して以下の操作を行った。

操作1）　この混合溶液に希塩酸を加えたのち，ろ過すると，ろ液Aと沈殿Aが得られた。

操作2）　沈殿Aに熱水を加えてよく混和し，ろ過すると，ろ液Bと沈殿Bが得られた。

操作3）　ろ液A（酸性）に硫化水素ガスを十分に通じたのち，ろ過すると，ろ液Cと沈殿Cが得られた。

操作4）　沈殿Cを希硝酸で完全に溶解しアンモニア水を徐々に加えると，青白色の沈殿が生じたのち，沈殿は溶けて深青色の水溶液となった。

操作5）　ろ液Cを加熱して硫化水素ガスを除いたのち，希硝酸を加えた。さらに，この反応溶液に過剰量のアンモニア水を加えたのち，ろ過すると，ろ液Dと沈殿Dが得られた。

操作6）　沈殿Dに過剰量の水酸化ナトリウム水溶液を加えたのち，ろ過すると，ろ液Eと沈殿Eが得られた。

操作7）　ろ液D（塩基性）に硫化水素ガスを十分に通じたのち，ろ過すると，ろ液Fと沈殿Fが得られた。

操作8）　ろ液Fに炭酸アンモニウム水溶液を加えたのち，ろ過すると，ろ液Gと沈殿Gが得られた。

操作9）　ろ液Gを白金線に取り，ガスバーナーで加熱すると，黄色の炎色反応を示した。

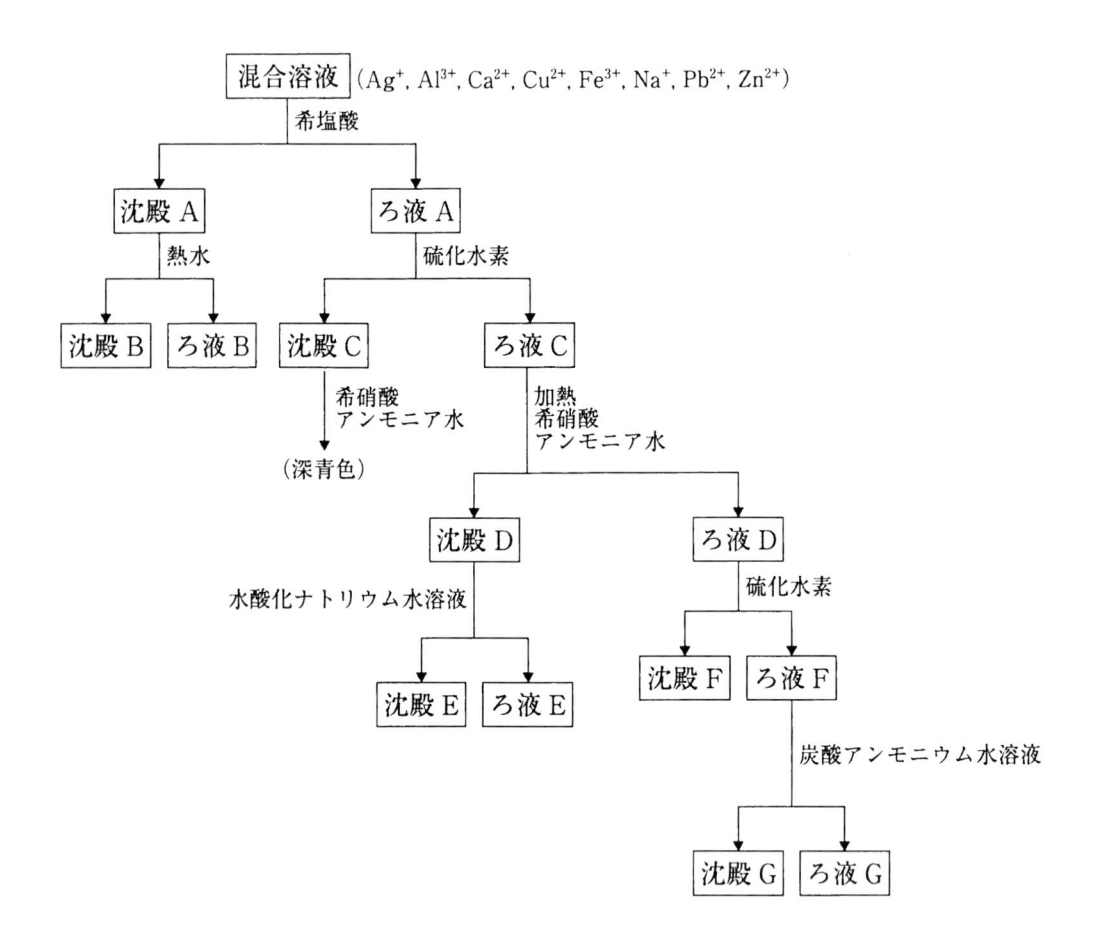

問1　ろ液Bにクロム酸カリウム水溶液を加えると，沈殿が生じた。この沈殿の色として最も適するものを，次の①～⑥から選び，解答欄にマークしなさい。

① 白色　　② 青色　　③ 黒色　　④ 赤褐色　　⑤ 黄色　　⑥ 褐色

問2　沈殿Bに過剰量のアンモニア水を加えたところ，沈殿が溶けて無色の水溶液となった。この反応の化学反応式を，解答欄に書きなさい。

問3　ろ液Cに含まれる金属イオンとして適するものを，次の①～⑧から<u>すべて</u>選び，同じ解答欄にマークしなさい。

①　Ag^+　　②　Al^{3+}　　③　Ca^{2+}　　④　Cu^{2+}

⑤　Fe^{2+}　　⑥　Na^+　　⑦　Pb^{2+}　　⑧　Zn^{2+}

問4　ろ液Eおよび沈殿Eに含まれる金属イオンとして最も適するものを，次の①～⑧から選び，それぞれ解答欄にマークしなさい。

①　Ag^+　　②　Al^{3+}　　③　Ca^{2+}　　④　Cu^{2+}

⑤　Fe^{3+}　　⑥　Na^+　　⑦　Pb^{2+}　　⑧　Zn^{2+}

問5　黒色を呈する沈殿として最も適するものを，次の①～⑦から選び，解答欄にマークしなさい。

①　沈殿A　　②　沈殿B　　③　沈殿C　　④　沈殿D

⑤　沈殿E　　⑥　沈殿F　　⑦　沈殿G

問6　沈殿Gを塩酸に溶解して炎色反応を調べた。この炎色反応の色として最も適するものを，次の①～⑦から選び，解答欄にマークしなさい。

①　赤色　　②　黄色　　③　赤紫色　　④　橙赤色

⑤　紅色　　⑥　黄緑色　　⑦　青緑色

4. 問1，問3，問5はマーク式，問2，問4は記述式

　問1～問5．次の文章を読み，各問の設問に答えなさい。

　フェノールは医薬品，染料，合成樹脂などの原料として広く用いられる重要な化合物である。フェノールはアルコールと同様に，分子間に　ア　が形成されるため，同程度の分子量の炭化水素に比べて，沸点が　イ　。フェノールに濃硫酸と濃硝酸の混合物を加えて穏やかに反応させると，ベンゼンの二置換体である化合物AとBがおもに得られる。AとBは同じ分子式，同じ官能基を有する　ウ　であるが，BはAよりも沸点が　エ　。この違いが生じる一つの理由は，Bは分子内の隣接した官能基どうしで　ア　を形成し，分子間での　ア　の形成が起こりにくいためである。この沸点の差を利用し，この混合物を　オ　によって分離することができる。分離した化合物Aをニッケルを触媒として水素で還元すると化合物Cが得られる。a)化合物Cに物質量比1：1の割合で無水酢酸を作用させると，アセチル化されて，解熱鎮痛作用を有する化合物Dが得られる。また，化合物Cに過剰の無水酢酸を作用させると，化合物Eが得られる。化合物DおよびEに塩化鉄(Ⅲ)水溶液を加えると，化合物Dの溶液は紫色に呈色するのに対し，化合物Eの溶液は呈色しないことから，化合物D中にのみ　カ　の存在が確認できる。

問1　空欄　ア　～　エ　に最も適する語句を，次の①～⑩から選び，それぞれ解答欄にマークしなさい。ただし，同じものを何度選択しても良い。

① 同素体　　　　　② 同位体　　　　　③ 立体異性体
④ 構造異性体　　　⑤ 共有結合　　　　⑥ イオン結合
⑦ 水素結合　　　　⑧ 金属結合　　　　⑨ 高い
⑩ 低い

問2　空欄　オ　に最も適する実験操作名を，解答欄に書きなさい。

問3　空欄 | カ | に最も適する語句を，次の①〜⑨から選び，解答欄にマークしなさい。

① エーテル結合　　② エステル結合　　③ アミド結合

④ ニトロ基　　⑤ フェノール性ヒドロキシ基　　⑥ カルボキシ基

⑦ アルデヒド基　　⑧ ケトン基　　⑨ アミノ基

問4　化合物 B および D の構造式を，記入例にならってそれぞれ解答欄に書きなさい。

記入例

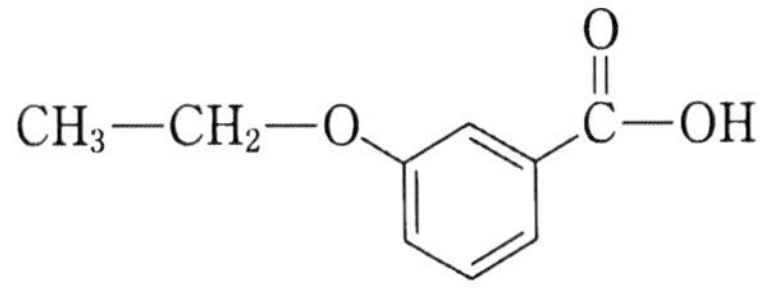

$$CH_3-CH_2-O-\text{〈ベンゼン環〉}-\overset{\displaystyle O}{\underset{}{C}}-OH$$

問5　下線部 a）に示す実験事実から，| キ | が | ク | より優先してアセチル化され，| ケ | を形成しやすいことがわかる。

空欄 | キ | 〜 | ケ | に最も適する語句の組み合わせを，次の①〜⑥から選び，解答欄にマークしなさい。

	キ	ク	ケ
①	カルボキシ基	ヒドロキシ基	酸無水物
②	カルボキシ基	アミノ基	酸無水物
③	ヒドロキシ基	カルボキシ基	エステル結合
④	ヒドロキシ基	アミノ基	エステル結合
⑤	アミノ基	カルボキシ基	アミド結合
⑥	アミノ基	ヒドロキシ基	アミド結合

5. **問 1 ～問 4，問 6，問 7 はマーク式，問 5 は記述式**

問 1 ～問 7．次の文章を読み，各問の設問に答えなさい。

生物の細胞内には ア という高分子化合物が存在する。 ア は遺伝子を構成しており，生物のもつ遺伝情報を次世代に伝える重要な役割を担っている。 ア には DNA と RNA の 2 種類がある。 ア の単量体に相当する構造を イ といい，DNA はリン酸， ウ および 4 種類の エ をもつポリ イ である。DNA では，4 種類の エ のうちのグアニンと オ ，アデニンと カ が対になっており，それぞれ キ つおよび ク つの水素結合によって引き合っている。また，RNA には固有の エ として ケ がある。

細胞内では，DNA に記録されている遺伝情報を設計図として，さまざまなタンパク質がつくられている。タンパク質は，およそ 20 種類のアミノ酸が重合したポリ コ であり，多様な機能を担っている。このアミノ酸の配列順序をタンパク質の サ 構造という。また，タンパク質は，らせん状に巻いた シ 構造や，ジグザグに折れ曲がった ス 構造になる場合がある。さらに，タンパク質は，ポリ コ 鎖内に含まれるシステインの セ が立体的に近い位置にあると ソ 結合を形成して，立体構造を安定化させている。

生体内で起こる化学反応を触媒するタンパク質を酵素という。酵素は反応を起こす特定の部位である タ をもち，反応の相手を チ という。酵素は特定の チ としか反応しない。この性質を ツ という。

酵素 テ を用いてでんぷんを分解すると，二糖類である ト が生成する。 ト のみを含む水溶液に十分な量のフェーリング液を加えて加熱したところ，2.86 g の酸化銅（I）が生じた。したがって，この水溶液中には， ト が ナ ． ニ ヌ g 含まれていることがわかる。

問1　空欄 ア ～ エ に最も適する語句を，次の①〜⑫から選び，それぞれ解答欄にマークしなさい。

① グルコース　　　② ガラクトース　　　③ リボース

④ デオキシリボース　　⑤ 核酸　　　⑥ タンパク質

⑦ 脂肪酸　　　⑧ 塩基　　　⑨ ヌクレオチド

⑩ ヌクレオシド　　⑪ 二重らせん　　⑫ α-アミノ酸

問2　空欄 オ , カ , ケ に最も適する化合物の構造を，次の①〜⑤から選び，それぞれ解答欄にマークしなさい。

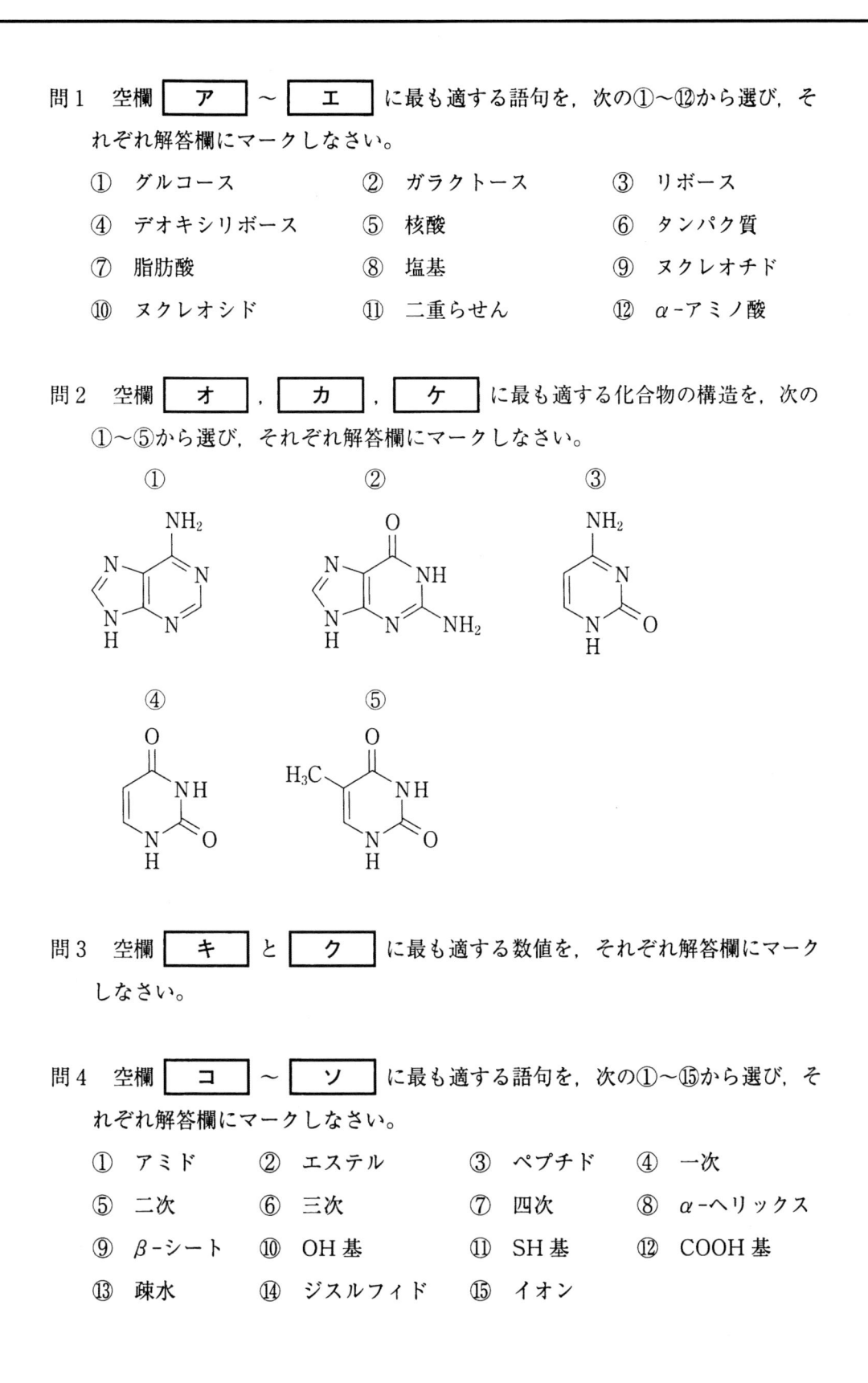

問3　空欄 キ と ク に最も適する数値を，それぞれ解答欄にマークしなさい。

問4　空欄 コ ～ ソ に最も適する語句を，次の①〜⑮から選び，それぞれ解答欄にマークしなさい。

① アミド　　② エステル　　③ ペプチド　　④ 一次

⑤ 二次　　⑥ 三次　　⑦ 四次　　⑧ α-ヘリックス

⑨ β-シート　　⑩ OH 基　　⑪ SH 基　　⑫ COOH 基

⑬ 疎水　　⑭ ジスルフィド　　⑮ イオン

問5　空欄　┃　タ　┃〜┃　ツ　┃に最も適する語句を，それぞれ解答欄に書きなさい。

問6　空欄　┃　テ　┃と┃　ト　┃に最も適する語句を，次の①〜⑨から選び，それぞれ解答欄にマークしなさい。

① アミラーゼ　　　② マルターゼ　　　③ セルラーゼ

④ アミロース　　　⑤ アミロペクチン　⑥ デキストリン

⑦ スクロース　　　⑧ マルトース　　　⑨ ラクトース

問7　空欄　┃　ナ　┃〜┃　ヌ　┃に最も適する数値を，それぞれ解答欄にマークしなさい。

6. 問1～問3，問4(2)，問5はマーク式，問4(1)は記述式

問1～問5．次の文章を読み，各問の設問に答えなさい。

アミノ酸は，分子内に塩基性を示す ア 基と酸性を示す イ 基をもつ。これらが同一の炭素原子に結合しているものをα-アミノ酸という。生体のタンパク質を構成するα-アミノ酸のうち， ウ 以外は不斉炭素原子をもつので，光学異性体が存在する。

アミノ酸は，結晶中や水中では， エ 基の水素原子が水素イオンとなって オ 基へ移動して，正・負の両電荷をもつ双性イオンになることがある。a)水溶液のpHを変化させると，陽イオン，双性イオン，陰イオンの割合が変化する。特定のpHになると，分子全体としての電荷が0となることがある。このpHを，そのアミノ酸の等電点という。アミノ酸の混合水溶液に適当なpHで直流の電圧をかけ，電気泳動を行うと，それぞれのアミノ酸を分離することができる。

問1 空欄 ア ， イ ， エ ， オ に最も適する語句を，次の①～⑩から選び，それぞれ解答欄にマークしなさい。ただし，同じものを何度選択してもよい。

① アミド　　　② アミノ　　　③ アルデヒド　　④ エーテル

⑤ エステル　　⑥ カルボキシ　⑦ グリコシド　　⑧ ケトン

⑨ ヒドロキシ　⑩ ペプチド

問2 空欄 ウ に最も適するものを，次の①～⑧から選び，解答欄にマークしなさい。

① アスパラギン酸　② グリシン　　　③ グルタミン酸

④ システイン　　　⑤ セリン　　　　⑥ チロシン

⑦ メチオニン　　　⑧ リシン

問3　 ウ 　の２分子とフェニルアラニンの２分子の合計４分子が縮合して生じる鎖状のペプチドには， カ 　種類の構造異性体が存在する。

　　空欄 カ に最も適する数値を，解答欄にマークしなさい。

問4　下線部 a ）に関する以下の設問(1)，(2)に答えなさい。

　(1)　水溶液中でアラニンは，pH の小さい方から大きい方へ，A，B，C の３種類のイオンで存在する。A，B，C の構造式を，記入例にあるアラニンの構造式にならってそれぞれ解答欄に書きなさい。

　　　記入例：アラニンの構造式

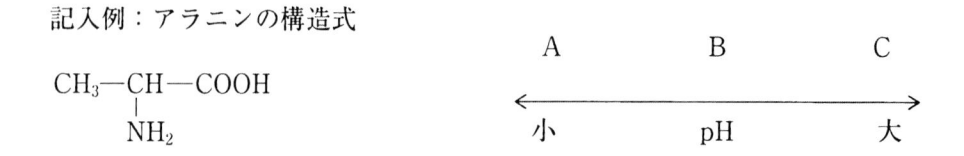

$$CH_3—CH—COOH$$
$$\qquad |$$
$$\qquad NH_2$$

　(2)　アラニンの３種類のイオン A，B，C の間には，式①，②の電離平衡が成立する。①の平衡定数を K_1，②の平衡定数を K_2 とすると，次のように示される。

$$A \rightleftarrows B + H^+ \quad \cdots ①$$
$$B \rightleftarrows C + H^+ \quad \cdots ②$$

$$K_1 = \frac{[B][H^+]}{[A]}$$
$$K_2 = \frac{[C][H^+]}{[B]}$$

　　　$K_1 = 1.0 \times 10^{-2.3}$ mol/L，$K_2 = 1.0 \times 10^{-9.7}$ mol/L のとき，等電点は キ ． ク となる。

　　　空欄 キ と ク に最も適する数値を，それぞれ解答欄にマークしなさい。

問5　グルタミン酸，リシン，アラニンの3種混合水溶液を，pH 7.0の緩衝液で
湿らせたろ紙の中央に，図のように塗布した後，電気泳動を行った。それぞれ
のアミノ酸はどのように移動するか。最も適するものを，次の①～⑦から選
び，解答欄にマークしなさい。

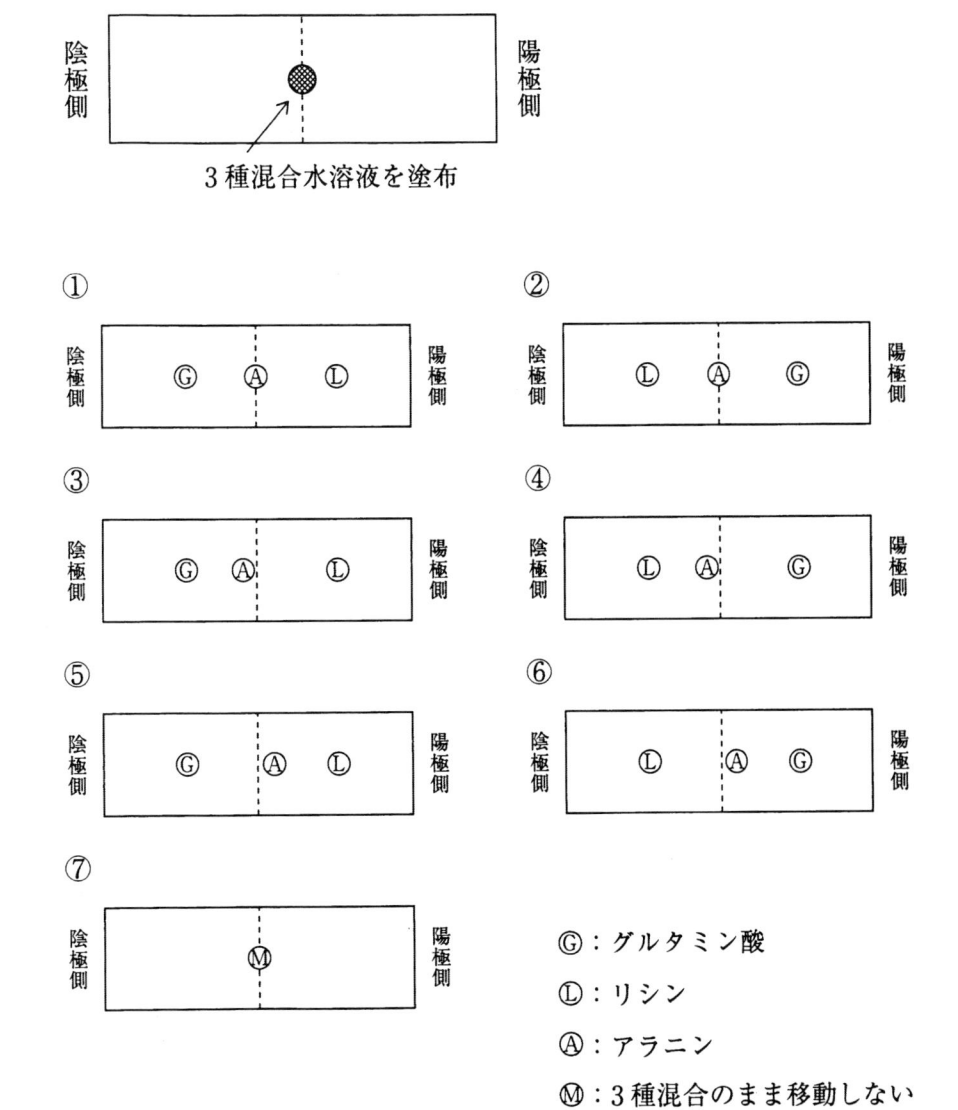

⑥：グルタミン酸

Ⓛ：リシン

Ⓐ：アラニン

Ⓜ：3種混合のまま移動しない

7.　**問1〜問3はマーク式，　問4〜問6は記述式**

　　問1〜問6．次の文章を読み，各問の設問に答えなさい。

　　分子中に二重結合を1個もつ鎖式不飽和炭化水素をアルケンという。プロペン（プロピレン）の二重結合を構成する炭素原子についた水素原子1個をエチル基で置き換えると，シス形およびトランス形の異性体をもつ　ア　と，異性体をもたない　イ　になる。分子式 C_5H_{10} で表されるアルケンの異性体は合計　ウ　個ある。

　　アルケン類は高分子化合物の合成に不可欠である。エチレンに塩素を作用させると，　エ　が生成し，脱塩化水素により化合物 A が得られる。この化合物 A は，化合物 B に水を作用させて発生する無色無臭の気体 C と塩化水素を，触媒を用いて反応させても生成する。化合物 A を触媒で重合させると，　オ　が得られる。触媒を用いて気体 C と酢酸を反応させると，化合物 D が生成する。化合物 D を付加重合させたのち，加水分解（けん化）すると　カ　が得られる。この水溶液を細孔から硫酸ナトリウム水溶液中に押し出すと繊維状に固まる。最後にホルムアルデヒド水溶液で処理すると，a)部分的にヒドロキシ基が残った繊維ができる。

　　問1　空欄　ア　，　イ　，　エ　に最も適するものを，次の①〜⑨から選び，それぞれ解答欄にマークしなさい。

　　　①　2－メチル－1－ブテン　　　　②　1,2－ジクロロエタン
　　　③　クロロエタン　　　　　　　　　④　1,2－ジクロロエチレン
　　　⑤　2－メチル－1－ペンテン　　　⑥　1－ペンテン
　　　⑦　1－ブテン　　　　　　　　　　⑧　2－ブテン
　　　⑨　2－ペンテン

問2　空欄 　オ　 と 　カ　 に最も適するものを，次の①〜⑨から選び，それぞれ解答欄にマークしなさい。

① ポリ塩化ビニル　　　　　　② ポリ塩化ビニリデン

③ ポリ塩化プロピル　　　　　④ ポリ酢酸ビニル

⑤ ポリアクリロニトリル　　　⑥ ポリビニルアルコール

⑦ ポリメタクリル酸メチル　　⑧ ポリスチレン

⑨ ポリエチレン

問3　空欄 　ウ　 に最も適する数値を，次の①〜⑤から選び，解答欄にマークしなさい。

① 4　　　　② 5　　　　③ 6　　　　④ 7　　　　⑤ 8

問4　化合物 A，B および気体 C の名称を，それぞれ解答欄に書きなさい。

問5　下線部 a)の繊維の名称を，解答欄に書きなさい。

問6　化合物 D の構造式を，記入例にならって解答欄に書きなさい。

記入例

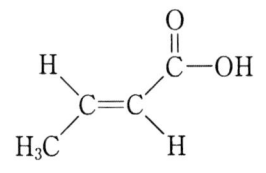

英　語

問題

30年度

$$\boxed{\text{B 方式}}$$

1．次の英文の空所に入る語句として，最も適するものをア～エの中から一つ選び，
その記号を解答欄にマークせよ。

〔　1　〕　Please put a（　1　）of sugar in my coffee cup.

　　　ア．ball　　　　　　　　　　　　イ．lump

　　　ウ．pair　　　　　　　　　　　　エ．slice

〔　2　〕　Einstein has been（　2　）for about sixty years.

　　　ア．dead　　　　　　　　　　　　イ．death

　　　ウ．died　　　　　　　　　　　　エ．dying

〔　3　〕　My father will get me（　3　）dictionary I want.

　　　ア．no matter which　　　　　　　イ．to which

　　　ウ．what　　　　　　　　　　　　エ．whichever

〔　4　〕　The early Greeks were the first to（　4　）that the earth is round.

　　　ア．check　　　　　　　　　　　　イ．doubt

　　　ウ．question　　　　　　　　　　エ．suspect

〔　5　〕　（　5　）returning to Japan from India, he decided to learn about the
　　　history of the country.

　　　ア．After　　　　　　　　　　　　イ．During

　　　ウ．Immediately　　　　　　　　　エ．Shortly

2. 次の〔 6 〕〜〔 10 〕の表現に対する応答として，最も適するものを選択欄の
ア〜キの中から一つ選び，その記号を解答欄にマークせよ。ただし，選択肢は
<u>1 回しか使えない</u>。

〔 6 〕 Would you like to go bowling?

〔 7 〕 I wonder why Jim arrived late for work.

〔 8 〕 Would you mind if I ask you for some advice?

〔 9 〕 Sorry, I have a stomachache.

〔 10 〕 How about going to see a photo exhibition next month?

〔選択欄〕

ア．I don't think so.　I don't feel very well today.

イ．I have to worry about finding a parking space.

ウ．I'd rather not.　I hear it's boring.

エ．No, not at all.　Do you want my honest opinion?

オ．That's OK.　Why don't you lie down and get some rest?

カ．The traffic is ridiculous because of the roadworks.

キ．You should postpone your trip until your temperature drops.

3. 次の和文と同じ意味になるように，空所に最も適する一語を入れて文を完成し，
その語を解答欄に記入せよ。

〔 11 〕 日本は年間の祝日の多さでは，世界でも有数な国である。

Japan leads the world in （ 11 ） of the number of national holidays
per year.

〔 12 〕 喫煙を止めないと，肺がんにかかる危険をおかすことになる。

If you don't stop smoking, you will run the （ 12 ） of developing
lung cancer.

〔 13 〕 バスが故障したので，私は授業に遅刻せざるを得なかった。

The bus （ 13 ） down, so I couldn't help being late for the class.

〔 14 〕 このあたりの眺めは言葉では言い表せないほど美しい。

The scenery in this area is beautiful （ 14 ） description.

〔 15 〕 ジムは最近とてもよく働いている。

Jim has been working very hard of （ 15 ）.

4. 次の英文の下線部の意味として，最も適する語句をア～エの中から一つ選び，その記号を解答欄にマークせよ。

〔 16 〕 It made no difference to me whether he came to the party or not.

ア．was indifferent イ．was unequal

ウ．was unimportant エ．was unknown

〔 17 〕 The country's economy will improve by degrees.

ア．clearly イ．dramatically

ウ．gradually エ．quickly

〔 18 〕 The meeting lasted five hours, which I thought was much too long.

ア．continued イ．ended

ウ．finished エ．remained

〔 19 〕 Some people like to live in a remote village rather than to live close to a big city.

ア．advanced イ．civilized

ウ．distant エ．tropical

〔 20 〕 Let me know the time of your arrival in advance so that I can meet you at the station.

ア．beforehand イ．immediately

ウ．joyfully エ．secretly

5. 次の英文を読み，以下の設問に答えよ。

The earth is a dynamic place and as such, elements tend to shift throughout the global （ 21 ）. Of particular importance is the cycling of carbon, which is the sixth most common element in the universe. Like other natural cycles, carbon is used by various processes as it flows from one form to another. Carbon is a key part of all organic material. Without carbon cycling from the atmosphere to plants to the soil and back, life on earth would not exist.

The carbon cycle begins in the atmosphere. There, carbon combines with oxygen to form carbon dioxide, or CO_2. Actually, CO_2 is not very abundant in the atmosphere, but it is important. CO_2 is a greenhouse gas. Together, all of the greenhouse gases help keep our planet warm enough for life to exist here. CO_2 is also the major greenhouse gas which humans affect. In fact, some researchers believe that our effects on CO_2 levels are changing the global environment.

（ 23 ） In this process, carbon is stored as part of plants' tissues.

Carbon also can be removed from the atmosphere through another process. Oceans and other bodies of water can absorb a lot of CO_2. Sea life, such as coral and shellfish, uses the CO_2 to make calcium carbonate for shells and growth. As they die, the calcium carbonate builds up at the bottom of the oceans. Over time, this may build up as limestone mountains and even form dry land above the ocean's surface.

As the cycle continues, one of two things can happen to carbon on land or in the ocean. Carbon can be buried underground or under the sea floor as plants die and decompose. Over millions of years, this material can be turned into fossil fuels. Carbon that is not buried can also move through （ 25 ） as animals and humans eat plant material.

The cycle is completed as stored carbon is released back into the atmosphere. One way this occurs is by decomposition of waste of carbon materials that were eaten.　Bacteria are the driver of this decomposition process. Carbon is also released in the form of methane gas, which is created by animals as they eat plant material.

The carbon cycle is a natural process; however, today humans are impacting it particularly through the burning of fossil fuel.　Naturally, the carbon in fossil fuels is fixed in place, locked out of the natural carbon cycle.　Through the burning of fossil fuels, we essentially unlock it and release it into the atmosphere.

The industrialization, modernization, and urbanization of civilization have all required enormous amounts of natural resources.　One effect of population growth is the increased use of and need for additional resources.　This has（　26A　）in the loss of wide areas of forests and jungles.　Logging and land lost to agriculture, while needed for continued growth of societies, have seriously affected the earth's ability to buffer CO_2 levels in the atmosphere. Population growth has also（　26B　）additional production in factories.　This has been（　26C　）through the burning of fossil fuels both in factories and automobiles.　In fact, 3.3 billion tons of man-made CO_2 are released into the atmosphere each year.

Serious consequences may or may not result from man's CO_2 production over the past century.　Perhaps only time will tell.　The question we need to answer now is this: Do we wait to find out or do we take action now?　For many, myself included, it is clear that（　27　）.　International groups have called for immediate action on the part of countries producing the highest amounts of CO_2 today.　Unfortunately, such calls to action are only slowly acted upon or are even ignored by industrialized nations.

（Adapted from *Reading the World Now 2* by Rob Jordens / Jeff Weter）

（一部改変）

〔 21 〕　文中の空所（　21　）に入る語句として，最も適するものをア～エの中から
　　　　一つ選び，その記号を解答欄にマークせよ。

　　　ア．community　　　　　　　　　イ．ecosystem
　　　ウ．inflation　　　　　　　　　　エ．network

〔 22 〕　文中の下線部(22)の内容を説明する次の英文の空所（　22　）に入る語句
　　　　として，本文の内容から考えて最も適するものをア～エの中から一つ選び，
　　　　その記号を解答欄にマークせよ。

　　　Carbon cycling from the atmosphere to plants to the soil and back
　　　（　22　）.

　　　ア．damages life on earth

　　　イ．enables life on earth to exist

　　　ウ．is the beginning of life

　　　エ．puts lives at risk

〔 23 〕　文中の空所（　23　）に次の英文ア～エを並べ換えて入れ，意味の通る
　　　　段落を作るとき3番目に来るものとして，最も適するものをア～エの中から
　　　　一つ選び，その記号を解答欄にマークせよ。

　　　ア．Plant life plays a large role in the carbon cycle.

　　　イ．These are then used by plants for food and growth.

　　　ウ．This is a process by which plants use sunlight and CO_2 to produce
　　　　　simple sugars.

　　　エ．This is because plants, both on land and in water, remove CO_2 from
　　　　　the atmosphere through photosynthesis.

〔 24 〕　文中の下線部(24)の語句に関する説明として，本文の内容から考えて最も
　　　　適するものをア～エの中から一つ選び，その記号を解答欄にマークせよ。

　　　ア．Calcium carbonate can be easily dissolved in sea water.

　　　イ．Calcium carbonate can be produced after sea life dies.

　　　ウ．CO_2 is used by sea life to form calcium carbonate.

　　　エ．Sea life uses CO_2 to absorb a lot of calcium carbonate.

〔 25 〕　文中の空所（　25　）に入る語句として，最も適するものをア～エの中から
　　　　一つ選び，その記号を解答欄にマークせよ。

　　　ア．the food chain　　　　　　　　イ．the food crisis

　　　ウ．the food habit　　　　　　　　エ．the food supply

〔 26 〕　文中の空所（　26A　），（　26B　），（　26C　）に入る語の組合せと
　　　　して，最も適するものをア～エの中から一つ選び，その記号を解答欄に
　　　　マークせよ。選択肢は，左から（　26A　）-（　26B　）-（　26C　）の
　　　　順になっている。

　　　ア．(achieved) - (required) - (resulted)

　　　イ．(achieved) - (resulted) - (required)

　　　ウ．(resulted) - (achieved) - (required)

　　　エ．(resulted) - (required) - (achieved)

〔 27 〕　文中の空所（　27　）に入る語句として，最も適するものをア～エの中か
　　　　ら一つ選び，その記号を解答欄にマークせよ。

　　　ア．we can avoid being criticized by industrialized nations

　　　イ．we cannot continue our current habits

　　　ウ．we have to follow our traditional ways of thinking

　　　エ．we should not change our lifestyles at all

〔　28　〕　本文の内容に合致するものとして，最も適するものをア〜エの中から
一つ選び，その記号を解答欄にマークせよ。

ア．Bacteria prevent wasted carbon material from being decomposed.

イ．Carbon is essential for all living creatures on earth.

ウ．Combining carbon dioxide with oxygen decreases greenhouse gases.

エ．Population growth can help people to obtain more natural resources.

6. 次の英文を読み，以下の設問に答えよ。

When you think about the greatest invention in history, what technology comes to mind?　Some people may say the automobile or the airplane.　Others may say the television, the radio, or maybe the laser.　These answers are certainly acceptable, considering the positive impact that these （　29　） have had around the world.

There are many people who would also put the Internet at the top of their list.　In fact, *Time* magazine ranks the Internet as one of the twenty most important developments of the 20th century.　This is because of the various benefits that the Internet has brought society.　Therefore, the inclusion of the Internet on the list of all-time best technologies should not come as a surprise.

However, there are critics who call attention to the harmful effects of the Internet.　For example, they blame the Internet for exposing children to violence and other adult content.　People have also had personal information such as their name, address, bank accounts, and credit card numbers stolen by online thieves. Then, there is another problem.　Spending too much time on the Internet can cause people to become anti-social and depressed.　Sitting at a computer for hours on end is also unhealthy due to the lack of physical activity involved.　In response to these bad influences, there are even parents who, as a measure of protection, ban their children from using the Internet.

However, a recent study provides insights that might make some parents think differently about the Internet.　Researchers at the University of Southern California and the University of California, Berkeley, conducted a survey of 800 teenagers to observe their online habits.　They discovered that Internet activities actually help young people develop important social skills.　Through the Internet, children can learn self-expression, confidence, and cross-cultural understanding.　Internet users also gain broader points of view by interacting with people from diverse backgrounds.

Additionally, an increasing number of schools are using the Internet as a tool for learning.　Teachers are turning to online social networking as a means of engaging their students.　With young people using email less often than in the past, some teachers find Facebook and other sites to be a better medium for communicating with their students.　Google Drive and other cloud platforms have also proven effective.　Students can work together online for group projects and out-of-classroom discussions.　In this regard, forbidding children from using the Internet could alienate them from their classmates.　Not being able to go online could negatively affect their schoolwork as well.

To a greater extent, preventing children from using the Internet could be damaging in the long run.　Global trends have made the Internet an inevitable part of everyday life.　They have also made computer and Internet knowledge a necessary skill for employment.　Statistics show that more than fifty percent of today's job require some degree of technology skills.　Experts predict that this will increase to seventy-seven percent by the year 2020.　These figures show that students must become competent in using computers and the Internet if they are to survive in our digital age.

In the end, parents still have a vital role to play when it comes to their children and the Internet.　First, they must recognize the Internet as a part of youth culture that is here to stay.　This understanding is the foundation for guiding their children's productive use of the Internet.　Next, they must establish clear guidelines for their children to follow, including when and how long they are allowed to be online.　It is also important that they know whom their children are communicating with online.　This does not necessarily mean that parents have to be friends with their son or daughter on Facebook or be actively involved in their social networking circles.　However, they should know who their children are online friends with.　Some experts go as far as to recommend that a shared password be used so that parents can access their children's accounts.　In this way, parents can know what activities their son or daughter is doing on the Internet, while children are less likely to disobey their parents and get involved in unsafe online situations because they know that (　35　).

(Adapted from *ON POINT 2* by Peggy Anderson / Jacob Cullen / Rob Jordens)

（一部改変）

〔　29　〕　文中の空所（　29　）に入る語句として，最も適するものをア～エの中から一つ選び，その記号を解答欄にマークせよ。

　　　ア．epidemics　　　　　　　　イ．heritages

　　　ウ．innovations　　　　　　　エ．revolutions

〔　30　〕　文中の下線部(30)の内容について，<u>本文に述べられていないもの</u>をア～エの中から一つ選び，その記号を解答欄にマークせよ。

　　　ア．インターネットに時間を浪費しすぎて心身の健康を損なう。

　　　イ．クレジットカードや銀行口座の番号が盗まれる。

　　　ウ．子どもたちが暴力的な内容や年齢に適さない内容を閲覧する。

　　　エ．名前や住所などの個人情報が国家権力によって利用される。

〔　31　〕　文中の下線部(31)の説明として，最も適するものをア～エの中から一つ選び，その記号を解答欄にマークせよ。

　　　ア．abilities to acquire knowledge about things

　　　イ．acts of expressing how to feel about things

　　　ウ．expectations that things will go well

　　　エ．new opinions about how to see things

〔 32 〕 文中の下線部(32)に関する次の英文に対する答えとして，本文の内容から
考えて最も適するものをア～エの中から一つ選び，その記号を解答欄に
マークせよ。

What was the result of the survey?

ア．The Internet assists young people in becoming more aware of other cultures.

イ．The Internet causes young people to spend a lot of time using it.

ウ．The Internet prevents young people from becoming addicted.

エ．The Internet urges young people to react against their society.

〔 33 〕 文中の下線部(33)の内容について，本文に述べられていないものをア～エ
の中から一つ選び，その記号を解答欄にマークせよ。

ア．It is necessary for us to have knowledge of the Internet when we work.

イ．More and more schools are protecting children from digital technology.

ウ．There will be more and more chances to use the Internet in the future.

エ．We cannot live our everyday lives without using the Internet.

〔 34 〕 文中の下線部(34)の内容について，本文に述べられていないものをア～エ
の中から一つ選び，その記号を解答欄にマークせよ。

ア．Parents must set clear guidelines for their children's Internet use.

イ．Parents need to accept that the Internet is a part of youth culture.

ウ．Parents should use the Internet to help their children with their homework.

エ．Parents would be wise to monitor their children's online activities.

〔 35 〕 文中の空所（ 35 ）に入る語句として，最も適するものをア〜エの中から
一つ選び，その記号を解答欄にマークせよ。

ア．their parents are avoiding them

イ．their parents are ignoring them

ウ．their parents are monitoring them

エ．their parents are talking to them

〔 36 〕 次の英文に対する答えとして，本文の内容から考えて最も適するものを
ア〜エの中から一つ選び，その記号を解答欄にマークせよ。

What is the main idea of the passage?

ア．Eliminating the Internet from children's society

イ．Preventing children's independent use of the Internet

ウ．Reducing the benefits of children's social networking

エ．Supporting children's sensible use of the Internet

数　学

問題

30年度

┃ B 方 式 ┃

1. 次の (1), (2) について，答だけを解答用紙の該当する □ 内に記入せよ。

(1) $0 < \theta < \dfrac{\pi}{4}$ とする。このとき $\sin\theta + \cos\theta = \dfrac{\sqrt{7}}{2}$ ならば，$\sin\theta - \cos\theta =$ ┌ア┐ であり，$\sin 2\theta + \cos 2\theta =$ ┌イ┐ である。

(2) ベクトル $\vec{a}$, $\vec{b}$ は $|\vec{a}| = 4$, $|\vec{b}| = 5$ をみたし，$\vec{a}$, $\vec{b}$ のなす角は $\dfrac{\pi}{3}$ とする。$|\vec{a} - s\vec{b}| = 4$ であり，$\vec{a} + s\vec{b}$ と $t\vec{a} + \vec{b}$ が垂直であるとき，$s =$ ┌ウ┐ ，$t =$ ┌エ┐ である。ただし，$s > 0$ とする。

2. A，B 2 つの袋があり，A には赤玉が 2 個と白玉が 1 個，B には赤玉が 3 個と白玉が 2 個入っている。それぞれの袋から玉を 1 個ずつ取り出す。この試行で取り出した玉の色が，A から赤玉，B から赤玉なら 2 点，A から赤玉，B から白玉なら -2 点，A から白玉，B から赤玉なら -5 点，A から白玉，B から白玉なら 5 点を得るとする。取り出した玉をもとの袋に戻し，この試行を繰り返すとする。最初の持ち点は 0 とし，次の各問に答えよ。

(1) 2 回の試行を終えたのち，得点の合計が 0 点になる確率を求めよ。

(2) 4 回の試行を終えたのち，得点の合計が 0 点になる確率を求めよ。

3. 座標平面上に 3 点 A$(-1, 0)$，B$(7, 0)$，P$(a, 3)$ がある。線分 AP の垂直二等分線と線分 BP の垂直二等分線の交点を Q とする。次の各問に答えよ。

(1) Q の座標を求めよ。

(2) Q の y 座標が最小となるような a の値と，そのときの Q の y 座標を求めよ。

化　学

問　題

30年度

$$\boxed{\text{B 方 式}}$$

[注意]　必要であれば，以下の数値を用いなさい。

原子量：H = 1.0，C = 12.0，N = 14.0，O = 16.0

1.　問 1，問 3 〜問 7 はマーク式，問 2 は記述式

問 1 〜問 7．次の文章を読み，各問の設問に答えなさい。

ただし，H−H 結合および N≡N 結合の結合エネルギーをそれぞれ 436 kJ/mol および 945 kJ/mol，水のイオン積 K_w を 1.0×10^{-14} (mol/L)^2，$\log_{10}5 = 0.70$ とする。

アンモニアは，工業的には四酸化三鉄を主成分とした触媒を用いて高温・高圧下で窒素と水素を反応させて製造される。この方法はハーバー・ボッシュ法とよばれ，この反応を熱化学方程式で表すと，次のようになる。

$$N_2(気) + 3H_2(気) = 2NH_3(気) + 92\,kJ$$

この式より，N−H 結合の結合エネルギーは，$\boxed{\text{ア}}$. $\boxed{\text{イ}}$ $\times 10^{\boxed{\text{ウ}}}$ kJ/mol と求められる。

この反応は平衡反応であり，アンモニアの生成率は $\boxed{\text{エ}}$ の原理に基づいて考えることができる。平衡状態における窒素，水素，アンモニアの分圧を用いて求められる圧平衡定数 K_p は，温度が一定ならば一定の値となる。窒素，水素，アンモニアの分圧を単位 Pa を用いて表すとき，圧平衡定数 K_p の単位は Pa$^{\boxed{\text{オ}}}$ となる。

窒素と水素を物質量比 1：3 の割合で体積一定の容器に入れ，一定温度で反応させたところ，平衡状態でアンモニアの体積百分率が 60 %，全圧が $5.0 \times 10^7\,Pa$ になった。したがって，この温度での圧平衡定数 K_p は，$\boxed{\text{カ}}$. $\boxed{\text{キ}}$ $\times 10^{\boxed{\text{ク}}}$ である。

アンモニアは，水溶液中で一部が電離してアンモニウムイオンとなり，次のような電離平衡が成り立つ。

$$NH_3 + H_2O \rightleftarrows NH_4^+ + OH^-$$

水のモル濃度を一定とみなすと，アンモニアの電離定数 K_b は，次のように表される。

$$K_b = \frac{[\text{NH}_4^+][\text{OH}^-]}{[\text{NH}_3]}$$

アンモニアは弱電解質であり，電離度は 1 に比べて非常に小さい。電離定数 K_b が $2.0 \times 10^{-5}\,\text{mol/L}$ のとき，$0.20\,\text{mol/L}$ のアンモニア水中のアンモニアの電離度は 0. ケ コ サ である。このアンモニア水 10 mL に $0.20\,\text{mol/L}$ の塩酸を 10 mL 加えた溶液の pH は シ ． ス セ になる。

問1 空欄 ア ～ ウ に最も適する数値を，それぞれ解答欄にマークしなさい。

問2 空欄 エ に適する語句を解答欄に書きなさい。

問3 下線部 a）について，平衡状態でのアンモニアの生成率に関する次の記述①～⑧のうち，正しいものをすべて選び，同じ解答欄にマークしなさい。

① 温度一定で反応容器を圧縮すると，生成率は大きくなる。
② 温度一定で反応容器を圧縮すると，生成率は小さくなる。
③ 温度・体積一定で反応容器にヘリウムを注入すると，生成率は大きくなる。
④ 温度・体積一定で反応容器にヘリウムを注入すると，生成率は小さくなる。
⑤ 体積一定で反応温度を上げると，生成率は大きくなる。
⑥ 体積一定で反応温度を上げると，生成率は小さくなる。
⑦ 触媒量を増やすと，生成率は大きくなる。
⑧ 触媒量を増やすと，生成率は小さくなる。

問4　空欄　オ　に最も適する数値を，次の①〜⑬から選び，解答欄にマーク
しなさい。

①　−6	②　−5	③　−4	④　−3	⑤　−2
⑥　−1	⑦　0	⑧　1	⑨　2	⑩　3
⑪　4	⑫　5	⑬　6		

問5　下線部 b）に関し，以下の設問(1), (2)に答えなさい。ただし，圧平衡定数 K_p
は問4で求めた単位とする。

(1)　空欄　カ ， キ　に最も適する数値を，それぞれ解答欄にマー
クしなさい。

(2)　空欄　ク　に最も適する数値を，次の①〜⑮から選び，解答欄にマー
クしなさい。

①　−14	②　−12	③　−10	④　−8	⑤　−6
⑥　−4	⑦　−2	⑧　0	⑨　2	⑩　4
⑪　6	⑫　8	⑬　10	⑭　12	⑮　14

問6　空欄　ケ　〜　サ　に最も適する数値を，それぞれ解答欄にマーク
しなさい。

問7　空欄　シ　〜　セ　に最も適する数値を，それぞれ解答欄にマーク
しなさい。

2. 問１，問４はマーク式，問２，問３，問５は記述式

問１～問５．次の文章を読み，各問の設問に答えなさい。

　　地球は空気におおわれており，その成分は体積比でおよそ78％が　ア　，21％が　イ　，0.9％が　ウ　，0.04％が　エ　である。　ア　は常温では化学反応を起こしにくいが，高温・高圧ではいろいろな化合物をつくる。自動車のエンジン内などにおいて，　ア　は　イ　と反応して水に溶けにくい無色の気体　オ　を生じ，さらに空気中で　イ　と反応して刺激臭をもつ赤褐色の有毒な気体　カ　を生じる。　カ　は水に溶けると酸性を示すため，酸性雨の原因物質の一つでもある。大気上層では，太陽からの強い　キ　によって　イ　から　ク　がつくられ，こうしてできた　ク　層は有害な　キ　の大部分を吸収して，地上の生物を保護している。　ク　は特異臭をもつ淡青色の有毒な気体で，　イ　に分解されやすく，このときに強い酸化作用を示す。　ウ　は単原子分子として存在する気体であり，この原子は原子核に18個の陽子を持ち，　ケ　イオンと同じ電子配置を持つ。　ウ　と同族元素の単原子分子である　コ　はすべての物質の中で最も沸点が低いため，極低温の実験や超電導の冷却剤に使われる。また，　コ　は　サ　に次いで軽く不燃性であるため，風船や飛行船に使われる。　エ　は，動物の呼吸により生じるほか，単体の　シ　やその化合物の完全燃焼により生成する。また，ヒトの血液には　エ　が溶けており，緩衝作用によりpHを中性近くに保つことに寄与している。しかし，　シ　化合物の不完全燃焼により生じる無色無臭の気体　ス　は，血液中のヘモグロビンと結合し　イ　を運搬する機能を失わせるため，きわめて有毒である。

問1　空欄 ア ～ カ と ク ～ ス に最も適するものを，次の①～⑮から選び，それぞれ解答欄にマークしなさい。

① 水素　　　　② ヘリウム　　　③ ネオン　　　　④ アルゴン

⑤ オゾン　　　⑥ 酸素　　　　　⑦ 炭素　　　　　⑧ 一酸化炭素

⑨ 二酸化炭素　⑩ 窒素　　　　　⑪ 一酸化窒素　　⑫ 二酸化窒素

⑬ リチウム　　⑭ ナトリウム　　⑮ カリウム

問2　下線部 a)において，生成する酸性化合物の化合物名を，解答欄に書きなさい。

問3　空欄 キ に最も適する語句を，解答欄に書きなさい。

問4　下線部 b)において， ウ の最外殻電子の数は セ ，価電子の数は ソ である。

空欄 セ と ソ に最も適する数値を，それぞれ解答欄にマークしなさい。

問5　下線部 c)において， エ の電離平衡を表す反応式を，解答欄に書きなさい。

3. **問1〜問2はマーク式，　問3は記述式**

問1〜問3．次の文章を読み，各問の設問に答えなさい。

炭素原子と酸素原子間に二重結合のある原子団を　$\boxed{\text{ア}}$　という。$\boxed{\text{ア}}$　の炭素原子の一方に水素原子，もう一方に炭化水素基または水素原子が結合した化合物を　$\boxed{\text{イ}}$　といい，$\boxed{\text{ア}}$　に2個の炭化水素基が結合した化合物を　$\boxed{\text{ウ}}$　という。$\boxed{\text{イ}}$　を還元すると　$\boxed{\text{エ}}$　が得られ，$\boxed{\text{ウ}}$　を還元すると　$\boxed{\text{オ}}$　が得られる。$\boxed{\text{ウ}}$　は酸化されにくいが，$\boxed{\text{イ}}$　は酸化され，$\boxed{\text{カ}}$　になる。$\boxed{\text{ア}}$　にメチル基とエチル基が結合した化合物を還元すると，不斉炭素原子をもつ化合物 A が得られる。$\boxed{\text{カ}}$　とアルコールを縮合すると　$\boxed{\text{キ}}$　が得られる。2分子の　$\boxed{\text{カ}}$　を縮合すると　$\boxed{\text{ク}}$　が得られる。分子式 $C_4H_4O_4$ で表される2価　$\boxed{\text{カ}}$　である化合物 B には，幾何異性体の化合物 C が存在する。化合物 B を加熱すると　$\boxed{\text{ク}}$　が得られるが，化合物 C を加熱しても　$\boxed{\text{ク}}$　は得られない。

問1　空欄　$\boxed{\text{ア}}$　に最も適するものを，次の①〜⑥から選び，解答欄にマークしなさい。

① アミノ基　　　　　② ヒドロキシ基　　　　③ カルボキシ基

④ カルボニル基　　　⑤ ニトロ基　　　　　　⑥ スルホ基

問2　空欄　$\boxed{\text{イ}}$　〜　$\boxed{\text{ク}}$　に最も適するものを，次の①〜⑬から選び，それぞれ解答欄にマークしなさい。

① アルデヒド　　　　② ケトン　　　　　　③ カルボン酸

④ アミド　　　　　　⑤ 酸無水物　　　　　⑥ エステル

⑦ 第一級アルコール　⑧ 第二級アルコール　⑨ 第三級アルコール

⑩ ニトロ化合物　　　⑪ エーテル　　　　　⑫ アミン

⑬ スルホン酸

問3 化合物 A，B，C の構造式を，記入例にならってそれぞれ解答欄に書きなさい。ただし，不斉炭素原子には＊印をつけなさい。

記入例

4.　問1～問3，問5はマーク式，問4，問6は記述式

　　問1～問6．次の文章を読み，各問の設問に答えなさい。

　　デンプンは，温水に溶けやすい　ア　と，溶けにくい　イ　とで構成されている。　ア　は，多数の　ウ　が，炭素原子の1位と4位に結合したOH基の間で次々に脱水縮合した，直鎖状の構造をもつ。　イ　では，さらに1位と6位のOH基の間でも脱水縮合するため，枝分かれ構造をもつ。

　　デンプンに酵素　エ　を作用させると，加水分解されて二糖の　オ　となる。　オ　の構造の中には，2分子の　ウ　が脱水縮合した　カ　結合がある。

　　ウ　は，水溶液中では，一部の分子が六員環構造を開き，鎖状構造を経由して，　キ　に変化し，3種類の異性体が平衡状態となる。鎖状構造には　ク　基があるので，還元性を示す。

　　ケ　は糖類の中で最も甘い。水溶液中では，六員環構造，鎖状構造，五員環構造が平衡状態で存在している。鎖状構造では，　ク　基と同様に酸化されやすい構造をもつため，還元性を示す。

　　スクロースは，　ウ　の1位と，β-　ケ　の2位のOH基との間で脱水縮合しているため，水溶液中で鎖状構造になることができず，還元性を示さない。しかし，スクロースに酵素　コ　を作用させると，還元性を示すようになる。
a)

問1　空欄　ア　～　ウ　，　オ　，　キ　，　ケ　に最も適するものを，次の①～⑩から選び，それぞれ解答欄にマークしなさい。

　　①　α-グルコース　　②　β-グルコース　　③　マルトース

　　④　フルクトース　　⑤　ラクトース　　⑥　ガラクトース

　　⑦　セロビオース　　⑧　アミロース　　⑨　アミロペクチン

　　⑩　デキストリン

問2　空欄　エ　と　コ　に最も適するものを，次の①～⑦から選び，それぞれ解答欄にマークしなさい。

①　アミラーゼ　　　②　セルラーゼ　　　③　マルターゼ

④　インベルターゼ　⑤　ラクターゼ　　　⑥　リパーゼ

⑦　ペプチダーゼ

問3　空欄　カ　と　ク　に最も適するものを，次の①～⑦から選び，それぞれ解答欄にマークしなさい。

①　アミド　　　②　アルデヒド　　③　エステル　　　④　ヒドロキシ

⑤　カルボキシ　⑥　グリコシド　　⑦　ケトン

問4　解答欄の構造式を使って，　オ　の構造を完成しなさい。

問5　一般に単糖は，酵母に含まれる酵素のはたらきによって，エタノールと二酸化炭素になる。二糖の　オ　85.5 g を完全に加水分解して単糖にした後，アルコール発酵させるとエタノールは理論上　サ　シ　.　ス　g 得られる。

空欄　サ　～　ス　に最も適する数値を，それぞれ解答欄にマークしなさい。

問6　下線部 a）で生成する2つの単糖の等量混合物を何というか，解答欄に書きなさい。

5. 問1，問3，問7はマーク式，問2，問4〜問6は記述式

問1〜問7．次の文章を読み，各問の設問に答えなさい。

　プラスチックの軽い・強い・腐らないという優れた特徴は，廃棄する場合には欠点となるため，プラスチックによる環境汚染が問題となっている。そこで，この環境汚染を防止する取り組みとしてさまざまな a)プラスチックのリサイクルが行われている。一方，回収が難しく自然界に廃棄される恐れがある製品には，土壌や水中の微生物によって分解される生分解性高分子が使われ始めている。その一つであるポリ乳酸は，トウモロコシなどの植物由来のデンプンや糖を発酵することによって得られる乳酸からつくられる。乳酸は分子式 $C_3H_6O_3$ で表され，官能基として　ア　をもつカルボン酸であり，その構造中に不斉炭素原子をもつため，イ　異性体が存在する。乳酸は　ア　とカルボキシ基をもつため，分子間で縮合重合を起こして，ウ　を形成する。この縮合重合によって得られる生成物を加熱分解して，b)乳酸の環状二量体であるラクチドを合成し，これに触媒などを加えて加熱することで　エ　を引き起こし，鎖状高分子であるポリ乳酸が生成する。　ポリ乳酸は自然界に廃棄されても，微生物等によって　オ　と c)水にまで分解される。一方，乳酸の原料である植物由来のデンプンは大気中の　オ　からつくられているため，地球温暖化の原因とされる　オ　の量を増やすことがない。

問1　空欄　ア　と　ウ　に最も適する語句を，次の①〜⑨から選び，それぞれ解答欄にマークしなさい。

 ① エーテル結合 ② エステル結合 ③ アミド結合

 ④ ペプチド結合 ⑤ アミノ基 ⑥ ヒドロキシ基

 ⑦ アルデヒド基 ⑧ ケトン基 ⑨ カルボキシ基

問2　空欄　イ　と　オ　に最も適する語句を，それぞれ解答欄に書きなさい。

問3　空欄　エ　に最も適する語句を，次の①〜⑨から選び，解答欄にマークしなさい。

① 開環重合　　　② 付加重合　　　③ 共重合

④ 熱硬化　　　　⑤ 軟化　　　　　⑥ アセタール化

⑦ イオン化　　　⑧ スルホン化　　⑨ 加硫

問4　下線部 a)に関して，次のリサイクルマークで回収される PET の化合物名を，解答欄に書きなさい。

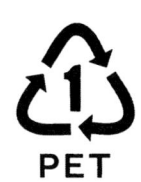

問5　下線部 b)について，乳酸の環状二量体であるラクチドの構造式を，記入例にならって解答欄に書きなさい。

記入例

$$CH_3-CH-O-\overset{\displaystyle CH_3}{\underset{}{}}\cdots-\overset{O}{\overset{\|}{C}}-OH$$

問6　ポリ乳酸の繰り返し部分の構造を，記入例にならって解答欄に書きなさい。

記入例

$$\left[\!-N-(CH_2)_5-\overset{H}{\underset{}{}}\overset{O}{\overset{\|}{C}}-\!\right]_n$$

問7　下線部 c)について，平均分子量が1.0×10^5であるポリ乳酸$1.0\,\mathrm{kg}$が分解された際に発生する　オ　の体積は，標準状態で　カ　．　キ　$\times 10^{\boxed{ク}}$ L である。

空欄　カ　〜　ク　に最も適する数値を，それぞれ解答欄にマークしなさい。ただし，ポリ乳酸に含まれる炭素は全て　オ　になるものとする。

英　語

解答 30年度

A方式

1
〔解答〕
〔1〕ア　〔2〕エ　〔3〕エ　〔4〕ウ
〔出題者が求めたポイント〕
語法問題
〔解答のプロセス〕
[訳と解法のヒント]
〔1〕「米の栽培は数年前まで日本の主要な農業にひと
　　つだった。」
　　「米の栽培」は the growing of rice　イは「栽培され
　　た米」
〔2〕「キュリー夫人は今までに生きた科学者の中でもっとも偉大な女性科学者のひとりである。」
　　関係代名詞が適切
〔3〕「母はそのステーキが固すぎるので気に入らなか
　　った。」
　　ステーキが「固い」のは tough
〔4〕「このブックレットにはあなたがスマートフォン
　　で経験するかもしれない問題に対する役立つ情報と解
　　決法が載っている。」
　　「問題の解決法」は solutions for problems

2
〔解答〕
〔5〕エ　〔6〕イ　〔7〕ウ　〔8〕エ
〔出題者が求めたポイント〕
会話文の空所補充
〔解答のプロセス〕
〔5〕　後に動詞がくるのは（ウ）か（エ）だが、誘いなので
　　（エ）が適切
〔6〕
　　ア．必ずやります。　イ．わかりません。
　　ウ．全然　　エ．はい、やります。
〔7〕
　　ア．絶対違います。　イ．気にしないでください。
　　ウ．そうですね、あたってます。
　　エ．どういたしまして。
〔8〕
　　ア．そう、そのとおり。
　　イ．それをあきらめましたね。
　　ウ．僕をトラブルに巻き込みました。
　　エ．僕を説得しましたね。
〔全訳〕
コーチ：やあ、スミス。卓球部に入らないか？
スミス：うーん、どうでしょうか、コーチ。考えたこと
　　　　ありませんが。
コーチ：君はうまくなるよ。体育の授業で君を見てきた
　　　　けど、君は速いし器用だし、それに、腕がとても

長い。
スミス：ええ、でも、卓球にあまり興味がないんです。
コーチ：少なくともやってみれば。プディングの味をみ
　　　　るには食べてみることだ。
スミス：そうですね。楽しいかもしれません。
コーチ：やってみれば、気に入るかどうかわかるよ。
スミス：はい、コーチ。説得に負けました。やってみて
　　　　好きになったらチームに参加します。

3
〔解答〕
〔9〕キ　〔10〕ア　〔11〕イ　〔12〕ク
〔出題者が求めたポイント〕
整序英作文
〔解答のプロセス〕
[完成した英文]
〔9〕　She spoke in such a low voice that we could
　　only hear half of what she said.
〔10〕　These digital cameras produced in Japan are
　　enjoying great popularity in foreign countries this
　　year.
〔11〕　A great number of people suffered from
　　serious water shortages in various parts of the
　　world last year.
〔12〕　A little more attention would have prevented
　　the accident at that time.

4
〔解答〕
〔13〕reached　〔14〕home
〔15〕on　〔16〕brought
〔出題者が求めたポイント〕
空所を補充して同意文にする問題
〔解答のプロセス〕
[英文の意味と解法のヒント]
〔13〕　夏の暑さが頂点に達した。
〔14〕　彼は幾何学に精通している。
　　be at home in ～：「～に通じている」
〔15〕　彼らは正直が大事だと思っている。
　　put emphasis on ～：「～を強調する」
〔16〕過去数十年で、科学の知識は非常に進歩した。
　　bring about：「もたらす」

5
〔解答〕
〔17〕flight　〔18〕disappointed
〔19〕appointment　〔20〕injury
〔出題者が求めたポイント〕
語形を変えて空所に入れる問題

〔解答のプロセス〕

〔英文の意味と解法のヒント〕

〔17〕　私は大阪へ飛行機で行く予定だ。たった２時間の飛行時間だ。
　　　　fly の名詞形は flight

〔18〕　彼女からＥメールが来ないと、私はしばしば失望する。
　　　　be disappointed で「失望する」

〔19〕　私は歯医者さんに予約をキャンセルする電話をかけそこねた。
　　　　appoint の名詞形は appointment「予約」

〔20〕　彼は交通事故で重傷を負った。
　　　　injure の名詞形は injury「負傷」

6

〔解答〕

〔21〕ウ　　〔22〕ウ　　〔23〕ア　　〔24〕ウ
〔25〕ア　　〔26〕イ　　〔27〕イ　　〔28〕イ

〔出題者が求めたポイント〕

長文読解総合問題

〔解答のプロセス〕

〔各問の選択肢の意味〕

〔21〕
　　ア．人がたくさん住んでいる都市の方が大地震が起きやすい。
　　イ．大都市に住んでいる多くの人々は地震を経験したことがある。
　　ウ．かつてないほど多くの人々が地震に襲われる都市に住んでいる。
　　エ．世界の大都市のいくつかはしばしば地震による被害に遭う。

〔22〕
　　ア．地震は基本的に規則性がない。
　　イ．地震は予知するのが不可能である。
　　ウ．地震は予知できるかも知れない。
　　エ．地震には明らかなパターンがない。

〔24〕　ア．事実　　イ．運命　　ウ．予測　　エ．運

〔25〕　文の並べ替えの順序はウイアエ
　　ア．1980年代の終わりに、彼らは、地震の前になんらかの警告のサインがあったのかどうかを見るために、その断層を研究することにした。
　　イ．彼らは、その町が極めて定期的に―およそ22年に１度―地震にあうことで知られていることもあって、その町を選んでいる。
　　ウ．彼らは、ひとつにはサンアンドレアス断層が中を通っているという理由で、パークフィールドの町を選んでいる。
　　エ．これをするために彼らは、断層の中に深く穴を開けて、活動を記録するための機器を設置した。

〔26〕
　　ア．研究者たちは地震が予期していたよりも大きいという証拠を実際に見つけた。

　　イ．研究者たちは地震が起こるだろうという何の証拠も事前に得られなかった。
　　ウ．研究者たちはその地震が消滅するだろうという証拠以外は何も見つけられなかった。
　　エ．研究者たちは地震が起こった後でどんな証拠も集めることができなかった。

〔27〕　claimed：主張した　　registered：記録した
　　widened：広げた

〔28〕　英文と合わないのはどれか。
　　ア．東海では100年から150年ごとに大地震が起こる。
　　イ．初期警報システムが地震を予知するためにすでに作られている。
　　ウ．研究者たちが地震を予知するのはいまだに難しい。
　　エ．研究者たちは「前兆すべり」理論は地震予知に役立つだろうと考えている。

〔全訳〕

　今ほど、これほど多くの人が、ロスアンジェルスやイスタンブールや東京やリマのような、定期的に地震に襲われる都市にひしめき合っている時代はない。これらの都市は、地球の巨大な移動プレートの端に近いところに位置しているので、大地震による―そしてそれがしばしば起こす津波や火災などの破壊による―人命的経済的災害の危険に直面している。

　私たちは地震のことを100年前よりもよく知っている。今、科学者たちは、地震を予知したいと願っているが、それは可能だろうか。今日、地震に関する最も簡単な質問の中にも、まだ答えるのに難しいものがある。地震はなぜ始まるのか、何がそれを止めるのかなどである。おそらく、科学者が答えなければならないもっとも大事な疑問は、次の疑問だろう。地震には明白なパターンがあるのか、あるいは基本的に地震は不規則で予知不能なのか。

　日本では国の科学者たちが、この疑問に対する答えはあると言っている。東京大学地震研究所の研究者山岡耕春氏は「地震は予知できると私たちは信じている。」と言う。地震はパターンに従っている、つまり地震には観察できる徴候があると、山岡氏は考えている。実際、日本はすでに、次の大地震はどこで起こるかを予測した。それは、東京の南西およそ160キロ（100マイル）の、太平洋沿岸に沿った東海地域である。ここでは２つのプレート境界が、100年から150年に１度大地震を発生させてきた。そしてそれは巨大地震になる可能性がある。東海地域沿いの場所は1854年以降大きな揺れを経験していない。その理論というのは、この地域ではひずみがたまっていっており、その緊張を減らす時期が来ているというものだ。残念ながらこれは予知というより予想である。地震が、あるリスクの高い地域で起こりそうだと言うのと、その地震がどこでいつ起こるのかを正確に予知することは別物だ。

　時と場所の正確な予知をしたいという願望から、もうひとつの理論が出てくる。それは「前兆すべり」というものだ。地震研究所の研究者加藤尚之氏は、彼の研究室

の実験が、地球の地殻の中の断層が最終的に壊れて地震を起こす前に、ほんの少し滑ることを示している言う。地殻の奥深くで起こるこれらの初期のすべりを検知できれば、次の大地震を予測することはできるだろう。

アメリカ、カリフォルニアのパークフィールドで研究している研究者たちも、地震予知が可能かどうかを知ろうとしている。彼らはひとつには、サンアンドレアス断層が中を通っているという理由で、パークフィールドの町を選んでいる。彼らはまた、その町が極めて定期的に―およそ22年に1度―地震にあうことで知られていることもあって、この町を選んでいる。1980年代の終わりに、彼らは、地震の前になんらかの警告のサインがあったのかどうかを見るために、その断層を研究することにした。そのため彼らは断層内部深くまで穴を開け、活動を記録するための機器を設置した。それから地震を待った。

何年も何年も、何も起こらなかった。ついに2004年9月28日に地震が襲った時は、予定から何年も外れていたけれども、一番の失望だったのは、地震を警告するサインがなかったことだった。研究者たちはデータを精査してみたが、9月28日の地震に先立ってなにか異常なことがあったという証拠は、何も見つけることができなかった。これによって多くの人々は、おそらく地震は実は規則性のない出来事なのだろうと思うようになった。だがパークフィールドの研究者たちは諦めることなく、地中をもっと深くまで掘った。彼らは2005年の夏の終わりまでに、3キロ（2マイル）という断層の最深部にまで到達し、そこで手がかりを見つけるべくデータを集め続けた。

やがて、彼らはあるものを見つけた。2008年7月の雑誌Natureに発表された論文の中で、パークフィールドの研究者たちは、地震が起こる直前に断層内の小さな変化を検知したと主張した。彼らは何に気づいたのだろう。地震のすぐ前に、地殻の中の割れ目がわずかに広がっていたのだ。研究者たちは、リヒタースケールで3.0の地震が起こる10時間前に最初の変化を記録した。1.0地震の2時間前に同じような徴候を認めた。彼らは「前兆すべり」理論はおそらく正しいということを証明した。言い換えると、地震を予知することは実は可能なのだろう。

先はまだ長いけれども、世界中で行われている研究から見ると、地震は全く規則性がないというのではなさそうだ。もしそうであれば、将来私たちは、地球の動きを追って、地震がいつ起こるかの予知が可能になる早期警報システムを作り出す事が、できるようになるかも知れない。そして、そうすることで、生命を犠牲から守ることができるようになるかも知れない。

7

[解答]

| [29] ア | [30] ウ | [31] エ | [32] ウ |
| [33] ア | [34] ウ | [35] ウ | [36] ウ |

〔出題者が求めたポイント〕
長文読解総合問題
〔解答のプロセス〕
[各問の問題文と選択肢の意味]
〔29〕
　ア．国境を越える
　イ．動きまわるのを拒否する
　ウ．同じホテルにとどまる
　エ．現金をたくさん持って旅行する
〔30〕
　ア．ありふれた　　イ．成熟した
　ウ．最近の　　　　エ．伝統的な
〔31〕　次の一つを除いてすべては生理学的生体認証である。
　ア．顔　　イ．指紋　　ウ．手のひら　　エ．声
〔32〕
　ア．重要人物として受け入れられて
　イ．有名人物として認められて
　ウ．実在の人物として特定されて
　エ．違う人物と認識されて
〔33〕　次の一つを除いてすべては行動的生体認証である。
　ア．虹彩　　イ．サイン　　ウ．タイプ打ち　　エ．声
〔34〕
　ア．人の話し方の違いは必ずしもその人の性格が違うことを意味しない。
　イ．人の話し方のわずかな違いはその人を理解するのをもっと難しくさせる。
　ウ．人の話し方はわずかに違っているので、その人の真似をするのはほとんど不可能に近い。
　エ．人の話し方の違いは全体的に、その人の取り扱いがどれくらい難しいかにかかっている。
〔35〕　生体認証テクノロジーによって私たちは、
　ア．取り引き売買に関する倫理的問題を発生させることができるようになる。
　イ．取り引き売買を増加させ、犯罪者予備軍を特定することができるようになる。
　ウ．個人情報にアクセスし、それを盗むことができるようになる。
　エ．個々人の個人情報を守ることができるようになる。
〔36〕
　ア．テクノロジーの進歩によるセキュリティの向上
　イ．個人プライバシーの重要性
　ウ．認証のメリットとデメリット
　エ．性格を認証のために使うこと
〔全訳〕
テクノロジーの進歩は、私たちの生活の仕方を変えてしまっただけでなく、商業と旅行に関わる仕方を変えてしまったことは疑いようもない。私たちはインターネットによって、他の人に全く顔を見せることなく、言葉を交わすことさえなく、世界中の地域から買い物ができる。私たちはボタンひとつで、株をオンラインで売買し、膨大な額のお金をひとつの銀行口座から別の銀行口座へ移すことができる。人々は日常的に国境を越え、世界的な行き来はありふれたものになっている。

簡単に言うと、世界はかつてないほど近づきやすいものになっている。ただし、コストはかかる。オンライン取り引きはどれくらい安全なのか。これほど多くの人々が毎日国境を越えている中で、自分の国に危険な人々を呼びこんでいないと、どうやって知ることができるのか。安全性を高めることが、世界中の国と消費者擁護の団体にとっての最大の課題となっている。生体認証テクノロジーが個人を認識するために開発されている。目的はその人自身の利益を守るためであり、犯罪者を特定するためでもある。

生体認証は最近始まったものではない。指紋は昔からある生体認証である。警察は犯罪現場で指紋を探し出して、それを、わかっている犯罪者の指紋データベースまたは容疑者とされる者の指紋と比べる。だが、指紋はまたセキュリティーにも使うことができる。指紋スキャナーは、職員がある場所に入るのを許可するために使うことができる。指紋のような生理学的認証は、人々を特定したり認識したりするために、人の肉体的特徴を活用する。他の例としては、顔、手のひら、虹彩の認証がある。これらの肉体的特徴をスキャンすることによって、スキャンされた人が本当に申し立て通りの人物なのかどうかを確認することができる。銀行口座にアクセスするために使われる暗証番号と違って、生体認証は泥棒に盗まれて使われることはない。

人を特定するのに行動的認証も使うことができる。声やタイプの打ち方など、ある種の行為はその人特有のものである。古くからある行動的認証はサインである。サインは保証として使われるが、明らかな問題がある。ひとつはサインが複製できることである。それに、問題が明らかにならない限り、人は通常、サインを調べることはない。人の声は真似るのがもっと難しいかも知れない。実は声認識システムは単に声を認識する以上のことをしている。人の話し方を認識するのである。人の話し方には、真似することが非常に難しい微妙さがある。同じく、タイプを打つときの型は、観察で真似るレベルまで行くのは非常に難しい。

生体認証には2つの利用可能性がある。特定と照合である。生体的情報が、その情報を発している人がだれなのかを確定するために使われる時に、特定というのがなされる。前に出た犯罪現場の指紋がその例である。照合とは、ある人が申し立て通りの人物かどうかを確認する手続きのことである。今日、私たちは、国境を越えるときに、人物確認をするためにパスポートを使う。しかし、パスポートは盗まれたり偽造されたりするが、効果的な生体認証システムはだますのが難しい。パスポートを偽造するより、指紋や虹彩を偽造することのほうがはるかに難しいだろう。

生体認証テクノロジーを開発することには、倫理的な問題もある。これには、事を起こす前に犯罪者予備軍を特定するだけでなく、取り引き売買に関わる消費者を保護するような力もある。だが、ある人たちは、個人情報が誤った手に渡ることになれば個人のプライバシーが危険にさらされるだろうと、心配している。もうひとつの危険は、個人情報が国によって悪用される可能性があることである。国が人々の個人情報にアクセスできるようになれば、それを人々を支配するのに使うことができる。テクノロジーが進歩するとき、人々の自由とプライバシーの権利が守られなければならないのは言うまでもない。

B方式

1

〔解答〕

〔1〕イ 〔2〕ア 〔3〕ウ 〔4〕エ 〔5〕ア

〔出題者が求めたポイント〕

空所補充問題（選択式）

〔解答のプロセス〕

[完成した英文の意味]

〔1〕 私のコーヒーに砂糖をひとつ入れてください。

〔2〕 アインシュタインが死んでおよそ 60 年になる。

〔3〕 父は私が望むどんな辞書でも買ってくれるだろう。

〔4〕 古代ギリシャ人は地球は丸いのではないかと考えた最初の人たちだった。

　　　doubt は「〜ではないとの疑いを持つ」

〔5〕 彼はインドから日本に戻った後、その国の歴史について知ろうと思った。

　　　分詞構文なので節を導く接続詞が適切

2

〔解答〕

〔6〕ア 〔7〕カ 〔8〕エ 〔9〕オ 〔10〕ウ

〔出題者が求めたポイント〕

応答文を選ぶ問題

〔全訳〕

〔6〕 ボーリングに行かない？

〔7〕 ジムはどうして仕事に遅れたんだろう。

〔8〕 いくつかアドバイスをお願いしていいですか。

〔9〕 すみません、胃が痛いんです。

〔10〕 来月写真展に行かない？

　選択肢

　ア．いや、やめとこう。今日は具合があまり良くないんだ。

　イ．駐車場の心配をしなければなりません。

　ウ．あまり行きたくないな。退屈だと聞いてる。

　エ．ええ、どうぞ。率直な意見をお望みですか。

　オ．大丈夫ですよ。横になって休んではどうですか。

　カ．道路工事で渋滞がひどいんだ。

　キ．熱が下がるまで、旅行を延ばしたほうがいい。

3

〔解答〕

〔11〕respect 〔12〕risk 〔13〕broke

〔14〕beyond 〔15〕late

〔出題者が求めたポイント〕

英文の空所に適切な単語を入れる問題

〔解答のプロセス〕

[解法のヒント]

〔11〕 in respect of 〜：「〜については」

〔12〕 run the risk of 〜：「〜の危険をおかす」

〔13〕 break down：「故障する」

〔14〕 beyond description：「言葉で言い表せないほど」

〔15〕 of late：「最近」

4

〔解答〕

〔16〕ウ 〔17〕ウ 〔18〕ア 〔19〕ウ 〔20〕ア

〔出題者が求めたポイント〕

同意表現を選ぶ問題

〔解答のプロセス〕

[英文と選択肢の意味]

〔16〕 彼がそのパーティーに来るかどうかは私にはどうでもよかった。

　ア．indifferent（無関心だ）は It という主語には合わない。

　イ．等しくなかった　ウ．重要でなかった

　エ．知られていなかった

〔17〕 国の経済は少しずつ改善するだろう。

　ア．はっきりと　イ．劇的に

　ウ．次第に　　エ．すぐに

〔18〕 会議は 5 時間続き、私は長すぎると思った。

　ア．続いた　　イ．終わった

　ウ．終わった　エ．そのままだった

〔19〕 大都市の近くに住むより、人里離れた村に住みたい人もいる。

　ア．進んだ　イ．文明的な

　ウ．遠い　エ．熱帯の

〔20〕 駅で出迎えられるように、前もって到着の時間を教えてください。

　ア．あらかじめ　　イ．すぐに

　ウ．うれしそうに　エ．密かに

5

〔解答〕

〔21〕イ 〔22〕イ 〔23〕ウ 〔24〕ウ

〔25〕ア 〔26〕エ 〔27〕イ 〔28〕イ

〔出題者が求めたポイント〕

長文読解総合問題

〔解答のプロセス〕

[選択肢の意味と解法のヒント]

〔21〕

　ア．共同体　　　　　イ．生態系

　ウ．インフレーション　エ．ネットワーク

〔22〕 「大気から植物、土そして戻るという炭素循環は」

　ア．地球上の生命に害を与える

　イ．地球上の生命が存在するのを可能にする

　ウ．生命の始まりである

　エ．生命を危険にさらす

〔23〕

　ア．植物は炭素循環の中で大きな役割をする。

　イ．これらはそれから、植物によって、食物や成長に使われる。

　ウ．これは植物が日光と CO_2 を使って簡単な糖を作り出すときの過程である。

　エ．その理由は、陸上および水性の植物が、光合成を通じて大気から CO_2 を取り除くからである。

内容からア、エ、ウ、イの順番になるので3番めはウ

〔24〕
ア．炭酸カルシウムは海水の中で簡単に分解される。
イ．炭酸カルシウムは海の生物が死んだ後で生成される。
ウ．CO_2 は、海の生物によって炭酸カルシウムを作るために使われる。
エ．海の生物はたくさんの炭酸カルシウムを吸収するために CO_2 を使う。

〔25〕
ア．食物連鎖　　イ．食糧危機
ウ．食習慣　　　エ．食糧供給

〔26〕achieved：達成されて　　required：必要とされて　　resulted：～という結果になって

〔27〕
ア．私たちは工業化された国々によって批判されるのを避けることはできない。
イ．私たちは現在の習慣を続けることはできない。
ウ．私たちは昔からの考え方に従わなければならない。
エ．私たちは生活様式を全く変えてはならない。

〔28〕
ア．バクテリアは廃棄された炭素物質が分解されるのを妨げる。
イ．炭素は地球上のすべての生物にとって重要である。
ウ．二酸化炭素を酸素と結合させることが温室効果ガスを減らす。
エ．人口増加は、人々がより多くの天然資源を獲得するのに役立つ。

〔全訳〕
　地球は活動している場所である。よって、元素が地球の生態系の中を移動することはよくある。特に重要なのが、宇宙で6番目に多い元素である炭素の循環である。他の自然循環同様、炭素は移動するに従って、さまざまな過程によって使われる。炭素はすべての有機物の要の部分である。大気から植物、土に至ってまた戻るという炭素の循環がなければ、地球上の生命は存在しないだろう。
　炭素循環は大気の中で始まる。大気中で炭素は酸素と結びつき二酸化炭素 CO_2 になる。実は、CO_2 は大気中にそれほど大量にはないのだが、重要である。CO_2 は温室効果ガスである。温室効果ガスはどれも、地球を生命が存在できるくらいの暖かさに保つのに役立っている。CO_2 はまた、人間が影響を与える主要な温室効果ガスである。実際、私たちが CO_2 レベルに及ぼす影響が、地球環境を変えつつあると考えている研究者たちもいる。
　植物は炭素循環の中で大きな役割をする。その理由は、陸上および水性の植物が、光合成を通じて大気から CO_2 を取り除くからである。これは植物が日光と CO_2 を使って簡単な糖を作り出すときの過程である。これらはそれから、植物によって、栄養や成長に使われる。この過程の中で炭素は植物の組織の一部として蓄えられる。

　炭素はまた、他の過程によっても大気から取り除かれる。海洋などの水域は大量の CO_2 を吸収することができる。サンゴやエビやカニのような海の生物は、貝殻や成長に使う炭酸カルシウムを作るために CO_2 を使う。それらが死ぬと、炭酸カルシウムは海の底に積み重なる。これは時を経て、石灰岩の山になるかもしれないし、海面から顔を出して乾いた陸地になることさえあるかもしれない。
　循環が続いていくと、陸上の炭素あるいは水中の炭素に2つの事象の1つが起こる。植物が死んで分解していくにつれて、炭素の一部は地面の下あるいは海底の下に埋まる。数百万年かけてこの物質は化石燃料になる。埋まらなかった炭素は、動物や人間が植物性のものを食べるときに、食物連鎖の中を移動する。
　この循環は、蓄えられた炭素が大気中に再度放出された時に完成する。これがなされるひとつの道筋は、食べられた炭素物質のごみが分解されることによってである。バクテリアはこの分解過程の推進役である。炭素はまた、動物が植物を食べるときに生成されるメタンガスの形で放出されることもある。
　炭素循環は自然の過程である。しかし、今日、人間は特に化石燃料を燃やすことによって、それに影響を与えている。自然の状態では、化石燃料中の炭素はしっかり留められ、自然の炭素循環の外に固定されている。私たちは化石燃料を燃やすことによって、基本的にその固定を外し、炭素を大気中に放出する。
　文明の工業化、近代化、都市化はすべて、膨大な量の天然資源を必要としてきた。人口増加のひとつの影響は、さらに多くの資源の使用と必要性が増大することである。その結果、広い範囲の森林や熱帯雨林が失われてきた。森林伐採や農地転用は、社会の継続した発展のために必要とされる一方で、大気中の CO_2 レベルを緩和するという地球の能力に深刻な影響を与えてきた。人口増加はまた、工場でのより多くの生産を必要としている。これは工場と自動車の中で化石燃料を燃やすことによってなされる。事実、人間の作り出した33億トンの CO_2 が毎年大気中に放出されている。
　前世紀に行われた人間による CO_2 の生成から深刻な結果が生まれるのか生まれないのかは、おそらく時間がたってわかるのだろう。私たちが今答えなければならない質問はこうだ。私たちはわかるまで待つのか、あるいは今行動を起こすのか。私自身をはじめとする多くの人々にとって、私たちが現在の習慣を続けることができないのは明らかだ。国際的な団体は、今日もっとも多くの CO_2 を作り出している国々の側の、いますぐの行動を呼びかけている。残念なことに、このような行動呼びかけに対して、工業化された国々による反応はほんのゆっくりでしかなく、あるいは無視されることさえあるのだ。

6

〔解答〕

〔29〕ウ 〔30〕エ 〔31〕エ 〔32〕ア

〔33〕イ 〔34〕ウ 〔35〕ウ 〔36〕エ

〔出題者が求めたポイント〕

長文読解総合問題

〔解答のプロセス〕

〔選択肢の意味〕

〔29〕ア．伝染病 イ．遺産 ウ．技術革新 エ．革命

〔31〕 （insight は「洞察、見識」の意）

ア．物事についての知識を獲得する能力

イ．物事についての感じ方を表現する行為

ウ．物事がうまくいくだろうという期待

エ．物事の見方についての新しい意見

〔32〕「調査の結果はどうだったか。」

ア．他の文化に気づくようになるという点で、インターネットは若者たちを助けている。

イ．インターネットは若者たちがそれを使うのに長時間を費やす原因となっている。

ウ．インターネットは若者たちが依存的にならないようにしている。

エ．インターネットは若者たちが反社会的な行動をとることを促している。

〔33〕

ア．私たちは働くとき、インターネットの知識を持つことが必要である。

イ．デジタルテクノロジーから子どもたちを守る学校が増えてきている。

ウ．インターネットを使う機会が将来もっと増えていくだろう。

エ．私たちはインターネットがなくては日常生活を送ることができない。

〔34〕

ア．親たちは子どもたちのインターネット使用のための明白なガイドラインを設定しなければならない。

イ．親たちはインターネットが若者文化の一部であることを受け入れる必要がある。

ウ．親たちは子どもたちの宿題を手伝うためにインターネットを使うべきである。

エ．親たちが子どもたちのネット活動を監視することは賢明なことだろう。

〔35〕

ア．親が彼らを避けている

イ．親が彼らを無視している

ウ．親が彼らを監視している

エ．親が彼らに話しかけている

〔36〕「この英文の主要テーマは何か。」

ア．子どもたちの社会からインターネットを取り除くこと

イ．子どもたちだけでインターネットを使わせないこと

ウ．子どもたちのソーシャルネットワーキングの恩恵を減らすこと

エ．子どもたちの分別あるインターネット使用をサポートすること

〔全訳〕

あなたが史上最大の発明を思うとき、どんなテクノロジーが頭に浮かぶだろう。自動車あるいは飛行機と言う人がいるかも知れない。テレビ、ラジオ、あるいはレーザーと言う人もいるかも知れない。これらの技術革新が世界中に与えてきたよい影響を考えれば、確かにこれらの答えは受け入れることができる。

リストのトップにインターネットも置いた人が数多くいるだろう。実際、Time という雑誌は、20世紀のもっとも重要な20の発展のひとつにインターネットをランク付けしている。その理由はインターネットが社会にもたらしたさまざまな利益にある。よって、いまだかつてない最大のテクノロジーのリストにインターネットを加えることは驚かれることではない。

だがしかし、インターネットの有害な影響に注目を促す批判的な人たちもいる。例えば彼らは、インターネットのせいで子どもたちが暴力やその他の大人向けの内容にさらされると言う。人々はまた、名前、住所、銀行口座、クレジットカード番号のような個人情報を、オンライン泥棒に盗まれたことがある。それに別の問題もある。あまりに長い時間をインターネットに費やすことによって、反社会的になったりうつになったりする。何時間も続けてコンピューターの前に座るのもまた、体を動かさないので健康に良くない。これらの悪影響への抵抗で、子どもたちに1つの保護手段としてインターネットの使用を禁止する親さえいる。

しかし、最近の研究が、親たちにインターネットに関して違う考えを持たせるような見識を提供している。南カリフォルニア大学とカリフォルニア大学バークレー校の研究者たちが、ネットの習慣を見るために、800人のティーンエイジャーの調査を行った。研究者たちは、インターネット活動が実は、若者たちが重要な社会的スキルを発達させるのに役立っていることを発見した。子どもたちはインターネットを通じて、自己表現、自信、異文化理解を学ぶことができる。インターネットユーザーはまた、さまざまな背景を持つ人々との交流によって、より広い視野を獲得する。

さらには、学習のツールとしてインターネットを使う学校が増えている。教師たちは生徒たちを引きつける手段としてオンラインソーシャルネットワーキングに目を向け始めている。若い人たちは以前よりEメールを使わなくなってきているので、生徒とコミュニケーションを図るのに Facebook などのサイトのほうがいい媒体だと、気がついた教師たちもいる。Google Drive のようなクラウドプラットホームも効果的なことがわかっている。生徒たちはネットを使って、グループ課題や教室外討論を一緒にすることができる。この点から、子どもたちにインターネットの使用を禁止することは、その子をクラスメートから遠ざけることになるかもしれない。ネットが使えないことは学業に悪い影響を与えることもあるだろう。

　もっと言うと、子どもたちにインターネットを使わせないようにするのは、長い目で見れば害になるだろう。世界的な傾向が、インターネットを日常生活の避けられない一部にさせている。また、コンピューターやインターネットの知識を、就職に必要なスキルにさせている。統計によると、今日の仕事の 50 パーセント以上は、ある程度のテクノロジーのスキルを要求している。これは 2020 年までに 77% にまで増えるだろうと、専門家たちは予測している。これらの数字は、学生たちがデジタル時代を生き抜こうとすれば、コンピューターやインターネットを使うことができるようにならなければならないことを示している。

　最後に言うと、子どもたちやインターネットのことでは、親にはまだ果たすべき大事な役割がある。まず第一に、親はインターネットを、現にある若者文化の一部として認めなければならない。このような理解は、子どもたちを実りのあるインターネット使用に向かわせるための基本である。二番目に、親は、たとえばいつどれくらいの時間ネットを使っていいかというような、子どもたちが従うための明白なガイドラインを設定しなければならない。子どもたちがネットでだれと話しているかを、親が知ることもまた重要である。これは必ずしも、親は息子あるいは娘と Facebook で友だちにならなければならないとか、子どもたちのソーシャルネットワーキングサークルに積極的に参加しなければならないという意味ではない。しかし親は、子どもたちがネット上だれと友だちなのかを知っておくべきである。親が子どもたちのアカウントに接続できるように、共通のパスワードを使ったほうがいいとまで薦める専門家もいる。こうすると、親たちが息子や娘がインターネットでどのような活動をしているのかを知ることができるようになる一方、子どもたちは親の監視の目があることを知るので、彼らが親に反抗したり、危険なネット状況に巻き込まれたりすることが少なくなる。

数　学

解答 30年度

A方式

1

〔解答〕

(1)ア　11　　イ　16
(2)ウ　$3+2\sqrt{2}$　　エ　$6+8\sqrt{2}$

〔出題者が求めたポイント〕

(1) 絶対値の付いた定積分
　　$s^2-4\geqq0$ と $s^2-4<0$ で場合分けをする
(2) 等比数列の和
　　公比を r として，r^{10} を求める

〔解答のプロセス〕

(1) $s^2-4\geqq0$，すなわち $s\leqq-2$，$2\leqq s$ のとき
　　　$|s^2-4|=s^2-4$
　$s^2-4<0$，すなわち $-2<s<2$ のとき
　　　$|s^2-4|=-(s^2-4)=-s^2+4$
　　右辺 $=-3\left\{\int_0^2(-s^2+4)ds+\int_2^6(s^2-4)ds\right\}$
　　　　　$=-176$
　　左辺 $=\int_0^x(2t-27)dt=x^2-27x$

　よって，$x^2-27x<-176$
　これを解いて，$11<x<16$　…(答)

(2) 初項を a_1，公比を r とおく

ⅰ) $r=1$ とすると，$\displaystyle\sum_{n=1}^m a_n=m\cdot a_1$

　　　$\displaystyle\sum_{n=1}^{10} a_n=10a_1=\sqrt{2}-1$　…①

　　　$\displaystyle\sum_{n=11}^{20} a_n=\sum_{n=1}^{20} a_n-\sum_{n=1}^{10} a_n$
　　　　　　　$=20a_1-10a_1=10a_1=\sqrt{2}+1$　…②

　　①と②を同時に満たす a_1 は存在しない

ⅱ) $r\neq1$ とすると，$\displaystyle\sum_{n=1}^m a_n=\frac{a_1(r^m-1)}{r-1}$

　　　$\displaystyle\sum_{n=1}^{10} a_n=\frac{a_1(r^{10}-1)}{r-1}=\sqrt{2}-1$　…③

　　　$\displaystyle\sum_{n=11}^{20} a_n=\sum_{n=1}^{20} a_n-\sum_{n=1}^{10} a_n$

　　$\displaystyle\sum_{n=1}^{10} a_n=\sqrt{2}-1$，$\displaystyle\sum_{n=11}^{20} a_n=\sqrt{2}+1$ を代入すると，

　　　$\sqrt{2}+1=\displaystyle\sum_{n=1}^{20} a_n-(\sqrt{2}-1)$ だから

　　　$\displaystyle\sum_{n=1}^{20} a_n=\frac{a_1(r^{20}-1)}{r-1}=2\sqrt{2}$　…④

　ここで，$\dfrac{a_{11}}{a_1}=\dfrac{a_1\cdot r^{10}}{a_1}=r^{10}$ だから，

　④÷③より，$\dfrac{r^{20}-1}{r^{10}-1}=\dfrac{2\sqrt{2}}{\sqrt{2}-1}$

　整理すると，$\dfrac{(r^{10}-1)(r^{10}+1)}{r^{10}-1}=4+2\sqrt{2}$

よって，$r^{10}+1=4+2\sqrt{2}$ だから，

　　　$\dfrac{a_{11}}{a_1}=r^{10}=3+2\sqrt{2}$　…(答)

　　　$\displaystyle\sum_{n=1}^{30} a_n=\frac{a_1(r^{30}-1)}{r-1}$

　　　　　　$=\dfrac{a_1(r^{10}-1)(r^{20}+r^{10}+1)}{r-1}$

　　　　　　$=\dfrac{a_1(r^{10}-1)}{r-1}\cdot\{(r^{10})^2+r^{10}+1\}$

　　　　　　$=(\sqrt{2}-1)\cdot\{(3+2\sqrt{2})^2+(3+2\sqrt{2})+1\}$

　　　　　　$=6+8\sqrt{2}$　…(答)

2

〔解答〕

(1) $0\leqq\theta<\dfrac{3}{4}\pi$

(2) $0\leqq\alpha<\dfrac{3}{4}\pi$ の時

　　極大値 $\dfrac{1}{6}\sin^2\alpha(\sin\alpha+3\cos\alpha)$

　　極小値 $-\dfrac{1}{6}\cos^2\alpha(\cos\alpha+3\sin\alpha)$

　$\alpha=\dfrac{3}{4}\pi$ の時

　　極値なし

　$\dfrac{3}{4}\pi<\alpha\leqq\pi$ の時

　　極大値 $-\dfrac{1}{6}\cos^2\alpha(\cos\alpha+3\sin\alpha)$

　　極小値 $\dfrac{1}{6}\sin^2\alpha(\sin\alpha+3\cos\alpha)$

〔出題者が求めたポイント〕

(1) 三角不等式
　　角度が同じで1次式なので合成
(2) 極大値と極小値
　　(1)を利用して増減表を作る

〔解答のプロセス〕

(1) $\cos\theta>-\sin\theta$ より $\sin\theta+\cos\theta>0$

　　$\sin\theta+\cos\theta=\sqrt{2}\sin\left(\theta+\dfrac{\pi}{4}\right)>0$ だから，

　　$\sin\left(\theta+\dfrac{\pi}{4}\right)>0$

　　よって，$0<\theta+\dfrac{\pi}{4}<\pi$ より $-\dfrac{\pi}{4}<\theta<\dfrac{3}{4}\pi$

　　$0\leqq\theta\leqq\pi$ だから，$0\leqq\theta<\dfrac{3}{4}\pi$　…(答)

(2) $f(x)=\dfrac{1}{3}x^3+\dfrac{\sin\alpha-\cos\alpha}{2}x^2-\dfrac{\sin2\alpha}{2}x$ より

$$f'(x) = x^2 + (\sin\alpha - \cos\alpha)x - \frac{2\sin\alpha\cos\alpha}{2}$$

$$= x^2 + (\sin\alpha - \cos\alpha)x - \sin\alpha\cos\alpha$$

$$= (x + \sin\alpha)(x - \cos\alpha)$$

$f'(x) = 0$ とすると, $x = -\sin\alpha, \cos\alpha$

ⅰ) $0 \leqq \alpha < \dfrac{3}{4}\pi$ の時, $\cos\alpha > -\sin\alpha$

x	$\cdots$	$-\sin\alpha$	$\cdots$	$\cos\alpha$	$\cdots$
$f'(x)$	$+$	0	$-$	0	$+$
$f(x)$	↗	極大	↘	極小	↗

よって,

$$極大値\ f(-\sin\alpha) = \frac{1}{6}\sin^2\alpha(\sin\alpha + 3\cos\alpha)$$

$$極小値\ f(\cos\alpha) = -\frac{1}{6}\cos^2\alpha(\cos\alpha + 3\sin\alpha)$$

$$\cdots(答)$$

ⅱ) $\alpha = \dfrac{3}{4}\pi$ の時, $\cos\alpha = -\sin\alpha$

このとき, $f'(x) = (x + \sin\theta)^2 \geqq 0$

よって $f(x)$ は単調増加するので極値なし $\cdots$(答)

ⅲ) $\dfrac{3}{4}\pi < \alpha \leqq \pi$ の時, $\cos\theta < -\sin\theta$

x	$\cdots$	$\cos\alpha$	$\cdots$	$-\sin\alpha$	$\cdots$
$f'(x)$	$+$	0	$-$	0	$+$
$f(x)$	↗	極大	↘	極小	↗

よって,

$$極大値\ f(\cos\alpha) = -\frac{1}{6}\cos^2\alpha(\cos\alpha + 3\sin\alpha)$$

$$極小値\ f(-\sin\alpha) = \frac{1}{6}\sin^2\alpha(\sin\alpha + 3\cos\alpha)$$

$$\cdots(答)$$

❸

〔解答〕

(1) $p = 3, q = 2$

(2) 略(解答のプロセス参照)

(3) $\dfrac{2}{3}$

〔出題者が求めたポイント〕

(1) 放物線と接線

 $g(x)$ が $f(x)$ の 2 本の接線になる

(2) グラフを描く

 $f(x)$ と $g(x)$ を描く

(3) 放物線と 2 接線で囲まれた部分の面積

 放物線を $y = ax^2 + bx + c$,

 接点の x 座標を α, β, 求める面積を S とすると,

$$S = \frac{|a|}{12}(\beta - \alpha)^3$$

〔解答のプロセス〕

(1) $g(x) = \begin{cases} -x - 2 & (x < -1) \\ 3x + 2 & (x \geqq -1) \end{cases}$

 ⅰ) $g(x) = -x - 2$ が $f(x)$ の接線となる時

$x^2 + px + q = -x - 2$ の判別式 $D_1 = 0$

 よって, $p^2 + 2p - 4q - 7 = 0$ $\cdots$①

ⅱ) $g(x) = 3x + 2$ が $f(x)$ の接線となる時

 $x^2 + px + q = 3x + 2$ の判別式 $D_2 = 0$

 よって, $p^2 - 6p - 4q + 17 = 0$ $\cdots$②

①, ②より, $p = 3, q = 2$ $\cdots$(答)

(2) $f(x) = x^2 + 3x + 2 = \left(x + \dfrac{3}{2}\right)^2 - \dfrac{1}{4}$

$$g(x) = \begin{cases} -x - 2 & (x < -1) \\ 3x + 2 & (x \geqq -1) \end{cases}$$

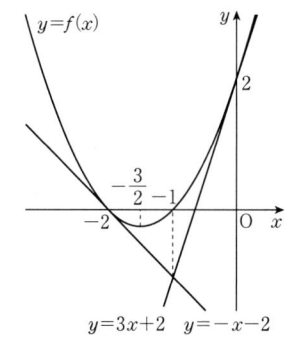

(3) 求める面積を S とすると,

$$S = \int_{-2}^{-1}\{(x^2 + 3x + 2) - (-x - 2)\}dx$$

$$+ \int_{-1}^{0}\{(x^2 + 3x + 2) - (3x + 2)\}dx$$

$$= \frac{1}{12}\{0 - (-2)\}^3 = \frac{2}{3} \cdots(答)$$

$\boxed{\text{B方式}}$

$\boxed{1}$

〔解答〕

(1) ア $-\dfrac{1}{2}$　　イ $\dfrac{\sqrt{7}+3}{4}$

(2) ウ $\dfrac{4}{5}$　　エ $-\dfrac{5}{4}$

〔出題者が求めたポイント〕

(1) 三角関数の計算

　　対称式，2倍角の公式を用いて変形する

(2) 内積の計算

　　絶対値を2乗する

〔解答のプロセス〕

(1) $(\sin\theta+\cos\theta)^2 = \left(\dfrac{\sqrt{7}}{2}\right)^2$ より

$$\sin^2\theta + 2\sin\theta\cos\theta + \cos^2\theta = \dfrac{7}{4}$$

よって，$2\sin\theta\cos\theta = \dfrac{3}{4}$

$(\sin\theta-\cos\theta)^2 = (\sin\theta+\cos\theta)^2 - 4\sin\theta\cos\theta$ だから

$$(\sin\theta-\cos\theta)^2 = \dfrac{7}{4} - 2\cdot\dfrac{3}{4} = \dfrac{1}{4}$$

$0 < \theta < \dfrac{\pi}{4}$ より $\sin\theta < \cos\theta$ だから $\sin\theta - \cos\theta < 0$

よって，$\sin\theta - \cos\theta = -\dfrac{1}{2}$　…（答）

$$\sin 2\theta + \cos 2\theta = 2\sin\theta\cos\theta + \cos^2\theta - \sin^2\theta$$
$$= \dfrac{3}{4} + (\cos\theta - \sin\theta)(\cos\theta + \sin\theta)$$
$$= \dfrac{3}{4} - (\sin\theta - \cos\theta)(\sin\theta + \cos\theta)$$
$$= \dfrac{3}{4} - \left(-\dfrac{1}{2}\right)\cdot\dfrac{\sqrt{7}}{2}$$
$$= \dfrac{\sqrt{7}+3}{4}$$　…（答）

(2) $|\vec{a}-s\vec{b}|^2 = |\vec{a}|^2 - 2s\vec{a}\cdot\vec{b} + s^2|\vec{b}|^2 = 16$ だから

$$16 - 2s\vec{a}\cdot\vec{b} + 25s^2 = 16$$

ここで，$\vec{a}\cdot\vec{b} = |\vec{a}||\vec{b}|\cos\dfrac{\pi}{3} = 4\times5\times\dfrac{1}{2} = 10$

よって，$16 - 20s + 25s^2 = 16$ より $s = 0,\ \dfrac{4}{5}$

$s > 0$ だから $s = \dfrac{4}{5}$　…（答）

また，$(\vec{a}+s\vec{b}) \perp (t\vec{a}+\vec{b})$ より $(\vec{a}+s\vec{b})(t\vec{a}+\vec{b}) = 0$

よって，$t|\vec{a}|^2 + \vec{a}\cdot\vec{b} + st\vec{a}\cdot\vec{b} + s|\vec{b}|^2 = 0$ より

$$16t + 10 + 8t + 20 = 0$$ だから $t = -\dfrac{5}{4}$　…（答）

$\boxed{2}$

〔解答〕

(1) $\dfrac{4}{15}$

(2) $\dfrac{88}{625}$

〔出題者が求めたポイント〕

(1)(2) 確率

　　±2点，±5点の出方を数える

〔解答のプロセス〕

(1) 得点が2点になる確率は $\dfrac{2}{3}\times\dfrac{3}{5} = \dfrac{2}{5}$

　　得点が−2点になる確率は $\dfrac{2}{3}\times\dfrac{2}{5} = \dfrac{4}{15}$

　　得点が5点になる確率は $\dfrac{1}{3}\times\dfrac{3}{5} = \dfrac{1}{5}$

　　得点が−5点になる確率は $\dfrac{1}{3}\times\dfrac{2}{5} = \dfrac{2}{15}$

　i）得点2と得点−2で0点となる場合

$$_2C_1 \times \dfrac{2}{5} \times \dfrac{4}{15} = \dfrac{16}{75}$$

　ii）得点5と得点−5で0点となる場合

$$_2C_1 \times \dfrac{1}{5} \times \dfrac{2}{15} = \dfrac{4}{75}$$

よって，$\dfrac{16}{75} + \dfrac{4}{75} = \dfrac{4}{15}$　…（答）

(2) i）得点2と−2が2回ずつ出る場合

$$_4C_2 \times \left(\dfrac{2}{5}\right)^2 \times \left(\dfrac{4}{15}\right)^2 = 6\times\dfrac{64}{5\times5\times15\times15}$$

　ii）得点5と−5が2回ずつ出る場合

$$_4C_2 \times \left(\dfrac{1}{5}\right)^2 \times \left(\dfrac{2}{15}\right)^2 = 6\times\dfrac{4}{5\times5\times15\times15}$$

　iii）得点2，−2，5，−5が1回ずつ出る場合

$$4! \times \dfrac{2}{5} \times \dfrac{4}{15} \times \dfrac{1}{5} \times \dfrac{2}{15} = 24\times\dfrac{16}{5\times5\times15\times15}$$

よって，i）＋ii）＋iii）より $\dfrac{88}{625}$

$\boxed{3}$

〔解答〕

(1) $\left(3,\ \dfrac{1}{6}a^2 - a + \dfrac{1}{3}\right)$

(2) $x = 3$ の時，最小値 $-\dfrac{7}{6}$

〔出題者が求めたポイント〕

(1) 垂直二等分線の交点

　　点Qは△ABPの外心になる

(2) 2次関数の最小値

　　平方完成する

〔解答のプロセス〕

(1) 線分 AP, BP の垂直二等分線の交点 Q は, △ABP の外心になるから線分 AB の垂直二等分線 $x = 3$ …① 上にある。

i) $a \neq -1$ の時

線分 AP の傾きは $\dfrac{3-0}{a-(-1)} = \dfrac{3}{a+1}$

線分 AP の中点は $\left(\dfrac{a-1}{2}, \dfrac{3}{2} \right)$

よって, 線分 AP の垂直二等分線は

$y - \dfrac{3}{2} = -\dfrac{a+1}{3}\left(x - \dfrac{a-1}{2} \right)$ より,

$y = -\dfrac{a+1}{3}x + \dfrac{a^2-1}{6} + \dfrac{3}{2}$ …②

①と②の交点が点 Q だから,

$Q\left(3, \dfrac{1}{6}a^2 - a + \dfrac{1}{3} \right)$ …③

ii) $a = -1$ の時

線分 AP の中点は $\left(-1, \dfrac{3}{2} \right)$ だから,

線分 AP の垂直二等分線は $y = \dfrac{3}{2}$

よって, $Q\left(3, \dfrac{3}{2} \right)$

ここで③において, $a = -1$ とすると $Q\left(3, \dfrac{3}{2} \right)$ となり, ③は $a = -1$ の時も成立する。

i) ii) より, $Q\left(3, \dfrac{1}{6}a^2 - a + \dfrac{1}{3} \right)$ …(答)

(2) $y = \dfrac{1}{6}a^2 - a + \dfrac{1}{3} = \dfrac{1}{6}(a-3)^2 - \dfrac{7}{6}$ だから,

$a = 3$ の時, 最小値 $-\dfrac{7}{6}$ …(答)

化　学

解答

30年度

A方式

❶

〔解答〕

問1　ア2　イ2　ウ1
問2　エ3　オ3　カ2
問3　キ2　ク3　ケ4
問4　コ2　サ0　シ5
問5　ス3　セ6　ソ5

〔出題者が求めたポイント〕

結晶の構造（白金の密度），物質の三態（氷の融解熱），溶液の性質（浸透圧），気体の性質（ボイルシャルル，蒸気圧），電離平衡（溶解平衡）

〔解答のプロセス〕

問1　図1より白金は面心立方格子を取ることがわかるので，密度 $d(\mathrm{g/cm^3}) = \dfrac{4M}{a^3 N_A}$ より求める。

$$\left(\begin{array}{l} M：原子量 \quad a^3：単位格子の体積(\mathrm{cm^3}) \\ N_A：アボガドロ定数(\mathrm{/mol}) \end{array}\right)$$

$$d = \frac{4 \times 195.0}{6.0 \times 10^{-23} \times 6.0 \times 10^{23}}$$
$$= 21.6 \fallingdotseq 22(\mathrm{g/cm^3})$$

問2　図2において，15分加熱したとき0℃の水，22分加熱したとき55℃の水になっている。この一定量の水を mg とすれば，$22-15=7(分)$ の間に加えられた熱量は，

$$4.2(\mathrm{J/(g \cdot K)}) \times m(\mathrm{g}) \times (55-0)(\mathrm{K})$$
$$= 231m(\mathrm{J})$$

よって，1分間に加えられた熱量は，

$$\frac{231m(\mathrm{J})}{7(分)} = 33m(\mathrm{J/分})$$

また図2より，0℃の氷 mg を0℃の水にするためにかかった時間は，$15-5=10(分)$ なので，この間に加えられた熱量は，

$$33m(\mathrm{J/分}) \times 10(分) = 330m(\mathrm{J})$$

よって，1gあたりの熱量は，

$$\frac{330m(\mathrm{J})}{m(\mathrm{g})} = 330(\mathrm{J/g})$$

問3　U字管内に水 $1.0 \times 10^3 \mathrm{cm^3}$ を入れたので，非電解質を溶解する前は次のようになる。

$0.5 \times 10^3 \mathrm{cm^3}$　　　$0.5 \times 10^3 \mathrm{cm^3}$

半透膜

非電解質を溶解したあと，左側の液面が高くなっていることから，左側に非電解質を溶解していることがわかる。

液面差10cmが示す圧力が，溶液の浸透圧に相当するので，浸透圧を $\pi\,\mathrm{Pa}$ とおくと

$$10\mathrm{cm}：\pi\,\mathrm{Pa} = 10 \times 10^2 \mathrm{cm}：1.0 \times 10^5 \mathrm{Pa}$$
$$\pi = 1.0 \times 10^3 (\mathrm{Pa})$$

また，水が浸透した後の溶液は，

$$0.5 \times 10^3 + \underbrace{\frac{10}{2} \times 10}_{右側から浸透した水の体積} = 5.5 \times 10^2 (\mathrm{cm^3})$$

ファントホッフの法則 $\pi V = \dfrac{w}{M}RT$ より，

$$1.0 \times 10^3 \times \frac{5.5 \times 10^2}{1000} = \frac{5.0}{M} \times 8.3 \times 10^3 \times 300$$

（M：非電解質の分子量）

$$M = 2.26 \times 10^4$$
$$\fallingdotseq 2.3 \times 10^4$$

問4　10Lにおける混合気体の全圧を $P_全$ とおくと，ボイルの法則より，

$$1.0 \times 10^5 \times 12 = P_全 \times 10$$
$$P_全 = 1.2 \times 10^5 (\mathrm{Pa})$$

この瞬間，エタノールの液体が生じたことから，エタノールの分圧 $P_{エタ}$ は，

$$P_{エタ} = \underbrace{6.0 \times 10^4}_{20℃での蒸気圧}(\mathrm{Pa})$$

よって，このときの窒素の分圧 P_{N_2} は，

$$P_{N_2} = P_全 - P_{エタ} = 6.0 \times 10^4 (\mathrm{Pa})$$

3Lに圧縮したときの窒素の分圧を P'_{N_2} とおけば，ボイルの法則より，

$$6.0 \times 10^4 \times 10 = P'_{N_2} \times 3$$
$$P'_{N_2} = 2.0 \times 10^5 (\mathrm{Pa})$$

問5　$[\mathrm{Na^+}] = 0(\mathrm{mol/L})$ のとき，$[\mathrm{Ag^+}] = 1.35 \times 10^{-5}(\mathrm{mol/L})$ であることから，AgClの溶解度積 K_{sp} は，

$$K_{sp} = [\mathrm{Ag^+}][\mathrm{Cl^-}]$$
$$= 1.35 \times 10^{-5} \times 1.35 \times 10^{-5}$$
$$= 1.35^2 \times 10^{-10}(\mathrm{mol/L})^2$$

$$\left(\begin{array}{l} 塩化銀(\mathrm{I})の飽和水溶液は[\mathrm{Ag^+}] = [\mathrm{Cl^-}]が成立 \\ しているものとする。 \end{array}\right)$$

NaClを $x\,\mathrm{mol/L}$ 添加したとおく。

共通イオン効果により，

$$\mathrm{AgCl} \rightleftharpoons \mathrm{Ag^+} + \mathrm{Cl^-}$$

の平衡は左へ移動するため，$[\mathrm{Ag^+}]$ は減少する。

$[\mathrm{Ag^+}] = 4.5 \times 10^{-6}(\mathrm{mol/L})$ になったとき，

$$[\mathrm{Cl^-}] = \underbrace{4.5 \times 10^{-6}}_{\mathrm{AgCl}由来} + \underbrace{x}_{\mathrm{NaCl}由来}(\mathrm{mol/L})$$

であることから，$[\mathrm{Ag^+}][\mathrm{Cl^-}] = K_{sp}$ に代入して，

$$4.5 \times 10^{-6} \times (4.5 \times 10^{-6} + x) = 1.35^2 \times 10^{-10}$$
$$4.5 \times 10^{-6} x = (1.35^2 - 0.45^2) \times 10^{-10}$$
$$x = \frac{(1.35 + 0.45)(1.35 - 0.45)}{4.5 \times 10^{-6}} \times 10^{-10}$$
$$= 3.6 \times 10^{-5}(\mathrm{mol/L})$$

2

〔解答〕

問1　⑥

問2　⑥

問3　⑥

問4　$\boxed{エ}$ 7　　$\boxed{オ}$ 0　　$\boxed{カ}$ 1

問5　$\boxed{キ}$ 中和滴定

問6　②

〔**出題者が求めたポイント**〕

中和と塩（食酢の濃度決定）

〔**解答のプロセス**〕

問1　CH_3COOH（弱酸）を $NaOH$（強塩基）で滴定している ので，中和点は塩基性側による。よって，変色域 が塩基性側にあるフェノールフタレイン溶液を用い る。フェノールフタレイン溶液は変色域の酸性側で無 色，塩基性側で赤色を呈する。

問3　ビュレットは，共洗いをしてから使用する。使用 する試薬で器具内部を $2 \sim 3$ 回すすぐ。使用する $NaOHaq$ が $1.0 \times 10^{-1}mol/L$ であることに注意する。

問4　食酢中の酢酸の濃度を x mol/L とおく。10 倍希 釈していることに注意し，中和の公式を用いると，

$$\frac{x}{10} \times \frac{10}{1000} \times 1 = 1.0 \times 10^{-1} \times \frac{7.0}{1000} \times 1$$

$$x = 7.0 \times 10^{-1}(mol/L)$$

問6　混合溶液中ははじめ弱酸である CH_3COOH のみ が存在し，強塩基である $NaOH$ で滴定していく。

3

〔解答〕

問1　⑤

問2　$AgCl + 2NH_3 \longrightarrow [Ag(NH_3)_2]Cl$

問3　②，③，⑤，⑥，⑧

問4　ろ液 E…②　　沈殿 E…⑤

問5　③

問6　④

〔**出題者が求めたポイント**〕

無機総合（金属イオンの分離）

〔**解答のプロセス**〕

実験操作は次の通り。

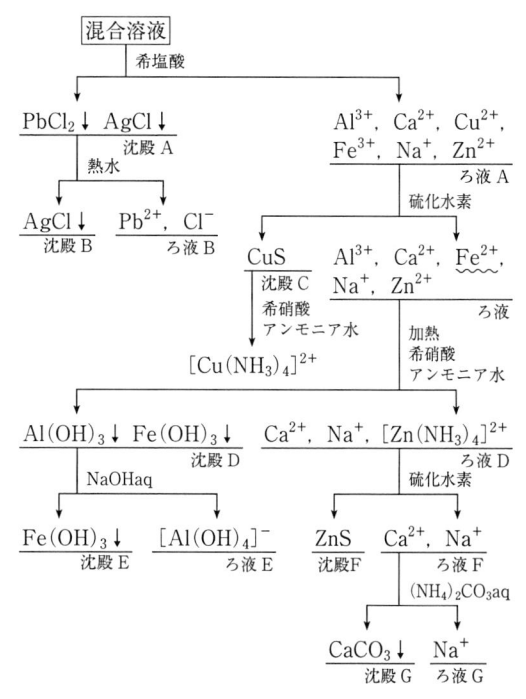

問1　黄色の $PbCrO_4$ が生じる。

問5　沈殿 A…$PbCl_2$(白色)，$AgCl$(白色)

　　　沈殿 B…$AgCl$

　　　沈殿 C…CuS(黒色)

　　　沈殿 D…$Al(OH)_3$(白色)，$Fe(OH)_3$(赤褐色)

　　　沈殿 E…$Fe(OH)_3$

　　　沈殿 F…ZnS(白色)

　　　沈殿 G…$CaCO_3$(白色)

問6　$CaCO_3$(沈殿 G)を塩酸に溶解すると Ca^{2+} が生じ る。Ca^{2+} の炎色反応は，橙赤色を示す。

4

〔解答〕

問1　$\boxed{ア}$ ⑦　　$\boxed{イ}$ ⑨　　$\boxed{ウ}$ ④　　$\boxed{エ}$ ⑩

問2　分留

問3　⑤

問4　化合物 B：

OH ─ NO₂

化合物 D：

OH ─ N─C─CH₃ / H O

問5　⑥

〔**出題者が求めたポイント**〕

問1 $\boxed{ア}$, $\boxed{イ}$

R─O　　　　　　　R
　　H $\overset{\delta+}{\cdots\cdots}$ $\overset{\delta-}{}$ O
　　　　　　　　　H

ヒドロキシ基は極性をもつため，分子間で水素結合が 形成される。

ウ　分子式が同じで構造が異なる化合物どうしを構造異性体という。フェノールをニトロ化すると，オルト・パラ配向性のため，次の2つの化合物がおもに得られる。

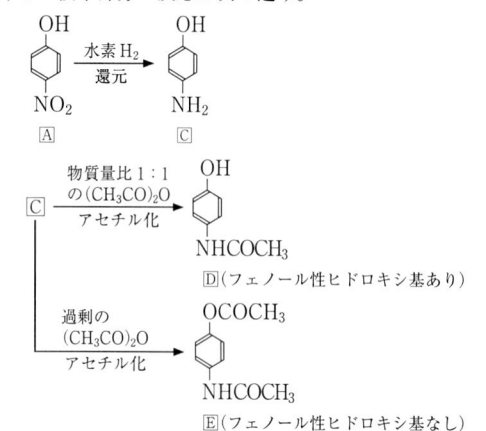

o-ニトロフェノール　　*p*-ニトロフェノール

エ　説明文にもあるように，−OH と −NO$_2$ が隣接した *o*-ニトロフェノール(B)では分子内に水素結合が形成される。

そのため，*p*-ニトロフェノール(A)に比べると沸点は低くなる。

問3　塩化鉄(Ⅲ)水溶液はフェノール性ヒドロキシ基を検出する反応。

問4，5　後半部分の反応は次の通り。

なお，化合物 D は解熱鎮痛剤として用いられているアセトアミノフェンである。

5

〔解答〕

問1　ア⑤　　イ⑨　　ウ④　　エ⑧
問2　オ③　　カ⑤　　ケ④
問3　キ3　　ク2
問4　コ③　　サ④　　シ⑧　　ス⑨
　　　セ⑪　　ソ⑭
問5　タ活性部位(または活性中心)　　チ基質
　　　ツ基質特異性
問6　テ①　　ト⑧
問7　ナ6　　ニ8　　ヌ4

〔出題者が求めたポイント〕

天然高分子化合物(核酸，タンパク質，糖類)

〔解答のプロセス〕

問1　タンパク質生合成および遺伝現象に関与する高分子が核酸ア で RNA と DNA の2種類ある。
リン酸，五炭糖，塩基エ が縮合した化合物であるヌクレオチドイ が核酸の単量体。なお，ヌクレオシドとは，五炭糖と塩基が縮合した化合物である。
核酸のうち，五炭糖がリボースであるものが RNA，デオキシリボースウ であるものが DNA である。

問2，問3　DNA は，G(グアニン)と C(シトシン)，A(アデニン)と T(チミン)が水素結合することで，二重らせん構造を作っている。

①(A)　　　　⑤(T)カ

②(G)　　　　③(C)エ

ケウラシルの構造は④である。

問4　アミノ酸がペプチド結合により重合した高分子であるポリペプチドコ がタンパク質。このアミノ酸の配列順序を一次サ 構造。さらに水素結合により立体化した構造を二次構造といい，α−ヘリックスシ (らせん構造)，β−シートス (ジグザグ構造)などがある。
システインの側鎖である −SHセ (チオール基)がポリペプチド内で次のように反応し，ジスルフィドソ 結合をつくる。

$$R-SH + HS-R' \longrightarrow R-S-S-R' + 2H^+ + 2e^-$$
ジスルフィド結合

問6　デンプン分解酵素をアミラーゼテ といい，二糖類マルトースト に分解する。

$$(C_6H_{10}O_5)_n + \frac{n}{2} H_2O \longrightarrow \frac{n}{2} C_{12}H_{22}O_{11}$$

問7　還元糖 1 mol に対して，Cu_2O は 1 mol 生成する。
$$R-CHO + 2Cu^{2+} + 5OH^-$$
還元糖
$$\longrightarrow R-COO^- + Cu_2O + 3H_2O$$
酸化銅(Ⅰ)

よって，
$$\frac{2.86}{143} = 2.0 \times 10^{-2} (mol)$$

の Cu_2O が生じたので，含まれるマルトースも 2.0×10^{-2} mol。その質量は，
$$2.0 \times 10^{-2} \times 342 = 6.84 (g)$$

となる。

6

〔解答〕

問1　⑦②　　④6　　㋕6　　㋔②

問2　②

問3　6

問4　(1)A：CH$_3$-CH-COOH
　　　　　　　　｜
　　　　　　　NH$_3$$^+$

　　　B：CH$_3$-CH-COO$^-$
　　　　　　　　｜
　　　　　　　NH$_3$$^+$

　　　C：CH$_3$-CH-COO$^-$
　　　　　　　　｜
　　　　　　　NH$_2$

　　　(2)　㋖6　　㋗0

問5　⑥

〔出題者が求めたポイント〕

アミノ酸(双性イオン, 等電点)

〔解答のプロセス〕

問1
$$H_2N-CH-COOH \xrightarrow{H^+} H_3N^+-CH-COO^-$$
　　　　｜　　　　　　　　　　　　　　｜
　　　　R　　　　　　　　　　　　　　R
　　α－アミノ酸　　　　　　　双性イオン

問2
　　　　　　　　　　　　　H
　　　　　　　　　　　　　｜
　　グリシン：H$_2$N-C-COOH
　　　　　　　　　　　　　｜
　　　　　　　　　　　　　H

グリシン以外のアミノ酸はα－炭素が不斉炭素原子になるため, 光学異性体が存在する。

問3　グリシン(G)とフェニルアラニン(P)の4分子の並び方を考えればよいので $_4C_2 = 6$(種類)となる。

　　　Ⓝ-G-G-P-P-Ⓒ
　　N末端　　　　　C末端
　　　Ⓝ-G-P-G-P-Ⓒ
　　　Ⓝ-G-P-P-G-Ⓒ
　　　Ⓝ-P-G-P-G-Ⓒ
　　　Ⓝ-P-G-G-P-Ⓒ
　　　Ⓝ-P-G-G-P-Ⓒ

なお, 構造異性体を問われているので, 光学異性体を数えないことに注意。

問4　(2)等電点においては[A]＝[C]が成立するので,
$$K_1 \times K_2 = \frac{[B][H^+]}{[A]} \times \frac{[C][H^+]}{[B]} = [H^+]^2$$
$$\therefore [H^+] = \sqrt{K_1 K_2} = 1.0 \times 10^{-6.0} (mol/L)$$
$$pH = 6.0 となる。$$

問5　グルタミン酸の等電点は酸性側(pH 3.2), リシンの等電点は塩基性側(pH 9.7), グリシンは問4よりpH 6.0が等電点である。
いま, pH 7.0の緩衝液なので,
　　グルタミン酸全体の電荷は負,
　　リシン全体の電荷は正,
　　グリシン全体の電荷はわずかに負
となっている。

7

〔解答〕

問1　⑦⑨　　④①　　㋤②

問2　㋔①　　㋕6

問3　③

問4　化合物A：塩化ビニル
　　　化合物B：炭化カルシウム
　　　　　　　　　(またはカルシウムカーバイド)
　　　気体C：アセチレン

問5　ビニロン

問6
　　H　　　　　　H
　　　＼　　　　／
　　　　C＝C
　　／　　　　＼
　　H　　　　　O-C-CH$_3$
　　　　　　　　‖
　　　　　　　　O

〔出題者が求めたポイント〕

脂肪族化合物(アセチレン誘導体, ビニロン)

〔解答のプロセス〕

問1　⑦④　プロペン(プロピレン)の二重結合を構成する炭素原子についた水素原子は3つある。

　①→H　　　　　H←③
　　　　＼　　　／
　　　　　C＝C
　　　／　　　　＼
　②→H　　　　CH$_3$

それぞれエチル基で置換すると,
①は, トランス－2－ペンテンが生成
②は, シス－2－ペンテンが生成
③は, 2－メチル－1－ブテンが生成する。

㋤
　H　　　　H　　　　　　　　H H
　　＼　　／　　　　　　　　｜ ｜
　　　C＝C　＋Cl$_2$ → H-C-C-H
　／　　　＼　　　　　　　　｜ ｜
　H　　　　H　　　　　　　Cl Cl
　エチレン　　　　　　1,2-ジクロロエタン

問3　分子式C$_5$H$_{10}$で表されるアルケンの構造異性体は次の5つ。

　①　C-C-C-C=C

　②　C-C-C=C-C

　③　　　　　C
　　　　　　　｜
　　　　C-C-C=C

　④　　　　　C
　　　　　　　｜
　　　　C-C=C-C

　⑤　　　　　C
　　　　　　　｜
　　　　C=C-C-C

このうち, ②には幾何異性体が存在するため, 異性体の合計は6個となる。

問2, 問4〜6
　H　H　　　　　　　　　　　　H　　　　H
　｜　｜　　　－HCl　　　　　　＼　　／
　H-C-C-H　―――→　　　　　C＝C
　｜　｜　　脱塩化水素　　　／　　　＼
　Cl Cl　　　　　　　　　H　　　　Cl
　1,2-ジクロロエタン　　　　　　塩化ビニル
　　　　　　　　　　　　　　　　　(化合物A)

塩化ビニルは次の方法からも生成できる。
$$CaC_2 + 2H_2O \longrightarrow Ca(OH)_2 + C_2H_2$$
　炭化カルシウム　　　　　　　　　　アセチレン
　(化合物B)　　　　　　　　　　　　(気体C)

$$H-C\equiv C-H + HCl \xrightarrow[\text{付加}]{} \begin{array}{c} H \\ C=C \\ H \end{array} \begin{array}{c} H \\ \\ Cl \end{array}$$

アセチレン

$$n \begin{array}{c} H \\ C=C \\ H \end{array} \begin{array}{c} H \\ \\ Cl \end{array} \xrightarrow[\text{付加重合}]{} \begin{bmatrix} H & H \\ | & | \\ C-C \\ | & | \\ H & Cl \end{bmatrix}_n$$

塩化ビニル　　　　　　　　　　　　　ポリ塩化ビニル オ

また，

$$H-C\equiv C-H \xrightarrow[\text{付加}]{+CH_3COOH} \begin{array}{c} H \\ C=C \\ H \end{array} \begin{array}{c} H \\ \\ O-C-CH_3 \\ \parallel \\ O \end{array}$$

アセチレン　　　　　　　　　　　酢酸ビニル
　　　　　　　　　　　　　　　　　（化合物 D)…問 6

$$\boxed{\text{B方式}}$$

❶

〔解答〕

問1　$\boxed{\text{ア}}$ 3　　$\boxed{\text{イ}}$ 9　　$\boxed{\text{ウ}}$ 2

問2　$\boxed{\text{エ}}$ ルシャトリエ

問3　①，⑥

問4　⑤

問5　(1)$\boxed{\text{カ}}$ 5　$\boxed{\text{キ}}$ 3

　　　(2)①

問6　$\boxed{\text{ケ}}$ 0　$\boxed{\text{コ}}$ 1　$\boxed{\text{サ}}$ 0

問7　$\boxed{\text{シ}}$ 5　$\boxed{\text{ス}}$ 1　$\boxed{\text{セ}}$ 5

〔出題者が求めたポイント〕

熱化学（結合エネルギー），反応の速さと化学平衡（圧平衡定数），電離平衡（アンモニアの電離）

〔解答のプロセス〕

問1　N–H 結合の結合エネルギーを xkJ/mol とすると，

（反応熱）＝（生成物の結合エネルギーの総和）
　　　　　－（反応物の結合エネルギーの総和）

より，

$$92 = 2 \times x \times 3 - (945 + 3 \times 436)$$

$$\therefore x = 390 \fallingdotseq 3.9 \times 10^2 (\text{kJ/mol})$$

問3　$N_2 + 3H_2 \rightleftarrows 2NH_3 (+92kJ)$

①正　圧縮すると気体の総物質量減少方向，つまり右へ平衡は移動。

②誤　①の解説参照。

③誤　温度，体積一定でヘリウムを注入すると，全圧は大きくなるが，N_2，H_2，NH_3 の各分圧は変化しないため，平衡は移動しない。

④誤　③の解説参照。

⑤誤　温度を上げると吸熱方向，つまり左へ平衡は移動。

⑥正　⑤の解説参照。

⑦誤　触媒を加えても，平衡は移動しない。

⑧誤　⑧の解説参照。

問4　$K_P = \dfrac{P_{NH_3}{}^2}{P_{N_2} \cdot P_{H_2}{}^3}$

単位は $K_P = \dfrac{(\text{Pa})^2}{(\text{Pa})^1 \cdot (\text{Pa})^3} = \text{Pa}^{-2}$

問5　反応前の N_2，H_2 をそれぞれ $x$mol，$3x$mol，反応割合を α とおくと，

	N_2	$+$	$3H_2$	$\rightleftarrows$	$2NH_3$	
反応前	x		$3x$		0	(mol)
反応	$-x\alpha$		$-3x\alpha$		$+2x\alpha$	
平衡	$x(1-\alpha)$		$3x(1-\alpha)$		$2x\alpha$	

平衡時，気体の全物質量は $4x - 2x\alpha$(mol) なので，
（体積比）＝（モル比）から，

$$\frac{2x\alpha}{4x - 2x\alpha} \times 100 = 60(\%) \quad \therefore \quad \alpha = 0.75$$

以上より，平衡時の各気体のモル分率は

　　　$N_2 \cdots 0.10$　$H_2 \cdots 0.30$　$NH_3 \cdots 0.60$

と求められる。よって，K_P は

$$K_P = \frac{P_{NH_3}{}^2}{P_{N_2} \cdot P_{H_2}{}^3}$$

$$= \frac{(0.60 \times 5.0 \times 10^7)^2}{(0.10 \times 5.0 \times 10^7)^1 \times (0.30 \times 5.0 \times 10^7)^3}$$

$$= 5.33 \times 10^{-14}$$

$$\fallingdotseq 5.3 \times 10^{-14} (\text{Pa}^{-2})$$

問6　電離度 α が 1 より非常に小さい場合，

$$\alpha = \sqrt{\frac{K_b}{C}} = \sqrt{\frac{2.0 \times 10^{-5}}{0.20}}$$

$$= 0.010$$

問7　NH_3aq$\cdots$0.20mol/L　　10mL

　　　HClaq$\cdots$0.20mol/L　　10mL

過不足なく中和するので，この混合溶液は 20mL の NH_4Claq になっている。また，含まれる NH_4Cl は

$$0.20(\text{mol/L}) \times \frac{10}{1000}(\text{L}) = 2.0 \times 10^{-3}(\text{mol})$$

なので，その濃度は，

$$[NH_4Cl] = \frac{2.0 \times 10^{-3}}{20 \times 10^{-3}} = 0.10(\text{mol/L})$$

以上より，NH_4Cl の加水分解反応を考える。

$$NH_4^+ + H_2O \rightleftarrows NH_3 + H_3O^+$$

$$K_h = \frac{[NH_3][H^+]}{[NH_4^+]} \cdots 加水分解定数$$

平衡時において，$[NH_3] = [H^+]$ なので，

$$[H^+]^2 = [NH_4^+]K_h \qquad [H^+] = \sqrt{[NH_4^+]K_h}$$

また，$K_h = \dfrac{[NH_3][H^+]}{[NH_4^+]} \times \dfrac{[OH^-]}{[OH^-]} = \dfrac{K_w}{K_b}$ なので，

$$[H^+] = \sqrt{[NH_4^+] \cdot \frac{K_w}{K_b}}$$

$[NH_4^+] \fallingdotseq 0.10(\text{mol/L})$ と近似できるので，

$$[H^+] = \sqrt{0.10 \times \frac{1.0 \times 10^{-14}}{2.0 \times 10^{-5}}}$$

$$= \sqrt{5 \times 10^{-11}}(\text{mol/L})$$

$$\text{pH} = \frac{1}{2}(11 - \log_{10} 5) \fallingdotseq 5.15$$

❷

〔解答〕

問1　$\boxed{\text{ア}}$ ⑩　　$\boxed{\text{イ}}$ ⑥　　$\boxed{\text{ウ}}$ ④　　$\boxed{\text{エ}}$ ⑨

　　　$\boxed{\text{オ}}$ ⑪　　$\boxed{\text{カ}}$ ⑫

　　　$\boxed{\text{ク}}$ ⑤　　$\boxed{\text{ケ}}$ ⑮　　$\boxed{\text{コ}}$ ②　　$\boxed{\text{サ}}$ ①

　　　$\boxed{\text{シ}}$ ⑦　　$\boxed{\text{ス}}$ ⑧

問2　硝酸

問3　紫外線

問4　$\boxed{\text{セ}}$ 8　$\boxed{\text{ソ}}$ 0

問5　$H_2CO_3 \rightleftarrows HCO_3^- + H^+$

〔出題者が求めたポイント〕

無機総合

〔解答のプロセス〕

問1　自動車のエンジン内などで $\underline{N_2}_{\boxed{ア}}$ は $\underline{O_2}_{\boxed{イ}}$ と反応し $\underline{NO}_{\boxed{オ}}$ が生じる。NO は，すみやかに

$$2NO + O_2 \longrightarrow 2NO_2$$

と反応し，赤褐色の $\underline{NO_2}_{\boxed{カ}}$ を生じる。

O_2 は太陽からの強い $\underline{紫外線}_{\boxed{キ}}$ によって，

$$3O_2 \longrightarrow 2O_3$$

と $\underline{O_3}_{\boxed{ク}}$ (オゾン)に変化する。オゾンは分解し，

$$O_3 + 2H^+ + 2e^- \longrightarrow O_2 + H_2O$$

と酸化作用を示す。

$\underline{Ar}_{\boxed{ウ}}$ などの希ガスは単原子分子として存在。

電子配置　$Ar : K^2L^8M^8$

同じ電子配置をもつイオンは選択肢中では $\underline{カリウム}_{\boxed{ケ}}$ イオン(K^+)である。

希ガスの中で，分子量が最も小さい $\underline{He}_{\boxed{コ}}$ が最も沸点が低い。一番軽い気体は $\underline{H_2}_{\boxed{サ}}$ だが，H_2 は可燃性があり危険であるため，風船や飛行船には He が使われる。

$\underline{炭素}_{\boxed{シ}}$ 化合物が不完全燃焼すると $\underline{CO}_{\boxed{ス}}$ が生じる。CO は血液中のヘモグロビンと結合するので有毒。

問2　$3NO_2 + H_2O \xrightarrow{\text{温水}} HNO_3 + NO$

オキソ酸である硝酸が生じる。

問4　最外殻電子は M 殻の $\underline{8}_{\boxed{セ}}$ 個だが，希ガスの価電子は $\underline{0}_{\boxed{ソ}}$ 個である。

問5　血液中では，

$$CO_2 + H_2O \rightleftharpoons H_2CO_3$$

により生じた炭酸分子が，

$$H_2CO_3 \underset{\text{(酸)}}{\rightleftharpoons} HCO_3^- + \underset{\text{(塩基)}}{H^+}$$

と平衡を保つことで，緩衝作用を示す。

❸

〔解答〕

問1　④

問2　$\boxed{イ}①$　　$\boxed{ウ}②$　　$\boxed{エ}⑦$　　$\boxed{オ}⑧$
　　　$\boxed{カ}③$　　$\boxed{キ}⑥$　　$\boxed{ク}⑤$

問3　化合物 A：$CH_3-CH_2-\overset{*}{C}H-CH_3$ 　　　　　　　　　　　　　$\underset{|}{\overset{}{}}OH$

化合物 B：

化合物 C：

〔出題者が求めたポイント〕

脂肪族化合物(アルコール誘導体，カルボン酸)

〔解答のプロセス〕

問1　$\diagdown C=O$　カルボニル基

問2　アルデヒドとケトンをまとめてカルボニル化合物という。

問3

・化合物 A について

カルボニル基にメチル基 $-CH_3$ とエチル基 $-C_2H_5$ が結合した化合物は

$$CH_3-\underset{\underset{O}{|}}{C}-C_2H_5 \quad (2-\text{ブタノン})$$

これを還元すると第二級アルコールである 2-ブタノールが生成。

$$CH_3-\overset{\overset{H}{|}}{\underset{\underset{OH}{|}}{\overset{*}{C}}}-C_2H_5$$

・化合物 B，C について

分子式 $C_4H_4O_4$ で表される 2 価カルボン酸には，幾何異性体であるマレイン酸とフマル酸がある。

マレイン酸(B)　　　無水マレイン酸

フマル酸(C)

4

〔解答〕

問1　ア⑧　　イ⑨　　ウ①
　　　オ③　　キ②　　ケ④
問2　エ①　　コ④
問3　カ⑥　　ク②
問4

問5　サ4　　シ6　　ス0
問6　転化糖

〔出題者が求めたポイント〕

天然高分子（糖類）

〔解答のプロセス〕

問1～4　デンプン（多糖類）は枝分かれのない直鎖状の
構造のアミロース[ア]と，枝分かれのある構造のアミロ
ペクチン[イ]とで構成される。
デンプンをアミラーゼ[エ]で分解すると，二糖類のマル
トース[オ]が生じる。マルトースは，α-グルコース[ウ]が
グリコシド[カ]結合により脱水縮合した化合物である。
α-グルコースは水中で，

スクロースはα-グルコースの1位の -OH 基とβ-フ
ルクトース[キ]（五員環）の2位の -OH 基とで脱水縮合
した化合物。酵素インベルターゼ[ケ]を用いてスクロー
スを加水分解すると，グルコースとフルクトースの等
量混合物（転化糖）が生じる。

問5
$$C_{12}H_{22}O_{11} + H_2O \longrightarrow 2C_6H_{12}O_6$$
マルトース　　　　　　グルコース
$$C_6H_{12}O_6 \xrightarrow{\text{アルコール発酵}} 2C_2H_5OH + 2CO_2$$

得られるエタノールは，

$$\frac{85.5}{342} \times 2 \times 2 \times 46 = 46.0 (g)$$

マルトース　グルコース　エタノール
（mol）　　（mol）　　（mol）

5

問1　ア⑥　　ウ②
問2　イ光学（または鏡像）　　オ二酸化炭素
問3　①
問4　ポリエチレンテレフタラート
問5

問6

問7　カ9　　キ3　　ク2

〔出題者が求めたポイント〕

合成高分子（プラスチック，ポリ乳酸）

〔解答のプロセス〕

問1, 2　乳酸：

ヒドロキシ基[ア]をもつカルボン酸をヒドロキシ酸とい
い，上記の構造に示したように不斉炭素原子を有する
ため，光学[イ]異性体が存在する。
また，分子間でエステル結合[ウ]し，重合することで，
鎖状高分子であるポリ乳酸が生成する。ポリ乳酸は生
分解性プラスチックといって，自然界に廃棄されても微
生物のはたらきによって CO_2[オ]と H_2O に分解される。

問3　環状の単量体から重合体をつくる反応を開環重合
という。代表的な反応は，6ナイロンの合成である。

ε-カプロラクタム　　　　　　　6ナイロン

問4　ポリエチレンテレフタラート（Polyethylene
terephthalate）の略字が PET である。

問5

カルボキシ基とヒドロキシ基がエステル結合すること
により二量体を生成する。

問6, 7

ポリ乳酸（分子量：72n）

構造式より，ポリ乳酸 1 mol から，3n mol
CO_2 は発生するので，求める体積は，

$$\frac{1.0 \times 10^3}{72n} \times 3n \times 22.4 = 933$$

ポリ乳酸　　　　CO_2
（mol）　　　　（mol）

$$\fallingdotseq 9.3 \times 10^2 (L)$$

薬学部（A・F方式 2月1日）

英語　解答用紙

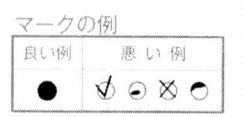

マークの例

良い例	悪 い 例

※ここには何も記入しないこと

※この解答用紙は133%に拡大すると、ほぼ実物大になります。

A・F 方式 2 月 1 日
薬　学　部

数 学 解 答 用 紙

氏　名	
受験番号	

氏　　名	
受験番号	

数　　学

1. (1)

ア　［　　　］　イ　［　　　］　　　(2)　ウ　［　　　］　エ　［　　　］

2.

3.

採 点 欄

1.	
2.	
3.	

この解答用紙は 182％に拡大すると、ほぼ実物大になります。

薬学部（A・F方式 2月1日）

化学 解答用紙

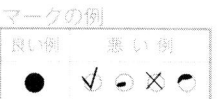

氏 名

受験番号

1.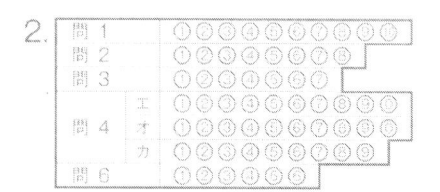

2.

3.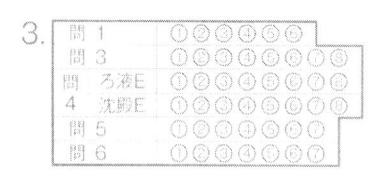

4.

5.

6.

7.

↑ここには何も記入しないこと

薬学部（A・F方式 2月1日）

化学　解答用紙

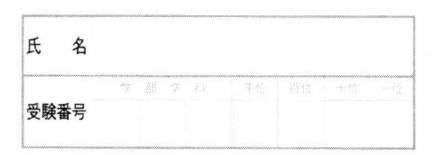

氏　名					
	学部学科	千位	百位	十位	一位
受験番号					

2. 問 5　　　　　　　　　　　　　　　　　　　　　　　小　計

3. 問 2　　　　　　　　　　　　　　　　　　　　　　　小　計

4. 問 2　　　　　　　　　　　　　　　　　　　　　　　小　計

   問 4　B　　　　　　　　　　　D

5. 問 5　タ　　　　　チ　　　　　ツ　　　　　小　計

6. 　　　A　　　　　　B　　　　　小　計

   問 4
   (1)

   　　　C

7. 問 4　A　　　　B　　　　C　　　　小　計

   問 5

   問 6　　　　　　　　　　　　　　　　　　　　　合　計

この解答用紙は 133％に拡大すると、ほぼ実物大になります。

薬学部（B方式 2月18日）

英語　解答用紙

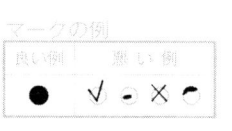

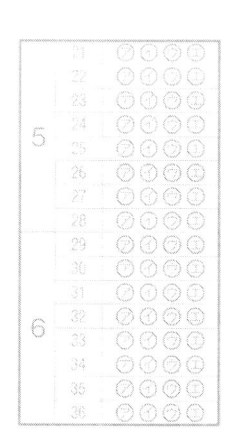

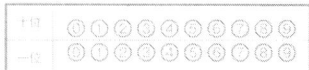

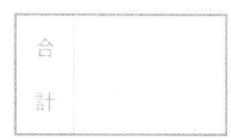

この解答用紙は133％に拡大すると、ほぼ実物大になります

B 方 式 2 月 18 日
薬　　　学　　　部

数 学 解 答 用 紙

氏 名

受験番号

●　　　　　　●

氏　　　名

受 験 番 号

数　　　学

1. (1)
ア　　　イ

(2)
ウ　　　エ

2.

3.

採 点 欄

1.	
2.	
3.	

この解答用紙は182%に拡大すると、ほぼ実物大になります。

薬学部（B方式 2月18日）

化学　解答用紙

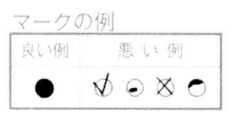

この解答用紙は133％に拡大すると、ほぼ実物大になります。

薬学部（B方式 2月18日）

化学　解答用紙

氏　名					
	学　部　学　科	千位	百位	十位	一位
受験番号		M			

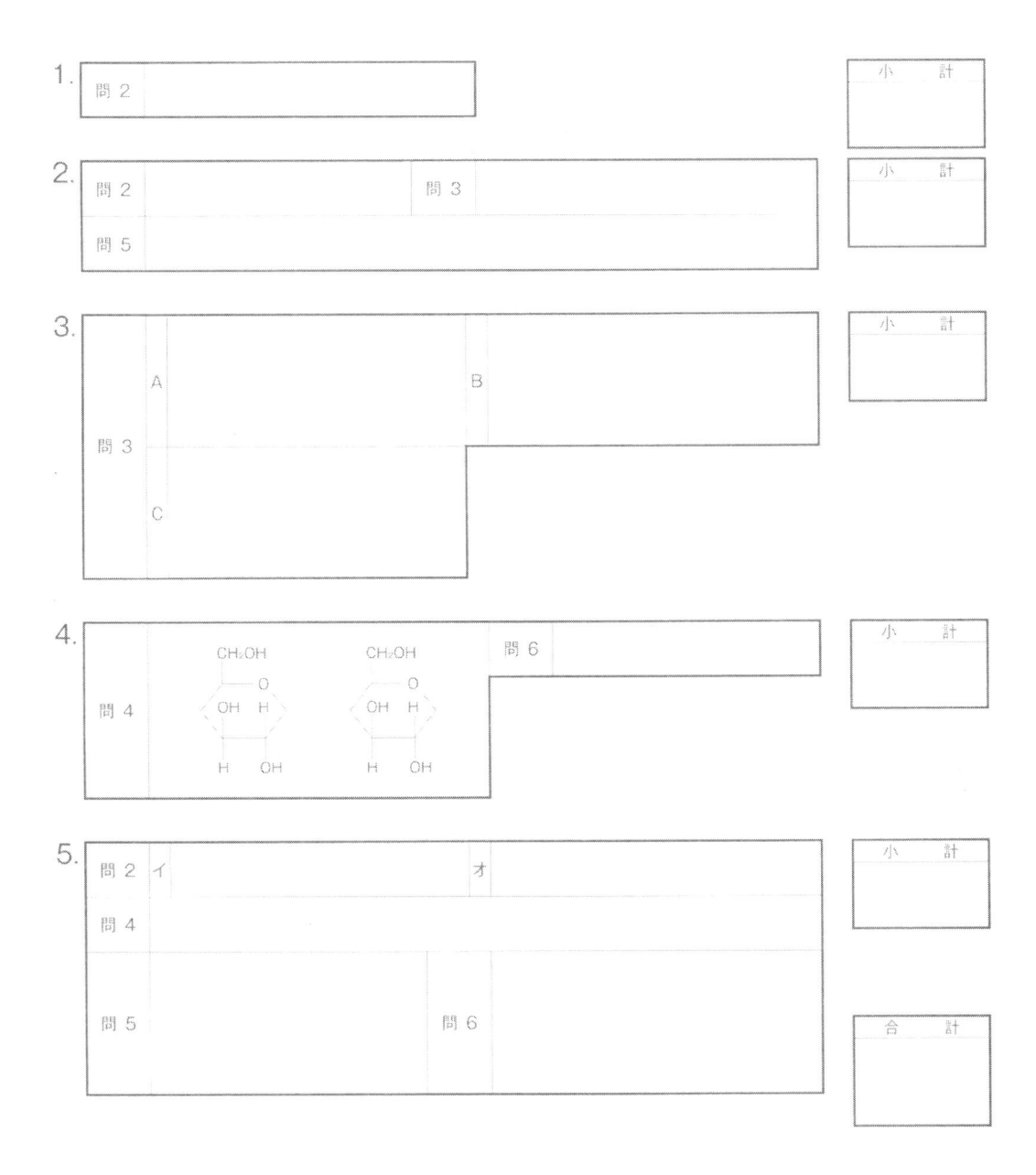

平成29年度

問　題　と　解　答

英 語

問題

29年度

[A方式]

1. 次の英文の空所に入る語句として最も適するものを，ア～エの中から一つ選び，その記号を解答欄にマークせよ。

〔 1 〕 The radio, the telephone, and the television are important means of (1).

 ア．combination   イ．communication

 ウ．community   エ．convenience

〔 2 〕 Bill went to bed and soon fell sound (2).

 ア．asleep   イ．sleep

 ウ．sleeping   エ．sleepy

〔 3 〕 Will you (3) me a favor by driving me to the station?

 ア．do   イ．find

 ウ．get   エ．make

〔 4 〕 (4) to radiation is dangerous, so the scientists are wearing special suits.

 ア．Abandon   イ．Disclosure

 ウ．Exposure   エ．Leakage

2. 次の会話文の空所（　5　）～（　8　）に入るものとして最も適するものを，ア～
カの中から一つ選び，その記号を解答欄にマークせよ。ただし，選択肢は<u>1 回しか
使えない</u>。

Jason and Maria are friends having lunch at a restaurant.

Jason:　This is a great restaurant for lunch! Thanks for inviting me here.

Maria:　My pleasure. It's good to see you again.

Jason:　You, too. What have you been doing lately?

Maria:　I've been buying a lot of items for our high-tech store.

Jason:　（　5　）

Maria:　It turns out that most of what we need is on the Internet.

Jason:　（　6　）

Maria:　If we didn't use the Internet, it would be harder to make a profit.

Jason:　It seems to me that your customers could buy those things directly.

Maria:　Frankly, they could. （　7　）

Jason:　Have you found any way to get special discounts?

Maria:　Yes, we often get lower prices when we make large orders.

Jason:　Internet shopping seems to be working for you. My experience has
been less successful.

Maria:　I can understand that. （　8　）

Jason:　I guess shoppers have to be careful no matter how they shop.

Maria:　True.

[選択肢]

ア．But our customers like to see what they're buying.

イ．I buy things on impulse when I go shopping alone.

ウ．I started doing Facebook.

エ．Is that hard?

オ．It's not the best way to buy clothes or shoes.

カ．That must be helpful.

3. 次の和文と同じ意味になるように，各問のア～クの語句をすべて使い，空所を埋めて英文を完成せよ。問題番号のある空所に入るものとして最も適するものを，ア～クの中から一つ選び，その記号を解答欄にマークせよ。

〔 9 〕 日本ではどこに行っても，コンビニを見つけることができる。

No （　　） （　　） （　　） （ 9 ） in Japan, （　　） （　　） （　　） （　　） a convenience store.

ア．able 　　　 イ．be 　　　 ウ．go 　　　 エ．matter

オ．to find 　　　 カ．you 　　　 キ．you will 　　　 ク．where

〔 10 〕 学校からの帰り道，にわか雨にあってずぶ濡れになった。

I （　　） （　　） （　　） and （　　） （ 10 ） （　　） （　　） （　　） from school.

ア．caught 　　　 イ．got wet 　　　 ウ．home

エ．in a shower 　　　 オ．my way 　　　 カ．on

キ．through 　　　 ク．was

〔 11 〕 父は健康のため，朝食前 30 分ほど公園をジョギングしている。

My father （　　） （　　） （　　） （　　） （　　） （ 11 ） before breakfast （　　） （　　）.

ア．an hour 　　　 イ．for nearly 　　　 ウ．goes

エ．half 　　　 オ．in good health 　　　 カ．in the park

キ．jogging 　　　 ク．to stay

〔 12 〕 コーヒーを飲みながら，親友とおしゃべりすることほど楽しいことはない。

Nothing （　　） （　　） （　　） （ 12 ） （　　） （　　） a close friend （　　） （　　）.

ア．chatting 　　　 イ．coffee 　　　 ウ．happier 　　　 エ．makes

オ．me 　　　 カ．over 　　　 キ．than 　　　 ク．with

4. 次の各組の英文Ａと英文Ｂが同じ意味になるように，空所に最も適する一語を入れて文を完成し，その語を解答欄に記入せよ。

〔 13 〕　A：There is no knowing what may happen.

　　　　　　B：It is （　13　） to know what may happen.

〔 14 〕　A：Illness prevented me from going out.

　　　　　　B：I could not go out on （　14　） of illness.

〔 15 〕　A：My husband often complains about the food I prepare.

　　　　　　B：My husband often （　15　） fault with the food I prepare.

〔 16 〕　A：He said to me, "Do you know her?"

　　　　　　B：He （　16　） me if I knew her.

5. 次の各組の和文英訳の空所（　17　）〜（　20　）に入れる語として，最も適するものを下の選択肢から選び，その語を正しい形で記入せよ。ただし，選択肢の語はすべて原形で示されており，1回しか使えない。

〔　17　〕　その老婆は子どもの手をひいて道路の反対側につれて行った。

The old woman （　17　） the child by the hand to the other side of the road.

〔　18　〕　誰でも美しいものには心がひかれる。

Everyone is （　18　） by beautiful things.

〔　19　〕　彼は父親の血をひいて絵の才能がある。

He has （　19　） his father's talent for painting.

〔　20　〕　熱がまだひかない。

The temperature has not （　20　） down yet.

［選択肢］

［decrease ・ draw ・ go ・ impress ・ inherit ・ lead］

6. 次の英文を読み，以下の設問に答えよ。

Images of robotic equipment being used in operating rooms were once seen only in science-fiction movies. Today, the use of robotic equipment for certain types of surgery is (21) — it's real!

Traditional surgical procedures require surgeons to make large *incisions in a patient's body in order to gain access to the internal organs. It was once common for heart surgeons, who perform highly specialized and complex procedures, to make long incisions in a patient's chest and then split the breastbone to reach the heart. The patient then had to recover from the trauma of the surgical treatment, the split bone, and the large wound created by the incision. Patients who undergo surgery requiring this kind of invasive procedure are often prone to infection, as bacteria can infect the cut in the skin. In addition, there is often a lengthy recovery period.

A surgical technique known as 'keyhole surgery' has become more common in recent years. This technique eliminates the need for surgeons to make large incisions. (23), a couple of small incisions, each measuring about one centimeter, are made around the area to be operated on. Long instruments, which look a bit like chopsticks, are inserted through the tiny incisions and into the patient's body. At the end of these instruments are small tools that resemble standard surgical tools. A tiny camera, called an endoscope, is also inserted into the body through one of the incisions. The camera relays an image of what is happening inside the patient's body to a large computer monitor, so doctors are able to see what is going on, and where to place the tools. The awkward part of keyhole surgery is that it is counterintuitive; if a surgeon wants to move the tool to the left, he or she must push it to the right, and vice versa.

Other advances in technology are also being used today in the operating room. A new machine called the da Vinci™ Surgical System has been tested in hospitals in the U.S. This robotic apparatus requires that surgeons make three small incisions in the body.　Two of the slits are for instruments; the third is for the endoscope.　Unlike keyhole surgery, the da Vinci™ robot's moving parts are designed to mimic the natural hand and wrist movements of a surgeon, thus providing better control and sensitivity.　Sitting at a console a few feet from a patient, the surgeon can perform an operation by holding and moving highly sensitive pads that enable him or her to control the instruments.　The area of the body on which the surgeon is working is magnified on a screen, which is attached to the console.　This gives surgeons a realistic three-dimensional view of the area — similar to what they would see during a traditional surgical procedure.

Although the da Vinci™ Surgical System is undergoing trials for some procedures, it has been hailed as revolutionary by many surgeons.　Patients with serious illnesses must still undergo major surgery, but the smaller incisions and less invasive procedures typically mean that there is less physical trauma to the body, so a shorter recovery time is needed.　In some cases, the patient's stay in the hospital has been cut in half when the da Vinci™ Surgical System was used. On the downside, some operations have taken up fifty minutes longer because surgeons are inexperienced at using the new technology.　As surgeons become more familiar with the machines, the time needed for surgical procedures is likely to decrease.

As technologies continue to develop in the medical field, we may find that robots become a permanent feature of the operating room.

(Adapted from *ACTIVE Skills for Reading Book 3* by Neil J. Anderson)

(注)　*incision：切開

〔 21 〕　文中の空所（ 21 ）に入る語句として最も適するものを，ア〜エの中から一つ選び，その記号を解答欄にマークせよ。

　　ア．no longer make-believe　　　　イ．of no use
　　ウ．old-fashioned　　　　　　　　エ．still unimaginable

〔 22 〕 下線部(22)に関する記述として本文に<u>述べられていない</u>ものを，ア～エの中から一つ選び，その記号を解答欄にマークせよ。

　ア．患部を大きく切開する必要がある。

　イ．高度な医療技術を要するので高額な医療費が必要となる。

　ウ．術後に細菌による感染を引き起こすことがよくある。

　エ．術後の回復には長期間を要することがある。

〔 23 〕 文中の空所（ 23 ）に入る語句として最も適するものを，ア～エの中から一つ選び，その記号を解答欄にマークせよ。

　ア．For example　　　　　　イ．However

　ウ．Instead　　　　　　　　エ．Therefore

〔 24 〕 下線部(24)の説明として最も適するものを，ア～エの中から一つ選び，その記号を解答欄にマークせよ。

　ア．A doctor views the inside of a patient's body on a computer screen.

　イ．An endoscope has to be inserted into the patient's body.

　ウ．Keyhole surgery is not different from an invasive procedure.

　エ．The direction in which a doctor moves the surgical tools is reversed.

〔 25 〕 下線部(25)について，次の英文の空所に入るものとして本文の内容から考えて最も適するものを，ア～エの中から一つ選び，その記号を解答欄にマークせよ。

　The new machine differs from keyhole surgery in that （ 25 ）.

　ア．it allows surgeons to use the surgical instruments in a more intuitive way

　イ．it requires surgeons to make no incision in the patient's body

　ウ．it requires the use of small tools and a camera inside the patient's body

　エ．it shows a patient's body on a screen

〔 26 〕 下線部(26)に関する記述として本文に述べられていないものを，ア～エの中から一つ選び，その記号を解答欄にマークせよ。

ア．外科医の多くがこのシステムを革新的技術として受け入れている。

イ．外科医がこのシステムに不慣れなため手術に時間がかかることがある。

ウ．外科医がこのシステムを利用するためには特別な免許が必要である。

エ．外科医がこのシステムに慣れれば手術の時間短縮が望める。

〔 27 〕 次の英文に対する答えとして，本文の内容から考えて最も適するものを，ア～エの中から一つ選び，その記号を解答欄にマークせよ。

What is the main benefit of using keyhole surgery and the da Vinci™ Surgical System?

ア．Both require a lot less money than before to perform a surgical procedure.

イ．Fewer doctors are needed to perform surgery on a patient.

ウ．There is less trauma to the body and, therefore, people recover faster.

エ．Using them helps to prevent man-made medical accidents.

7. 次の英文を読み，以下の設問に答えよ。

We're all too familiar with the concept of technology as a double-edged sword, and wireless technology is no exception. Yes, the idea of getting rid of wires and cables is exciting: We can go anywhere and still maintain intimate contact with our work, our loved ones, and our real-time sports scores. But the same persistent connectedness may well lead us toward a future where our cell phones tag and track us like FedEx packages, sometimes with our (28) and sometimes when we're not aware.

To see how this might work, check out Worktrack, a product of Aligo, a Mountain View, California producer of "mobile services." The system is sold to employers who want to computerize and verify time logs of their workers in the field. The first customers were in the heating and air-conditioning business. Workers have cell phones equipped with GPS that show their exact locations to computers in the back office. Their movements can be checked against the "Geo Fence" that employers draw up, marking the area where their work is situated. (This sounds uncomfortably like the pet-control technology, those "invisible fences" that give dogs a shock if they go beyond the backyard.)

"If they're not in the right area, they're not really working," says Aligo CEO, Robert Smith. "A notification will come to the back office that they're not where they should be." The system also tracks how fast the workers drive, so the employer can verify to insurance companies that no one is speeding. All of this is perfectly legal, of course, as employers have the right to monitor their workers. Smith says that workers like the technology because it ensures they get credit for the time they spend on the job.

Worktrack is only one of a number of services devoted to tracking humans. Parents use similar ways to make sure (29). In addition, many drivers are already allowing safety monitors to use GPS on their travels. Look for this practice to spread dramatically as mobile-phone makers comply with a law stating that all handsets must include GPS that pinpoints the owner's location.

The prospect of being tracked "turns the freedom of mobile telephony upside down," says Marc Rotenberg of the Electronic Privacy Information Center. His concern is government surveillance and the storage of one's movements in databases. In fact, if information from the GPS signals is kept, it would be easy to keep a record of an individual's movements over a period of years (just as phone records are kept). An even darker view is proposed by two academics who wrote a paper warning of the beginning of "geoslavery." Its definition is "a practice in which masters control the physical time, location, speed and direction of all of the movements of their slaves."

My guess is that the widespread adoption of tracking won't be done against our will but initially with our consent. As with other double-edged tools, the benefits will be immediately apparent, while the drawbacks for privacy emerge gradually. The first attraction will be based on fear: In addition to employers' keeping track of workers, parents will insist their teenagers have GPS devices so parents can follow them throughout their day. The second stage will come as location-based services, from navigation to "friend-finding" (some systems tell you when online buddies are in shouting range), make our lives more efficient and pleasurable.

Sooner or later, though, we will realize that information taken from our movements has compromised our "locational privacy"— a term that may become familiar only when we no longer have any. Mark Monmonier, author of Spying with Maps, says, "Here's a new battle cry for (30): Don't Geo-Fence me in."

(Adapted from *FROM READING TO WRITING 4* by COLIN WARD)

〔 28 〕　文中の空所（ 28 ）に入る語句として最も適するものを，ア〜エの中から一つ選び，その記号を解答欄にマークせよ。

　　ア．definition　　　　　　　　　　イ．function

　　ウ．permission　　　　　　　　　　エ．revolution

〔 29 〕　文中の空所（　29　）に入る語句として最も適するものを，ア～エの中か
　　　　ら一つ選び，その記号を解答欄にマークせよ。

　　　ア．their kids are safe　　　　　　　イ．their kids are crying

　　　ウ．their kids bought books　　　　　エ．their kids have friends

〔 30 〕　文中の空所（　30　）に入る語句として最も適するものを，ア～エの中か
　　　　ら一つ選び，その記号を解答欄にマークせよ。

　　　ア．the consumer era　　　　　　　イ．the invisible era

　　　ウ．the private era　　　　　　　　エ．the wireless era

〔 31 〕　次の英文に対する答えとして，本文の内容から考えて最も適するもの
　　　　を，ア～エの中から一つ選び，その記号を解答欄にマークせよ。

　　　What is the main idea of Paragraph 2?

　　　ア．Some employers apply GPS technology to make it possible to know
　　　　the exact location of their workers.

　　　イ．Some employers use GPS technology to find their way back to the
　　　　office.

　　　ウ．Some workers complain about employers who use GPS technology to
　　　　track them.

　　　エ．Some workers who have cell phones equipped with GPS can easily
　　　　control Worktrack.

〔 32 〕　次の英文に対する答えとして，本文の内容から考えて最も適するもの
　　　　を，ア～エの中から一つ選び，その記号を解答欄にマークせよ。

　　　What is the main idea of Paragraph 3?

　　　ア．Both employers and employees see benefits in tracking workers.

　　　イ．GPS systems can be used to monitor how fast people drive.

　　　ウ．Insurance companies like businesses that use tracking technology.

　　　エ．Workers with a GPS-equipped cell phone should not speed.

〔 33 〕　次の英文に対する答えとして，本文の内容から考えて最も適するもの
を，ア～エの中から一つ選び，その記号を解答欄にマークせよ。

What is the main idea of Paragraph 5?

ア．"Geoslavery" occurs when the movements of the master are controlled.

イ．Information taken from GPS can be saved in phone records.

ウ．It is no wonder that wireless tracking will expand our freedom.

エ．Tracking by GPS will transform mobile telephones into devices limiting freedom.

〔 34 〕　次の英文に対する答えとして，本文の内容から考えて最も適するもの
を，ア～エの中から一つ選び，その記号を解答欄にマークせよ。

What is the author's main opinion of wireless technology?

ア．He believes wireless technology could endanger people's privacy and personal freedom.

イ．He hopes that wireless technology will help parents keep track of their children.

ウ．He thinks companies should use GPS to track the movements of their employees.

エ．He doubts strongly that using GPS technology will lead to the beginning of "geoslavery."

数 学

問題

29年度

$$\boxed{\text{A 方式}}$$

1. 次の(1), (2)について，答だけを解答用紙の該当する $\boxed{}$ 内に記入せよ。

(1) 数直線上の原点の位置に点Pがある。さいころを投げ，1の目が出たら右へ1進み，2または3の目が出たら左へ1進み，それ以外の目が出たら動かないものとする。さいころを2回投げたときに点Pが原点の位置にある確率は $^{ア}\boxed{}$ であり，3回投げたときに原点の位置にない確率は $^{イ}\boxed{}$ である。

(2) $\triangle OAB$ において $\overrightarrow{OA} = \vec{a}$, $\overrightarrow{OB} = \vec{b}$ とし，辺 OA を 3：5 に内分する点を P，辺 OB を 5：3 に内分する点を Q とする。さらに，辺 AB 上に点 R があり，$\triangle OAB$ の重心と $\triangle PQR$ の重心が一致しているものとする。$\overrightarrow{OR} = t\vec{a} + (1-t)\vec{b}$ と表すとき，$t = {}^{ウ}\boxed{}$ である。また，辺 AB 上に点 S があり，線分 OS，AQ，BP が1点で交わっているものとする。$\overrightarrow{OS} = s\vec{a} + (1-s)\vec{b}$ と表すとき，$s = {}^{エ}\boxed{}$ である。

2. $a_1 = 1$, $a_{n+1}a_n + 2a_{n+1} - a_n = 0$ $(n = 1, 2, 3, \cdots)$ で定められる数列 $\{a_n\}$ について，次の各問に答えよ。

(1) 自然数 n について $a_n \neq 0$ を示せ。

(2) $b_n = \dfrac{1}{a_n}$ とおくとき，b_n と b_{n+1} の関係式を求めよ。

(3) a_n を n の式で表せ。

3. 実数 a に対し，$F(a) = \displaystyle\int_0^1 |x(x-a)|\, dx$ とする。次の各問に答えよ。

(1) $a \geqq 1$ のとき，$F(a)$ を a の整式で表せ。

(2) $0 < a < 1$ のとき，$F(a)$ を a の整式で表せ。

(3) $0 < t < \dfrac{\pi}{2}$ のとき，$F(\sin t) \geqq F(\cos t)$ を満たす t の値の範囲を求めよ。

化 学

問題

29年度

$$\boxed{\text{A 方式}}$$

[注意]　必要であれば，以下の数値を用いなさい。

原子量：H ＝ 1.0, C ＝ 12.0, N ＝ 14.0, O ＝ 16.0, Na ＝ 23.0, Cl ＝ 35.5, Ag ＝ 108.0

1.　マーク式

問 1 ～問 5．次の文章を読み，各問の設問に答えなさい。

問 1　金属結合および金属の結晶に関する次の①～⑤の記述について，正しいものを二つ選び，同じ解答欄にマークしなさい。

① 金属元素の単体はすべて，常温で結晶である。

② 価電子は，特定の原子間で共有されるのではなく，電子殻を伝わって自由に移動できる。

③ 金属の結晶は，熱や電気をよく通す。

④ 金属の結晶格子のうち，六方最密構造は，体心立方格子および面心立方格子と比べ，単位格子中の原子の数が多い。

⑤ 一般に金属の結晶は硬く，展性や延性を示さない。

問 2　イオン結合および陽イオンと陰イオンの数の比が 1：1 であるイオン結晶に関する次の①～⑤の記述について，正しいものを二つ選び，同じ解答欄にマークしなさい。

① イオン結晶の構造には NaCl 型や CsCl 型などがあり，結晶を構成する陽イオンと陰イオンのイオン半径の比で構造が決まる。

② 結晶を構成する陰イオンのイオン半径に比べ，陽イオンのイオン半径が小さいほど，イオン結晶は安定になる。

③ イオン結晶は，結晶内のイオンが移動できるので，電気をよく通す。

④ イオン結晶を水に溶かすとイオンが生じるので，溶解度に上限はない。

⑤ 一般にイオン結晶は融点が高く，硬い。

問 3 分子，分子間力および分子結晶に関する次の①～⑤の記述について，正しいものを二つ選び，同じ解答欄にマークしなさい。

① 分子を構成する 2 個の原子が価電子を互いに出しあい，共有してできる結合を，共有結合という。

② 分子間力にはファンデルワールス力や水素結合などがある。

③ 分子間力は，共有結合より強い力である。

④ 分子結晶は，固体では電気伝導性を示さないが，加熱融解すると電気伝導性を示す。

⑤ 一般に分子結晶は融点が高く，やわらかい。

問 4 大気圧下において，水および二酸化炭素は，冷却するとそれぞれ氷およびドライアイスになる。氷（固体）は 0 ℃で ア して水（液体）になり，ドライアイス（固体）は－78 ℃で イ して二酸化炭素（気体）になる。水分子と二酸化炭素分子を比較すると，水は ウ く，二酸化炭素は エ い。

(1) 空欄 ア ， イ に最も適する語句を，次の①～⑥から選び，それぞれ解答欄にマークしなさい。

① 凝 固 ② 凝 縮 ③ 昇 華

④ 蒸 発 ⑤ 沸 騰 ⑥ 融 解

(2) 空欄 ウ ， エ に最も適するものを，次の①～⑧から選び，それぞれ解答欄にマークしなさい。

① 折れ線型の分子構造をもつ極性分子であり，分子間力が強

② 折れ線型の分子構造をもつ極性分子であり，分子間力が弱

③ 折れ線型の分子構造をもつ無極性分子であり，分子間力が強

④ 折れ線型の分子構造をもつ無極性分子であり，分子間力が弱

⑤ 直線状の分子構造をもつ極性分子であり，分子間力が強

⑥ 直線状の分子構造をもつ極性分子であり，分子間力が弱

⑦ 直線状の分子構造をもつ無極性分子であり，分子間力が強

⑧ 直線状の分子構造をもつ無極性分子であり，分子間力が弱

問 5　ダイヤモンドはそれぞれの炭素原子が　オ　個の価電子を使って作る　カ　構造が繰り返された立体構造を形成しており，結晶内を自由に動ける価電子がない。一方，黒鉛はそれぞれの炭素原子が　キ　個の価電子を使って作る正六角形を基本単位とする　ク　構造が重なり，その　ク　構造に沿って，残った価電子が自由に移動できる。そのため，ダイヤモンドには電気伝導性がないが，黒鉛には電気伝導性がある。

(1)　空欄　オ　，　キ　に最も適する数値を，それぞれ解答欄にマークしなさい。

(2)　空欄　カ　，　ク　に最も適する語句を，次の①〜⑥から選び，それぞれ解答欄にマークしなさい。

　　①　正四面体　　　　　②　正八面体　　　　　③　正方形

　　④　直　線　　　　　　⑤　平　面　　　　　　⑥　立方体

2. 問 1 はマーク式，問 2 ～問 4 は記述式

　問 1 ～問 4．次の文章を読み，各問の設問に答えなさい。

　ある金属イオンを含む水溶液 A について，次の（ア）～（キ）の結果を得た。

（ア）　水溶液 A に水酸化ナトリウムを加えたところ，沈殿が生じた。

（イ）　水溶液 A に硫化水素を通じたところ，沈殿が生じた。

（ウ）　水溶液 A にヨウ化物イオンを含む水溶液を加えたところ，沈殿が生じた。

（エ）　水溶液 A に塩化物イオンを含む水溶液を加えたところ，沈殿が生じた。

（オ）　水溶液 A に過剰のアンモニア水を加えたあと，ホルムアルデヒドを加えて
　　　温めたところ，容器の内壁が鏡のようになった。

（カ）　（ア）および（エ）で生じた沈殿に過剰のアンモニア水を加えたところ，沈殿が
　　　溶けた。

（キ）　（エ）の沈殿に光を当てたところ，沈殿の色が変化した。

問 1　（ア）～（エ）で生じた沈殿の色として最も適するものを，次の①～⑨から選
　　　び，それぞれ解答欄にマークしなさい。なお，同じものを何度選択してもよ
　　　い。

　　　① 赤　色　　　　　　② 桃　色　　　　　　③ 褐　色

　　　④ 黄　色　　　　　　⑤ 緑　色　　　　　　⑥ 紫　色

　　　⑦ 灰　色　　　　　　⑧ 黒　色　　　　　　⑨ 白　色

問 2　（オ）で起こった反応はある官能基の検出反応である。その反応名称を，解答
　　　欄に書きなさい。

問 3　（カ）について，（ア）および（エ）で生じた沈殿から共通して生成するイオン
　　　を，イオン式で解答欄に書きなさい。

問 4　（キ）で起こった反応の反応式を，解答欄に書きなさい。

3. マーク式

問1～問5．次の文章を読み，各問の設問に答えなさい。

ただし，気体定数 $R = 8.3 \times 10^3$ Pa・L/(K・mol)とする。また，気体はすべて理想気体としてふるまい，液体の体積，窒素のアセトンへの溶解およびピストンの質量は無視できるものとする。解答は，3桁目を四捨五入して有効数字2桁で答えなさい。

底面積 1.0×10^2 cm^2 で十分に長い円柱容器に，気密で上下に滑らかに移動できるピストンを挿入し，温度27℃，圧力 1.0×10^5 Pa の条件下で次の実験を行った。

実験Ⅰ．真空の容器内に窒素を入れたところ，ピストンの高さが 10 cm になった（状態A）。

実験Ⅱ．状態Aのピストンの上に質量 10 kg の重りを置いたところ，ピストンが移動し，やがて静止した。

実験Ⅲ．状態Aのピストンの高さを 10 cm に固定したままで，容器内にアセトン（分子量58，融点−94℃，沸点56℃）を 2.32 g 注入した（状態B）。

実験Ⅳ．状態Bのピストンを自由に動けるようにしたところ，ピストンが移動し，やがて静止した（状態C）。

実験Ⅴ．状態Cの容器内の温度を 47℃ にしたところ，ピストンが移動し，やがて静止した。

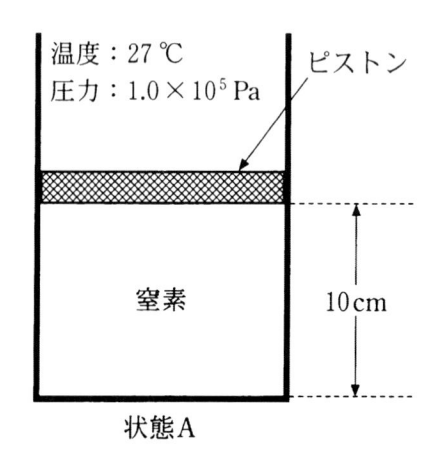

状態A

問 1　実験 I で注入された窒素の質量は，$\boxed{\quad ア \quad}$. $\boxed{\quad イ \quad}$ g である。

　　　空欄 $\boxed{\quad ア \quad}$ と $\boxed{\quad イ \quad}$ に最も適する数値を，それぞれ解答欄にマークしなさい。

問 2　実験 II 終了後のピストンの高さは，$\boxed{\quad ウ \quad}$. $\boxed{\quad エ \quad}$ cm になる。

　　　空欄 $\boxed{\quad ウ \quad}$ と $\boxed{\quad エ \quad}$ に最も適する数値を，それぞれ解答欄にマークしなさい。ただし，質量 1.0 kg の重りが 1.0 m^2 の面積に与える圧力を 9.8 Pa とする。

問 3　実験 III 終了後の容器内の圧力は，$\boxed{\quad オ \quad}$. $\boxed{\quad カ \quad}$ $\times 10^5$ Pa になる。

　　　空欄 $\boxed{\quad オ \quad}$ と $\boxed{\quad カ \quad}$ に最も適する数値を，それぞれ解答欄にマークしなさい。ただし，27 ℃ でのアセトンの蒸気圧を 3.3×10^4 Pa とする。

問 4　実験 IV 終了後のピストンの高さは，$\boxed{\quad キ \quad}$ $\boxed{\quad ク \quad}$ cm になる。

　　　空欄 $\boxed{\quad キ \quad}$ と $\boxed{\quad ク \quad}$ に最も適する数値を，それぞれ解答欄にマークしなさい。

問 5　実験 V 終了後のピストンの高さは，$\boxed{\quad ケ \quad}$ $\boxed{\quad コ \quad}$ cm になる。

　　　空欄 $\boxed{\quad ケ \quad}$ と $\boxed{\quad コ \quad}$ に最も適する数値を，それぞれ解答欄にマークしなさい。ただし，47 ℃ でのアセトンの蒸気圧を 7.3×10^4 Pa とする。

4. 問1，問3，問4はマーク式，問2，問5は記述式

問1～問5．次の文章を読み，各問の設問に答えなさい。

図に示したように，電解槽Ⅰに硝酸銀水溶液を入れ，陽イオン交換膜で仕切られた電解槽Ⅱの電極 c 側に食塩水を，電極 d 側に純水をそれぞれ入れた。電極 a，b に白金電極を，電極 c，d に炭素電極を用い，直流電源により 1.00 アンペアの電流で電気分解したところ，電極 b の質量が 4.32 g 増加した。ファラデー定数を $F = 9.65 \times 10^4$ C/mol，水のイオン積を $K_w = 1.00 \times 10^{-14}$ mol^2/L^2，$\log_{10} 2 = 0.301$ とする。また，溶液には反応に十分な量の物質が溶解しているものとし，発生した気体は水に溶解しないものとする。

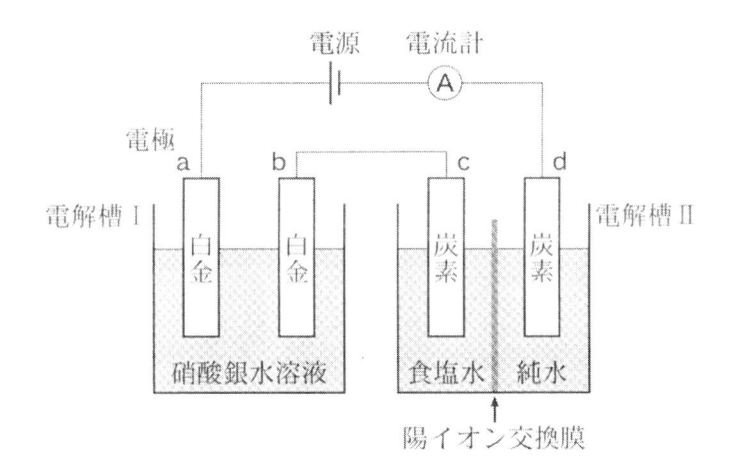

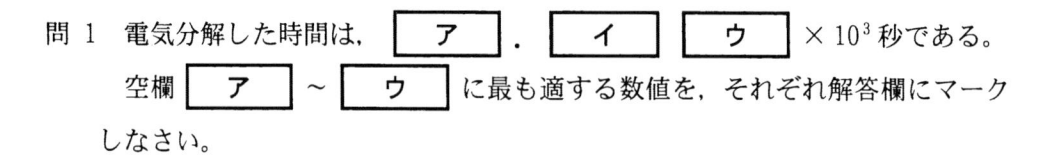

問1　電気分解した時間は，$\boxed{\text{ア}} . \boxed{\text{イ}} \boxed{\text{ウ}} \times 10^3$ 秒である。空欄 $\boxed{\text{ア}}$ ～ $\boxed{\text{ウ}}$ に最も適する数値を，それぞれ解答欄にマークしなさい。

問2　電極 a で起こる反応を，電子 e$^-$ を含むイオン反応式で解答欄に書きなさい。

問 3　電解槽 I から発生する気体の体積は，標準状態で　エ　オ　カ　mL であり，電解槽 II の電極 d 側から発生する気体の体積は，標準状態で　キ　ク　ケ　mL である。

　　空欄　エ　～　ケ　に最も適する数値を，それぞれ解答欄にマークしなさい。

問 4　電気分解後の電解槽 II の電極 d 側の溶液の体積は，500 mL であった。このとき，この溶液の pH は　コ　である。

　　空欄　コ　に最も適するものを，次の①〜⑮から選び，解答欄にマークしなさい。

① 0.8　　② 1.1　　③ 1.4　　④ 1.7　　⑤ 2.0
⑥ 2.6　　⑦ 3.0　　⑧ 7.0　　⑨ 11.0　　⑩ 11.4
⑪ 12.0　　⑫ 12.3　　⑬ 12.6　　⑭ 12.9　　⑮ 13.2

問 5　電解槽 II の電極 d 側の溶液から，純度の高い　サ　が得られる。

　　空欄　サ　に最も適する化合物名を，解答欄に書きなさい。

5. 問1，問4，問6はマーク式，問2，問3，問5は記述式

問1〜問6．次の文章を読み，各問の設問に答えなさい。

　化合物Aは分子式$C_{15}H_{14}O_2$で示されるエステルである。化合物Aを加水分解すると，ベンゼンの一置換体である2種類の化合物（化合物BおよびC）が物質量比1：1で混合したものが得られた。この混合物をジエチルエーテルに溶解して分液漏斗に入れ，a)そこに炭酸水素ナトリウムの飽和水溶液を加えたところ，気泡が発生した。これをよく振り混ぜたのち，水層Ⅰとエーテル層Ⅰを得た。b)水層Ⅰに希塩酸を十分に加えて酸性にしたのちに，ジエチルエーテルを用いて抽出し，エーテル層Ⅱを得た。エーテル層Ⅱからは化合物Bが得られた。化合物Bの元素分析を行ったところ，成分元素の質量百分率は炭素68.9％，水素4.9％，酸素26.2％であることがわかった。また，エーテル層Ⅰからは化合物Cが得られ，得られた化合物Cを硫酸酸性二クロム酸カリウム水溶液で穏やかに酸化すると化合物Dが得られた。化合物Dに，ヨウ素と水酸化ナトリウム水溶液を加えて反応させると，特異臭のある黄色沈殿が生成するとともに，化合物Bの塩が得られた。一方，化合物Cを濃硫酸とともに加熱すると，熱可塑性樹脂の原料となる化合物Eが得られた。さらに，化合物Eを臭素と反応させると化合物Fが得られた。

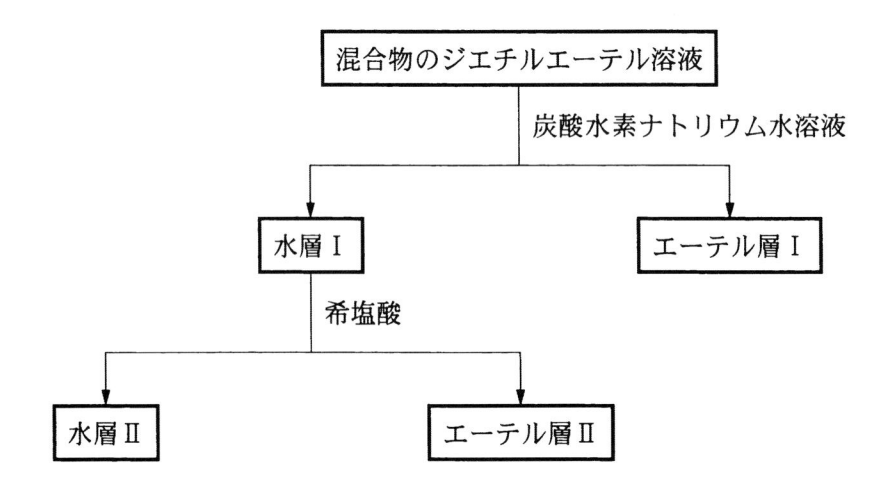

問 1　化合物 B の分子式は，C$_{\boxed{\text{ア}}}$H$_{\boxed{\text{イ}}}$O$_{\boxed{\text{ウ}}}$ である。

空欄 $\boxed{\text{　ア　}}$ ～ $\boxed{\text{　ウ　}}$ に最も適する数値を，それぞれ解答欄にマークしなさい。

問 2　化合物 B の化合物名を，解答欄に書きなさい。

問 3　下線部 a）において，気泡が発生する反応の化学反応式を，官能基が分かるように解答欄に書きなさい。

問 4　下線部 b）は化合物 B をエーテル層に抽出するために必要な操作である。希塩酸の代わりに用いることができるものはどれか。適するものを，次の①～⑥から二つ選び，同じ解答欄にマークしなさい。

① 希硫酸　　　　　　　　　　　② アンモニア水溶液

③ 希臭化水素酸　　　　　　　　④ フェノール水溶液

⑤ 硫酸ナトリウム水溶液　　　　⑥ 炭酸水

問 5　化合物 C および E の構造式を，記入例にならってそれぞれ解答欄に書きなさい。

記入例

$$\text{HO}-\!\!\underset{}{\bigodot}\!\!-\overset{}{\underset{\overset{\|}{O}}{C}}-CH=CH-CH_3$$

問 6　化合物 A～F のうち，不斉炭素原子をもつ化合物はどれか。次の①～⑥からすべて選び，同じ解答欄にマークしなさい。

① A　　② B　　③ C　　④ D　　⑤ E　　⑥ F

6. 問1，問3，問4はマーク式，問2，問5は記述式

問1～問5．次の文章を読み，各問の設問に答えなさい。

α–アミノ酸は置換基Rを用いて右に示した一般式で表され，アミノ基とカルボキシ基が結合した炭素をα炭素とよぶ。α炭素に結合したカルボキシ基と別のα–アミノ酸のα炭素に結合したアミノ基とが脱水縮合してできるアミド結合を，とくにペプチド結合とよぶ。このペプチド結合を一つもつ化合物Aに対して，以下の実験I～VIを行った。

$$H_2N-\overset{\displaystyle R}{\underset{\displaystyle H}{C^{\alpha}}}-COOH$$

実験I．化合物Aにニンヒドリン水溶液を加えて温めると，紫色を呈した。

実験II．化合物Aの水溶液に濃硝酸を加えて加熱し，冷却後アンモニア水を加えて塩基性にすると，橙黄色になった。

実験III．化合物Aに水酸化ナトリウム水溶液を加えて穏やかに加熱すると，ジペプチドBの塩とメタノールが検出された。

実験IV．化合物Aのペプチド結合を酵素を用いて加水分解すると，α–アミノ酸Cと化合物Dが得られた。

実験V．化合物Dを希塩酸で加水分解すると，α–アミノ酸Eの塩酸塩が得られた。

実験VI．アミノ酸CおよびEを含む酸性水溶液(pH 2.0)を，陽イオン交換樹脂を充填したカラムに上から流すと，アミノ酸CおよびEが樹脂に吸着した。このカラムにpH4の緩衝液を流すと，おもにアミノ酸Cが溶出した。

問1　化合物Aに含まれる官能基あるいは原子団として，実験Iでは　ア　，実験IIでは　イ　，実験IIIでは　ウ　が確認できる。
　　　空欄　ア　～　ウ　に最も適する官能基あるいは原子団を，次の①～⑨から選び，それぞれ解答欄にマークしなさい。

① アミノ基　　　　② アミド結合　　　③ ヒドロキシ基
④ アルデヒド基　　⑤ エステル結合　　⑥ エーテル結合
⑦ カルボキシ基　　⑧ ケトン基　　　　⑨ ベンゼン環

問 2　アミノ酸は水溶液中では陽イオン，陰イオン，　エ　イオンの平衡状態にあり，pH に応じてそれらの割合は変化する。水溶液中のアミノ酸の電荷の総和が全体として 0 になるときの pH の値を，そのアミノ酸の　オ　という。おもな中性アミノ酸の　オ　は 5 ～6.5 の範囲にあることが知られている。アミノ酸の水溶液の pH が　オ　より小さいときには，アミノ酸の電荷の総和は　カ　となる。

　　空欄　エ　～　カ　に最も適する語句を，それぞれ解答欄に書きなさい。

問 3　アミノ酸 C および E の分析の結果，アミノ酸 C は　キ　，アミノ酸 E は　ク　であることがわかった。

　　空欄　キ　，　ク　に最も適するものを，次の①～⑦から選び，それぞれ解答欄にマークしなさい。なお，置換基 R の構造を（　　）内に示す。

①　グリシン（-H）　　　　　　②　アラニン（-CH_3）

③　フェニルアラニン（-CH_2C_6H_5）　④　システイン（-CH_2SH）

⑤　セリン（-CH_2OH）　　　　⑥　リシン（-(CH_2)_4NH_2）

⑦　アスパラギン酸（-CH_2COOH）

問 4　アミノ酸 C とアミノ酸 E の各 1 分子がアミド結合を形成して得られる化合物には，ジペプチド B を含めて　ケ　種類の構造異性体がある。

　　空欄　ケ　に最も適する数値を，解答欄にマークしなさい。

問 5　化合物 A の構造式を，記入例にならって解答欄に書きなさい。

記入例

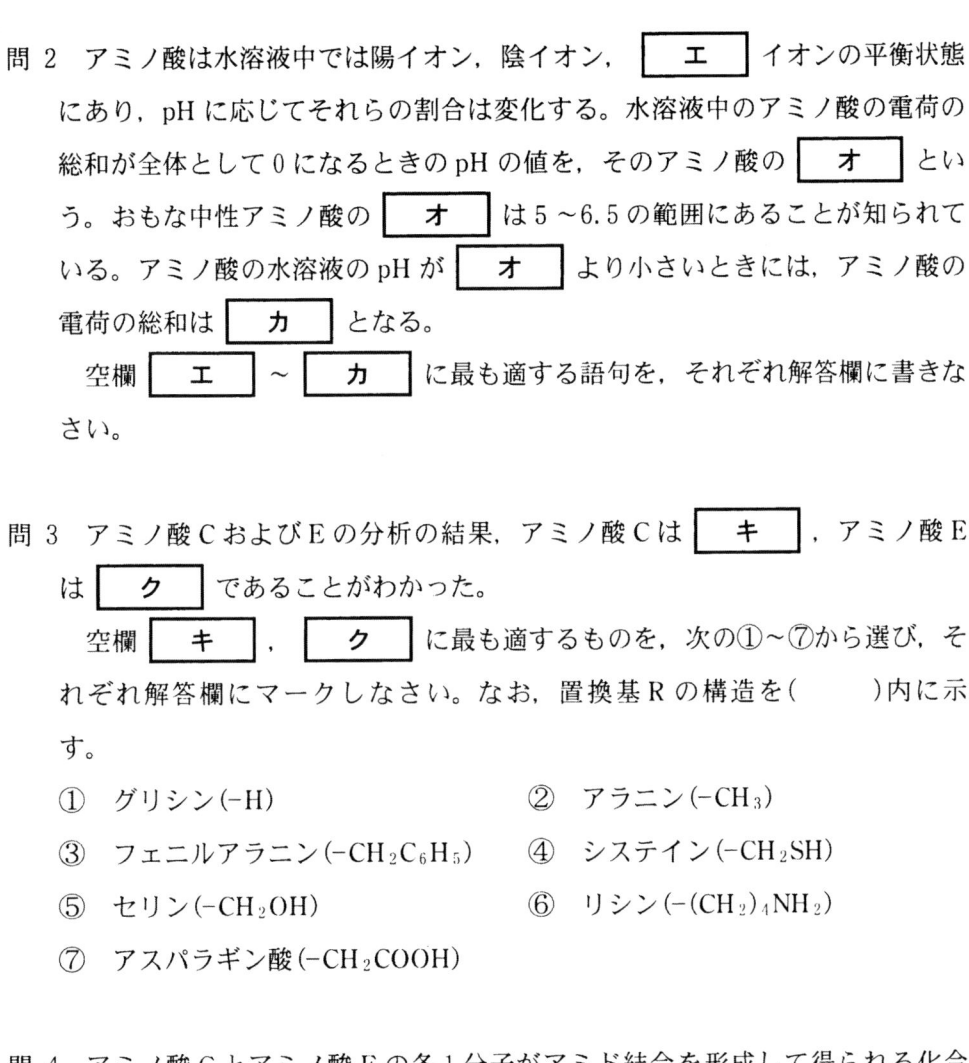

英 語

問題

29年度

$$\boxed{\text{B 方式}}$$

1. 次の英文の空所に入る語句として最も適するものを，ア～エの中から一つ選び，その記号を解答欄にマークせよ。

〔 1 〕 We were （ 1 ） waiting for hours at the airport until the fog cleared.

    ア．held　　　　　　　　　　イ．kept

    ウ．let　　　　　　　　　　　エ．made

〔 2 〕 In recent years, scientists （ 2 ） a new picture of the universe.

    ア．are drawn　　　　　　　　イ．draw

    ウ．drawn　　　　　　　　　　エ．have drawn

〔 3 〕 The guests （ 3 ） to the party were all ladies.

    ア．have invited　　　　　　　イ．invite

    ウ．invited　　　　　　　　　エ．inviting

〔 4 〕 The sun （ 4 ）, we hurried to our home.

    ア．has set　　　　　　　　　イ．having set

    ウ．set　　　　　　　　　　　エ．to be set

〔 5 〕 What on （ 5 ） is the matter with you? You look very scared.

    ア．earth　　　　　　　　　　イ．purpose

    ウ．reason　　　　　　　　　　エ．world

2. 次の〔 6 〕～〔 10 〕の表現に対する応答として最も適するものを，ア～キの中から一つ選び，その記号を解答欄にマークせよ。ただし，選択肢は1回しか使えない。

〔 6 〕 Could I have another piece of cake?

〔 7 〕 You have to finish your homework before you go to bed.

〔 8 〕 I'm glad the rainy season is over.

〔 9 〕 How long have you been working in this office?

〔 10 〕 When did Paul leave?

［選択肢］
　ア．About half an hour ago.
　イ．Don't worry. I will.
　ウ．No, please go ahead.
　エ．Only a ten-minute walk from the station.
　オ．Since April 2005.
　カ．So am I. I thought it would never end.
　キ．Sorry, it's all gone.

3. 次の和文と同じ意味になるように，空所に最も適する一語を入れて文を完成し，
その語を解答欄に記入せよ。

〔　11　〕　6時間ごとにこの薬を服用してください。

Take this medicine （　11　）six hours.

〔　12　〕　何でも自分の思うようにはなりませんよ。

You can't have everything your own （　12　）.

〔　13　〕　彼女は僕の顔を見つめた。

She looked me （　13　）the face.

〔　14　〕　好きなものを食べてください。

Please （　14　）yourself to anything you like.

〔　15　〕　父は冬でも朝5時に起きることにしている。

My father makes it a （　15　）to get up at five in the morning, even
in winter.

4. 次の英文の下線部の意味として最も適する語句を，ア～エの中から一つ選び，その記号を解答欄にマークせよ。

〔 16 〕 What <u>brought about</u> your change in attitude?

ア．caused イ．gained
ウ．happened エ．took

〔 17 〕 It is time we <u>did away with</u> some of the old regulations.

ア．abolished イ．inclined
ウ．moved エ．renewed

〔 18 〕 You should <u>look over</u> your essay before you hand it in.

ア．despise イ．examine
ウ．publish エ．utilize

〔 19 〕 The company will <u>set up</u> a new branch in Nagoya.

ア．destroy イ．establish
ウ．recess エ．withdraw

〔 20 〕 He <u>was ignorant of</u> that law.

ア．got rid of イ．knew nothing about
ウ．was at a loss for エ．was at home in

5. 次の英文を読み，以下の設問に答えよ。

It seems that there is no middle ground when it comes to cats. People either love them or hate them. These feelings are not new either. All through history, cats have been worshiped or hated. A study of ancient writings and evidence found in tombs indicates that for the past 5,000 years, cats have been kept as pets in China, Arabia, Egypt, and India. However, this isn't very long compared to dogs, which have been domesticated for 50,000 years. Still, while the period in which cats have been domesticated may be quite short, it has definitely had its high and low points.

Cats were at their highest position of domesticated life in ancient Egypt. (21) There were more cats living in Egypt during the time of the pharaohs than in any other place in the world since that time. This high number of cats was probably due to the laws protecting them. Cats were associated with the moon goddess, Bast, so the Egyptians worshiped them as holy animals. If anyone was caught killing a cat, the person could be put to death. Families in Egypt also mourned the death of a cat and had the body of the dead cat wrapped in cloth before it was finally laid to rest. This respect for cats carried over to the Roman Empire where cats were the only animals allowed into temples. This fact was probably due to the (　22　) of cats to keep the temples free of mice and rats.

With the coming of *the Dark Ages in Europe, the place of cats in society (23) took a turn for the worse. Because they were associated so closely with the "old religions" of Egypt and the Roman Empire, Christians began to associate cats with *pagan beliefs. Cats had a reputation as (　24　) of witches. When a person was accused of being a witch, a cat would often be put on trial with the person. The cat would be *tortured to try and make the person tell the truth, and usually the cat and the person would end up being burned in a bonfire or drowned. Bonfires of collected cats were not uncommon during this time.

The days of hunting witches have ended, but other myths about cats still hold out. For a while, people in some places used to bury live cats under new buildings for good luck. As well, many people today continue to believe that black cats bring bad luck. If a black cat walks in front of a person, that person must take extra care in the near future to watch out for dangerous situations.

Regardless of superstition, cats remain a popular pet today. Some cat experts believe that a cat can never truly be domesticated because it may turn wild and run away at any time. However, this claim has not put people off keeping cats in their homes. A third of homes in the United States have cats, and one out of every three of these homes keeps both a dog and a cat. Especially in large cities, many people in small apartments have found that cats make much better pets than dogs.

Cats may not be worshiped as gods any more, but there are people who seem to think of their cats as their children. These cat owners will do almost anything to keep their pets healthy and happy. For those cat owners who have always wondered what their pets are trying to tell them, a Japanese company may have (26) the perfect invention. In 2003, the Takara company announced the Meowlingual, a cat translation device. The Meowlingual uses a microphone, display, and cat voice analyzer to analyze a cat's meows to determine which of 200 phrases a cat is trying to say.

(Adapted from *Reading Advantage 4* by Casey Malarcher)

(注)　*the Dark Ages：暗黒時代　　*pagan：異教徒
　　　*torture：拷問にかける

〔 21 〕 下線部(21)に関する記述として本文に<u>述べられていない</u>ものを，ア～エの中から一つ選び，その記号を解答欄にマークせよ。

　　ア．ファラオ時代には世界のどこよりも猫の数が多かった。

　　イ．猫の数を減らすための法律が制定された。

　　ウ．猫は神聖な動物として崇拝された。

　　エ．猫を殺した人は死刑に処せられた。

〔 22 〕 文中の空所（ 22 ）に入る語句として最も適するものを，ア～エの中から一つ選び，その記号を解答欄にマークせよ。

　　ア．ability　　　　　　　　　　イ．fate

　　ウ．justice　　　　　　　　　　エ．pride

〔 23 〕 下線部(23)に関する内容として最も適するものを，ア～エの中から一つ選び，その記号を解答欄にマークせよ。

　　ア．猫はキリスト教徒によってさらに神格化されるようになった。

　　イ．猫はキリスト教徒の一般家庭でも飼われるようになった。

　　ウ．迫害されていた猫の地位はキリスト教徒によって回復した。

　　エ．猫はキリスト教徒により邪悪な動物とみなされるようになった。

〔 24 〕 文中の空所（ 24 ）に入る語句として最も適するものを，ア～エの中から一つ選び，その記号を解答欄にマークせよ。

　　ア．helpers　　　　　　　　　　イ．monitors

　　ウ．victims　　　　　　　　　　エ．watchers

〔 25 〕 下線部(25)の説明として最も適するものを，ア〜エの中から一つ選び，その記号を解答欄にマークせよ。

ア．黒猫が目の前を横切ると幸運が訪れる。

イ．黒猫を飼うと幸運が訪れる。

ウ．新築の際に生きた猫を埋めると幸運が訪れる。

エ．新築の庭を猫が掘ると幸運が訪れる。

〔 26 〕 文中の空所（ 26 ）に入る語句として最も適するものを，ア〜エの中から一つ選び，その記号を解答欄にマークせよ。

ア．come up with イ．got out of

ウ．kept away from エ．looked forward to

〔 27 〕 次の英文に対する答えとして，本文の内容から考えて最も適するものを，ア〜エの中から一つ選び，その記号を解答欄にマークせよ。

According to the passage, what percentage of people in the United States keep both a cat and a dog?

ア．about 10 percent イ．about 25 percent

ウ．about 33 percent エ．about 50 percent

〔 28 〕 次の英文に対する答えとして，本文の内容から考えて最も適するものを，ア〜エの中から一つ選び，その記号を解答欄にマークせよ。

Which is not discussed in the passage?

ア．the genetic evolution of cats

イ．the historical status of cats

ウ．the present popularity of cats

エ．the relationships between people and cats

6. 次の英文を読み，以下の設問に答えよ。

　　A big part of the Pacific Ocean is *choking on a huge sea of plastic garbage. Some scientists think it's as large as the United States, but almost no one noticed it until 1997.　Then, an adventurer named Charles Moore made a shocking discovery, and scientists learned the ugly truth.

　　<u>Moore</u> was the captain of a sailboat that had just completed a race.　He
　(29)
planned to sail home from Hawaii to California.　The usual route went south, then east.　The winds are strong there, and boats move quickly.　Moore, however, was not in a hurry.　He decided to sail directly east — a slow route with weak winds.　This region gets few visitors, so Moore was sailing into almost unknown waters.

　　What Moore found in the lonely North Pacific was a shock.　Floating under the ocean's surface was <u>a "soup" of plastic garbage</u>.　It was thick with billions of
　　　　　　　　　　　　　　　　(30)
tiny plastic pieces, the size of apple seeds.　They made a clicking sound against the sides of the boat as it sailed along.　Everyday plastic objects, such as shopping bags and water bottles, were trapped among the tiny pieces.　In the middle of the ocean, a thousand miles from the nearest town, the sea of garbage stretched as far as Moore could see.

　　Moore and <u>Curtis Ebbesmeyer</u>, a researcher, began calling this area the
　　　　　　　(31)
Great Garbage Patch.　Ebbesmeyer is an expert in ocean garbage.　In the 1990s, he studied shipping accidents that spilled big loads of sports shoes and plastic bath toys into the ocean.　Ocean currents pushed the shoes and toys along.　The movement of the objects revealed where currents flow in some parts of the Pacific.

　　Oceanographers are not surprised that garbage collects in the North Pacific. (32) Organic garbage, such as food, tree branches, and paper, gets broken down by bacteria and chemicals.　It returns to its original materials and re-enters the environment.　The difference is that now most of the garbage is plastic, and plastic is inorganic. Bacteria and chemicals in the sea water cannot break it down. Plastic will therefore stay in the environment for hundreds or even thousands of years.

Some oceanographers doubted Moore's reports. Why didn't satellite pictures show the patch? Where did all this plastic come from? Is it really a problem? If so, how do we solve it? Moore learned some answers during return trips to the Great Garbage Patch. Satellites don't see the plastic because most of it hides under the ocean's surface. Some of the plastic comes from ships, but most of it is washed into the ocean from cities beside the Pacific.

The Great Garbage Patch is a real problem because （ 33 ）. To fish and birds, a piece of plastic can look like food. The animal eats it, and the plastic gets stuck inside. This makes it harder for an animal to eat real food. Toxins from ocean water also get into the body of an animal because toxins stick to the plastic. These poisonous chemicals can kill the animal or make it sick.

Moore cannot answer the biggest question: What can we do about it? The patch is too big and too deep to clean up. Even if someone could remove all today's plastic from the ocean, new garbage would soon take its place. People will not stop using plastic. In fact, many plastic items, such as knives and forks, are designed to be disposable. As cities near the Pacific grow bigger, the amount washing into the ocean grows too. For now, Moore can only gather facts about the Great Garbage Patch and make sure the world pays attention to this serious environmental problem.

(Adapted from *READ THIS! 3* by Alice Savage)

（注）　*choke：息が詰まる

〔 29 〕 下線部(29)について，次の英文の空所に入る語句として本文の内容から考
えて最も適するものを，ア～エの中から一つ選び，その記号を解答欄に
マークせよ。

Moore was （ 29 ） when he discovered the garbage patch.

ア．competing for the prize 　　　イ．conducting research

ウ．examining his boat 　　　エ．sailing home from a race

〔 30 〕 下線部(30)について，次の英文の空所に入る語句として本文の内容から考
えて最も適するものを，ア～エの中から一つ選び，その記号を解答欄に
マークせよ。

It was not well known before Moore found it because （ 30 ）.

ア．earlier scientists wanted to keep it a secret

イ．few people sailed through that part of the Pacific

ウ．it was on the ocean's bottom

エ．people sailing through it couldn't see the tiny plastic pieces

〔 31 〕 下線部(31)について，次の英文に対する答えとして本文の内容から考えて
最も適するものを，ア～エの中から一つ選び，その記号を解答欄にマーク
せよ。

How did Curtis Ebbesmeyer study ocean currents in the 1990s?

ア．By examining satellite pictures of the North Pacific.

イ．By following the movements of floatable objects spilled from ships.

ウ．By sailing through the garbage patch.

エ．By spilling big loads of sports shoes and plastic bath toys.

〔 32 〕 文中の空所（ 32 ）に次の英文ア～エを並べ換えて意味の通る英文を作るとき，3番目に来るものとして最も適するものを，ア～エの中から一つ選び，その記号を解答欄にマークせよ。

ア．A pattern of winds and currents, called the North Pacific Gyre, gathers this garbage.

イ．Anything that gets into the middle of it is trapped.

ウ．This natural trapping process has continued for millions of years.

エ．Water in the gyre goes round and round in a clockwise pattern.

〔 33 〕 文中の空所（ 33 ）に入る語句として最も適するものを，ア～エの中から一つ選び，その記号を解答欄にマークせよ。

ア．it causes global warming immediately

イ．it prevents commercial ships from sailing

ウ．the chemicals in it do harm to humans

エ．the plastic in it is harmful to animals

〔 34 〕 次の英文に対する答えとして，本文の内容から考えて最も適するものを，ア～エの中から一つ選び，その記号を解答欄にマークせよ。

What is Moore trying to do about the garbage patch?

ア．To clean up the plastic in it.

イ．To get people to use less plastic.

ウ．To make people more aware of it.

エ．To use disposable knives and forks.

〔 35 〕 本文のタイトルとして最も適するものを，ア～エの中から一つ選び，その記号を解答欄にマークせよ。

ア．The Amount of Garbage People Produce

イ．The Recycling of Plastic Bottles in The Pacific Ocean

ウ．The Sailboat Race and Ocean Pollution

エ．The Threatening Great Garbage Patch

数　学

問題

29年度

B方式

1. 次の(1), (2)について，答だけを解答用紙の該当する □□□ 内に記入せよ。

(1) 実数 $a > 0$ に対して複素数 $z = a + \dfrac{1}{3}i$ を考える。$z + \dfrac{1}{z}$ が実数のとき，$a = {}^{\text{ア}}\boxed{}$ であり，そのときの $z + \dfrac{1}{z}$ の値は ${}^{\text{イ}}\boxed{}$ である。

(2) 方程式 $\log_2(x^2 + 7) - \log_{\sqrt{2}} |x - 2| = 1$ の 2 つの解を α, β とするとき，$\dfrac{1}{\alpha} + \dfrac{1}{\beta} = {}^{\text{ウ}}\boxed{}$ であり，$|\alpha^3 - \beta^3| = {}^{\text{エ}}\boxed{}$ である。

2. 3 辺の長さが $\mathrm{OA} = 2$，$\mathrm{OB} = \sqrt{3}$，$\mathrm{AB} = \sqrt{5}$ の $\triangle \mathrm{OAB}$ がある。$\overrightarrow{\mathrm{OA}} = \vec{a}$，$\overrightarrow{\mathrm{OB}} = \vec{b}$ として，次の各問に答えよ。

(1) 内積 $\vec{a} \cdot \vec{b}$ を求めよ。

(2) 辺 AB 上の点 P から辺 OA と辺 OB に下ろした垂線をそれぞれ PH と PK とし，$\overrightarrow{\mathrm{OH}} = h\vec{a}$，$\overrightarrow{\mathrm{OK}} = k\vec{b}$，$\overrightarrow{\mathrm{OP}} = x\vec{a} + (1 - x)\vec{b}$ とおく。h, k を x を用いて表せ。

(3) (2)において点 P が辺 AB 上を動くとき，HK の最小値を求めよ。

3. $0 \leqq \theta < \dfrac{\pi}{2}$ のとき，関数 $f(x) = x^3 - 3(\cos^2 \theta)x + \cos 3\theta$ について，次の各問に答えよ。

(1) $\theta = \dfrac{\pi}{3}$ のとき，$y = f(x)$ のグラフの概形をかけ。

(2) $\cos 3\theta$ を $\cos \theta$ の式で表せ。

(3) 方程式 $f(x) = 0$ がただ 1 つの実数解をもつとき，θ の値の範囲を求めよ。

化　学

問題　　　　　　　29年度

$$\boxed{\text{B方式}}$$

[注意]　必要であれば，以下の数値を用いなさい。

原子量：H = 1.0，C = 12.0，N = 14.0，O = 16.0，S = 32.0，Pb = 207.0

1.　問1は記述式，問2〜問5はマーク式

問1〜問5．次の文章を読み，各問の設問に答えなさい。

物質を構成する原子の中心には　ア　が存在し，　ア　は正の電荷をもつ　イ　と電荷をもたない　ウ　からできている。　ア　のまわりには負の電荷をもつ　エ　がとりまいている。各元素はそれぞれ固有の数の　イ　をもち，この数を　オ　という。また，　イ　と　ウ　の数の和を　カ　という。　オ　が同じでも，　カ　が異なる原子のことを，たがいに　キ　といい，特に，放射線を放出して　ク　するものを放射性　キ　という。

放射性　キ　の利用例として，化石などの年代測定がある。大気中において，宇宙からの放射線によって ^{14}N から生じる原子Aは，年代にかかわらず一定の割合で存在している。植物は，大気中と同じ割合の原子Aを，分子Bとして光合成によって取り込んでいる。しかし，植物が枯れたのちは，新たに分子Bが取り込まれることはないため，植物中の原子Aは徐々に　ク　により減少していく。したがって，植物化石中の原子Aと生きている植物中の原子Aの比率から，その化石となった植物が生息していた年代を推定することができる。

問1　空欄　ア　〜　エ　に最も適する語句を，解答欄に書きなさい。

問2　空欄　オ　〜　ク　に最も適する語句を，次の①〜⑭から選び，それぞれ解答欄にマークしなさい。

① 価　数　　② 原子番号　　③ 原子量　　④ 質量数　　⑤ 昇　華

⑥ 蒸　発　　⑦ 同位体　　⑧ 同族体　　⑨ 同素体　　⑩ 配　位

⑪ 閉　殻　　⑫ 崩　壊　　⑬ 放射能　　⑭ 融　解

問 3　原子 A および分子 B に関する以下の設問に答えなさい。

　　⑴　原子 A として最も適するものを，次の①～⑩から選び，解答欄にマーク
　　　　しなさい。

　　　　①　^{1}H　　　　②　^{2}H　　　　③　^{3}H　　　　④　^{12}C　　　　⑤　^{13}C

　　　　⑥　^{14}C　　　⑦　^{15}N　　　⑧　^{16}O　　　⑨　^{17}O　　　⑩　^{18}O

　　⑵　分子 B として最も適するものを，次の①～⑩から選び，解答欄にマーク
　　　　しなさい。

　　　　①　H_2O　　　②　CO_2　　　③　NO_2　　　④　CH_4　　　⑤　NH_3

　　　　⑥　H_2　　　　⑦　N_2　　　　⑧　O_2　　　　⑨　O_3　　　　⑩　SO_2

問 4　ある植物化石中の原子 A と生きている植物中の原子 A の比率が 1：16 で
　　　ある場合，この化石は ケ コ サ シ ス
　　　年前のものと推定される。ただし，原子 A の半減期は 5730 年とする。

　　　　空欄 ケ ～ ス に最も適する数値を，それぞれ解答欄にマーク
　　　しなさい。

問 5　日本の研究グループにより新たに発見された元素は，2016 年
　　　にニホニウム(Nh)と名づけられた。右のように表されるニホニ
　　　ウム原子の ウ の数は セ ソ タ ，
　　　また，エ の数は チ ツ テ である。

$^{278}_{113}$Nh

　　　　空欄 セ ～ テ に最も適する数値を，それぞれ解答欄にマーク
　　　しなさい。

2. マーク式

問１～問２. 次の文章を読み，各問の設問に答えなさい。

問 1　4種類の金属の単体A, B, C, Dについて実験を行い，Ⅰ～Ⅲの結果を得た。

Ⅰ. Aは常温で水と反応し気体を発生したが，B, C, Dは反応しなかった。

Ⅱ. Bのみが熱濃硫酸と反応しなかった。

Ⅲ. CとDを電極として希硫酸に入れ，両者を導線で結んだところ，電極C から電極Dに電流が流れた。

(1)　A～Dをイオン化傾向の大きな順に並べると

$$\boxed{ア} > \boxed{イ} > \boxed{ウ} > \boxed{エ}$$ となる。

　空欄 $\boxed{ア}$ ～ $\boxed{エ}$ に最も適するものを，次の①～④から選び，それぞれ解答欄にマークしなさい。

　　① A　　　　　② B　　　　　③ C　　　　　④ D

(2)　Ⅲにおいて，電極Dの表面で起こることとして適するものを，次の①～⑤から二つ選び，同じ解答欄にマークしなさい。

　　① 中和反応　　　　② 酸化反応　　　　③ 還元反応

　　④ O_2の発生　　　⑤ 電極の溶解

問 2　自動車のバッテリーなどに用いられている鉛蓄電池のように，充電により再使用することができる電池を　オ　電池という。鉛蓄電池の正極における鉛の酸化数は　カ　，負極における鉛の酸化数は　キ　であり，また，放電により鉛の酸化数が　ク　である化合物が両極板に付着する。この鉛蓄電池の電解質溶液として質量パーセント濃度 25 % の希硫酸 800 g を用い，2.0 アンペアの電流で 2 時間 40 分 50 秒間放電したところ，正極の質量は　ケ　。また，電解質溶液中の希硫酸の質量パーセント濃度は　コ　サ　％となった。ファラデー定数を $F = 9.65 \times 10^4$ C/mol とし，また放電中の水の蒸発は無視できるものとする。

(1)　空欄　オ　に最も適する語句を，次の①～⑤から選び，解答欄にマークしなさい。

　①　ボルタ　　②　ダニエル　　③　一　次　　④　二　次　　⑤　燃　料

(2)　空欄　カ　～　ク　に最も適するものを，次の①～⑬から選び，それぞれ解答欄にマークしなさい。

　①　－6　　　　②　－5　　　　③　－4　　　　④　－3　　　　⑤　－2
　⑥　－1　　　　⑦　0　　　　　⑧　＋1　　　　⑨　＋2　　　　⑩　＋3
　⑪　＋4　　　　⑫　＋5　　　　⑬　＋6

(3)　空欄　ケ　に最も適するものを，次の①～⑨から選び，解答欄にマークしなさい。

　①　9.6 g 減少した　　　②　6.4 g 減少した　　　③　4.8 g 減少した
　④　3.2 g 減少した　　　⑤　変化しなかった　　　⑥　3.2 g 増加した
　⑦　4.8 g 増加した　　　⑧　6.4 g 増加した　　　⑨　9.6 g 増加した

(4)　空欄　コ　と　サ　に最も適する数値を，それぞれ解答欄にマークしなさい。

3. 問 1，問 2，問 5 はマーク式，問 3，問 4 は記述式

問 1 ～問 5．次の文章を読み，各問の設問に答えなさい。

問 1 ベンゼンを原料として以下の反応により化合物 C を合成した。化合物 A およ
び化合物 C の構造として最も適するものを，次の①～⑫から選び，それぞ
れ解答欄にマークしなさい。

ベンゼン $\xrightarrow{\text{CH}_2=\text{CHCH}_3,\ 触媒}$ [化合物 A] $\xrightarrow{\text{O}_2}$ 過酸化物 B $\xrightarrow{\text{H}_2\text{SO}_4}$ [化合物 C]

① ⟨⟩-CH=CH-CH₃

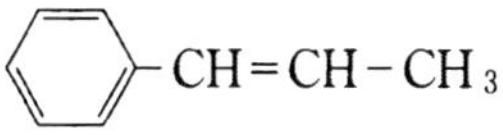

② ⟨⟩-CH₂-CH₂-CH₃

③ ⟨⟩-CH₂-CH=CH₂

④ ⟨⟩-CH(CH₃)(CH₃)

⑤ ⟨⟩-C(=CH₂)-CH₃

⑥ ⟨⟩-CH₂-CH₂-CH₂-OH

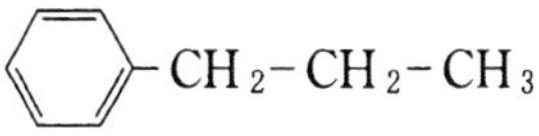

⑦ ⟨⟩-C(CH₃)(OH)(CH₃)

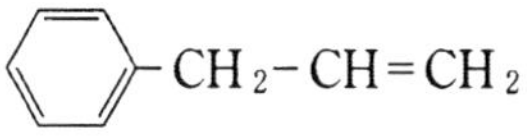

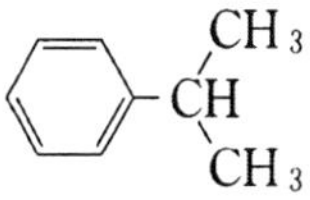

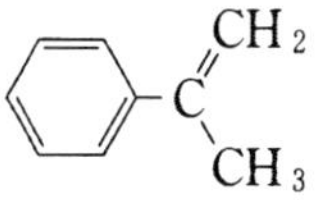

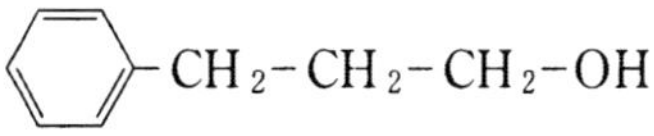

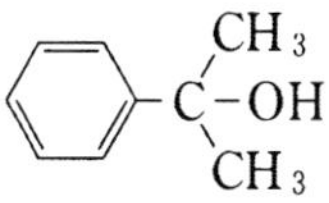

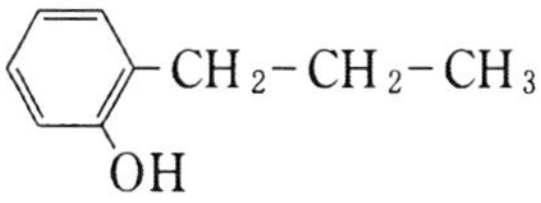

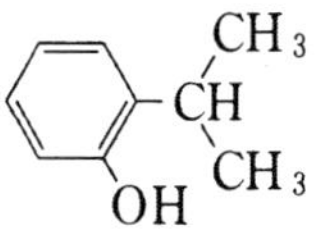

⑧ ⟨⟩(OH)-CH₂-CH₂-CH₃

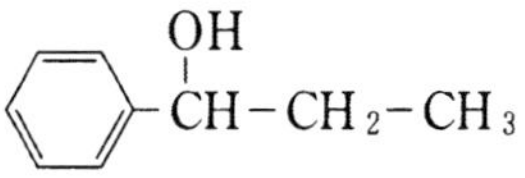

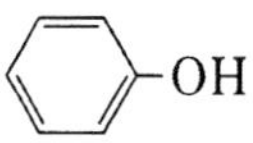

⑨ ⟨⟩(OH)-CH(CH₃)(CH₃)

⑩ ⟨⟩-CH(OH)-CH₂-CH₃

⑪ ⟨⟩-OH

⑫ ⟨⟩-COOH

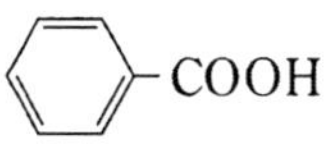

問 2 化合物 C をジエチルエーテルに溶かして，［ ア ］を加えて振り混ぜた
ところ，化合物 C は水層に移動した。

空欄 ［ ア ］に最も適するものを，次の①～⑤から選び，解答欄にマーク
しなさい。

① 酢酸水溶液 ② 希塩酸 ③ 水
④ 炭酸水素ナトリウム水溶液 ⑤ 水酸化ナトリウム水溶液

問 3　化合物 C のナトリウム塩と二酸化炭素を加熱・加圧して反応させたあと，希硫酸を加えると，化合物 D が得られた。化合物 D の構造を問 1 の選択肢にならって解答欄に書きなさい。

問 4　化合物 D と無水酢酸を混ぜ濃硫酸を加えて反応させたところ，化合物 E が得られた。この反応の化学反応式を，解答欄に書きなさい。

問 5　化合物 D をメタノールに溶かし濃硫酸を加えて加熱したところ，芳香のある化合物 F が得られた。

　　化合物 A および C～F のうち，塩化鉄(Ⅲ)の薄い水溶液を加えたとき，青紫から赤紫に呈色するものはどれか。次の①～⑤から<u>すべて</u>選び，同じ解答欄にマークしなさい。

　①　化合物 A　　　　　②　化合物 C　　　　　③　化合物 D
　④　化合物 E　　　　　⑤　化合物 F

4. 問1は記述式，問2～問7はマーク式

問1～問7．次の文章を読み，各問の設問に答えなさい。

α-アミノ酸は，　ア　基および　イ　基を含み，中性の水溶液中では双性イオンになっているが，塩基性水溶液中では，　ア　基は電荷をもたず，　イ　基は電荷をもっている。一般に，アミノ酸の検出や定量には，　ウ　反応が利用される。この反応によって，アミノ酸の水溶液は赤紫～青紫色を呈する。α-アミノ酸がペプチド結合によって重合した分子がタンパク質である。タンパク質の　ア　基は無水酢酸と反応させると，　エ　化される。

いま，各5個のα-アミノ酸がペプチド結合によってつながった，ペプチドAとBがある。このAおよびBを構成するα-アミノ酸の置換基の構造式を，以下に示す。

Aを構成するアミノ酸①～⑤の置換基

アミノ酸①：$-CH_2-CH(CH_3)-CH_3$

アミノ酸②：$-CH_2-CH_2-COOH$

アミノ酸③：$-CH(OH)-CH_3$

アミノ酸④：$-CH_2-\bigcirc$

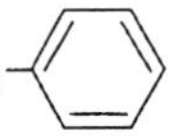

アミノ酸⑤：$-CH_2-CH_2-CONH_2$

Bを構成するアミノ酸⑥～⑩の置換基

アミノ酸⑥：$-CH_2-CH_2-S-CH_3$

アミノ酸⑦：$-CH_2-CH_2-CH_2-CH_2-NH_2$

アミノ酸⑧：$-H$

アミノ酸⑨：$-CH(CH_3)-CH_2-CH_3$

アミノ酸⑩：$-CH_2-COOH$

問 1　下線部のアミノ酸の双性イオンの構造式を，置換基をR として，解答欄に
　　　書きなさい。

問 2　空欄　　ア　　～　　エ　　に最も適する語句を，次の①～⑫から選び，そ
　　　れぞれ解答欄にマークしなさい。

　　　　①　アセチル　　　　　②　アミノ　　　　　③　アルデヒド
　　　　④　エチル　　　　　　⑤　カルボキシ　　　⑥　キサントプロテイン
　　　　⑦　ジアゾ　　　　　　⑧　ニンヒドリン　　⑨　ビウレット
　　　　⑩　ヒドロキシ　　　　⑪　メチル　　　　　⑫　ヨウ素デンプン

問 3　以下の(オ)～(ク)に該当するアミノ酸を，ペプチドA およびB を構成する
　　　アミノ酸①～⑩の中から選び，それぞれ解答欄にマークしなさい。ただし，同
　　　じものを何度選択してもよい。
　　　(オ)　光学異性体をもたないアミノ酸
　　　(カ)　立体異性体を 4 つ以上もつアミノ酸を二つ
　　　(キ)　たがいに構造異性体の関係にあるアミノ酸を二つ
　　　(ク)　等電点の最も高いアミノ酸

問 4　ペプチドA を酸で加水分解して生じたアミノ酸を調べたところ，4 種類し
　　　か検出されず，このうち 1 つのアミノ酸は他のアミノ酸に比べ 2 倍量検出され
　　　た。検出されなかったアミノ酸はどれか。アミノ酸①～⑤から選び，解答欄に
　　　マークしなさい。

問5　ペプチドAとBの水溶液に，それぞれ水酸化ナトリウム水溶液を加えて加熱した後，酢酸鉛(Ⅱ)水溶液を加えた。その結果，AとBの水溶液はそれぞれどのような変化を生じたか。最も適するものを，次の①～⑦から選び，解答欄にマークしなさい。

①　Aの水溶液のみ黒色沈殿を生じた

②　Aの水溶液のみ白色沈殿を生じた

③　Bの水溶液のみ黒色沈殿を生じた

④　Bの水溶液のみ白色沈殿を生じた

⑤　両方の水溶液とも黒色沈殿を生じた

⑥　両方の水溶液とも白色沈殿を生じた

⑦　両方の水溶液とも沈殿を生じなかった

問6　ペプチドAとBの水溶液に，それぞれ濃硝酸を加えて加熱し，冷却後アルカリ性にした。その結果，AとBの水溶液はそれぞれどのような変化を生じたか。最も適するものを，次の①～⑥から選び，解答欄にマークしなさい。

①　Aの水溶液のみ橙黄色を呈した

②　Aの水溶液のみ赤紫色を呈した

③　Bの水溶液のみ橙黄色を呈した

④　Bの水溶液のみ赤紫色を呈した

⑤　両方の水溶液とも橙黄色を呈した

⑥　両方の水溶液とも赤紫色を呈した

問7　ペプチドBを無水酢酸と反応させた場合，　エ　化によって，Bの分子量は　ケ　　コ　増加する。

空欄　ケ　と　コ　に最も適する数値を，それぞれ解答欄にマークしなさい。

5. 問1，問3，問5(1)は記述式，問2，問4，問5(2)はマーク式

問1～問5．次の文章を読み，各問の設問に答えなさい。

合成高分子化合物には，私たちの生活に欠くことのできない重要なものが数多く存在する。ビニル基($CH_2=CH-$)をもつビニル化合物は， ア 重合反応によって高分子化合物になる。この高分子化合物は，加熱すると軟化し，冷却すると再び硬化する性質をもつ イ 性樹脂である。例えば，a)ポリスチレンは，スチレン($CH_2=CH-$⟨ ⟩)の重合によって合成され，食器用透明容器などに利用されている。b)ポリスチレンを濃硫酸と反応させると，ベンゼン環のp-位にスルホ基が結合した樹脂が合成され，これは水溶液中のイオンを交換する性質をもつ。実用上は，架橋により強度等を向上させた樹脂を， ウ イオン交換樹脂として利用している。一方，c)スルホ基の代わりに$-N^+(CH_3)_3$を結合させると， エ イオン交換樹脂として利用できる。

問1　空欄 ア ～ エ に適する語句を，それぞれ解答欄に書きなさい。

問2　下線部a)のポリスチレンの平均重合度が350の場合，平均分子量は， オ ． カ キ $\times 10^4$ である。

空欄 オ ～ キ に最も適する数値を，それぞれ解答欄にマークしなさい。

問3　下線部b)で得られた樹脂の繰り返し部分の構造を，記入例にならって解答欄に書きなさい。

記入例：
$$-\left[CH_2-\underset{\underset{CH_3}{|}}{C}=CH-CH_2\right]_n$$

問4　下線部b）で得られたイオン交換樹脂をカラムに詰め，0.01 mol/L の塩化カリウム水溶液をカラムの上から 10 mL 流し，さらに 90 mL の純水を流して，カラムの下から合計 100 mL の液を集めた。この流出した液の pH は，およそ　　ク　　である。なお，塩化カリウム水溶液を流したとき，交換可能なイオンはすべて交換されたものとする。

　　空欄　　ク　　に最も適する数値を，次の①～⑭から選び，解答欄にマークしなさい。

① 1　　② 2　　③ 3　　④ 4　　⑤ 5　　⑥ 6　　⑦ 7
⑧ 8　　⑨ 9　　⑩ 10　　⑪ 11　　⑫ 12　　⑬ 13　　⑭ 14

問5　下線部c）に関する以下の設問(1)，(2)に答えなさい。

(1)　このイオン交換樹脂をカラムに詰め，酢酸アンモニウム水溶液をカラムの上から流したとき，起こる反応の化学反応式を，解答欄に書きなさい。ただし，反応前のイオン交換樹脂を $R-N^+(CH_3)_3(OH^-)$ とする。

(2)　上記の反応において結合したイオンをカラムから流出させるためには，カラムの上から何を流すのがよいか。適するものを，次の①～⑥から二つ選び，同じ解答欄にマークしなさい。

① 希塩酸　　　② 希アンモニア水溶液　　　③ 25 ℃ の純水
④ 4 ℃ の純水　　　⑤ 塩化ナトリウム水溶液　　　⑥ エタノール

英 語

解答

29年度

1
〔解答〕
(1) イ　　(2) ア　　(3) ア　　(4) ウ
〔出題者が求めたポイント〕
(1) communication 「情報伝達」
(2) fall sound asleep 「熟睡する」
(3) Will you do me a favor?「お願いがあるのですが」。
(4) 直後の to がヒント。Exposure to radiation「放射能の被ばく」
【問題文の和訳】
(1) ラジオや電話、テレビは重要な情報伝達手段である。
(2) ビルはベッドに向かい、すぐに眠りに落ちた。
(3) お願いがあるのですが、私を駅まで送ってもらえますか。
(4) 放射能の被ばくは危険であるので、科学者は防護服を着ている。

2
〔解答〕
(5) エ　　(6) カ　　(7) ア　　(8) オ
〔出題者が求めたポイント〕
Jason と Maria は友人で、レストランで食事している。
Jason：ここはランチにはとても良いレストランだね！ここにボクを招いてくれてありがとう。
Maria：どういたしまして。また会えてうれしいわ。
Jason：ボクもだよ。最近何してるの？
Maria：自分のハイテクのお店用の商店をたくさん買っているわ。
Jason：(5)それって大変？
Maria：結局必要な物は、ほとんどネットにあることが分かったの。
Jason：(6)それは役立つに違いないね。
Maria：ネットを使わなければ、利益を出すのはもっと難しいと思うわ。
Jason：君の客はこうしたものを、直接ネットで買えると僕には思えるんだけど。
Maria：素直に言って、買えるわ。(7)でも、うちの客は買う物を見たいのよ。
Jason：特別割引をゲットする方法を何か見つけた？
Maria：ええ、大量注文をしたとき、値段が安くなるの。
Jason：ネットショッピングは、君にはうまく行っているようだね。ボクの経験では、あまりうまく行かなかったけど。
Maria：分かるわ。(8)それは、服や靴を買うには最善の方法じゃないわね。
Jason：どんな買い方をするにせよ、買い物客は注意しないとね。
Maria：その通り。

選択肢訳
ア　でも、うちの客は買う物を見たいのよ。
イ　ひとりで買い物に行くと、私は衝動買いしてしまう。
ウ　私はフェイスブックを始めた。
エ　それって大変？
オ　それは、服や靴を買うには最善の方法じゃないわね。
カ　それは役立つに違いないね。

3
〔解答〕
(9) ウ　　(10) キ　　(11) ア　　(12) キ
〔出題者が求めたポイント〕
(9) no matter where S V 「どこで SV だとしても」
　No matter where you go in Japan, you will be able to find a convenience store. が正しい語順である。
(10) on one's way home from A 「A からの帰り道」
　I was caught in a shower and got wet through on my way home from school. が正しい語順である。
(11) 時間を表す副詞句と場所を表す副詞句は＜場所＞→＜時間＞の順で置く必要がある。
　My father goes jogging in the park for nearly half an hour before breakfast to stay in good health. が正しい語順である。
(12) Nothing makes me happier than chatting with a close friend over coffee. が正しい語順である。

4
〔解答〕
(13) impossible　　(14) account　　(15) finds
(16) asked
〔出題者が求めたポイント〕
(13) There is no Ving 「Ving できない」
　書き換えた英文が形式主語構文を取っていることから判断する。
(14) on account of A 「A によって」
(15) find fault with A 「A の粗探しをする」
(16) 疑問文の間接話法は通常、伝達動詞には ask を用いる。

5
〔解答〕
(17) led　　(18) impressed　　(19) inherited
(20) gone
〔出題者が求めたポイント〕
(17)「子供の手を引く」という日本語から lead を使うと判断。時制も同様に与えられた日本語から過去であると考える。
(18) impress は「感銘を与える」を表す動詞。本問で

は受動態で使われている。

(19) inherit は「受け継ぐ」を表す動詞。本文では現在完了で使われている。

(20) go down は「熱が下がる」を表す。本文では現在完了の否定文で使われている。

6

〔解答〕

(21) ア　　(22) イ　　(23) ウ　　(24) エ　　(25) ア
(26) ウ　　(27) ウ

〔出題者が求めたポイント〕

(21) 過去と現在の対比に着目する。過去においては手術ロボはフィクションであったが、今日ではそれが現実のものになっているという形を取れば良い。

(22) 古くからある術式に関しての記述は2パラのみであるので、2パラで言及されていない選択肢を選べば良い。アの大きな切開に関しては1行目、ウの細菌による感染は8行目、エの長期間の回復期間に関しては5行目に記述がある。

(23) 直前と直後の内容から判断する。instead 「その代わり」

(24) 鍵穴手術の不便な点に関しては、直後に記述がある。動きが外科医の動きたい方向と逆の動きをしなければならない点である。

(25) ダヴィンチ手術と鍵穴手術の違いは、3パラの5行目以降に記述がある。反直感的である鍵穴手術に対して、ダヴィンチ手術は直感的な動きができる。

(26) ダヴィンチ手術には特別な免許が必要だという点に関しては言及されていない。

(27) 本文内容と一致する選択肢を選ぶ問題。
　ア…お金に関してはこの英文では言及されていない。
　イ…鍵穴手術もダヴィンチ手術もいくつかの症例が報告されていることからもこの選択肢は誤り。
　ウ…6パラの内容に一致。
　エ…医療過誤の増減に関してはこの英文では触れられていない。

〔全訳〕

　手術室で使われるロボット設備の考えというのは、かつてSF映画の世界だけで見られるものもだった。今日、ある種の手術ロボの使用はもはや見せかけではないのである。それは現実なのだ！

　伝統的な手術の手順では、内臓に直接接触する経路を得るために、患者の体に大きな切開をする手法が必要だった。高度に専門化し、複雑な手法を実行する心臓外科医にとって、患者の胸部に大きな切開をし、心臓を露出するために胸骨を割るということはかつては一般的だった。患者は術式のトラウマや胸骨の割ったこと、切開したことによる大きな傷から立ち直る必要があった。この種の切開を伴う術式を経験した患者は、バクテリアが切開した傷口に感染することがあるので、よく感染症を起こす傾向にある。加えて、長期間の回復期間を要するのだ。

　「鍵穴手術」として知られる術式が最近より一般的に

なってきた。この術式は外科医が大きな切開をする必要性を無くしたのだ。その代わり、手術をする場所の近くに2、3箇所、1センチくらいの小さな切開をする。そして箸のような長い道具を小さな切開口から体内に挿入する。これらの道具の端には通常の手術道具に似た小さな器具が付いている。内視鏡と呼ばれる小さなカメラも切開口の1つから挿入される。そのカメラは大きなモニターに患者の体内で起こっていることを映し出すので、医者は何が起きているのか、どこに器具を置くのかを見ることができるのだ。鍵穴手術の不便な点は、反直感的であるということである。医者が器具を左に動かしたいと思うと、反対に右に器具を動かさなければならないのだ。

　他の技術的な進歩もまた今日の手術室では使用されている。「ダヴィンチ手術」と呼ばれる新しい機械がアメリカの病院では試験的に使われている。このロボット装置は外科医が3つの小さな切開口を開ける必要がある。そのうち2つは器具を挿入するためで、残りの1つは内視鏡のためのものである。鍵穴手術とは異なり、ダヴィンチロボットの動く部分は外科医の手や手首の動きを模倣して作られているので、動かしやすさや感覚を与えてくれるのだ。患者から数フィート離れた操作台に座り、外科医は器具を動かすことができる高感度のパッドを固定したり、動かしたりすることで手術を行うことができる。外科医が処置する部分は操作台に設置されたスクリーンに大きく映し出される。これは古くからの手術をするときに外科医が見ていたであろうものに似たリアルな3次元の視点を与えてくれるのだ。

　ダヴィンチは試用段階であるが、多くの外科医から革命的だと歓迎されている。深刻な病気をもつ患者は未だに古くからある外科手術を受けなければならないが、小さな切開口で侵襲性の低い術式は身体的なトラウマが少ないので、短期間で回復するということを意味する。いくつかの事例では、ダヴィンチを使用した場合、入院している期間が半分になったこともあった。マイナス面では、外科医の経験不足から、手術時間が50分長くなったこともあった。外科医がこの機械になれるにつれて、術式に必要な時間も短くなっていくだろう。

　テクノロジーが医療の分野で発展を続ければ、ロボットは手術室にずっといる存在になるかもしれない。

7

〔解答〕

(28) ウ　　(29) ア　　(30) エ　　(31) ア　　(32) ア
(33) エ　　(34) ア

〔出題者が求めたポイント〕

(28) and で接続されている sometimes when we're not aware と対比の関係になると考える。

(29) GPS を使って保護者が何を確かめたいことを選べば良い。

(30) battle cry for A　「A のスローガン」
　何に対してのスローガンなのかを選べば良い。

(31) 第2段落の要旨を答える問題。

ア：労働者の正確な場所を知ることができるように
GPS を使用する雇用者もいる。
　→一致
イ：事務所に帰る道を見つけるために、GPS を使用
する雇用者もいる。
　→目的が誤り。
ウ：自分を追跡するために GPS を使う雇用者に文句
を言う労働者もいる。
　→記述なし
エ：GPS のついた携帯電話を持った労働者の中には
ワークトラックを簡単に操る者もいる。
　→ワークトラックを労働者が操作すると言う記述は
ない。
(32)第 3 段落の要旨を答える問題。
ア：雇用者も被雇用者も労働者の位置を追跡すること
で恩恵を受けている。
　→一致
イ：GPS システムは人々がどれくらいのスピードで
運転しているのかを監視するために使われうる。
　→要旨ではない。
ウ：保証会社は追跡技術を使っているビジネスを好む。
　→記述なし
エ：GPS のついた携帯電話を持っている労働者はス
ピードを出すべきではない。
　→スピードを出すべきではないと言う記述はない。
(33)第 5 段落の要旨を答える問題。
ア：「ジオスレイブ」は主人の動きが支配された時に
発生する。
　→「ジオスレイブ」は主人ではなく労働者の行動を
捕捉する。
イ：GPS から得た情報は電話記録に保存される。
　→記述なし
ウ：ワイヤレス技術が私たちの自由を拡大しても不思
議ではない。
　→反対の内容
エ：GPS による追跡によって、携帯電話は自由を制
約する装置に変わるだろう。
　→一致
(34)筆者の主張を答える問題。
ア：彼はワイヤレス技術が人々のプライバシーや個人
の自由を危険に晒すかもしれないと信じている。
　→筆者の意見に一致。
イ：彼はワイヤレス技術が、親が子供の居場所をわか
る手助けをしてほしいと願っている。
　→筆者は特段願っていない。
ウ：彼は企業が労働者を追跡するために GPS を導入
するべきだと考えている。
　→記述なし。
エ：彼は GPS 技術を使うことが「ジオスレイブ」の
始まりをもたらすことを強く疑う。
　→筆者の立場に反する。

〔全訳〕
　我々は諸刃の剣としてテクノロジーの概念に慣れ親し

すぎており、ワイヤレスのテクノロジーも例外ではな
い。確かに、ワイヤーやケーブルをなくすという考えは
ワクワクする。私たちはどこへ行こうと、仕事や愛する
人、リアルタイムでのスポーツの得点と親密な接触を保
つ。しかし、この同じ絶えざる接絶が、ときに自ら許可
し、またときに気づかずに、まるでフェデックスの荷物
のように携帯電話につきまとわれ、追いかけ回される未
来をもたらすことになるかもしれない。
　どのようにしてこれが機能しているのかを理解するた
めに、カリフォルニアの「携帯サービス」製作会社ア
リーゴ社の商品であるワークトラックを見てみよう。こ
のシステムは外で仕事をしている労働者の労働時間をコ
ンピューター処理し、確認したい雇用者に売られてい
る。最初の顧客は空調設備を扱っている企業だった。事
務所のコンピューターに正確な現在地を知らせてくれる
GPS 付きの携帯電話を労働者は持っている。彼らの動
きは雇用者が持っている Geo Fence で確認することが
でき、仕事をしている場所をマーキングしてくれるの
だ。（これはペット管理のテクノロジーのように不愉快
に聞こえる。犬が裏庭を越えようとするとショックを与
えるあの「目に見えないフェンス」だ。）
　「正しい場所に彼らがいないのであれば、彼らは本当
は仕事をしていないのだ。」とアリーゴ社の CEO（最高
経営責任者）であるロバートスミスは言う。「彼らがい
るべき場所にいないという通知は事務所に届くのです。」
このシステムはまた、どれくらいのスピードで労働者
が移動しているのかを追跡してくれるので、スピード違
反する人はいないということを雇用者は保険会社に立証
することができるのだ。雇用者には労働者を監視する権利
があるので、このすべてのことはもちろん完璧に合法で
ある。スミス曰く、このシステムは労働者が仕事をして
いる時間への信用を得ることができるので、彼らはこの
テクノロジーを気に入っているという。
　ワークトラックは人間を追跡する数あるサービスのう
ちの 1 つでしかない。親は子供が安全であるかを確かめ
るために同じような手段を用いる。加えて多くのドライ
バーはすでに、安全確認装置が運転中 GPS を使用する
ことを許可している。携帯電話会社が、すべての携帯に
持ち主の正確な場所を示す GPS をつけなければならな
いという法律に従うにつれて、この慣行が劇的に拡大す
るのを見よ。
　追跡される可能性は「携帯電話の自由をひっくり返す
ことになる」と情報セキュリティーセンターのマーク
ロッテンバーグは言う。彼の懸念は政府の監視とデータ
ベースへの人間の動きの貯蔵である。実際、GPS 信号
からの情報を保管すれば、一定期間の個人の動きを記録
することなど（携帯記録の保管同様）簡単なことだろう。
より悲観的な見方が、「ジオスレイブ」の始まりを警告
する 2 人の研究者によって提唱されている。「ジオスレ
イブ」の定義は「主人が奴隷の動き全ての物理的な時
間・場所・速度・方向を支配する行為」である。
　私の推測では、拡散する追跡の採用、は私たちの意思
に反するものではなく、まず同意の上で行われるだろう

ということだ。他の諸刃の剣の道具と同様、利益がすぐ明らかである一方で、プライバシーへの欠点も徐々に明らかになってくる。最初の魅力は恐怖に基づくものだろう。雇用者が労働者の追跡をしているのに加えて、保護者は子供が GPS 装備を持っているのでいつでも子供を追跡することができると主張するだろう。第 2 段階はナビゲーションから「友達検索」（ネット仲間が声の届く範囲にいると教えてくれるシステム）に到るまで、場所特定サービスが私たちの生活をより効率よく、喜びあふれるものにしてくれるにつれて生じるだろう。

　しかし遅かれ早かれ、私たちの行動から得られた情報は私たちの「位置プライバシー」―もはやそれが全くなくなってはじめて知るだろう単語だが―を侵害するということに我々は気付くだろう。Spying with Maps の著者であるマークマンモニーは語る「新たなワイヤレス時代のスローガンがある。Geo fence は俺を拘束するな」。

B 方式

1

〔解答〕

(1) イ　　　(2) エ　　　(3) ウ　　　(4) イ　　　(5) ア

〔出題者が求めたポイント〕

(1) keep O C の受動態、be kept C

(2) in recent years が含まれる場合、動詞の時制は現在完了形または過去形にする。選択肢には過去形がないので、エが正解。

(3) （　　）to the party で分詞句

(4) The sun（　　）で分詞句（分詞構文）

(5) on earth で疑問詞の強調

【問題文の和訳】

(1) 霧が晴れるまで私たちは空港で数時間ずっと待っていた。

(2) 最近、科学者は新しい宇宙のイメージを描いている。

(3) このパーティーに招かれた人は皆女性だった。

(4) 太陽が沈んだので、私たちは家に帰った。

(5) 一体どうしたの？すごく怖がってるね。

2

〔解答〕

(6) キ　　　(7) イ　　　(8) カ　　　(9) オ　　　(10) ア

〔出題者が求めたポイント〕

(6)「もう 1 切ケーキを食べてもいいですか？」に答える問題。キの「ごめんね。全部なくなっちゃった。」が正解。

(7)「寝る前までに宿題を終わらせなければならない。」に答える問題。イの「心配ないよ。そのつもりだよ。」が正解。

(8)「梅雨が終わって嬉しいよ。」に答える問題。カの「私もだよ。終わらないと思ってたんだけどね。」が正解。

(9)「どれくらいこの職場で働いているの？」に答える問題。オの「2005 年の 4 月から」が正解。

(10)「いつボールは発ったの？」に答える問題。アの「約 30 分前だよ」が正解。

3

〔解答〕

(11) every　　　(12) way　　　(13) in　　　(14) help

(15) rule

〔出題者が求めたポイント〕

(11)「～ごとに」は every を使う。

(12) have ~ one's own way　「～を意のままにする」

(13) look 人 in the face　「人の顔を見る。」

(14) help oneself to A　「A を自由にとって食べる。」

(15) make it a rule to V　「to V することにしている。」

4
〔解答〕
(16) ア　　(17) ア　　(18) イ　　(19) イ　　(20) イ

〔出題者が求めたポイント〕
(16) bring about A 「Aを引き起こす」
(17) do away with A 「Aを廃止する」
(18) look over A 「Aを調査する」
(19) set up A 「Aを設立する」
(20) be ignorant of A 「Aについて知らない」

5
〔解答〕
(21) イ　　(22) ア　　(23) エ　　(24) ア　　(25) ウ
(26) ア　　(27) ア　　(28) ア

〔出題者が求めたポイント〕
(21) ネコの社会的地位に関しての問題。ネコが社会的に優遇されているのは第2段落での話。ア、ウ、エは全て第2段落で記述がある。
(22) 空欄の直後の不定詞に注目。この不定詞は空欄を修飾する形容詞的用法であり、空欄には「能力」を表すアを入れるのが適切。
(23) 下線部の具体的な内容は第3段落に記述がある。
(24) 空欄の直後の内容から、ネコは魔女（人間）と共に罰せられていることからも魔女に「親しい」関係であるということがわかる。
(25) 下線部の内容は第4段落の内容から判断する。第4段落の内容は「新築の建物を建てる時にネコを生き埋めにする」ことと、「黒猫が目の前を通ると不幸がある」の2点である。
(26) come up with A 「Aを思いつく」
(27) 第5段落4～5行目より、イヌとネコを両方飼っているのは全体の1/3の1/3である。よって約10%とわかる。
(28) 本文で述べられていないものを選ぶ問題。
　　ア　ネコの遺伝子的進化…記述なし
　　イ　ネコの歴史上の社会的立場…2～4段落の内容
　　ウ　ネコの現在の人気…5段落の内容
　　エ　ネコと人間の関係性…6段落の内容

〔全訳〕
ネコについて話をするとき、中立はないように思える。人々はネコを愛するか、嫌うかのどちらかだ。これらの感情は新しいものではない。歴史を通じて、ネコは崇拝されるか嫌われるかなのだ。古代文書の研究や墓で見つかった証拠によると、ネコは過去5000年の間、中国やアラブ、エジプト、インドでペットとして飼われてきた。しかしながら、これはイヌとは比べ物にならず、イヌは50000年に渡って飼われているのである。しかし、ネコは飼われている期間は短いが、決定的に良いところと悪いところがある。

ネコは古代エジプトにおいてペットとして非常に高い地位を得ていた。ファラオの時代には、世界中の他の地域と比べても、最もネコがたくさんいたのだ。このネコの数の多さはおそらくネコを保護する法律によるもので

ある。ネコは月の神であるバストと関連づけられていて、そのため聖なる動物としてエジプト人は崇拝していた。もしネコを捕まえ殺すと、その人は死刑に処されたのだ。エジプトの家族はまた、ネコの死を悼み、埋葬する前にネコの体を布で包んでいた。ネコへのこの敬意は寺院へ入ることが唯一の動物であったローマ帝国へと引き継がれた。この事実はおそらくネコのネズミを寺院から追いやる能力によるものであろう。

ヨーロッパの暗黒時代の訪れと共に、社会におけるネコの立場は悪い方向へ向かった。ネコはエジプトやローマ帝国の古い宗教と強い結びつきがあったので、キリスト教とは異教徒の信条と結びつけたのだ。ネコは魔女の使いとして名が高かった。人が魔女の疑いをかけられると、ネコが使われたのだ。ネコは人間に真実を述べさせる拷問され、人もネコも火あぶりや水攻めにされるのだった。この時期、ネコの火あぶりはとても一般的なものだった。

魔女狩りの日々が終わっても、ネコに関しての他の神話は残り続けた。しばらくの間、ある場所の人々は幸運のために新築で建物を建てるとき、ネコを生き埋めにするのだった。また、多くの人は今日でも黒猫は悪運を引き寄せると信じている。もし黒猫が人の前を歩くと、その人は近い将来何か危険な目に会うかもしれないことに余計に注意を払わなければならない。

迷信に関わらず、今日でもネコは人気なペットである。ネコの専門家の中には、ネコは野生化し、いつでも逃げ出すので飼いならすことはできないという人もいる。しかしながら、この主張を無視し、ネコを飼い続けているのだ。アメリカの3分の1の家庭ではネコを飼っており、さらにその3分の1の家庭はイヌもネコも飼っているのだ。特に大都市では、小さなアパートに住む多くの人にとってネコはイヌよりも都合の良いペットなのだ。

ネコを神として崇拝していなくても、ネコを自分の子供のように思っている人はいる。こうした飼い主はネコを健康で幸せでいるためになんでもしようとしている。ネコが何を伝えたいのかいつも不思議に思っている飼い主にとって、日本の企業は完璧な発明品を思いついた。2003年、タカラトミーはミャオリンガルというネコの翻訳機を公開した。ミャオリンガル携帯電話、ディスプレイ、ネコの声を分析する分析機を、ネコが言おうとしている200のフレーズを判断するために使うのだ。

6
〔解答〕
(29) ア　　(30) イ　　(31) イ　　(32) イ　　(33) エ
(34) ウ　　(35) エ

〔出題者が求めたポイント〕
(29) ムーアが何をしていたのかを問う問題。第2段落1行目が解答根拠である。
(30) なぜゴミの塊が見つからなかったを問う問題。第2段落5行目が解答根拠である。
(31) なぜカーティス・エベスメイヤーが海流について調

べていたのかを問う問題。第4段落3行目が解答根拠。

(32) ア：北太平洋還流という風や海流のパターンはこのゴミを集める。

イ：この還流の真ん中に入ったものはどんなものでも閉じ込められてしまう。

ウ：この自然と閉じ込められてしまう過程は数百万年間続いているのだ。

エ：水中のこの還流は時計回りに回転する。

ア→エ→イ→ウの順番に並び替えれば良い。

(33) 第7段落の内容が根拠。第7段落は海中のプラスチックを動物が食べることによる悪影響の話。

(34) 問題文：ムーアは Great Garbage Patch について何をしようとしていますか。

最終段落の最終行が解答根拠。

(35) 本文のタイトルとして適切なものを選ぶ問題。この文章のテーマは Great Garbage Patch であることを読み取る。

〔全訳〕

太平洋の大部分はプラスチックゴミの海で窒息しかけている。科学者の中にはアメリカの面積と同じくらいの大きさだという人もいるが、1997 年までほとんどの人はそのことに気づいていなかった。その時、チャールズ・ムーアという冒険家は衝撃的な発見をし、科学者はあまりにひどい真実を学んだのだ。

ムーアはレースに参加していたヨットのキャプテンを務めていた。彼はハワイからカリフォルニアに帰る計画を立てていた。通常のルートでは南に行くのだが、その時は東へ向かった。風がかなり強く、ボートは早く進むのだ。しかし、ムーアは急いでいなかった。彼は風が弱く、ゆっくり進む東に進むことを決めた。この地域を訪れる人はほとんどいないので、ムーアはほぼ未知の海域を進んでいくことになった。

誰もいない北太平洋でムーアが見つけたものは衝撃的なものだった。水面の下に浮かんでいるのはプラスチックゴミの「スープ」だった。それは、リンゴの種ほどの大きさの小さなプラスチック片が何十万も集まったものだった。それらは船が進むにつれて、船側でカチカチ音を立てた。買い物袋やペットボトルのような毎日のプラスチックゴミがこのプラスチック片の中に捕まっていた。最も近い街から数千マイル離れた沖において、ムーアが見える限りゴミの海が広がっていたのだ。

ムーアと研究者のカーティス・エベスメイヤーはこの地域を Great Garbage Patch と呼び始めた。エベスメイヤーは海洋ゴミの専門家である。1990 年代、彼はスポーツシューズとプラスチック製のお風呂用おもちゃの積荷を海に流出させた海洋事故を研究した。海流は靴やおもちゃを押し流した。この物の流れは太平洋のどの場所に流れがあるのを明らかにした。

海洋学者は北太平洋のゴミが集積することには驚かない。北太平洋旋廻という風と海流のパターンはこのゴミを集める。この旋廻の水は時計回りに回転する。この旋廻の真ん中に入ったものはどんなものでも閉じ込められてしまう。この自然の捕獲過程は数百万年間続いている

のだ。食べ物や木の小枝、紙のような有機ゴミはバクテリアや化学物質によって分解される。これは元の物質に戻り、再び環境へと戻るのだ。違いはこのゴミの大半はプラスチックであり、プラスチックは無機である。海中のバクテリアや化学物質はそれを分解することができない。それゆえプラスチックは数百年もいや数千年も環境に残るのだろう。

海洋学者の中にはムーアの報告を疑う者もいる。なぜ人工衛星の画像はこの区画を示さないのか。どこからこの全てのプラスチックはやってきたのか。これは本当に問題なのか。もしそうだとして、どのようにしてそれを解決するのか。ムーアは Great Garbage Patch からの帰りにいくつかの答えを見つけていた。人工衛星に映らないのは水面に隠れてしまっているからである。ゴミの中には船からのものもあるが、大半は太平洋の隣接している街から流出したものである。

プラスチックが動物に有害なものであるため、Great Garbage Patch は本当に問題なのである。魚や鳥にとって、プラスチックのかけらは食べ物のように見える。動物はそれを食べ、プラスチックは体内に溜まっていく。これによって、動物は本当の食べ物を食べられなくなる。毒素がプラスチックに吸着されるので、海水からの毒素もまた、動物の体内に入っていく。これらの毒素によって動物は死んでしまったり、病気になったりするのだ。

ムーアは最大の疑問に答えられていない。私たちは何をすべきなのか。この区画は綺麗にするのには大きすぎ、また深すぎるのだ。たとえ誰かが今日プラスチックゴミを取り除いたとしても、新しいゴミがまたやってくる。人々はプラスチックを使うのをやめないだろう。実際、ナイフやフォークといったプラスチック製品は使い捨てとして作られている。太平洋に近い街が大きくなるにつれて、流出するゴミの量も増える。今のところ、ムーアができることと言えば、Great Garbage Patch についての事実を集めることと、世界がこの深刻な環境問題に注意を払うのを確認することだけだろう。

数　学

解答

29年度

❶

〔解答〕

(1)　ア. $\dfrac{13}{36}$　イ. $\dfrac{17}{24}$

(2)　ウ. $\dfrac{5}{8}$　エ. $\dfrac{9}{34}$

〔出題者が求めたポイント〕

(1)　確率

　点の移動は具体例を考えてから解くとよい。

(2)　平面ベクトル

　エは交点の位置ベクトルを用いて解いてもよいが、平面図形の性質を利用した方が早く解ける。

〔解答のプロセス〕

(1)　ア　さいころを2回振ってPが原点にあるのは、

　　　① 1の目、2or3の目が1回ずつ出る

　　　② 4, 5, 6の目が2連続で出る

　のいずれかで、①と②は排反である。

　よって、$2 \times \dfrac{1}{6} \times \dfrac{1}{3} + \left(\dfrac{1}{2}\right)^2 = \dfrac{13}{36}$

　イ　3回投げたときにPが原点にあるのは

　　　① 1の目、2or3の目、4～6の目がそれぞれ1回ずつ出る

　　　② 4, 5, 6の目だけが3連続で出る

　のいずれかで①と②は排反である。

　よって、Pが原点にない確率は、

$$1 - \left\{ 3! \times \dfrac{1}{6} \times \dfrac{1}{3} \times \dfrac{1}{2} + \left(\dfrac{1}{2}\right)^3 \right\} = \dfrac{17}{24}$$

(2)　ウ　△OABの重心$G(\vec{g})$は、$\vec{a}$, $\vec{b}$を用いて

$$\vec{g} = \dfrac{1}{3}\vec{a} + \dfrac{1}{3}\vec{b}$$

　と表せる。また、

$$\overrightarrow{OP} = \dfrac{3}{8}\vec{a}, \quad \overrightarrow{OQ} = \dfrac{5}{8}\vec{b}$$

　を用いて

$$\vec{g} = \dfrac{1}{3}\overrightarrow{OP} + \dfrac{1}{3}\overrightarrow{OQ} + \dfrac{1}{3}\overrightarrow{OR}$$

$$= \left(\dfrac{1}{8} + \dfrac{t}{3}\right)\vec{a} + \left(\dfrac{13}{24} - \dfrac{t}{3}\right)\vec{b}$$

　よって　$\dfrac{1}{8} + \dfrac{t}{3} = \dfrac{1}{3}$, $\dfrac{13}{24} - \dfrac{t}{3} = \dfrac{1}{3}$　∴　$t = \dfrac{5}{8}$

　エ　チェバの定理から、

$$\dfrac{PA}{OP} \cdot \dfrac{SB}{AS} \cdot \dfrac{QO}{BQ} = 1$$

　が成り立つので、$AS : SB = 25 : 9$

　∴　$\overrightarrow{OS} = \dfrac{9}{34}\vec{a} + \dfrac{25}{34}\vec{b}$となるので、$s = \dfrac{9}{34}$

❷

〔解答〕

(1)(解説参照)

(2)$b_{n+1} = 2b_n + 1$

(3)$a_n = \dfrac{1}{2^n - 1}$

〔出題者が求めたポイント〕

(1)背理法

　自然数nについての証明なので、帰納法を用いて

$$a_n \neq 0 \Leftrightarrow a_{n+1} = \dfrac{a_n}{a_n + 2} \neq 0 を用いてもよい$$

(2), (3)逆数をとる漸化式

〔解答のプロセス〕

(1)　ある自然数nについて、$a_n = 0$となるnがあったと仮定すると、

$$a_{n+1} \cdot 0 + 2a_{n+1} - 0 = 0 \quad \therefore \quad a_{n+1} = 0$$

　以上から、$a_{n+1} = a_n = 0$

　これは、$a_1 = 1$に矛盾するので、$a_n = 0$となるnは存在しない

(2)　$a_n = -2$を漸化式に代入すると、(左辺)$= 2$となり不適であるから、$a_n \neq -2$としてよい

　漸化式をa_{n+1}について解くと

$$a_{n+1} = \dfrac{a_n}{a_n + 2} \quad \cdots\cdots①$$

　①式の両辺の逆数をとって、

$$\dfrac{1}{a_{n+1}} = 1 + \dfrac{2}{a_n}$$

$$b_n = \dfrac{1}{a_n}として、b_{n+1} = 2b_n + 1$$

(3)　特性方程式 $\beta = 2\beta + 1$ より、$\beta = -1$

　よって、$b_{n+1} = 2b_n + 1 \Leftrightarrow b_{n+1} + 1 = 2(b_n + 1)$

$$b_1 = \dfrac{1}{a_1} = 1 であるから、b_n = 2^n - 1$$

$$\therefore \quad a_n = \dfrac{1}{2^n - 1}$$

❸

〔解答〕

(1)　$\dfrac{a}{2} - \dfrac{1}{3}$

(2)　$\dfrac{a^3}{3} - \dfrac{a}{2} + \dfrac{1}{3}$

(3)　$0 < t \leqq \dfrac{\pi}{4}$

〔出題者が求めたポイント〕

(1), (2) $y = |x(x-a)|$は、x軸と$x = 0$, aで交わるので、$x = a$を境に積分範囲を分ける

(3)　$\sin t$, $\cos t$いずれも $0 < \sin t < 1$, $0 < \cos t < 1$で

あるから，$F(\sin t)$，$F(\cos t)$ は(2)の $F(a)$ を用いる。

後は不等式を証明する流れを考えて，$F(\sin t) - F(\cos t)$ が 0 より大きくなる t を求めればよい

〔解答のプロセス〕

(1) $a \geqq 1$ のとき，
$$F(a) = \int_0^1 (-x^2 + ax)dx = \frac{a}{2} - \frac{1}{3}$$

(2) $0 < a < 1$ のとき，
$$F(a) = \int_0^a (-x^2 + ax)dx + \int_a^1 (x^2 - ax)dx$$
$$= \frac{a^3}{3} - \frac{a}{2} + \frac{1}{3}$$

(3) $F(\sin t) - F(\cos t)$
$$= \frac{1}{3}(\sin^3 t - \cos^3 t) - \frac{1}{2}(\sin t - \cos t)$$

$T = \sin t - \cos t$ とすると，

$\sin t \cos t = \dfrac{1 - T^2}{2}$ を用いて，

$$\sin^3 t - \cos^3 t = (\sin t - \cos t)(1 + \sin t \cos t)$$
$$= -\frac{1}{2}T^3 + \frac{3}{2}T$$

よって，$F(\sin t) - F(\cos t)$
$$= \frac{1}{3}\left(-\frac{1}{2}T^3 + \frac{3}{2}T\right) - \frac{1}{2}T$$
$$= -\frac{1}{6}T^3$$

$T = \sqrt{2}\sin\left(t - \dfrac{\pi}{4}\right)$ であるから，

$0 < t < \dfrac{\pi}{2}$ より，$-1 < T < 1$ であることに注意して

題意をみたすのは，$-1 < T \leqq 0$ のときである

よって，$-1 < \sqrt{2}\sin\left(t - \dfrac{\pi}{4}\right) \leqq 0$ より，$0 < t \leqq \dfrac{\pi}{4}$

$\boxed{\text{B方式}}$

1

〔解答〕

(1) ア $\dfrac{2\sqrt{2}}{3}$ 　　イ $\dfrac{4\sqrt{2}}{3}$

(2) ウ 8 　　エ $126\sqrt{15}$

〔出題者が求めたポイント〕

(1)複素数の性質

(2)解と係数の関係・対称式

絶対値は 2 乗すれば外れるので，α，β の値に触れることなく $\alpha + \beta$ や $\alpha\beta$ の値を求められる

〔解答のプロセス〕

(1) $z + \dfrac{1}{z} = \left(a + \dfrac{1}{3}i\right) + \dfrac{1}{a + \dfrac{1}{3}i}$

$$= \left(a + \frac{1}{3}i\right) + \frac{a - \frac{1}{3}i}{a^2 + \frac{1}{9}}$$

$$= \left(a + \frac{9a}{9a^2 + 1}\right) + \left(\frac{1}{3} - \frac{3}{9a^2 + 1}\right)i$$

$z + \dfrac{1}{z}$ が実数であるとき，$\dfrac{1}{3} - \dfrac{3}{9a^2 + 1} = 0$

$a > 0$ より，これを解いて $a = \dfrac{2\sqrt{2}}{3}$

さらに，$z + \dfrac{1}{z} = a + \dfrac{9a}{9a^2 + 1} = \dfrac{4\sqrt{2}}{3}$

(2) $\log_2(x^2 + 7) = 1 + \log_{\sqrt{2}}|x - 2|$
$$\iff \log_2(x^2 + 7) = 1 + 2\log_2|x - 2|$$
$$\iff \log_2(x^2 + 7) = \log_2 2(x - 2)^2$$
$$\iff x^2 - 8x + 1 = 0$$

この 2 つの解が α，β なので，解と係数の関係から，
$$\alpha + \beta = 8, \quad \alpha\beta = 1$$

これを用いて
$$\frac{1}{\alpha} + \frac{1}{\beta} = \frac{\alpha + \beta}{\alpha\beta} = 8$$

また，$\alpha > \beta$ とすると
$$\alpha - \beta = \sqrt{(\alpha + \beta)^2 - 4\alpha\beta} = 2\sqrt{15}$$
$$\alpha^2 + \beta^2 = (\alpha + \beta)^2 - 2\alpha\beta = 62$$
$$\therefore \ |\alpha^3 - \beta^3| = |(\alpha - \beta)(\alpha^2 + \alpha\beta + \beta^2)|$$
$$= |2\sqrt{15}(62 + 1)| = 126\sqrt{15}$$

2

〔解答〕

(1) 1

(2) $h = \dfrac{3x + 1}{4}$，$k = \dfrac{3 - 2x}{3}$

(3) $\dfrac{11\sqrt{15}}{30}$

〔出題者が求めたポイント〕

平面ベクトル

計算量が多めなのでミスに注意

〔解答のプロセス〕

(1) $\cos\angle AOB = \dfrac{4+3-5}{2\cdot 2\cdot\sqrt{3}} = \dfrac{1}{2\sqrt{3}}$ となるので，

$$\vec{a}\cdot\vec{b} = 2\cdot\sqrt{3}\cdot\dfrac{1}{2\sqrt{3}} = 1$$

(2) $\overrightarrow{PH}\perp\overrightarrow{OA}$ であるから，

$$\begin{aligned}\overrightarrow{PH}\cdot\overrightarrow{OA} &= (\overrightarrow{OH}-\overrightarrow{OP})\cdot\overrightarrow{OA}\\ &= \{(h-x)\vec{a}-(1-x)\vec{b}\}\cdot\vec{a}\\ &= 4(h-x)-(1-x) = 4h-3x-1 = 0\end{aligned}$$

$$\therefore\quad h = \dfrac{3x+1}{4}$$

$\overrightarrow{PK}\perp\overrightarrow{OB}$ であるから，

$$\begin{aligned}\overrightarrow{PK}\cdot\overrightarrow{OB} &= (\overrightarrow{OK}-\overrightarrow{OP})\cdot\overrightarrow{OB}\\ &= \{-xa+(k-1+x)\vec{b}\}\cdot\vec{b}\\ &= -x+3(k-1+x)\\ &= 3k+2x-3 = 0\end{aligned}$$

$$\therefore\quad k = \dfrac{3-2x}{3}$$

(3) P が AB 上を動くとき，$0\leqq x\leqq 1$ である

$$\begin{aligned}|\overrightarrow{HK}| &= |k\vec{b}-h\vec{a}| = \sqrt{k^2|\vec{b}|^2-2hk\vec{a}\cdot\vec{b}+h^2|\vec{a}|^2}\\ &= \sqrt{3\cdot\left(\dfrac{3-2x}{3}\right)^2-2\cdot\left(\dfrac{3x+1}{4}\right)\left(\dfrac{3-2x}{3}\right)+4\left(\dfrac{3x+1}{4}\right)^2}\\ &= \sqrt{\dfrac{55x^2-44x+33}{12}}\end{aligned}$$

ここで，

$$55x^2-44x+33 = 55\left(x-\dfrac{2}{5}\right)^2+\dfrac{121}{5}$$

よって，$x = \dfrac{2}{5}$ のとき，最小値をとり，

その値は $\dfrac{\sqrt{\dfrac{121}{5}}}{2\sqrt{3}} = \dfrac{11}{2\sqrt{15}} = \dfrac{11\sqrt{15}}{30}$ となる。

3

〔解答〕

(1)

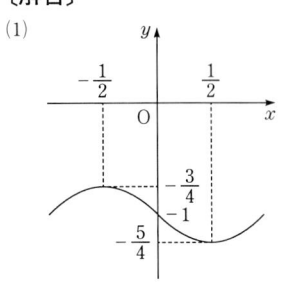

(2) $\cos 3\theta = 4\cos^3\theta - 3\cos\theta$

(3) $\dfrac{\pi}{4} < \theta < \dfrac{\pi}{2}$

〔出題者が求めたポイント〕

微分

(3) $f(x)=0$ がただ 1 つの解をもつのは，$y=f(x)$ と

$y=0$（x 軸）がただ 1 回交わるときであるから，$f(x)$ が単調増加もしくは単調減少 = 極値をもたないか，$f(x)$ の極大値・極小値が x 軸をはさまずに存在するときと読みかえる。

〔解答のプロセス〕

(1) $\theta = \dfrac{\pi}{3}$ を代入して $f(x) = x^3 - \dfrac{3}{4}x - 1$

$f'(x) = 3x^2 - \dfrac{3}{4}$ より，増減表をつくると

x		$-\dfrac{1}{2}$		$\dfrac{1}{2}$	
$f'(x)$	+	0	−	0	+
$f(x)$	↗	$-\dfrac{3}{4}$	↘	$-\dfrac{5}{4}$	↗

よってグラフは解答のようになる。

(2) $$\begin{aligned}\cos(2\theta+\theta) &= \cos 2\theta\cos\theta - \sin 2\theta\sin\theta\\ &= (2\cos^2\theta-1)\cos\theta - 2\sin\theta\cos\theta\cdot\sin\theta\\ &= 2\cos^3\theta - \cos\theta - 2(1-\cos^2\theta)\cdot\cos\theta\\ &= 4\cos^3\theta - 3\cos\theta\end{aligned}$$

この式は 3 倍角の公式としても知られている。

(3) $f(x)=0$ がただ 1 つの実数解をもつのは，

① $y=f(x)$ が極値をもたないとき，

② $y=f(x)$ が極値をもつが，（極大値）<0 または（極小値）>0 のとき。

$0\leqq\theta<\dfrac{\pi}{2}$ より $0<\cos\theta\leqq 1$ であるから，

$f'(x) = 3x^2 - 3\cos^2\theta$ を用いて，$y=f(x)$ が極値をもたないのは $\cos\theta=0$ のときであるが，これは $0<\cos\theta\leqq 1$ に矛盾する。

$0<\cos\theta$ であるから，

（極小値）$= f(\cos\theta) = 2\cos^3\theta - 3\cos\theta > 0$ となる θ は，$2\cos^3\theta - 3\cos\theta = \cos\theta(2\cos^2\theta-3)$ となるので存在しない。

（極大値）$= f(-\cos\theta) = 6\cos^3\theta - 3\cos\theta < 0$ となる θ は，$6\cos^3\theta - 3\cos\theta = 3\cos\theta(2\cos^2\theta-1) < 0$ より，

$\cos\theta > 0$ であるから，$\cos\theta < \dfrac{1}{\sqrt{2}}$，すなわち $\theta > \dfrac{\pi}{4}$

以上から，$\dfrac{\pi}{4} < \theta < \dfrac{\pi}{2}$

化　学

解答　29年度

1　マーク式

〔解答〕

問1　②，③　　　問2　①，⑤

問3　①，②

問4　(1)　⑦　⑥　　⑦　③

　　　(2)　⑦　①　　⑦　⑧

問5　(1)　⑦　④　　⑦　③

　　　(2)　⑦　①　　⑦　⑤

〔出題者が求めたポイント〕

化学結合と結晶

〔解答のプロセス〕

問1

　①　誤：水銀は常温で液体。

　②　正：金属結合は自由電子が重なりあった電子殻を介して自由に移動することでできる結合。

　③　正：電気を通すのは自由電子が移動できるため。熱を通すのは原子（陽イオン）が振動するため。

　④　誤：各単位格子中の原子の数は次の通り。

　　　　六方最密構造…2個

　　　　体心立方格子…2個

　　　　面心立方格子…4個

　⑤　誤：金属はナトリウムのようにナイフで切断できるものもある。また，展性・延性を示すことが金属の定義である。

問2

　①　正：イオン結晶は配位数が多いほど安定であるが，一定のイオン半径の比を超えないと，その結晶構造をとれない（限界半径比という）。代表的な結晶構造の限界半径比は次の通り。

$$\text{NaCl 型}\cdots\frac{r^+}{r^-}>\sqrt{2}-1(\fallingdotseq 0.41)$$

$$\text{CsCl 型}\cdots\frac{r^+}{r^-}>\sqrt{3}-1(\fallingdotseq 0.73)$$

　　　（r^+…陽イオン半径，r^-…陰イオン半径）

　②　誤：r^- に比べ，r^+ が小さいほど陰イオンどうしが接近し，斥力がはたらくため不安定となる。

　③　誤：結晶（固体）の状態ではイオンが移動できないので，電気を通さない。

　④　誤：温度によって上限は決まっている。

　⑤　正：イオン結合は比較的強い結合力。

問3

　①　正　　②　正

　③　誤：分子間力であるファンデルワールス力や水素結合などは，化学結合に比べて弱い結合力である。

　④　誤：分子結晶は固体・液体とも電気伝導性を示さない。

　⑤　誤：分子間力は弱い結合力なので，一般に分子結晶は融点が低く，やわらかい。

問4　(2)　水分子間に，水素結合が形成されるため，分子間力は強くなる。

問5　黒鉛の場合，炭素原子の価電子4個のうち，3個しか共有結合に使われないので，余った1個の電子が自由電子のようなふるまいをする。

2　問1マーク式，問2〜問4は記述式

〔解答〕

問1　（ア）③　　（イ）⑧　　（ウ）④　　（エ）⑨

問2　銀鏡反応

問3　$[Ag(NH_3)_2]^+$

問4　$2AgCl \longrightarrow 2Ag + Cl_2$

〔出題者が求めたポイント〕

遷移金属元素（Ag^+ の沈殿）

〔解答のプロセス〕

問1　各種の沈殿および(オ)の銀鏡反応の説明から，水溶液 A に含まれる金属イオンは Ag^+ とわかる。

　（ア）　$2Ag^+ + 2OH^- \longrightarrow Ag_2O \downarrow$（褐色）$+ H_2O$

　（イ）　$Ag_2S \downarrow$（黒色）

　（ウ）　$AgI \downarrow$（黄色）

　（エ）　$AgCl \downarrow$（白色）

問2　アルデヒド基の検出反応である。

問3　Ag^+ は NH_3 分子と錯イオンをつくる。

問4　ハロゲン化銀は感光性を示す。

3　マーク式

〔解答〕

問1　⑦　①　　⑦　①

問2　⑦　⑨　　⑦　①

問3　⑦　①　　⑦　③

問4　⑦　①　　⑦　⑤

問5　⑦　②　　⑦　①

〔出題者が求めたポイント〕

気体の性質

〔解答のプロセス〕

問1　容器内の体積は，

　$1.0 \times 10^2 (cm^2) \times 10 (cm) = 1.0 \times 10^3 (cm^3) \longrightarrow 1.0(L)$

　ピストンが可動状態なので，窒素が示す圧力は，

　$1.0 \times 10^5 Pa$ となる。よって，求める質量を x g とおくと，状態方程式より，

$$1.0 \times 10^5 \times 1.0 = \frac{x}{28.0} \times 8.3 \times 10^3 \times 300$$

$$x = 1.12\cdots \fallingdotseq 1.1(g)$$

問2　圧力$(Pa) = \dfrac{力(N)}{面積(m^2)}$ より，圧力は重りの質量（正確には加わる力）に比例し，力が加わる面の面積に反比例する。

　$1 m^2 = 1.0 \times 10^4 cm^2$ であることより，$1.0 \times 10^2 cm^2$ は，

$1.0 \times 10^{-2} \mathrm{m}^2$ なので，10 kg の重りによる圧力は

$$9.8(\mathrm{Pa}) \times \frac{10(\mathrm{kg})}{1.0(\mathrm{kg})} \times \frac{1.0(\mathrm{m}^2)}{1.0 \times 10^{-2}(\mathrm{m}^2)}$$
$$= 9.8 \times 10^3 (\mathrm{Pa})$$

よって，ピストンに加わる圧力は

$$\underbrace{1.0 \times 10^5}_{\text{外気圧}} + 9.8 \times 10^3 = 1.098 \times 10^5 (\mathrm{Pa})$$

なので，求める高さを h cm としてボイルの法則より，

$$1.0 \times 10^5 (\mathrm{Pa}) \times 1.0 \times 10^2 \times 10 (\mathrm{cm}^3)$$
$$= 1.098 \times 10^5 (\mathrm{Pa}) \times 1.0 \times 10^2 \times h (\mathrm{cm}^3)$$
$$h = \frac{1.0 \times 10}{1.098} = 9.10 \cdots \fallingdotseq 9.1 (\mathrm{cm})$$

問3　10 cm に固定しているので，体積(1.0 L)は一定。

アセトン $\frac{2.32}{58} = 0.040 (\mathrm{mol})$ すべてが気体と仮定すると，示す圧力 P は

$$P = \frac{0.040 \times 8.3 \times 10^3 \times 300}{1.0} = 9.96 \times 10^4 (\mathrm{Pa})$$

よって，27℃におけるアセトンの蒸気圧を超えるので，アセトンは一部凝縮している。

(アセトンの分圧) = (蒸気圧) = $3.3 \times 10^4 (\mathrm{Pa})$

窒素の分圧に変化はないので，

$$(容器内の圧力) = P_{\mathrm{N}_2} + P_{\text{アセトン(気)}}$$
$$= 1.0 \times 10^5 + 3.3 \times 10^4$$
$$= 1.33 \times 10^5$$
$$\fallingdotseq 1.3 \times 10^5 (\mathrm{Pa})$$

問4　ピストンが自由に動けるので，

(容器内の圧力) = (外気圧) = $1.0 \times 10^5 (\mathrm{Pa})$

また，状態 A における N_2 の物質量は，

$$n = \frac{1.0 \times 10^5 \times 1.0}{8.3 \times 10^3 \times 300} \fallingdotseq 0.0401 (\mathrm{mol})$$

であることから，アセトン 0.040 mol すべてが気体と仮定すると，

$$(アセトンの分圧) = 1.0 \times 10^5 \times \frac{0.040}{0.0401 + 0.040}$$
$$\fallingdotseq 0.50 \times 10^5 (\mathrm{Pa}) > \underbrace{3.3 \times 10^4 (\mathrm{Pa})}_{27℃の蒸気圧}$$

よって，アセトンの一部は凝縮しているので，

(アセトンの分圧) = (蒸気圧) = $3.3 \times 10^4 (\mathrm{Pa})$
(窒素の分圧) = $1.0 \times 10^5 - 3.3 \times 10^4$
$$= 6.7 \times 10^4 (\mathrm{Pa})$$

求める高さを h'cm として，窒素についてボイルの法則を適用すると

$$1.0 \times 10^5 (\mathrm{Pa}) \times 1.0 \times 10^2 \times 10 (\mathrm{cm}^3)$$
$$= 6.7 \times 10^4 (\mathrm{Pa}) \times 1.0 \times 10^2 \times h' (\mathrm{cm}^3)$$
$$h' = \frac{10}{0.67} = 14.9$$
$$\fallingdotseq 15 (\mathrm{cm})$$

問5　問4同様，アセトンがすべて気体と仮定すると，

$$(アセトンの分圧) \fallingdotseq 0.50 \times 10^5 (\mathrm{Pa}) < \underbrace{7.3 \times 10^4 (\mathrm{Pa})}_{47℃の蒸気圧}$$

よって，アセトンはすべて気体として存在する。求める高さを h'' cm とすると，状態方程式より，

$$1.0 \times 10^5 \times 1.0 \times 10^2 \times h'' \times 10^{-3}$$
$$= (0.0401 + 0.040) \times 8.3 \times 10^3 \times 320$$
$$h'' = 21.2 \fallingdotseq 21 (\mathrm{cm})$$

4　問1，3，4 はマーク式，問2，5 は記述式

〔解答〕

問1　⑦ ③　　⑦ ⑧　　⑨ ⑥

問2　$2\mathrm{H}_2\mathrm{O} \longrightarrow \mathrm{O}_2 + 4\mathrm{H}^+ + 4\mathrm{e}^-$

問3　④ ②　　④ ②　　④ ④
　　　④ ④　　④ ④　　⑨ ⑧

問4　④ ⑭

問5　⑨ 水酸化ナトリウム

〔出題者が求めたポイント〕

電気分解(直列電解槽，陽イオン交換膜)

〔解答のプロセス〕

各極板の反応は次の通り。

$$\mathrm{I} \begin{cases} \mathrm{a}(陽極) \cdots 2\mathrm{H}_2\mathrm{O} \longrightarrow \mathrm{O}_2 \uparrow + 4\mathrm{H}^+ + 4\mathrm{e}^- \\ \mathrm{b}(陰極) \cdots \mathrm{Ag}^+ + \mathrm{e}^- \longrightarrow \mathrm{Ag} \end{cases}$$

$$\mathrm{II} \begin{cases} \mathrm{c}(陽極) \cdots 2\mathrm{Cl}^- \longrightarrow \mathrm{Cl}_2 \uparrow + 2\mathrm{e}^- \\ \mathrm{d}(陰極) \cdots 2\mathrm{H}_2\mathrm{O} + 2\mathrm{e}^- \longrightarrow \mathrm{H}_2 \uparrow + 2\mathrm{OH}^- \end{cases}$$

問1　電極 b に析出した Ag は $\frac{4.32}{108} = 0.040 (\mathrm{mol})$ であることより，流れた電子も 0.040 mol となる。

$$\mathrm{e}^- (\mathrm{mol}) = \frac{I(\mathrm{A}) \times t(秒)}{F(\mathrm{C/mol})} より，$$

$$0.040 = \frac{1.00 \times t}{9.65 \times 10^4} \quad \therefore \quad t = 3.86 \times 10^3 (秒)$$

問3　電解槽 I から発生する気体とは，電極 a で発生した O_2 のことなので，反応式より，

$$(発生した\ \mathrm{O}_2) = 0.040 \underset{\substack{\mathrm{e}^- (\mathrm{mol})\ \ \mathrm{O}_2(\mathrm{mol})}}{\times \frac{1}{4}} \times 22.4 \times 10^3$$
$$= 224 (\mathrm{mL})$$

電極 d 側で発生した H_2 も同様に，

$$(発生した\ \mathrm{H}_2) = 0.040 \times \frac{1}{2} \times 22.4 \times 10^3$$
$$= 448 (\mathrm{mL})$$

問4　d 側の溶液において，

$$(生成した\ \mathrm{OH}^-) = 0.040 \underset{\mathrm{e}^- (\mathrm{mol})}{\times 1} = 0.040 (\mathrm{mol})$$

であることより，

$$[\mathrm{OH}^-] = \frac{0.040 (\mathrm{mol})}{0.500 (\mathrm{L})} = 8 \times 10^{-2} (\mathrm{mol/L})$$

$$[\mathrm{H}^+] = \frac{K_{\mathrm{W}}}{[\mathrm{OH}^-]} = \frac{1.00 \times 10^{-14}}{8 \times 10^{-2}}$$
$$= \frac{1}{8} \times 10^{-12} (\mathrm{mol/L})$$

$$\mathrm{pH} = 12 - \log_{10} \frac{1}{8} = 12.903 \fallingdotseq 12.9$$

問5　c 側の Na^+ は陽イオン交換膜を通り抜け，電極 d へ引き寄せられる。電極 d で生じた OH^- と結合することで，NaOH が得られる。

5 問1, 4, 6はマーク式, 問2, 3, 5は記述式
〔解答〕
問1　ア 7　イ 6　ウ 2
問2　安息香酸
問3　

問4　①, ③
問5　

問6　①, ③, ⑥

〔出題者が求めたポイント〕
芳香族化合物（$C_{15}H_{14}O_2$ の構造決定, 有機化合物の分離）

〔解答のプロセス〕
問1　元素分析の結果より,

$$C : H : O = \frac{68.9}{12} : \frac{4.9}{1} : \frac{26.2}{16}$$
$$\fallingdotseq 7 : 6 : 2$$

問2　$NaHCO_3$ aq を加えて水層 I へ移行するのは炭酸より強い酸（カルボン酸, スルホン酸など）である。また, 希塩酸を加えて, エーテル層 II へ移行するのは, カルボン酸である。分子式 $C_7H_6O_2$ の芳香族カルボン酸なので化合物 B は安息香酸とわかる。

問4　下線部 b）の操作は, 水に可溶な安息香酸ナトリウム（塩）にカルボン酸より強酸である希塩酸を加えることで, 水に不溶の安息香酸を遊離させることが目的である。よって, 選択肢のうち, カルボン酸より強酸の物質を選ぶとよい。
　　なお, ハロゲン化水素酸の酸性の強さは,
　　　HIaq ＞ HBraq ＞ HClaq ≫ HFaq
である。

問5　
$C_{15}H_{14}O_2 + H_2O \longrightarrow C_7H_6O_2 + $ C
$$\boxed{C} = C_8H_{10}O$$

＜C の条件＞
① ベンゼンの一置換体である。
② エステルの加水分解より得られた化合物で, エーテル層 I で抽出された。 ⟶ アルコール性ヒドロキシ基を有する。
③ 酸化し得られた化合物 D がヨードホルム反応陽性。

以上①～③の条件を満たす構造は

である。

ヨードホルム
反応陽性の構造

また, Cに濃硫酸を加え加熱すると, 分子内脱水がおこる。

（スチレン）

スチレンが付加重合することで得られるポリスチレンは, 食品容器などにも使われる熱可塑性樹脂である。

問6

以上より, 不斉炭素原子 *C をもつ化合物は, A, C, F の3つ。

6 問1, 問3, 問4はマーク式, 問2, 問5は記述式
〔解答〕
問1　ア ①　イ ⑨　ウ ⑤
問2　エ 双性　オ 等電点　カ 正
問3　キ ⑦　ク ③
問4　ケ ③
問5　

〔出題者が求めたポイント〕
アミノ酸・タンパク質（アスパルテームの構造決定）

〔解答のプロセス〕
問1　ア 実験 I はニンヒドリン反応の説明。ニンヒドリンはペプチド結合していないアミノ基 $-NH_2$ と反応するので, アミノ酸やタンパク質の検出に使用される。
　　イ 実験 II はキサントプロテイン反応の説明。ベンゼン環がニトロ化されるためおこる反応で, ベンゼン環をもつアミノ酸が含まれていることがわかる。

ウ 実験Ⅲはエステル結合の加水分解反応の説明。一般にペプチド結合よりエステル結合の方が加水分解を受けやすく、この反応により、ペプチド B のカルボキシル基とメタノールのヒドロキシ基がエステル結合していることがわかる。

問2 カ 等電点より小さい pH のとき、陽イオンの割合が高くなるため、アミノ酸の電荷の総和は正（＋）となる。

問3 実験Ⅳより、ペプチド結合のみを加水分解し、アミノ酸 C と化合物 D が得られたことから、化合物 D にはエステル結合が含まれていることがわかる。

実験Ⅴの加水分解で、アミノ酸 E が得られたことから、化合物 A の結合は次の順序と考えられる。

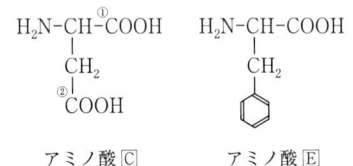

実験Ⅵより、pH 4 で溶出するアミノ酸は等電点が pH 4 より小さいアミノ酸、つまり酸性アミノ酸であることがわかるので、選択肢中の⑦（アスパラギン酸）が該当。よって、アミノ酸 C は⑦。

実験Ⅱのキサントプロテイン反応より、化合物 A はベンゼン環を含むアミノ酸を含むので、アミノ酸 E が③（フェニルアラニン）。

問4 アミノ酸 C にはカルボキシル基が 2 つあることに注意。（本問では、「アミド結合を形成」すると表現している。）

H₂N-CH-①COOH   H₂N-CH-COOH
　　｜　　　　　　　　｜
　　CH₂　　　　　　　CH₂
　　②｜　　　　　　　　｜
　　COOH　　　　　　（ベンゼン環）

アミノ酸 C　　　　アミノ酸 E

C が N 末端の場合、①、②のカルボキシル基と E のアミノ基がアミド結合するので、2 通り構造異性体がある。

E が N 末端の場合、1 通り。

よって、ジペプチド B を含めて 3 種構造異性体がある。なお、「構造異性体」の種類を問われているので、光学異性体は考慮しない。

問5 一般にペプチド結合は、アミノ酸どうしのアミド結合のことを指すが、本問では冒頭に、「α炭素に結合したカルボキシル基と別のα-アミノ酸のα炭素に結合したアミノ基」とでできたアミド結合を、とくにペプチド結合と呼ぶと表記がある。よって、

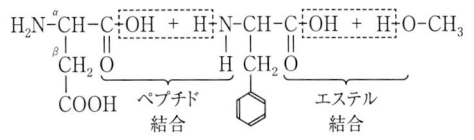

と考えるとよい。なお、化合物 A をアスパルテーム

といい、人工甘味料として広く使われている。

※冒頭の条件がなければ、前述のとおり、アスパラギン酸の側鎖のカルボキシ基でのペプチド結合も考えられるので、化合物 A は次の構造もありうる。

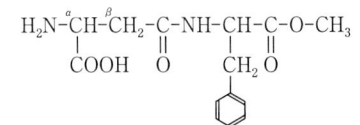

B方式

1 問1は記述式，問2〜問5はマーク式

問1 ⑦ 原子核　　⑦ 陽子

　　⑦ 中性子　　② 電子

問2 ② ②　　⑦ ④　　④ ⑦　　② ⑫

問3 (1) ⑥

　　(2) ②

問4 ⑦⑦⑦②② 22920（年前）

問5 ②②② 165

　　②②② 113

〔**出題者が求めたポイント**〕

原子の構造と周期表（半減期）

〔**解答のプロセス**〕

問2 ② 原子核中の陽子数を原子番号と定めている。

　⑦ 原子番号(②)が同じ，つまり同じ元素の原子でも，中性子(⑦)数が異なるため，質量数(⑦)が異なる原子どうしのことを，互いに同位体(⑦)という。

　② ^{12}C，^{13}C などのように安定に存在する同位体（安定同位体）に対して，放射線を放出して壊れていく（「崩壊する」，「壊変する」などと表現する）同位体のことを放射性同位体という。

問3 (1) 宇宙からの放射線（この場合は電子 e^-）が，$^{14}_{7}N$ 原子の原子核中の陽子(^1_1p)に衝突することで，中性子(^1_0n)に変化する。

$$^1_1p + e^- \longrightarrow {}^1_0n \quad （\beta壊変という）$$

つまり，原子番号は1つ減るが，質量数は保存されるため，生じる原子は $^{14}_{6}C$ とわかる。

$$^{14}_{7}N + e^- \longrightarrow {}^{14}_{6}C$$

(2) 植物は光合成により，^{14}C を $^{14}CO_2$ として取り込む。

問4 生きている植物中の ^{14}C 原子の割合は，光合成と呼吸により大気中の割合同様一定となる。しかし，植物が枯れたのちは，化石中の ^{14}C 原子は一定の割合で減少していく。このとき，もとの割合から半分になるまでにかかる時間を半減期といい，次式により，枯れてから何年経過した化石なのか測定することができる。

$$N = N_0 \times \left(\frac{1}{2}\right)^{\frac{t}{T}}$$

$\begin{cases} N：植物化石中の {}^{14}C 原子の割合 \\ N_0：生きている植物中の {}^{14}C 原子の割合 \\ T：半減期（年） \\ t：枯れてから経過した年数（年） \end{cases}$

$\dfrac{N}{N_0} = \dfrac{1}{16}$，$T = 5730$ より，

$$\left(\frac{1}{2}\right)^{\frac{t}{5730}} = \frac{1}{16} = \left(\frac{1}{2}\right)^4$$

$$\therefore \quad t = 5730 \times 4 = 22920（年前）$$

問5 $^Z_X A$ $\begin{cases} A \cdots 元素記号 \\ X \cdots 原子番号 \\ Z \cdots 質量数 \end{cases}$

（質量数）＝（陽子の数）＋（中性子の数）より，

　（中性子数）＝ 278 − 113 ＝ 165

原子では，（原子番号）＝（陽子の数）＝（電子の数）が成立するので，（電子数）＝ 113

2 マーク式

〔**解答**〕

問1 (1) ⑦ ①　　④ ④　　⑦ ③　　② ②

　　(2) ②，⑤

問2 (1) ② ④

　　(2) ⑦ ⑪　　④ ⑦　　② ⑨

　　(3) ⑦ ⑧

　　(4) ⑦⑦ 23（％）

〔**出題者が求めたポイント**〕

金属のイオン化傾向，電池（鉛蓄電池）

〔**解答のプロセス**〕

問1 (1) Ⅰ．イオン化傾向の大きなアルカリ金属元素，アルカリ土類金属元素の単体は常温の水に溶け，水素を発生する。よって，Aが一番イオン化傾向が大きい。

　Ⅱ．イオン化傾向が Ag 以上の金属は酸化力のある熱濃硫酸に溶解するが，Pt，Au は反応しない。よって，Bが一番イオン化傾向が小さい。

　注 イオン化傾向が中程度の Al，Fe，Ni などは不動態を形成し反応しなくなる。Bをこのような金属と考えると B，C，D のイオン化傾向の序列は問題の条件だけでは決定できない。よって，B は Pt か Au と考える。

　Ⅲ．電池は正極（電極 C）から負極（電極 D）に電流が流れる。イオン化傾向の大きな金属が負極となるので，D＞C．

以上，実験Ⅰ〜Ⅲより，A＞D＞C＞B．

(2) 電極 D の反応は次のとおり。

$$（負極）\quad \underset{金属の単体}{M} \longrightarrow M^{n+} + \underset{n：価数}{ne^-} \quad （酸化反応）$$

問2 (1)，(2) 鉛蓄電池の全体の反応は

$$\underset{\underset{(-極)(+極)}{0 \quad +4}}{Pb + PbO_2 + 2H_2SO_4} \overset{2e^-}{\rightleftharpoons} \underset{+2}{2PbSO_4} + 2H_2O \quad \cdots(*)$$

(3) 鉛蓄電池の正極は，e^- 2 mol の放電で，PbO_2 1 mol から $PbSO_4$ 1 mol に変化する。つまり，SO_2（式量64）1 mol 分質量が増加する。また，流れた e^- は，

$$e^- = \frac{I \times t}{F} \quad より，$$

（流れた e^-）

$$= \frac{2.0(A) \times (2 \times 60 \times 60 + 40 \times 60 + 50)(s)}{9.65 \times 10^4(C/mol)}$$

$$= 0.20(mol)$$

変化した正極の質量を x g おくと，

（e^- の物質量）：（正極の質量変化）＝ 2：64

$$= 0.20 : x$$

$$\therefore \quad x = 6.4(g) \quad （増加）$$

(4) （＊）式の反応式より，電解質溶液である希硫酸は，e^- 2 mol の放電で，H_2SO_4（溶質）2 mol が消費，H_2O（溶媒）2 mol が生成する。いま流れた e^- は 0.20 mol なので，

（消費される H_2SO_4）$= 0.20(mol) \times 98(g/mol)$
$= 19.6(g)$

（生成する H_2O）$= 0.20(mol) \times 18(g/mol)$
$= 3.6(g)$

つまり，（溶質の H_2SO_4 の質量）$= \underset{放電前の質量}{\underline{800 \times \dfrac{25}{100}}} - 19.6$

$= 180.4(g)$

（溶液全体の質量）$= 800 - 19.6 + 3.6$
$= 784(g)$

（放電後の質量パーセント濃度）$= \dfrac{180.4}{784} \times 100$
$= 23.1\cdots$
$\fallingdotseq 23(\%)$

3 問 1，2，5 はマーク式，問 3，4 は記述式
〔解答〕
問 1 化合物 A：④，化合物 C：⑪
問 2 ⑦ ⑤
問 3

問 4

問 5 ②，③，⑤

〔出題者が求めたポイント〕
芳香族化合物（フェノールの製法と性質，サリチル酸の製法と性質）

〔解答のプロセス〕
問 1 クメンの製法である。反応は次のとおり。

問 2 水に不溶のフェノールは中和することで塩になり，水に可溶となる。

問 3 サリチル酸の製法である。（コルベ・シュミット反応）

問 4 サリチル酸をアセチル化すると，アセチルサリチル酸（化合物 E）が得られる。

問 5 化合物 D とメタノールの反応は次のとおり。

塩化鉄（Ⅲ）水溶液により呈色するのは，フェノール性ヒドロキシ基を有する化合物。

4 問 1 は記述式，問 2 ～問 7 はマーク式
〔解答〕
問 1

$$H_3^+N-CH-COO^-$$
$$| $$
$$R$$

問 2 ⑦ ② ⑦ ⑤ ⑨ ⑧ ⑤ ①
問 3 (オ) ⑧ (カ) ③，⑨
(キ) ①，⑨ (ク) ⑦
問 4 ⑤
問 5 ③
問 6 ①
問 7 ⑦⑨ 84

〔出題者が求めたポイント〕
高分子化合物（α-アミノ酸の反応と性質，ペプチドの反応と性質）

〔解答のプロセス〕
問 1 中性付近では，アミノ酸のカルボキシ基（-COOH），アミノ基（-NH₂）はともに中和され，双性イオンの構造をとる。
問 2 ⑦・⑦ 塩基性水溶液中では，カルボキシ基は中和され塩となるが，アミノ基は遊離した構造をとる。

$$H_2N-CH-COO^-$$
$$| $$
$$R$$

⑨ アミノ酸とアミノ基に反応するニンヒドリンを用いると，アミノ酸の検出や定量に利用できる。
⑤ $-NH_2 + (CH_3CO)_2O$

$$\underset{アセチル化}{\longrightarrow} -NHCOCH_3 + CH_3COOH$$

問3　㋔　グリシン以外のα-アミノ酸はα-炭素が不斉炭素原子になるので，光学異性体が存在する。

㋕　立体異性体を4つ以上もつアミノ酸は，不斉炭素原子を2つ以上有する。

アミノ酸③（トレオニン）

$$COOH$$
$$H_2N-C^*H-C^*H(OH)-CH_3$$

アミノ酸⑨（イソロイシン）

$$COOH$$
$$H_2N-C^*H-C^*H(CH_3)-CH_2-CH_3$$

㋖　アミノ酸①（ロイシン）　分子量131

$$COOH$$
$$H_2N-CH-CH_2-CH(CH_3)-CH_3$$

アミノ酸⑨（イソロイシン）　分子量131

$$COOH$$
$$H_2N-CH-CH(CH_3)-CH_2-CH_3$$

※-CH$_3$ の位置が異なる

㋗　アミノ基を多く有するアミノ酸，つまり塩基性アミノ酸の等電点が高くなる。

アミノ酸⑦（リシン）

$$COOH$$
$$H_2N-CH-CH_2-CH_2-CH_2-CH_2-NH_2$$

※なお，アミノ酸⑤（グルタミン）は中性アミノ酸。

問4　Aを構成するアミノ酸のうち，⑤（グルタミン）は，アミド結合を有するため，側鎖自体が加水分解を受ける。

$$COOH$$
$$H_2N-CH-CH_2-CH_2-CONH_2$$

$$\xrightarrow[\text{加水分解}]{H^+}$$

$$COOH$$
$$H_2N-CH-CH_2-CH_2-COOH + NH_4^+$$
グルタミン酸
（アミノ酸②）

よって，2倍量検出されたアミノ酸はグルタミン酸，検出されなかったのは，グルタミン（アミノ酸⑤）である。

問5　硫黄を含むアミノ酸の検出反応である。
Bを構成するアミノ酸⑥（メチオニン）に硫黄が含まれるので，PbS の黒色沈殿が生成する。

問6　ベンゼン環を含むアミノ酸の検出反応である。
（キサントプロテイン反応）
Aを構成するアミノ酸④（フェニルアラニン）が有するベンゼン環がニトロ化されることで，黄色に，さらに冷却後塩基性にすることで橙黄色に呈色する。

問7　無水酢酸と反応する官能基はヒドロキシ基(-OH)とアミノ基(-NH$_2$)である。
ペプチドBには N 末端の -NH$_2$ と，アミノ酸⑦の側鎖の -NH$_2$ の 2 つあることに注意する。

$$-NH_2 + (CH_3CO)_2O \longrightarrow -NHCOCH_3 + CH_3COOH$$
式量42だけ変化

官能基1つのアセチル化で，分子量は 42 増加するので，

$$42 \times 2 = 84$$

5　問1，問3，問5(1)は記述式，
問2，問4，問5(2)はマーク式

〔解答〕

問1　㋐　付加　　㋑　熱可塑　　㋒　陽　　㋓　陰
問2　㋔㋕㋖　3.64(×10^4)
問3

$$\left[\begin{array}{c}CH-CH_2\\ | \\ \bigcirc \\ | \\ SO_3H \end{array}\right]_n$$

問4　㋘　③
問5　(1)　$R-N^+(CH_3)_3(OH^-) + CH_3COONH_4$
$$\longrightarrow R-N^+(CH_3)_3(CH_3COO^-) + NH_3 + H_2O$$
　　　(2)　①，⑤

〔出題者が求めたポイント〕

高分子化合物（ポリビニル系高分子の反応と性質，イオン交換樹脂）

〔解答のプロセス〕

問1 ㋐㋑　$n\ CH_2=CH$　$\xrightarrow{\text{付加重合}}$　$\left[\begin{array}{c}CH_2-CH\\ | \\ R \end{array}\right]_n$
　　　　　　　　 |
　　　　　　　 R

（R：側鎖）　　　　　　　　ポリビニル化合物

一般に付加重合によって得られる高分子は熱可塑性樹脂である。

㋒　酸性の官能基をもつ樹脂は陽イオン交換樹脂となる。

㋓　塩基性の官能基をもつ樹脂は陰イオン交換樹脂となる。

問2　$\left[\begin{array}{c}CH_2-CH\\ | \\ \bigcirc \end{array}\right]_n$　ポリスチレン（分子量 $M=104n$）

平均重合度 n が　$n=350$ なので，
$$M = 104 \times 350 = 36400$$
$$= 3.64 \times 10^4$$

問4　陽イオン交換樹脂($R-SO_3^-H^+$ と表記する)に KCl を流すと，
$$R-SO_3^-H^+ + KCl \longrightarrow R-SO_3^-K^+ + HCl$$
よって，カラムの下からは，HCl 水溶液が得られる。
KCl 1 mol から，HCl は 1 mol 得られるので，

$$[H^+] = \frac{0.01\,(\text{mol/L}) \times \dfrac{10}{1000}(\text{L}) \times 1}{\dfrac{100}{1000}(\text{L})}$$

$$= 1.0 \times 10^{-3}\,(\text{mol/L})$$

$$\therefore \quad pH = 3.0$$

問5　(1)　陰イオン交換樹脂なので，CH_3COO^- と OH^- が交換され，生じた OH^- と NH_4^+ の中和反応がおこる。

(2)　吸着した CH_3COO^- を流出させるためには陰イオンを上から流すとよい。陰イオンを多量に含む溶液を選択する。

薬学部入学試験（A・F方式　2月1日）
英語解答用紙

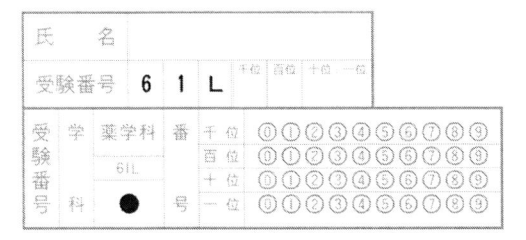

マークの例

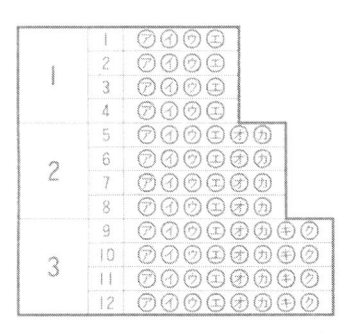

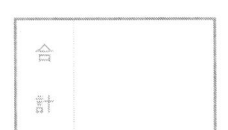

この解答用紙は 133％に拡大すると、ほぼ実物大になります。

A・F方式 2 月 1 日
薬 学 部

数 学 解 答 用 紙

氏 名	
受験番号	

氏　名	
受 験 番 号	

数　　学

1. (1)

ア □　イ □　　(2)　ウ □　エ □

2.

3.

採 点 欄

1.	
2.	
3.	

(A・F—1—P)

(A・F—1—P)

この解答用紙は 182％に拡大すると、ほぼ実物大になります

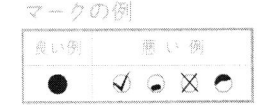

薬学部入学試験（Ａ・Ｆ方式　２月１日）
化 学 解 答 用 紙

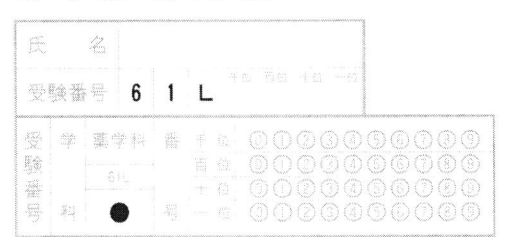

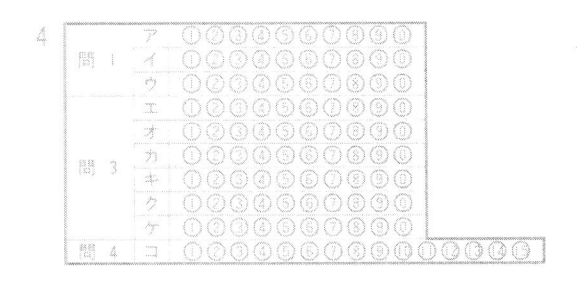

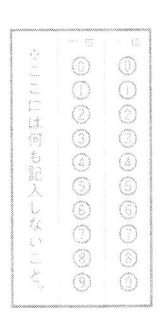

この解答用紙は 133％に拡大すると、ほぼ実物大になります。

薬学部入学試験（Ａ・Ｆ方式　2月1日）
化学解答用紙

氏　名				
受験番号	6 1 L	千位	百位	十位	一位

2

問 2		問 3	
問 4			

小　計

4

問 2	
問 5	

小　計

5

問 2	
問 3	
問 5	化合物　C	化合物　E

小　計

6

問 2	エ	オ	カ
問 5			

小　計

合　計

薬学部入学試験（Ｂ方式　2月18日）
英語解答用紙

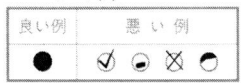

マークの例

良い例	悪い例			
●	✓	⊖	✕	◓

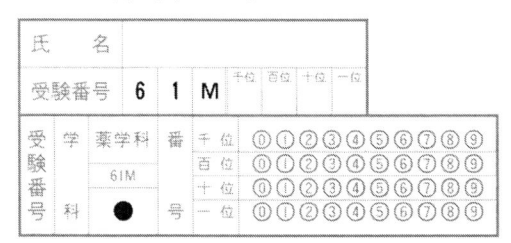

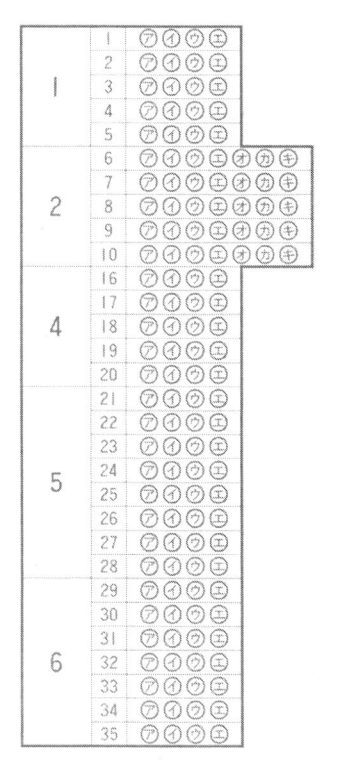

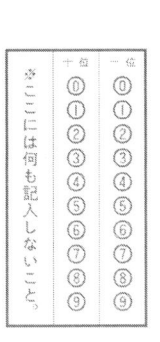

採点欄　3（11〜15）

この解答用紙は133%に拡大すると、ほぼ実物大になります。

B 方 式 2 月 18 日
薬　　学　　部

数 学 解 答 用 紙

氏　名	
受験番号	

氏　　　名	
受 験 番 号	

数　　　学

1. (1)

ア　　イ　　　　　(2)　ウ　　エ

2.

3.

採 点 欄	
1.	
2.	
3.	

(B—18—P)　　　　　(B—18—P)

この解答用紙は 182％に拡大すると、ほぼ実物大になります

薬学部入学試験（Ｂ方式　2月18日）
化 学 解 答 用 紙

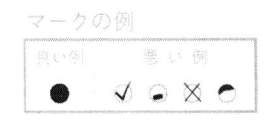

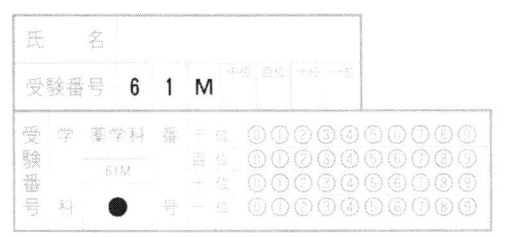

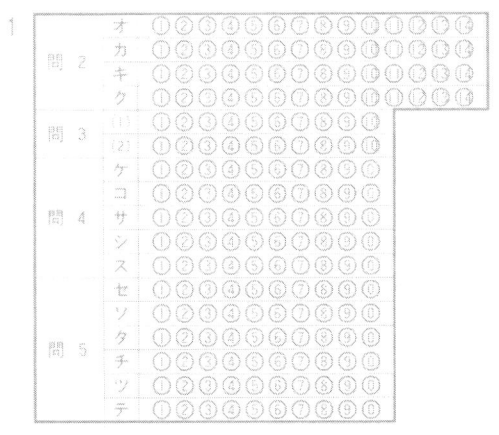

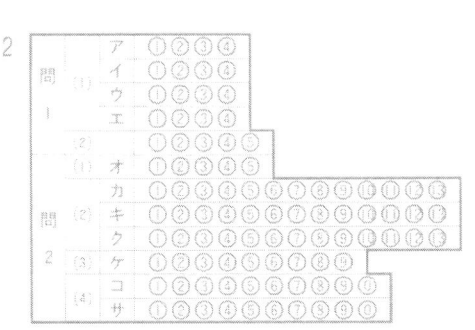

薬学部入学試験（B方式 2月18日）
化 学 解 答 用 紙

氏　　名	
受験番号	6 1 M

1

問 1

ア	イ
ウ	エ

小　計

3

問 3

問 4

小　計

4

問 1

小　計

5

問 1

ア	イ
ウ	エ

問 3

問 5
(1)

小　計

合　計

この解答用紙は133%に拡大すると、ほぼ実物大になります

平成28年度

問 題 と 解 答

英 語

問題

28年度

┌─────────┐
│ Ａ方式 │
└─────────┘

1. 次の英文の空所に入る語として最も適するものを，ア～エの中から一つ選び，その記号を解答欄にマークせよ。

〔 1 〕 His speech was long and didn't （ 1 ） any sense.

    ア．have   イ．make

    ウ．show   エ．tell

〔 2 〕 Is the emergency exit （ 2 ） for wheelchairs?

    ア．capable   イ．fitting

    ウ．match   エ．suitable

〔 3 〕 The room （ 3 ） my father studies is full of scientific journals.

    ア．that   イ．what

    ウ．where   エ．which

〔 4 〕 She （ 4 ） not give up smoking, although I told her to many times.

    ア．must   イ．need

    ウ．should   エ．would

2. 次の和文と同じ意味になるように，各問のア～クの語(句)をすべて使い，空所を埋めて英文を完成せよ。問題番号のある空所に入るものとして最も適するものを，ア～クの中から一つ選び，その記号を解答欄にマークせよ。

〔 5 〕 最近のスマートフォンは新機能が満載だ。

The （　　）（　　）（　　）（　　）（ 5 ）（　　）（　　）（　　）functions.

ア．a lot　　　イ．are　　　　ウ．equipped　　エ．latest
オ．new　　　カ．of　　　　　キ．smartphones　ク．with

〔 6 〕 若い頃，私は父とあの湖によく釣りに行ったものだ。

I（　　）（　　）（　　）（　　）（ 6 ）（　　）（　　）my father（　　）I was young.

ア．fishing　　イ．go　　　　ウ．in　　　　　エ．lake
オ．that　　　カ．when　　　キ．with　　　　ク．would often

〔 7 〕 当時の科学者はこの実験結果には驚いたに違いない。

In （　　）（　　）（　　）（　　）have been （　　）（　　）（ 7 ）（　　）of this experiment.

ア．at　　　　イ．days　　　ウ．must　　　　エ．results
オ．scientists　カ．surprised　キ．the　　　　ク．those

〔 8 〕 発展途上の国々では，およそ４分の３の人々は安全な飲み水が手に入らない。

In developing countries,（　　）（　　）（　　）of four people do（　　）（　　）（ 8 ）（　　）（　　）drinking water.

ア．access　　イ．have　　　ウ．nearly　　　エ．not
オ．out　　　カ．safe　　　　キ．three　　　　ク．to

3. 次の各組の英文Ａと英文Ｂが同じ意味になるように，空所に最も適する一語を入
れて文を完成し，その語を解答欄に記入せよ。

〔 9 〕　A：Tell me how much this watch costs.

　　　　　B：Tell me the （　9　） of this watch.

〔 10 〕　A：Have you finished your homework?

　　　　　B：Are you done （　10　） your homework?

〔 11 〕　A：I came to the farmhouse after a few minutes' walk.

　　　　　B：A few minutes' walk （　11　） me to the farmhouse.

〔 12 〕　A：Let's sit down and take a rest, shall we?

　　　　　B：What do you （　12　） to sitting down and taking a rest?

4. 次の各組の和文英訳の空所（ 13 ）～（ 16 ）に入れる語として，最も適するものを下の選択肢から選び，その語を正しい形で記入せよ。ただし，選択肢の語はすべて原形で示されており，1回しか使えない。

〔 13 〕 あの紳士はいくつぐらいだと思いますか？

Can you （ 13 ） how old that gentleman is?

〔 14 〕 母を看病するのは自分の義務だと思いました。

I （ 14 ） it my duty to nurse my mother.

〔 15 〕 その発見はほとんど価値のないものと思われている。

The discovery is （ 15 ） as of little value.

〔 16 〕 まさかそこで彼女に会おうとは思わなかった。

I didn't （ 16 ） to meet her there.

［選択肢］

[expect ・ feel ・ guess ・ mind ・ regard ・ remember]

5. 次の英文を読み，以下の設問に答えよ。

In 1974, the United Nations World Health Organization (WHO) adopted a new policy. WHO tried to encourage developing countries to develop their own traditional forms of medicine, instead of turning to Western medicine for expensive cures to medical problems. There were many people who looked down on this new policy, but WHO felt it was most reasonable （ 17 ） to the large health problems facing poor countries. Today, WHO estimates that a third of the global population lacks easy access to modern drugs, and that in the poorest parts of Africa and Asia, that figure rises to fifty percent. WHO believed that the people in developing countries who could not afford or find modern medical doctors were better off using traditional medicine rather than no medicine at all.

Today traditional medicine and treatment are not only used in developing countries, but are increasing in popularity in North America and Europe. In the United Kingdom, for example, US$230 million is spent on traditional remedies annually. In China, traditional herbal medicines account for thirty to fifty percent of all medicines used. The global market for traditional medicines is estimated to be $60 billion, and growing every year.

Twenty-five percent of modern medicines are made from plants that were first used in traditional medicine, and scientists believe they have just scratched the surface. For example, one Chinese herbal remedy, which has been used for two thousand years, has recently been found to be effective against varieties of malaria that have resistance to other drugs. This herb could end up saving a million lives a year, mostly among children. In South Africa, another traditional plant is being used to treat patients with AIDS.

Recognizing the importance of traditional medicines, in 2003 WHO launched a Traditional Medicine Strategy. Among the recommendations of this strategy,

there were several areas of concern. The first area of concern is safety. WHO
(20)
recommends more scientific testing on traditional medicine — not all traditional
medicines are as helpful as the two mentioned above, and some can actually be
(21). For example, in the United States, a traditional Chinese herb, Ma
Huang, was sold as a diet drug. It was to blame for many heart attacks and at
least a dozen deaths. In Belgium, at least seventy people received liver damage
when they took an herbal remedy made from the wrong species of plant.

Another area of concern is *biodiversity and *sustainability. Some people
(22)
are worried that as herbal medicines become more popular, the plants that these
medicines are made from may become endangered as they are over-harvested.
For example, in eastern and southern Africa a species of wild potato has become
endangered because of reports that it is effective in the treatment of AIDS.

There is also the problem of (23A) to drugs created from traditional
remedies. Research into traditional remedies is increasingly being done by large
drug companies, mostly based in Western countries. There is a fear that as
these companies produce drugs they will claim to have the (23B) to the
medicine. WHO recognizes that there is a need to make sure that any profits
from drugs produced from traditional medicines are shared with the local culture
from which the medicine originated.

Traditional treatments don't only include medicines, they also include such
treatments as acupuncture (using needles to treat illnesses) and aromatherapy
(which, as the name suggests, uses types of smell as therapy). Acupuncture, for
example, started in China, but is now performed in more than seventy countries
around the world. There are at least 50,000 acupuncturists in Asia alone, and
another 15,000 in Europe, and 12,000 in the United States. Even conventional
doctors have come to recognize the benefits of acupuncture to stop pain and to
treat some illnesses. In the United Kingdom, almost half of all conventional

doctors either recommend acupuncture in some cases, or will perform acupuncture themselves.　In fact, several British soccer players have used acupuncture to treat injuries that, in the past, would have required surgery, or that they would have just had to put up with.

(Adapted from Reading Advantage 4 by Casey Malarcher)

（注）　*biodiversity：生物多様性　　*sustainability：持続可能性

〔　17　〕　文中の空所（　17　）に入る語として最も適するものを，ア～エの中から一つ選び，その記号を解答欄にマークせよ。

　　ア．attention　　　　　　　　　　イ．condition

　　ウ．objection　　　　　　　　　　エ．solution

〔　18　〕　下線部⒅の説明として最も適するものを，ア～エの中から一つ選び，その記号を解答欄にマークせよ。

　　ア．lacked knowledge　　　　　　イ．lacked money

　　ウ．lacked opportunities　　　　　エ．lacked patience

〔　19　〕　下線部⒆の説明として最も適するものを，ア～エの中から一つ選び，その記号を解答欄にマークせよ。

　　ア．伝統療法は，その効果について科学者の研究対象とならなかった。

　　イ．伝統療法は，その効果について科学者から期待されることはなかった。

　　ウ．科学者たちは，伝統療法についてその効果をほぼ解明した。

　　エ．科学者たちは，伝統療法についてよくわかっていない。

〔　20　〕　下線部⑳に関する記述として本文に<u>述べられていないもの</u>を，ア～エの中から一つ選び，その記号を解答欄にマークせよ。

ア．drug safety

イ．problems caused by acupuncture

ウ．sharing of profits with local culture

エ．species protection

〔　21　〕　文中の空所（　21　）に入る語として最も適するものを，ア～エの中から一つ選び，その記号を解答欄にマークせよ。

ア．effective　　　　　　　　　イ．harmful

ウ．powerful　　　　　　　　　エ．useless

〔　22　〕　下線部⑫の説明として最も適するものを，ア～エの中から一つ選び，その記号を解答欄にマークせよ。

ア．薬用の植物への人気が急激に低下するという心配。

イ．薬用の植物が増殖し生態系へ悪影響を与えるという心配。

ウ．過剰な収穫により薬用の植物が絶滅に瀕するという心配。

エ．新薬より植物薬の使用頻度が激減するという心配。

〔　23　〕　文中の空所（ 23A ），（ 23B ）に共通して入る語として最も適するものを，ア～エの中から一つ選び，その記号を解答欄にマークせよ。

ア．facts　　　　　　　　　　イ．rights

ウ．rules　　　　　　　　　　エ．stories

〔 24 〕 次の英文に対する答えとして，本文の内容から考えて最も適するもの
を，ア～エの中から一つ選び，その記号を解答欄にマークせよ。

According to the passage, which of the statements about acupuncture
is true?

ア．Acupuncture is only used in Asian countries such as China.

イ．Conventional doctors have realized that acupuncture helps them to
treat patients.

ウ．Most doctors in Western countries avoid using acupuncture because
it is dangerous.

エ．Fewer and fewer soccer players in England are using acupuncture.

〔 25 〕 次の英文の空所に入る語句として最も適するものを，ア～エの中から一
つ選び，その記号を解答欄にマークせよ。

The main idea of the passage is （ 25 ）.

ア．that conventional doctors should use traditional medicine

イ．the difference between traditional and modern medicines

ウ．the disadvantages of using traditional medicine

エ．the increase in the use of traditional medicine around the world

6. 次の英文を読み，以下の設問に答えよ。

Tim Berners-Lee is not a household name like Bill Gates. He is not outrageously rich or famous. He could have been, but he didn't want to be. Tim Berners-Lee is a quiet man who does not like the spotlight. He is the man who invented the World Wide Web and revolutionized the Internet. Berners-Lee's invention permits anyone with a computer to easily access a vast amount of information on any subject. This is a great contribution to the use of computers and to society. Some people believe it is as important as Gutenberg's printing press.

Tim Berners-Lee was born in London, England, in 1955. He grew up in a family that talked a lot about computers and math, since both of his parents were computer scientists who worked on the design of the first commercial computer. As a small child, he made computers out of cardboard boxes. Later, when he attended Oxford University to study physics, he made his first real computer. He constructed it out of various parts of a machine and an old television set. He graduated from Oxford in 1976, and in the next few years worked for several high-tech companies in England.

Around 1980, Berners-Lee was hired for a short period at the European Particle Physics Laboratory (CERN) in Geneva, Switzerland. It was there that he (27A) a software program called *Enquire* that (27B) documents in the laboratory's information system. The purpose of this system was to store a vast amount of information that could be (27C) in a very short time span. This was the basis for the tool he later created and named the World Wide Web.

Berners-Lee left CERN to work for another computer company for a few years. When he returned, he found that his Enquire program had been forgotten. He suggested to his employer that Enquire could be expanded with graphics, text, and video to work on a worldwide basis using the Internet, which had been invented in 1989. But CERN was not a company that could develop such a project. So Berners-Lee worked on his own and created the World Wide Web.

Many people think that the World Wide Web and the Internet are the same thing, but they actually are not. The Internet is like a large bridge that connects millions of computers around the world and makes it possible for them to communicate with each other. There are different ways to send and receive information over the Internet. These include e-mail, instant messaging, and, of course, the Web. Each of these ways uses a special set of rules that sends information over the bridge of the Internet.

The World Wide Web went on the Internet in 1991. In the beginning, it only had 600,000 users, mostly people in education. But after a while, computer users understood the new medium. By 2002, it was estimated that some 600 million
(29)
people worldwide were using the Web.

Undoubtedly, Berners-Lee (30) have turned down numerous offers with which he could have made a lot of money. But making money is not his goal. He is an idealist whose main pursuit is knowledge. In 1994, Berners-Lee joined the Laboratory for Computer Science at the Massachusetts Institute of Technology (M.I.T.). He has been working there quietly since, and his earnings as director are probably no more than $90,000 a year. He keeps a low profile and can walk the streets of his city unrecognized. He can devote time to his wife and two children.

By 1995, *Internet* and *World Wide Web* were familiar words. These inventions made a huge impact on modern business and communication. The Web has become a way for many businesses to sell themselves and their products. Many companies now include Web addresses on their business cards and in their advertising.

Now, some people think there are things on the Web that are distasteful. They want governments to keep this kind of material off of the Web. But Berners-Lee thinks the Web should not be censored. He said, "You don't go
(31)
down the street, after all, picking up every piece of paper blowing in the breeze.

If you find that a search engine gives you garbage, don't use it. If you don't like your paper, don't buy it." (*Technology Review*, 1996 July, pp. 32—40)

Berners-Lee is concerned about security on the Web. He suggests having an on-screen icon called, *Oh, Yeah?* that can be used by someone who is unsure about something they see on the Web. For example, if someone was shopping online and wanted to make sure that they could trust a company, he or she could click on the icon to receive confirmation that it was safe.

Berners-Lee has received numerous awards for his work on the Web, including a knighthood in 2003 by Queen Elizabeth II for services to the global development of the Internet. This now makes him Sir Timothy Berners-Lee. Berners-Lee has fought hard to keep the World Wide Web open （ 32 ）, so it is for all of us to use. We do not know how Berners-Lee will shape the future of the Web. He hopes the Web will become a tool for social change and wants to be a part of that development. The World Wide Web has already revolutionized the way the world learns; now Berners-Lee hopes it can make the world a better place to live.

(Adapted from *WHAT A WORLD READING 3* by Milada Broukal)

〔 26 〕 次の英文に対する答えとして，本文の内容から考えて最も適するもの
を，ア～エの中から一つ選び，その記号を解答欄にマークせよ。

What is the main idea of Paragraph 2?

ア．Berners-Lee had an artistic personality.

イ．Berners-Lee knew nothing about computers until he graduated from Oxford.

ウ．Berners-Lee's childhood had a lot to do with his success.

エ．Berners-Lee's parents were not a good influence on him.

〔　27　〕　文中の空所（　27Ａ　），（　27Ｂ　），（　27Ｃ　）に入る語の組み合わせとして最も適するものを，ア～エの中から一つ選び，その記号を解答欄にマークせよ。選択肢は，左から（　27Ａ　）—（　27Ｂ　）—（　27Ｃ　）の順になっている。

ア．（ accessed ）—（ created ）—（ linked ）

イ．（ created ）—（ linked ）—（ accessed ）

ウ．（ linked ）—（ spread ）—（ created ）

エ．（ spread ）—（ accessed ）—（ linked ）

〔　28　〕　次の英文に対する答えとして，本文の内容から考えて最も適するものを，ア～エの中から一つ選び，その記号を解答欄にマークせよ。

What is the main idea of Paragraph 5?

ア．How the Internet is different from the Web.

イ．How the Internet is like a bridge.

ウ．How the Internet uses special rules.

エ．How the World Wide Web works.

〔　29　〕　下線部(29)の説明として最も適するものを，ア～エの中から一つ選び，その記号を解答欄にマークせよ。

ア．knowledge to complete a task

イ．machine used to send information

ウ．subject to study

エ．way of communicating

〔　30　〕　文中の空所（　30　）に入る語として最も適するものを，ア～エの中から一つ選び，その記号を解答欄にマークせよ。

ア．can　　　　　　　　　　　イ．might

ウ．must　　　　　　　　　　エ．should

〔 31 〕 下線部(31)の説明として最も適するものを，ア〜エの中から一つ選び，その記号を解答欄にマークせよ。

ア．changed   イ．deleted

ウ．discussed   エ．limited

〔 32 〕 文中の空所（ 32 ）に入る語句として最も適するものを，ア〜エの中から一つ選び，その記号を解答欄にマークせよ。

ア．with a licensing fee   イ．with a patent

ウ．with no ownership   エ．with voluntary control

〔 33 〕 次の英文の空所に入る語句として，本文の内容から考えて最も適するものを，ア〜エの中から一つ選び，その記号を解答欄にマークせよ。

According to the passage, the World Wide Web （ 33 ）.

ア．encouraged people to shop online

イ．gave computer users access to the Internet

ウ．was not an immediate success

エ．was only for people in the field of computer science

〔 34 〕 次の英文の空所に入る語句として，本文の内容から考えて最も適するものを，ア〜エの中から一つ選び，その記号を解答欄にマークせよ。

According to the passage, Berners-Lee thinks （ 34 ）.

ア．it is important to keep the World Wide Web freely available to the public

イ．people should continue using the Web even if they don't like it

ウ．the Internet is more popular than the World Wide Web

エ．work and family are less important than fame and fortune

数　学

問題　　　　　　　　28年度

$$\boxed{\text{A 方式}}$$

1. 次の(1), (2)について，答だけを解答用紙の該当する $\boxed{}$ 内に記入せよ。

(1) $a > 1$ とする。$x = a\sqrt{a}$ のとき，$\log_a x^2 + 3\log_x a$ の値は $^{\mathcal{P}}\boxed{}$ である。また，$a \leqq x \leqq a^2$ の範囲における $\log_a x^2 + 3\log_x a$ の最小値は $^{\mathcal{A}}\boxed{}$ である。

(2) $a > -1$ とし，O を原点とする座標平面上で 3 点 $P(a, -1)$，$Q(1, -1)$，$R(1, 1)$ を考える。$\overrightarrow{OP}$ と $\overrightarrow{OQ}$ のなす角が $\dfrac{\pi}{3}$ であるとき $a = {}^{\mathcal{\dot{\jmath}}}\boxed{}$ である。また，$\overrightarrow{OP}$ に直交し，点 R を通る直線の方程式は $ax - y + {}^{\mathcal{I}}\boxed{} = 0$ である。

2. △ABC の 3 辺の長さはすべて整数で，AB $= 3$，AC $= 5$ とする。次の各問に答えよ。

(1) BC $= n$ としたとき，n のとりうる値をすべて求めよ。

(2) $n = 6$ のとき，△ABC の外接円の半径を求めよ。

(3) n が (1) で求めた値を動くとき，△ABC の内接円の半径の最大値を求めよ。

3. 関数 $f(x)$ を

$$f(x) = \int_{-1}^{1} |t^2 - x^2|\, dt$$

で定義する。次の各問に答えよ。

(1) $0 \leqq x \leqq 1$ における $f(x)$ の最大値と最小値を求めよ。

(2) $x \geqq 0$ の範囲で $y = f(x)$ のグラフをかけ。

化 学

問題

28年度

$$\boxed{\text{A 方式}}$$

[注意] 必要であれば，以下の数値を用いなさい。

原子量：H = 1.0，C = 12.0，N = 14.0，O = 16.0

1. マーク式

問 1 ～問 9．各設問に指定された項目について，A，B，Cを大きい順に並べた場合どうなるか。それぞれの設問について最も適した選択肢を，次の①～⑥から選び，解答欄にマークしなさい。

① A > B > C
② A > C > B
③ B > A > C
④ B > C > A
⑤ C > A > B
⑥ C > B > A

問 1 結合の強さ

A．イオン結合
B．共有結合
C．水素結合

問 2 酸化力の強さ

A．Br_2
B．Cl_2
C．I_2

問 3 化合物に含まれる遷移金属元素の酸化数

A．MnO_2
B．$K_2Cr_2O_7$
C．$K_4[Fe(CN)_6]$

問 4 酸の強さ

A．フェノール
B．安息香酸
C．塩 酸

問 5 水に溶解したときの pH

A．硫酸ナトリウム
B．炭酸水素ナトリウム
C．硫酸水素ナトリウム

問 6 水に溶解したときの pH

A．グルタミン酸
B．アラニン
C．リシン

問 7　水との反応性

　　　A．マグネシウム　　　　　B．亜　鉛　　　　　　　C．カリウム

問 8　各金属1gを水と完全に反応させたときに発生する水素の物質量

　　　A．ナトリウム　　　　　B．カリウム　　　　　　C．リチウム

問 9　化合物の沸点

　　　A．$CH_3-CH_2-CH_2-CH_2-CH_3$

　　　B．$CH_3-CH_2-\overset{\displaystyle CH_3}{\underset{\displaystyle |}{CH}}-CH_3$

　　　C．$CH_3-\overset{\displaystyle CH_3}{\underset{\displaystyle \underset{\displaystyle CH_3}{|}}{\underset{\displaystyle |}{C}}}-CH_3$

2. 問1〜問3はマーク式，問4は記述式

　問1〜問4．次の文章を読み，各問の設問に答えなさい。

(1) 図1は，窒素と水素からアンモニアを合成する反応における反応の進行度とエネルギー変化について示したものである。この反応における反応熱は　**ア**　，活性化エネルギーは　**イ**　，また，逆反応の活性化エネルギーは　**ウ**　と表される。

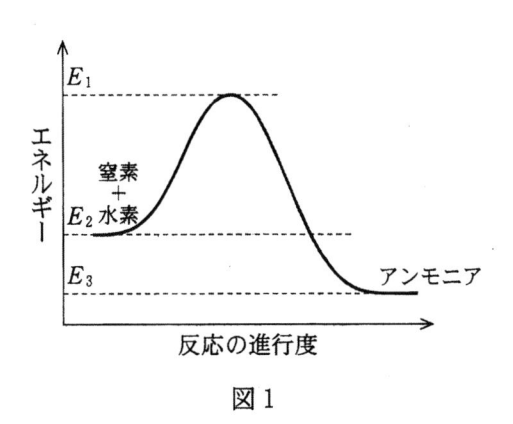

図1

(2) $H—H$，$N≡N$，$N—H$ の結合エネルギーをそれぞれ $436\,kJ/mol$，$945\,kJ/mol$，$391\,kJ/mol$ とすると，アンモニアの生成熱は　**エ**　**オ**　**カ**　.　**キ**　kJ/mol となる。

問1　空欄　**ア**　〜　**ウ**　に最も適するものを，次の①〜⑥から選び，それぞれ解答欄にマークしなさい。

① E_1　　　　　② E_2　　　　　③ E_3

④ $E_1 - E_2$　　⑤ $E_1 - E_3$　　⑥ $E_2 - E_3$

問2　空欄　**エ**　に適する符号を，また，空欄　**オ**　〜　**キ**　に最も適する数値を，それぞれ解答欄にマークしなさい。

問3　図2中の点線で示したグラフは，ある温度において N_2 を1モルと H_2 を3モル混合したあとのアンモニアの生成率の時間変化を示したものである。ここで，反応条件を次の(ク)〜(ス)のように変えた。

（ク） 圧力一定で温度を上昇させる

（ケ） 圧力一定で温度を下降させる

（コ） 温度一定で圧力を上昇させる

（サ） 温度，体積一定でアルゴンガスを加える

（シ） 温度，全圧一定でアルゴンガスを加える

（ス） 触媒を加える

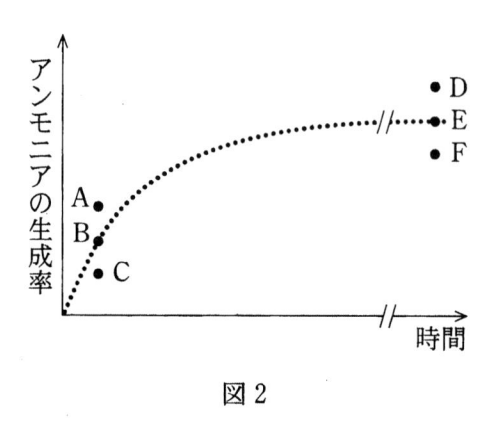

図 2

　　反応条件を（**ク**）～（**ス**）のように変えた場合，それぞれのグラフは図 2 のどの点を通るように変化するか。最も適するものを次の①～⑨から選び，解答欄にマークしなさい。ただし，点 A, B, C は反応初期におけるアンモニアの生成率，点 D, E, F は十分な時間が経過して平衡状態に達したときのアンモニアの生成率を表すものとする。

① A→D　　② A→E　　③ A→F　　④ B→D　　⑤ B→E

⑥ B→F　　⑦ C→D　　⑧ C→E　　⑨ C→F

問 4　アンモニアは工業的には窒素と水素から直接合成されるが，実験室では<u>塩化アンモニウムと水酸化カルシウムの混合物を加熱して発生させ</u>，　セ　置換により捕集する。

　　空欄　セ　に最も適する語句を書きなさい。また，下線部の化学反応式を書きなさい。

3. 問1〜問3，問5はマーク式，問4は記述式

問1〜問5．次の文章を読み，各問の設問に答えなさい。

ただし，気体定数 $R = 8.3 \times 10^3$ Pa·L/(K·mol) とし，気体は全て理想気体としてふるまうものとする。また，計算値はすべて有効数字2桁で答えなさい。

図のように，内部が真空の耐圧容器A，B，CがそれぞれコックD，Eで連結されていて，どちらのコックもはじめは閉じている。容器A，B，Cの容積は，それぞれ1.0 L，2.0 L，1.0 Lである。また容器Cには着火装置がついている。次のような操作を行った。

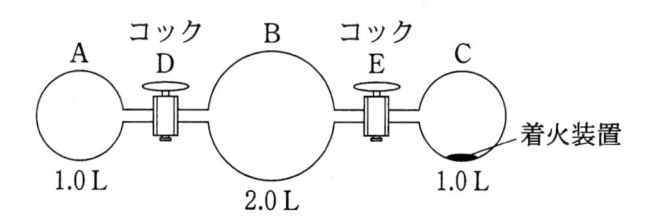

操作1．容器Aに液体の炭化水素X 2.28 g を入れた。また，容器Bにアルゴン 0.200 mol，容器Cに酸素 0.400 mol をそれぞれ封入し，27 ℃ に保った。

操作2．容器全体を 127 ℃ に加熱したところ，容器Aの炭化水素Xが完全に蒸発した。そのときの容器A内の圧力は 9.0×10^4 Pa であった。

操作3．温度を 127 ℃ に保ったままコックDを開き，容器A内と容器B内の気体を混合した。

操作4．コックEを開けたのち，着火装置を用いて容器内の炭化水素Xを完全燃焼させた。その後，容器を 27 ℃ まで冷却した。

ただし，上記の操作において，連結部と着火装置の体積は無視できるものとする。また，気体は液体に溶解しないものとする。

問 1　操作1のあとの容器C内の酸素の圧力は　$\boxed{\text{ア}}$ ． $\boxed{\text{イ}}$ $\times 10^6\,\text{Pa}$ である。空欄 $\boxed{\text{ア}}$ と $\boxed{\text{イ}}$ に最も適する数値を，それぞれ解答欄にマークしなさい。

問 2　操作2の結果から，炭化水素Xの分子式として最も適するものを，次の①～⑥から選び，解答欄にマークしなさい。

① C_5H_{10}　　　　　② C_5H_{12}　　　　　③ C_6H_{12}

④ C_6H_{14}　　　　　⑤ C_7H_{14}　　　　　⑥ C_7H_{16}

問 3　操作3のあとの容器A, B内の炭化水素Xの分圧は　$\boxed{\text{ウ}}$ ． $\boxed{\text{エ}}$ $\times$ $10^4\,\text{Pa}$ である。

空欄 $\boxed{\text{ウ}}$ と $\boxed{\text{エ}}$ に最も適する数値を，それぞれ解答欄にマークしなさい。

問 4　操作4において，炭化水素Xが完全燃焼するときの化学反応式を書きなさい。

問 5　操作4のあとの容器A, B, C内の酸素の分圧は　$\boxed{\text{オ}}$ ． $\boxed{\text{カ}}$ $\times$ $10^4\,\text{Pa}$ である。

空欄 $\boxed{\text{オ}}$ と $\boxed{\text{カ}}$ に最も適する数値を，それぞれ解答欄にマークしなさい。

4. 問１～問２，問４はマーク式，問３，５は記述式

問１～問５．周期表に関する次の文章を読み，各問の設問に答えなさい。

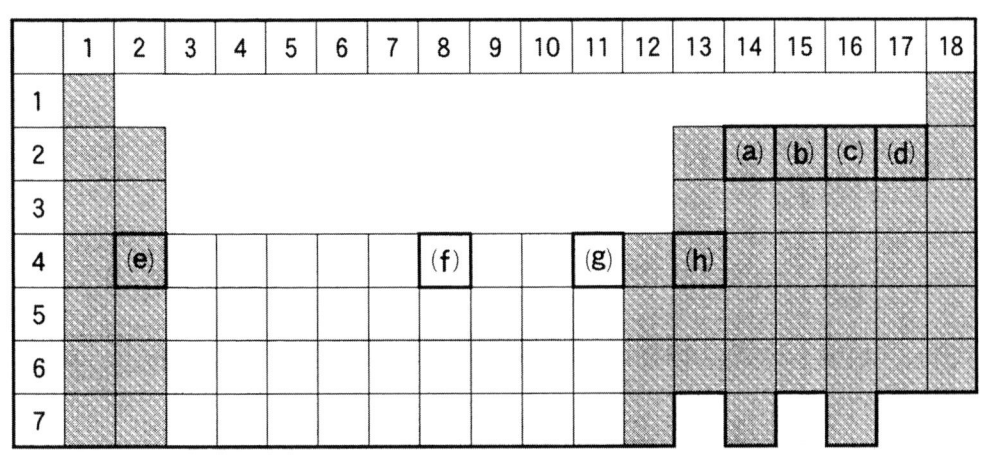

　周期表では，各元素が原子番号の順に並んでおり，原子番号は　ア　　の数と等しい。上の周期表において，灰色で示した元素では原子番号の増加にともない，　イ　　の数が周期的に変化するが，同族の元素では　イ　　の数が同じであるため，性質がよく似ている。例えば，周期表２族に属する元素の炭酸塩は水に溶けにくく，また，　ウ　　元素と呼ばれる 17 族の元素の水素化合物は，水に溶け酸性を示す。３族から 11 族の元素は　エ　　元素と呼ばれ，第４周期においては原子番号の増加にともない，最外殻の１つ内側の　オ　　殻に電子が入っていくため，　イ　　の数は１個または２個とほとんど変化しない。そのため，隣り合う元素の性質が似ている。また，それらのイオンや化合物には有色のものが多い。

問１　空欄　ア　　～　オ　　に最も適する語句を，次の①～⑮から選び，解答欄にマークしなさい。

- ①　価電子
- ②　質　量
- ③　中性子
- ④　陽　子
- ⑤　金　属
- ⑥　典　型
- ⑦　遷　移
- ⑧　アルカリ金属
- ⑨　アルカリ土類金属
- ⑩　ハロゲン
- ⑪　K
- ⑫　L
- ⑬　M
- ⑭　N
- ⑮　O

問 2　元素(a), (b), (c)の水素化合物について，以下の問いに答えなさい。

(1)　分子の形として最も適するものを，次の①～⑤から選び，それぞれ解答欄にマークしなさい。

①　直　線　　②　折れ線　　③　平　面　　④　三角錐　　⑤　正四面体

(2)　それぞれの水素化合物中における結合角の大小関係を示すものとして最も適するものを，次の①～⑥から選び，解答欄にマークしなさい。なお，結合角とは，隣り合う 2 つの共有結合がなす角度のことをいう。

①　(a) > (b) > (c)　　　　②　(a) > (c) > (b)　　　　③　(b) > (a) > (c)

④　(b) > (c) > (a)　　　　⑤　(c) > (a) > (b)　　　　⑥　(c) > (b) > (a)

問 3　下線部に関して，17 族の水素化合物のうち，元素(d)の水素化合物は最も弱い酸性を示す。これは，(d)の水素化合物の分子間において　カ　　が形成されているためである。空欄　カ　に最も適する語句を書きなさい。

問 4　元素(e), (f), (h)にあてはまるものを，それぞれ解答群 A と解答群 B から一つずつ選び，それらを同じ解答欄にマークしなさい。

解答群A：①　Al　　②　Ge　　③　Ca　　④　Zn　　⑤　Ni　　⑥　K

⑦　Ga　　⑧　Cr　　⑨　Fe　　⑩　Ag　　⑪　Mn

解答群B：⑫　2 価あるいは 3 価のイオンを含む水溶液は，それぞれ淡緑色と黄褐色を呈する。

⑬　青色発光ダイオードの材料としてよく使用されている。

⑭　水酸化物の水溶液を石灰水と呼ぶ。

問 5　元素(g)の 2 価イオンを含む水溶液に，元素(b)の水素化合物の水溶液を少量加えると青白色の沈殿が生じ，さらに過剰の(b)の水素化合物水溶液を加えると，沈殿は溶解して深青色の水溶液となる。この深青色の水溶液中に溶解している錯イオンの化学式を書きなさい。

5. 問1～問3はマーク式，問4は記述式

問1～問4　次の文章を読み，各問の設問に答えなさい。

エステルは　ア　と　イ　から水分子がとれてできた化合物であり，一般に水に溶けにくく有機溶媒に溶けやすい。分子式 $C_4H_8O_2$ をもつ化合物の構造異性体のうち，エステル結合をもつものは　ウ　種類存在する。エステルは酸によっても塩基によっても加水分解される。酸によるエステルの加水分解反応は　エ　反応であるのに対して，塩基による分解反応は　オ　反応であり，この反応をけん化という。

問1　空欄　ア　と　イ　に最も適する語句を，次の①～⑦からそれぞれ選び，同じ解答欄にマークしなさい。

① アルコール　　② エーテル　　③ アルデヒド　　④ ケトン

⑤ カルボン酸　　⑥ アミン　　　⑦ アミド

問2　空欄　ウ　に最も適する数値を，解答欄にマークしなさい。

問3　空欄　エ　と　オ　に最も適する語句を，次の①～⑥から選び，解答欄にマークしなさい。

① 酸　化　　　　② 還　元　　　　③ 付　加

④ 脱　離　　　　⑤ 可　逆　　　　⑥ 不可逆

問 4　分子式 $C_4H_8O_2$ をもつエステルの構造異性体の一つであるエステル A の構造を調べるために実験を行ったところ，反応 I ～反応Ⅲの結果が得られた。

　　反応 I．エステル A を加水分解して得られた中性物質に，ヨウ素と水酸化ナトリウム水溶液を加えて反応させると，黄色の沈殿が生成した。

　　反応Ⅱ．エステル A を加水分解して得られた中性物質を，硫酸酸性二クロム酸カリウム水溶液と反応させた。この反応生成物をフェーリング液とともに加熱したが，溶液の変化は観察されなかった。

　　反応Ⅲ．エステル A を加水分解して得られた酸性物質を，濃硫酸と加熱すると，気体が発生した。

　以下の設問(**カ**)～(**ク**)に答えなさい。なお，構造式は記入例にならって書きなさい。

$$記入例\quad CH_3-CH_2-\overset{\overset{\textstyle O}{\|}}{C}-CH_3$$

(**カ**)　反応 I で生成する黄色沈殿の化学式を書きなさい。

(**キ**)　反応Ⅲで発生する気体の化学式を書きなさい。

(**ク**)　エステル A の構造式を書きなさい。

6. 問1～問3はマーク式，問4～問6は記述式

問1～問6．次の文章を読み，各問の設問に答えなさい。

　フロンは，塩素原子やフッ素原子が炭素原子に結合した低級炭化水素の総称であり，_{a)}冷蔵庫やエアコンの冷媒として使用される。オゾン層は地上20～40 km上空に存在し，太陽が発する有害な紫外線を吸収することで生物を保護している。1980年代頃から，このフロンによるオゾン層の破壊が社会問題化していたが，フロンの使用規制が定着するにつれ少しずつ改善してきている。

　_{b)}フロンの1種であるクロロジフルオロメタンを，水酸化カリウムとともに高温高圧条件下でトリフルオロエタノールと反応させると，クロロジフルオロメタン上の塩素原子がトリフルオロエタノールの酸素原子と置き換わり，$C_3H_3OF_5$ の化学式を持つエーテルが生成する。このエーテルを塩素ガスと混合して光を照射すると，一つの水素原子が塩素原子と置き換わり，不斉炭素原子を一つだけ有する $C_3H_2OClF_5$ の化学式を持つ化合物が生成する。この化合物はイソフルランとよばれ，吸入麻酔薬として用いられている。

　（注）　「クロロ」はCl（塩素）を，「フルオロ」はF（フッ素）を表す接頭語である。

問1　下線部a)について，常温常圧で気体であるフロンは，一度ポンプで圧縮されて液化した後，再度，常圧に戻されて気化する際に周囲から蒸発熱を奪うことで，冷却効果を発揮する。次の①～⑥のうち蒸発熱と大きさが等しいものを選び，解答欄にマークしなさい。

① 凝固熱　　　　　　② 融解熱　　　　　　③ 凝縮熱
④ 生成熱　　　　　　⑤ 昇華熱　　　　　　⑥ 燃焼熱

問 2 水で湿らせたヨウ化カリウムデンプン紙にオゾンを吹き付けると，ヨウ化カリウムデンプン紙が青紫色に変色する。この理由として最も適するものを次の①〜⑤から選び，解答欄にマークしなさい。

① オゾンが酸化作用を示すため

② オゾンが消臭作用を示すため

③ オゾンが殺菌作用を示すため

④ オゾンが紫外線を吸収するため

⑤ オゾンが薄青色をしているため

問 3 下線部b）の実験のときに，水酸化カリウムの錠剤を放置していたところ，空気中の水分を吸収し錠剤が溶けてしまった。この現象を何というか。現象名として最も適する語句を，次の①〜⑥から選び，解答欄にマークしなさい。

① 水 和 ② 風 解 ③ 潮 解

④ 融 解 ⑤ 浸 透 ⑥ 溶 解

問 4 下線部b）の反応に用いられているクロロジフルオロメタンの構造式を，記入例にならって書きなさい。

$$記入例 \quad CH_3-\overset{\overset{\displaystyle Cl}{|}}{\underset{\underset{\displaystyle H}{|}}{C}}-O-\overset{\overset{\displaystyle F}{|}}{\underset{\underset{\displaystyle H}{|}}{C}}-Br$$

問 5 ヒドロキシ基とハロゲン原子が同一炭素上に置換した化合物は，直ちに分解するため，実験に用いることができない。このことを考慮して，下線部b）の反応に用いられているトリフルオロエタノールの構造式を，記入例にならって書きなさい。

問 6 イソフルランの構造式を，記入例にならって書きなさい。

7. **問1は記述式，問2～問5はマーク式**

問1～問5．次の文章を読み，各問の設問に答えなさい。

　地球上で最も多く存在している天然有機化合物は糖類であり，植物の細胞壁を形成するセルロースやエネルギー貯蔵物質であるデンプンは，その代表的なものである。これらはいずれも，グルコース$(C_6H_{12}O_6)$が　ア　結合というエーテル結合で重合した多糖類である。グルコースが多糖を形成するときには環状構造をとって重合するが，水溶液中に存在する場合には，グルコースは環状構造と鎖状構造の平衡状態で存在している。鎖状構造には　イ　基があり，　イ　基が　ウ　されやすい性質を利用したフェーリング液との反応により，グルコースの検出ができる。

　デンプンは，温水に可溶な　エ　と不溶な　オ　に分類される。　オ　は下図に示すように，グルコースが直鎖状につながった多糖がところどころで枝分かれした構造をしている。各グルコースは，直鎖部分でも枝分かれ部分でも　ア　結合によってつながっている。

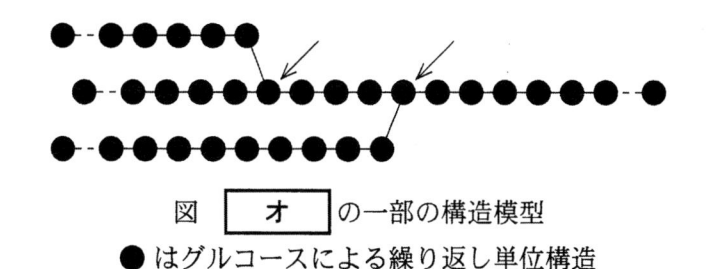

図　オ　の一部の構造模型
●はグルコースによる繰り返し単位構造

問1　空欄　ア　～　ウ　に適する語句を，解答欄に書きなさい。

問2　空欄　エ　と　オ　に最も適する語句を，次の①～⑥から選び，解答欄にマークしなさい。
　①　アミラーゼ　　　　②　アミロース　　　　③　アミロペクチン
　④　デキストリン　　　⑤　マルトース　　　　⑥　ラクトース

問 3　下線部について，グルコースはフェーリング液と反応して赤色沈殿を生じ
る。この沈殿の化学式を次の①〜⑥から選び，解答欄にマークしなさい。

① AgO　　　　② Ag_2O　　　　③ CuO

④ Cu_2O　　　⑤ FeO　　　　⑥ Fe_2O_3

問 4　空欄　[　エ　]　の構造の一部を表す構造式として，最も適切なものを次の
①〜④から選び，解答欄にマークしなさい。

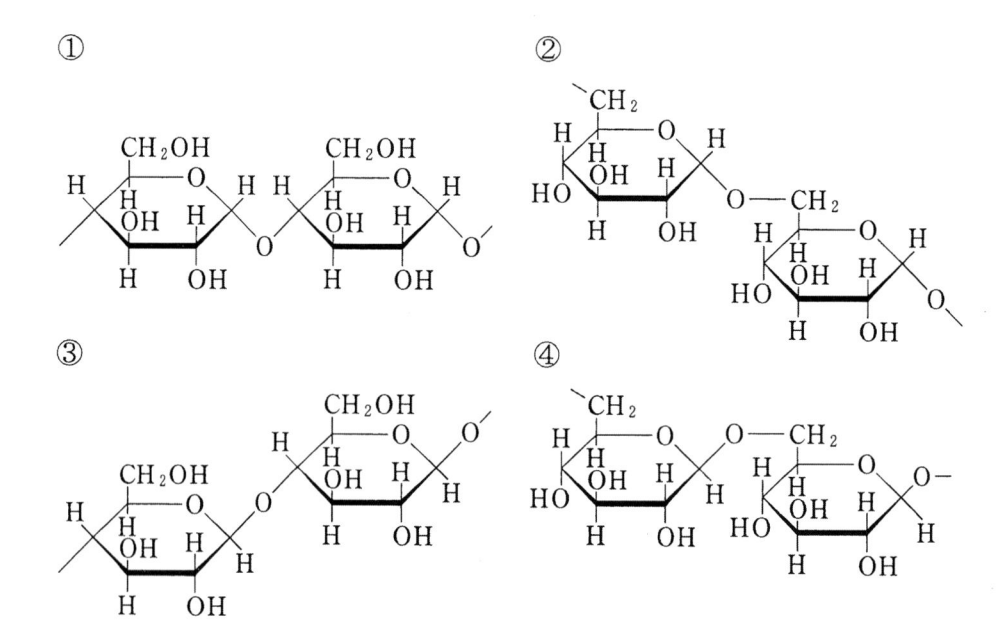

問 5　　オ　　について以下の実験を行った。以下の問いに答えなさい。

　　物質量として1.0×10^{-5} mol の　オ　を用い，すべてのヒドロキシ基を$-OCH_3$にしてから加水分解した。すると，以下に示す構造の 3 種の化合物①，②，③がそれぞれ2.4×10^{-2} mol，1.0×10^{-3} mol，1.0×10^{-3} mol ずつ得られた。

　　ただし，この処理では，　オ　を構成していたグルコースのすべてのヒドロキシ基の中で，　ア　結合していた部分だけがヒドロキシ基のまま残っている。

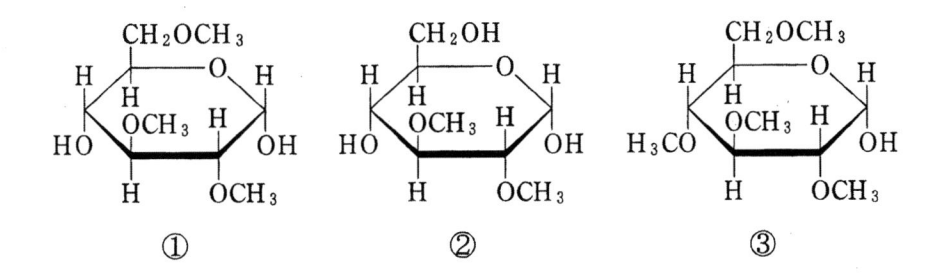

(1)　化合物①〜③のうち，もとの　オ　の中で枝分かれ部分のグルコース（図中の矢印）に由来するものはどれか。一つ選び，解答欄にマークしなさい。

(2)　上記の結果より，実験に用いた　オ　は，グルコース単位が平均して　カ　　キ　個ごとに 1 個の枝分れをしており，その平均分子量は　ク　．　ケ　$\times 10^5$ である。

　　空欄　カ　〜　ケ　に最も適する数値を，それぞれ解答欄にマークしなさい。ただし，計算値は有効数字 2 桁で答えなさい。

英　語

問題　　　　　　28年度

$$\boxed{\text{B方式}}$$

1. 次の英文の空所に入る語(句)として最も適するものを，ア〜エの中から一つ選び，その記号を解答欄にマークせよ。

〔　1　〕　You must always （　1　） your teeth clean.

  ア．do   イ．give

  ウ．keep   エ．remain

〔　2　〕　Her sad face made me （　2　） very unhappy.

  ア．feel   イ．feeling

  ウ．felt   エ．to feel

〔　3　〕　People （　3　） in a large city are often troubled by noise.

  ア．have lived   イ．live

  ウ．lived   エ．living

〔　4　〕　Suzan asked me （　4　） I could get her a ticket for the game.

  ア．as   イ．if

  ウ．that   エ．what

〔　5　〕　This elevator is out of （　5　）. We must use the stairs.

  ア．order   イ．place

  ウ．shape   エ．work

2. 次の会話文の空所（ 6 ）～（ 10 ）に入る英文として最も適するものを，ア～キの中から一つ選び，その記号を解答欄にマークせよ。ただし，選択肢は1回しか使えない。

Mr. Yamada is consulting a doctor

Doctor:　Come in, Mr. Yamada.　How are you?

Yamada:　Well.　I'm not feeling as healthy as I used to when I was young.

〔 6 〕　Doctor:　（ 6 ）What's bothering you today?

〔 7 〕　Yamada:　（ 7 ）

Doctor:　Do you have a lot of stress in your life?

Yamada:　Yes, I have much more stress than before.

〔 8 〕　Doctor:　（ 8 ）Your blood pressure is a little high.

〔 9 〕　Yamada:　（ 9 ）

Doctor:　No, but you need to watch it.　Do you smoke?

Yamada:　I smoke about three packs a day.

〔 10 〕　Doctor:　（ 10 ）You should really try to quit.

〔選択肢〕

　ア．I think nothing of sitting up all night.

　イ．Is it a serious problem?

　ウ．It happens quite often.

　エ．I'm not sleeping well these days.

　オ．That's only natural.

　カ．That's too much.

　キ．Well, let's have a look.

3. 次の和文と同じ意味になるように，空所に最も適する一語を入れて文を完成し，その語を解答欄に記入せよ。

〔 11 〕　雨が降ろうと晴れようと関係がない。

It doesn't matter （ 11 ） it rains or shines.

〔 12 〕　一般的に言って，2 月には雪が多い。

Generally （ 12 ）, we have a lot of snow in February.

〔 13 〕　金曜日は私が一番忙しい日です。

Friday is （ 13 ） I am busiest.

〔 14 〕　彼女は最終バスに乗り遅れたのかもしれない。

She may have （ 14 ） the last bus.

〔 15 〕　とても天気の悪い日だったので私は家にいた。

It was （ 15 ） a wet day that I stayed at home.

4. 次の英文を読み，以下の設問に答えよ。

Owen and Canto live near each other. They lead similar lives and are close in age, but they look very different. Canto is strong and healthy. Owen, on the other hand, is slow and heavy. He is losing his hair, and he moves like an old man.

The biggest difference between Owen and Canto, (16), is their life expectancy. Scientists expect Canto to live 30 percent longer than Owen. Why? Every day for 17 years, (17A) has eaten a diet with a lot (17B) calories than (17C). Scientists think this is the reason Canto does not have heart disease or *diabetes, common health problems in old age. It seems that eating less has kept Canto's body younger.

Owen and Canto are not people — they are monkeys. They live in a scientific research laboratory at the University of Wisconsin in the United States. Scientists at the lab are studying the effects of low-calorie diets. Does eating a diet with a lot fewer calories in it have health benefits? Does eating less also increase life expectancy?

Scientists in other laboratories around the world are doing similar research. So far, the results suggest the same thing. If you restrict the number of calories
(18)
that an animal eats, it will live longer than an animal that eats a lot. In one study, mice ate 30 percent fewer calories than normal. These mice lived 40 percent longer than the mice that had a normal diet. They also had fewer age-related problems and diseases.

Scientists are beginning to understand the reason for the benefits of eating less. When the body gets less food, the body produces a substance called *sirtuin*.
(19)
This substance acts on the genes in the body that control aging. Sirtuin seems to slow down the aging process.

Humans, of course, are not lab animals. Will a very low-calorie diet give humans the same health benefits as lab animals? Scientists are beginning to

study the effects of calorie restriction on humans, too. In one study, scientists studied two groups of people for three years. In the first group, people ate a
(20)
normal diet. They consumed between 2,000 and 3,500 calories a day. In the second group, people ate a healthy, low-calorie diet. They consumed only 1,000 to 2,000 calories a day. After three years, the people in the second group were significantly healthier. They had lowered their risk of diabetes and heart disease.

Will eating fewer calories lead to a greater life expectancy for humans? It will take scientists much longer to find this out. Humans live much longer than laboratory animals, such as mice and monkeys.

There is a group of people, however, who already believe they will live longer by eating less. They are members of the Calorie Restriction Society. They have studied the data about animals. They believe that restricting their calories will increase their life expectancy and help them live healthier lives. On some days, they fast, and they rarely eat more than 2,000 calories a day.
(21)
Scientists don't expect many people to follow such an extreme diet. They also don't expect a huge increase in human （　22　）. Many scientists expect an increase of about 9 percent, but others expect only 2 percent. They believe the major benefit of a low-calorie diet is a healthier, more active life, as Canto the monkey has. A 90-year-old may feel like a 65-year-old.

We are still waiting for scientists to tell us if calorie restriction really works. So, the best advice is to eat （　23A　）. Just don't eat （　23B　）!

(Adapted from *READ THIS! 2* by Daphne Mackey & Alice Savage)

(注)　*diabetes：糖尿病

〔 16 〕　文中の空所（　16　）に入る語(句)として最も適するものを，ア～エの中から一つ選び，その記号を解答欄にマークせよ。

　　ア．for example

　　イ．however

　　ウ．therefore

　　エ．to begin with

〔 17 〕　文中の空所（ 17A ），（ 17B ），（ 17C ）に入る語の組み合わせとして最も適するものを，ア～エの中から一つ選び，その記号を解答欄にマークせよ。選択肢は，左から（ 17A ）―（ 17B ）―（ 17C ）の順になっている。

　　ア．(Canto)―(fewer)―(Owen)

　　イ．(Canto)―(higher)―(Owen)

　　ウ．(Owen)―(fewer)―(Canto)

　　エ．(Owen)―(higher)―(Canto)

〔 18 〕　下線部(18)について，次の英文の空所に入る語句として本文の内容から考えて最も適するものを，ア～エの中から一つ選び，その記号を解答欄にマークせよ。

　　Mice on a restricted diet lived （　18　） longer than normal mice.

　　ア．30 percent

　　イ．40 percent

　　ウ．60 percent

　　エ．70 percent

〔　19　〕　下線部⒆について，次の英文の空所に入る語句として本文の内容から考えて最も適するものを，ア～エの中から一つ選び，その記号を解答欄にマークせよ。

The body produces sirtuin when （　19　）.

ア．it has been fed

イ．it is free from stress

ウ．it is resting

エ．it is short of food

〔　20　〕　下線部⒇の説明として最も適するものを，ア～エの中から一つ選び，その記号を解答欄にマークせよ。

ア．Neither group had the risk of diabetes.

イ．One group was healthier at the end of the study.

ウ．One group was overweight at the beginning of the study.

エ．The people in the first group were three years older.

〔　21　〕　下線部㉑の説明として最も適するものを，ア～エの中から一つ選び，その記号を解答欄にマークせよ。

ア．食事を短時間ですませること。

イ．食事の時間を早めること。

ウ．何も食べないこと。

エ．野菜だけを食べること。

〔　22　〕　文中の空所（　22　）に入る語（句）として最も適するものを，ア～エの中から一つ選び，その記号を解答欄にマークせよ。

ア．function

イ．hazards

ウ．life expectancy

エ．restrictions

〔 23 〕 文中の空所（ 23A ），（ 23B ）に入る語の組み合わせとして最も適する
  ものを，ア〜エの中から一つ選び，その記号を解答欄にマークせよ。選択
  肢は，左から（ 23A ）—（ 23B ）の順になっている。

ア．(much)—(too little)

イ．(much)—(too much)

ウ．(well)—(too little)

エ．(well)—(too much)

〔 24 〕 次の英文に対する答えとして，本文の内容から考えて最も適するもの
  を，ア〜エの中から一つ選び，その記号を解答欄にマークせよ。

  According to the passage, which of the statements about Owen and
Canto is true?

ア．They are similar in age and appearance.

イ．They both lead healthy daily lives.

ウ．They eat the same amount food every day.

エ．They live in a scientific research laboratory.

〔 25 〕 次の英文に対する答えとして，本文の内容から考えて最も適するもの
  を，ア〜エの中から一つ選び，その記号を解答欄にマークせよ。

  Mice usually live for 12 months. How many months do scientists
expect the mice that ate fewer calories to live?

ア．At least 14 months.

イ．At least 15 months.

ウ．At least 16 months.

エ．At least 17 months.

5. 次の英文を読み，以下の設問に答えよ。

Edwin Hubble is responsible for some of the 20th century's greatest discoveries in astronomy. One of the most exciting inventions in astronomy, the Hubble Space Telescope, was named in his honor. His name belongs with great astronomers such as Galileo and Copernicus, but few people outside the field of astronomy know about Hubble's contributions to our understanding of the universe.

Hubble was born in 1889. His early life was quite ordinary. There is little hint of the remarkable work he would eventually do. In fact, it appeared that Hubble was destined to be (26). Edwin Hubble was like most young boys of his time. He delivered newspapers in the morning. As a boy, he liked to read. He especially enjoyed the adventure books of Jules Verne, which were very popular at the time. In high school, he excelled in math, science, and sports. His favorite sport was football, but he also ran track. He even broke the Illinois state record for the high jump.

When Hubble finished high school, he won a scholarship to the University of Chicago. He helped pay his expenses by tutoring, and he worked at several different summer jobs. In his junior year, he (27A) another scholarship in physics. He also worked as a lab assistant at the university. As in high school, Hubble was a great student as well as an excellent athlete. While he was in college, he played basketball and boxed. In fact, he was a champion boxer. People in the boxing field (27B) that Hubble would become a professional boxer.

At the university, Hubble first heard of the work of the astronomer Dr. George Hale. Hale's work in astronomy inspired Hubble. Hubble graduated from the University of Chicago in 1910. He earned degrees in both mathematics and astronomy. He then went to Oxford University in England as a Rhodes Scholar. At Oxford, he studied law, not his real love, astronomy, because of a promise he had made to his father.

In 1913, Hubble earned his degree in law. He returned to the United States to start his own law office. He decided that law was boring, so after just one year, he returned to his true interest — astronomy.

In 1914, he began studying at the University of Chicago's Yerkes Observatory in Wisconsin. （ 28 ）

As soon as Hubble returned from the war in 1919, he went to the Mt. Wilson Observatory. In fact, he showed up in his army uniform. At Mt. Wilson he was able to use the largest telescope at the time. This powerful tool was the Hooker Telescope. It was 100 inches (254 cm) wide. With it, Hubble made some of the greatest discoveries in the field of astronomy.

Hubble made four major contributions to the field. First, he found that there were galaxies outside of ours. Second, he developed a way of grouping galaxies. He could determine their age, shape, brightness, and distance. By grouping galaxies, he made his third finding. He determined that galaxies are separate and take up unique areas in space. Finally, his fourth finding was his most important. He found that the universe was constantly expanding, or moving outward. This last finding was a basis for the "Big Bang Theory." The Big Bang Theory says that the universe started with one huge blast and is still expanding. That concept is somewhat like dropping a rock into a pond and watching （ 30 ）.

The great physicist Albert Einstein was very interested in Hubble's findings. Several years earlier, Einstein had presented his theory of relativity. Hubble's work in astronomy seemed to support Einstein's theory.

When World War II started, Hubble again wanted to help his country. At first, he wanted to enlist in the army again. Eventually, he decided to serve his country as a scientist. He left the Mt. Wilson Observatory to work at the Aberdeen Proving Ground in Maryland. There, he helped to find problems in weapons. Hubble was awarded the Medal of Merit by the U.S. government in

1946 for this work.

After the war was over, Hubble went back to his job at Mt. Wilson. He realized that the Hooker Telescope was strong, but not strong enough. Hubble helped design and build a 200-inch (508 cm) telescope. This telescope, named after George Hale, was built at Mt. Palomar near San Diego, California. Hubble had the honor of being the first to use this exciting new telescope on June 3, 1948.

Hubble received many honors and awards for his efforts in the field of astronomy. However, he never received the Nobel Prize. He didn't receive this award because there was no Nobel Prize given for the field of astronomy. Before he died, Hubble worked to make astronomy part of the field of physics. By doing this, he hoped to make it possible for astronomers to win a Nobel Prize. The prize committee finally decided to make astronomy part of physics. Unfortunately, Hubble, who died in 1953, was no longer alive to see it.

In 1969, the National Aeronautics and Space Administration (NASA) started to think about building a telescope to send up in space. In 1977, money for the telescope was approved and building began. On April 24, 1990, the space shuttle *Discovery* was launched. On board, it carried the first telescope that could float in space. There would be no interference from the Earth's atmosphere. This telescope, named the Hubble Space Telescope, has sent amazing images from space. Those images have helped us understand the universe.

(Adapted from *PANORAMA 3* by Kathleen F. Flynn and Latricia Trites)

〔　26　〕　文中の空所（　26　）に入る語句として最も適するものを，ア～エの中から一つ選び，その記号を解答欄にマークせよ。

　　ア．a scholar

　　イ．a scientist

　　ウ．an astronomer

　　エ．an athlete

〔 27 〕 文中の空所（ 27A ），（ 27B ）に入る語の組み合わせとして最も適する
ものを，ア～エの中から一つ選び，その記号を解答欄にマークせよ。選択
肢は，左から（ 27A ）—（ 27B ）の順になっている。

ア．(earned)—(hoped)

イ．(got)—(hated)

ウ．(learned)—(expected)

エ．(studied)—(asked)

〔 28 〕 文中の空所（ 28 ）に次の英文ア～エを並べ換えて意味の通る英文を作
るとき，3番目に来るものとして最も適するものを，ア～エの中から一つ
選び，その記号を解答欄にマークせよ。

ア．He earned a doctorate in astronomy in 1917.

イ．Like many young men of the time, Hubble went off to fight in
World War I.

ウ．Then he received an invitation from George Hale to work at the Mt.
Wilson Observatory in California.

エ．This was a great honor, but, instead, Hubble enlisted in the army.

〔 29 〕 次の英文に対する答えとして，本文の内容から考えて最も適するもの
を，ア～エの中から一つ選び，その記号を解答欄にマークせよ。

How did Hubble make discoveries in the field of astronomy?

ア．By going to Oxford University as a Rhodes Scholar.

イ．By studying at the University of Chicago.

ウ．By using the Hooker Telescope.

エ．By working at Yerkes Observatory.

〔 30 〕 文中の空所（ 30 ）に入る語句として最も適するものを，ア～エの中から一つ選び，その記号を解答欄にマークせよ。

ア．the rays of sunshine reflecting

イ．the ripples of water moving out

ウ．the rock sinking

エ．the water splashing

〔 31 〕 次の英文に対する答えとして，本文の内容から考えて最も適するものを，ア～エの中から一つ選び，その記号を解答欄にマークせよ。

　　Which of Hubble's findings was a basis for the Big Bang Theory?

ア．Galaxies take up unique areas in space.

イ．It is possible to group galaxies.

ウ．The universe is expanding.

エ．There are other galaxies outside of our own.

〔 32 〕 次の文章の中で本文の内容から考えて最も適するものを，ア～エの中から一つ選び，その記号を解答欄にマークせよ。

ア．Hubble helped design the Hale Telescope.

イ．Hubble influenced Hale's early work.

ウ．Hubble served in the army in both world wars.

エ．Hubble won the Nobel Prize in Physics.

〔 33 〕 次の文章の中で本文の内容と一致しないものを，ア～エの中から一つ選び，その記号を解答欄にマークせよ。

ア．Edwin Hubble invented the Hubble Space Telescope.

イ．Images from the Hubble Space Telescope are sent back to Earth.

ウ．The Earth's atmosphere affects telescopes on the ground.

エ．The Hubble Space Telescope gives astronomers better images of space.

〔 34 〕 本文のタイトルとして最も適するものを，ア～エの中から一つ選び，その記号を解答欄にマークせよ。

　　ア．The History of Astronomy

　　イ．The Invention of the Telescope

　　ウ．The Life of Edwin Hubble

　　エ．The Origin of Space Travel

数 学

問題

28年度

$$\boxed{\text{B 方式}}$$

1. 次の(1), (2)について, 答だけを解答用紙の該当する $\boxed{}$ 内に記入せよ。

 (1) 2つのさいころを投げ, 出た目が両方とも奇数である事象を A, 出た目の和が 4 の倍数である事象を B とする。このとき, A または B が起こる確率は $^{ア}\boxed{}$ であり, B が起きたときの A が起こる条件付き確率は $^{イ}\boxed{}$ である。

 (2) p を定数とする。x の 1 次式 $f(x)$ が,

$$xf(x+1) = p\int_1^x (x+t)f'(t)\,dt + 1$$

を満たしているとき, $p = {}^{ウ}\boxed{}$ である。また, $\int_0^2 |f(x)|\,dx$ の値は $^{エ}\boxed{}$ である。

2. 関数 $f(x) = \dfrac{x^2}{2} - 2\,|x-1| + 2$ について, 次の各問に答えよ。

 (1) $y = f(x)$ のグラフをかけ。

 (2) $-4 \leqq x \leqq 2$ のときの $f(x)$ の最大値と最小値を求めよ。

 (3) 曲線 $y = f(x)$ と直線 $y = x$ で囲まれた 3 つの部分の面積の和を求めよ。

3. 数列 $\{a_n\}$ の初項 a_1 から第 n 項 a_n までの和 S_n が $S_n = n^3 + 3n^2 + 2n$ であるとする。次の各問に答えよ。

 (1) a_1, a_2 を求めよ。

 (2) 一般項 a_n を求めよ。

 (3) $\displaystyle\sum_{k=1}^{100} \dfrac{1}{a_k}$ を求めよ。

化　学

問題　　　　　28年度

$$\boxed{\text{B 方式}}$$

［注意］　必要であれば，以下の数値を用いなさい。

原子量：H = 1.0, C = 12.0, N = 14.0, O = 16.0, Na = 23.0, Cl = 35.5,
Ca = 40.0

1. **問1～問3は記述式，問4，問5はマーク式**

問1～問5．次の電子配置をもつ原子(a)～(f)について，各問の設問に答えなさい。

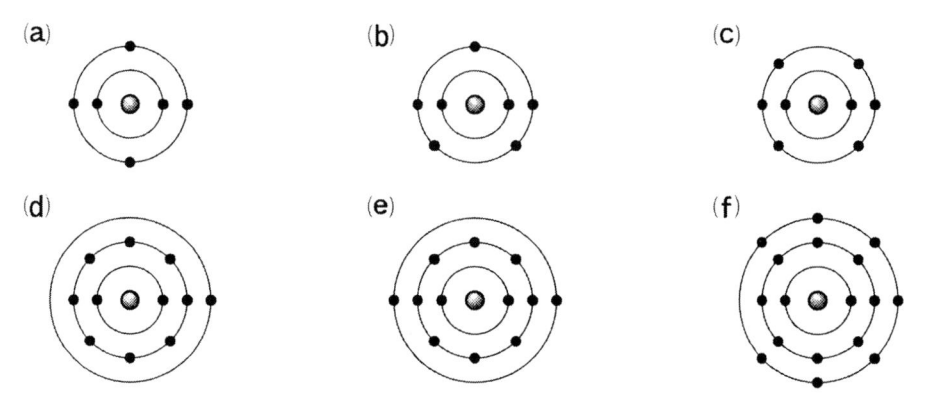

◉は原子核，●は電子を表し，図の同心円は電子殻を示す。

問1　原子(a)～(f)のうち，ネオンと同じ電子配置の陽イオンになる原子について，それらのイオンの大きさを比較したとき，イオン半径が最も大きい原子はどれか。その原子のイオン式を書きなさい。

問2　原子(a)～(f)のうち，電気陰性度の最も大きい原子はどれか。その元素記号を書きなさい。

問3　原子(a)1個に，原子(f)と水素原子が結合してできる極性分子のうち，沸点の最も高い分子の分子式を書きなさい。

問 4 原子の最外殻電子のうち，2個で対をつくっているものを電子対といい，対をつくっていない電子を不対電子という。2つの原子が不対電子を出しあってできる結合を ア といい， ア を構成していない電子対を イ という。原子(b)と水素原子が結合してできる分子の化合物名を ウ といい，分子の立体的な形は エ であり，その水溶液は弱塩基性を示す。 ウ の イ が水素イオン H^+ と反応してできる結合をとくに オ といい，そのときにできるイオンの立体的な形は カ である。

　空欄 ア ～ カ に最も適する語句を，次の①～⑬から選び，解答欄にマークしなさい。

① 共有結合　　　　② 配位結合　　　　③ 水素結合

④ 不対電子　　　　⑤ 共有電子対　　　⑥ 非共有電子対

⑦ メタン　　　　　⑧ アンモニア　　　⑨ 水

⑩ 直　線　　　　　⑪ 折れ線　　　　　⑫ 正四面体

⑬ 三角錐

問 5 原子(a)と(c)の水素化合物は，分子量がほとんど同じであるにもかかわらず，それらの沸点を比較すると原子(c)の水素化合物の沸点は著しく高い。この理由と関係のないこととして最も適するものを，次の①～④から一つ選び，解答欄にマークしなさい。

① デンプンはヨウ素分子を取り込むらせん構造をしている。

② 天然ゴム(生ゴム)は弾性を示す。

③ 炭素数が1～3個の低級アルコールは水によく溶ける。

④ タンパク質は β-シート構造などの二次構造を形成する。

2. 問1〜問4　マーク式

問1〜4．次の文章を読み，各問の設問に答えなさい。

ただし，計算値はすべて有効数字2桁で答えなさい。

操作1．ある合金製の質量100gの容器の外側を断熱材でおおい，水196gを入れた。一定の温度T_0℃になったあとに，固体の水酸化ナトリウム4.0gを加えて溶解させたところ，溶液の温度はT_1℃になった。

操作2．操作1に続けて，T_1℃の1.0mol/Lの塩酸を100mL加えて混合したところ，温度はT_2℃になった。

操作3．操作1とは別の熱容量が無視できる断熱容器に0.50mol/Lの塩酸を100mL入れ，この溶液に固体の水酸化ナトリウムをxg加えて溶解させたところ，溶液の温度が5.0℃上昇した。

水酸化ナトリウムを多量の水に溶解するときの熱化学方程式は

$$NaOH（固）+ aq = NaOH\,aq + 45\,kJ$$

希塩酸と薄い水酸化ナトリウム水溶液の中和反応の熱化学方程式は

$$NaOH\,aq + HCl\,aq = NaCl\,aq + H_2O（液）+ 56\,kJ$$

とし，操作1の容器に使用されている合金の比熱*は0.40J/(K・g)とする。また，水と塩酸の密度はいずれも1.0g/mLとし，すべての水溶液の比熱は4.2J/(K・g)とし，反応で生じた熱は外に逃げず，操作1，2では容器と水溶液の温度を，操作3では水溶液の温度を上昇させるのに使われたものとする。

*比熱：物質1gの温度を1K上げるのに必要な熱量

問1　操作1について，合金製の容器と溶液全体の温度を1.0K上昇させるために必要な熱量は　ア　．　イ　$\times 10^2$Jである。

空欄　ア　と　イ　に最も適する数値を，それぞれ解答欄にマークしなさい。

問 2　$T_1 - T_0$ の値として最も適するものを，次の①～⑮の中から選び，解答欄に
マークしなさい。

① 4.2　　② 4.3　　③ 4.4　　④ 4.5　　⑤ 4.6

⑥ 4.8　　⑦ 4.9　　⑧ 5.0　　⑨ 5.1　　⑩ 5.2

⑪ 5.3　　⑫ 5.4　　⑬ 6.4　　⑭ 6.7　　⑮ 11

問 3　$T_2 - T_1$ の値として最も適するものを，次の①～⑮の中から選び，解答欄に
マークしなさい。

① 3.5　　② 3.6　　③ 4.2　　④ 4.3　　⑤ 4.4

⑥ 4.5　　⑦ 5.0　　⑧ 5.1　　⑨ 5.2　　⑩ 5.3

⑪ 5.4　　⑫ 6.4　　⑬ 6.7　　⑭ 8.4　　⑮ 8.8

問 4　操作 3 において，溶液に加えた水酸化ナトリウムの量 x g として最も適する
ものを，次の①～⑮の中から選び，解答欄にマークしなさい。

① 0.68　　② 0.72　　③ 0.76　　④ 0.80　　⑤ 0.84

⑥ 0.88　　⑦ 0.92　　⑧ 0.96　　⑨ 1.0　　⑩ 1.1

⑪ 1.2　　⑫ 1.3　　⑬ 1.4　　⑭ 1.5　　⑮ 1.6

3. マーク式

問1～問5．次の文章を読み，各問の設問に答えなさい。

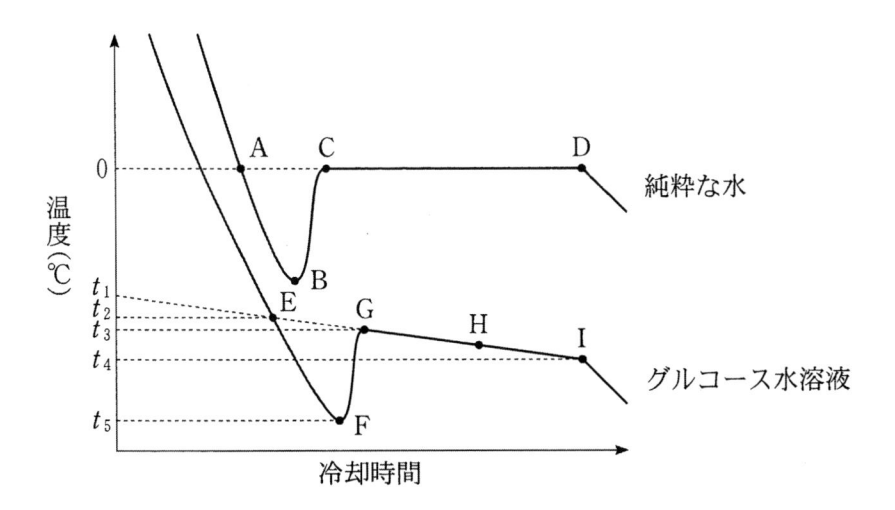

問1　上図は純粋な水とグルコース水溶液の冷却曲線を表している。純粋な水が凝固し始めるのは，図中のどの点か。最も適するものを次の①～④から選び，解答欄にマークしなさい。

① A　　　　　　　② B　　　　　　　③ C　　　　　　　④ D

問2　グルコース水溶液の凝固点は，図中のどの温度か。最も適するものを次の①～⑤から選び，解答欄にマークしなさい。

① t_1　　　　② t_2　　　　③ t_3　　　　④ t_4　　　　⑤ t_5

問 3　図中のグルコース水溶液の冷却曲線に関する次の①〜⑤の記述について，正しいものを二つ選び，同じ解答欄にマークしなさい。

① H 点は液体のみの状態である。

② I 点は固体のみの状態である。

③ E 点と H 点で存在する溶液中のグルコース濃度を比較すると，E 点のほうが高い。

④ E 点と H 点で存在する溶液中のグルコース濃度は等しい。

⑤ E 点と H 点で存在する溶液中のグルコース濃度を比較すると，H 点のほうが高い。

問 4　水 100 g にグルコース$(C_6H_{12}O_6)$を 3.60 g 溶かした水溶液の凝固点は −0.370 ℃ であった。これより，水のモル凝固点降下を求めると，

$$\boxed{\text{ア}} . \boxed{\text{イ}} \boxed{\text{ウ}} \ \text{K·kg/mol} \ となる。$$

　また，水 300 g に塩化カルシウムを 1.67 g 溶かしたときの水溶液の凝固点降下度は，$\boxed{\text{エ}} . \boxed{\text{オ}} \boxed{\text{カ}}$ ℃となる。

　空欄 $\boxed{\text{ア}} \sim \boxed{\text{カ}}$ に最も適する数値を，それぞれ解答欄にマークしなさい。ただし，数値は小数点第三位まで計算し，四捨五入して答えなさい。また，塩化カルシウムは水溶液中で完全に電離しているものとする。

問 5　ベンゼン 100 g にある非電解質の化合物を 2.56 g 溶かした溶液の凝固点は 4.50 ℃ であった。この化合物の分子式として最も適するものを，次の①〜⑥から選び，解答欄にマークしなさい。ただし，ベンゼンの凝固点は 5.53 ℃，モル凝固点降下は 5.12 K·kg/mol である。

① C_8H_{18} 　　　　② C_8H_{16} 　　　　③ C_8H_{14}

④ C_8H_{10} 　　　　⑤ $C_{10}H_{12}$ 　　　　⑥ $C_{10}H_8$

4. **問1〜問3はマーク式，問4，問5は記述式**

　問1〜問5．次の文章を読み，各問の設問に答えなさい。

　過マンガン酸カリウムは黒紫色の結晶で，水に溶けた過マンガン酸イオンは ア を呈する。酸性溶液中では強い酸化剤として働き，無機物質や有機化合物を酸化してマンガン(II)イオンになる。このときの働きを電子 e^- を含むイオン反応式で表すと イ となる。硫酸酸性の過マンガン酸カリウム水溶液に十分な量の過酸化水素水を加えると， ウ が発生し，反応液の色は ア から エ に変化する。この反応では，過酸化水素水は オ として働いている。有機化合物との反応では，硫酸酸性過マンガン酸カリウム水溶液はアルケンの酸化やトルエンの酸化に用いられる。次に示すアルケンとの反応では，二重結合が酸化により切断されて最終的に カ と キ が生成する。

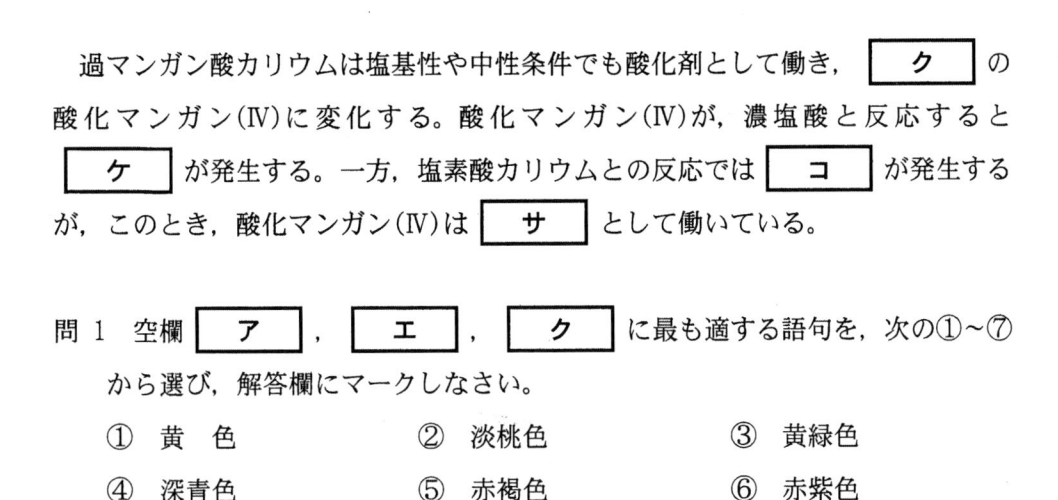

　　　　R^1, R^2, R^3は炭化水素基を示す。

　過マンガン酸カリウムは塩基性や中性条件でも酸化剤として働き， ク の酸化マンガン(IV)に変化する。酸化マンガン(IV)が，濃塩酸と反応すると ケ が発生する。一方，塩素酸カリウムとの反応では コ が発生するが，このとき，酸化マンガン(IV)は サ として働いている。

問1　空欄 ア ， エ ， ク に最も適する語句を，次の①〜⑦
　　から選び，解答欄にマークしなさい。

　　① 黄　色　　　　　　② 淡桃色　　　　　　③ 黄緑色

　　④ 深青色　　　　　　⑤ 赤褐色　　　　　　⑥ 赤紫色

　　⑦ 黒　色

問 2　空欄　ウ　,　ケ　,　コ　に最も適する化合物を，次の①〜
⑥から選び，解答欄にマークしなさい。なお，同じ選択肢を二度用いてもよ
い。

　①　H_2　　　　　②　O_2　　　　　③　Cl_2

　④　Br_2　　　　　⑤　HCl　　　　　⑥　HBr

問 3　空欄　オ　,　サ　に最も適する語句を，次の①〜⑥から選び，解
答欄にマークしなさい。

　①　酸　　　　　　②　塩　基　　　　　③　酵　素

　④　触　媒　　　　⑤　酸化剤　　　　　⑥　還元剤

問 4　空欄　イ　に当てはまるイオン反応式を書きなさい。

問 5　空欄　カ　と　キ　に当てはまる構造式を，問題文中のアルケンの
構造式にならって書きなさい。

5. 問1は記述式，問2，問3はマーク式

問1〜問3．次の文章を読み，各問の設問に答えなさい。

A．「アセトアミノフェン」は解熱鎮痛剤である。p-(パラ)位の水素原子がヒドロキシ基と置き換わったアニリンに，無水酢酸を作用させ，アミノ基をアセチル化することによって合成される。

B．「シンナムアルデヒド」はシナモンの香りの原因物質である。エチレンの水素原子のうちの一つがフェニル基と，一つがアルデヒド基と置き換わった化合物で，これらの官能基はトランス形に配置している。

C．「ペニシリンG」は下に示す構造をもつ抗生物質であり，細菌の細胞壁合成酵素を不活性化する。これは，「反応部位」の炭素原子と，酵素を構成するアミノ酸Xにある第一級アルコールのヒドロキシ基の酸素原子が反応し，炭素—窒素結合が切れて，酵素とペニシリンGが　　ア　　を介して連結されるためである。

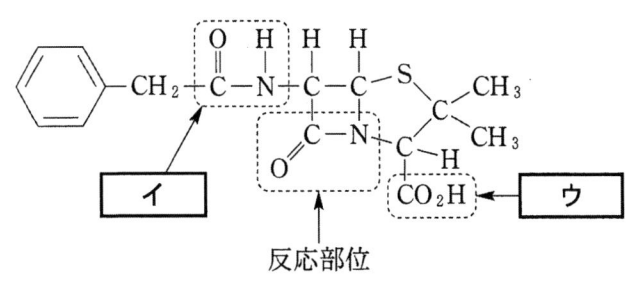

反応部位

ペニシリンGの構造式

問1　「アセトアミノフェン」および「シンナムアルデヒド」の構造式を，ペニシリンGの構造式にならって書きなさい。

問 2　文中の　ア　および，図中の　イ　と　ウ　に最も適した官能
基名を，次の①〜⑥から選び，解答欄にマークしなさい。

① アミド結合　　② エーテル結合　　③ エステル結合

④ カルボキシ基　　⑤ ケトン基　　⑥ ヒドロキシ基

問 3　第一級アルコール構造を含むアミノ酸 X を，次の①〜⑥から選び，解答欄
にマークしなさい。

① グリシン　　② アラニン　　③ フェニルアラニン

④ セリン　　⑤ リシン　　⑥ システイン

6. **問1は記述式，問2～問7はマーク式**

問1～問7．生物の遺伝に中心的な役割を果たしている核酸は高分子化合物の一つであり，DNAとRNAに分類できる。核酸に関する各問の設問に答えなさい。

問1 核酸は，糖とリン酸と ア から構成された イ と呼ばれるモノマーが連続的につながった高分子化合物(ポリマー)である。

　　空欄 ア と イ に最も適する語句を書きなさい。

問2 右図は，RNAを構成する糖であるリボースの構造を示したものである。DNAを構成する単糖であるデオキシリボースは，リボースのどの酸素原子が含まれていないか。構造式に示した①～⑤の酸素原子から一つ選び，解答欄にマークしなさい。

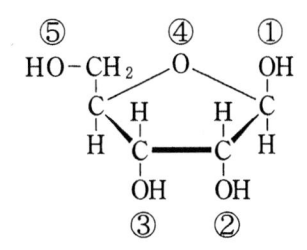

問3 DNAとRNAの共通点として正しいものはどれか。次の①～⑤から一つ選び，解答欄にマークしなさい。
① 細胞内では，通常二本鎖で存在する。
② 構成元素は，C，H，O，N，S，Pである。
③ 糖のヒドロキシ基どうしが鎖状に縮合重合している。
④ モノマーの付加重合によって生成される。
⑤ リン酸が糖のヒドロキシ基に結合している。

問4 核酸を構成する ア はいずれも4種類であり，これらのうち3種類はRNAとDNAで共通であるが，1種類のみはそれぞれに固有である。DNAに固有の ア を，次の①～⑤の中から選び，解答欄にマークしなさい。
① アデニン 　　　　② ウラシル 　　　　③ グアニン
④ シトシン 　　　　⑤ チミン

問 5　二本鎖の DNA は二重らせん構造を形成している。この構造の形成において
は，鎖間の　ア　どうしの　ウ　が重要な役割を果たしている。
　　ウ　として最も適するものを，次の①～⑥から選び，解答欄にマーク
しなさい。

①　イオン結合　　　②　ジスルフィド結合　　③　ペプチド結合

④　エステル結合　　⑤　共有結合　　　　　　⑥　水素結合

問 6　DNA を構成する　ア　のうち，二つ
ずつが対をつくり，　ウ　を形成するこ
とによって二本鎖になる。2 組の対のうち，
一方の組は　ウ　を二本，他方の組は
ウ　を三本もつ。右図には，DNA の
4 種類の　ア　の構造を①～④で示し
た。

　それぞれの構造をもとに，三本の
ウ　を形成する　ア　を，右図の
①～④から二つ選び，同じ解答欄にマークし
なさい。

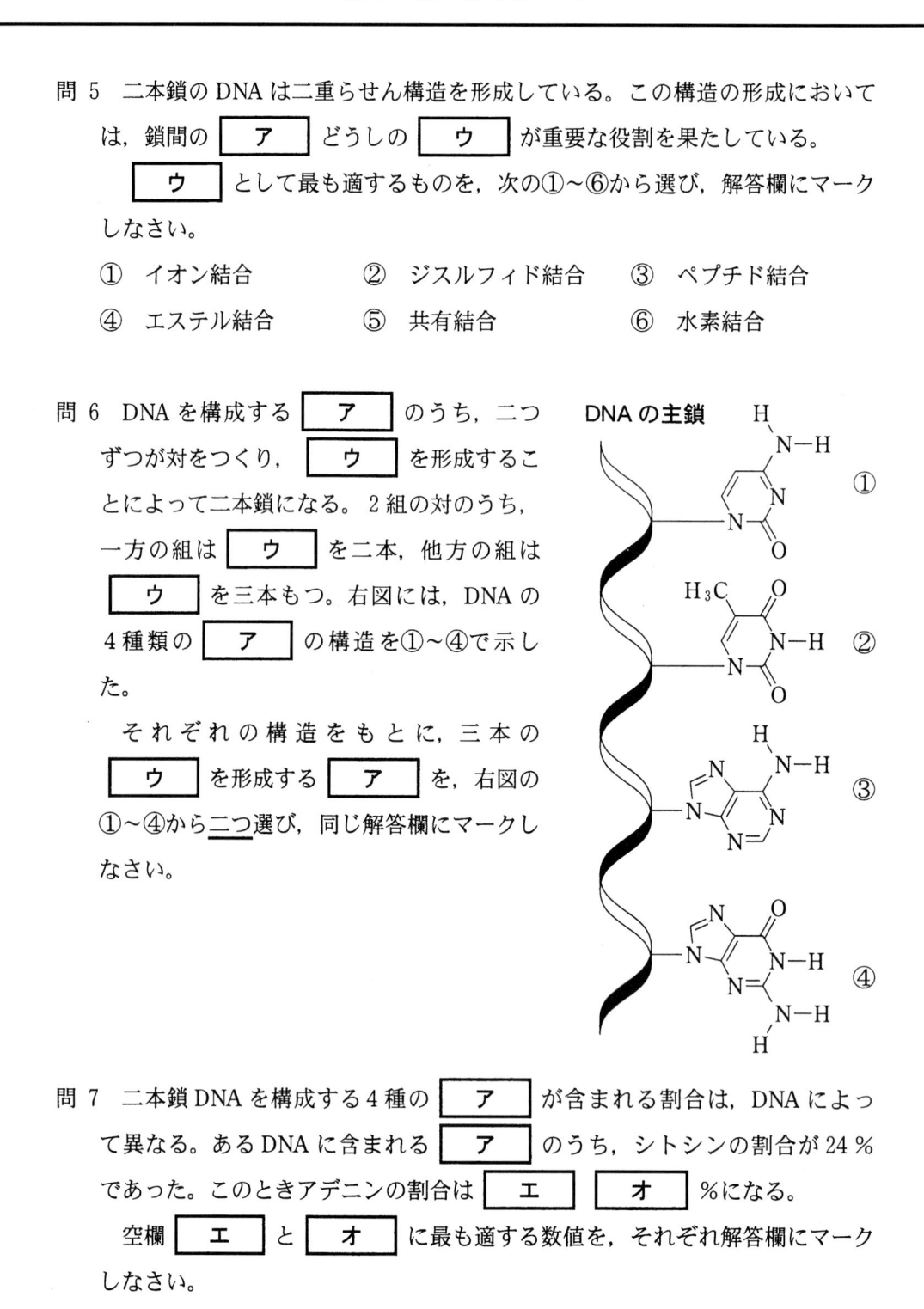

DNA の主鎖

問 7　二本鎖 DNA を構成する 4 種の　ア　が含まれる割合は，DNA によっ
て異なる。ある DNA に含まれる　ア　のうち，シトシンの割合が 24 %
であった。このときアデニンの割合は　エ　オ　%になる。
　　空欄　エ　と　オ　に最も適する数値を，それぞれ解答欄にマーク
しなさい。

英 語

解答 28年度

1

〔解答〕

(1) ウ　(2) ア　(3) エ　(4) イ　(5) ア

〔出題者が求めたポイント〕

(1) your teeth と clean が OC の関係になっていることに注目する。選択肢の中で直後に OC を取ることができるのはウの keep のみである。〈keep O C〉で「O を C のままにする。」

(2) 〈make O 動詞の原型（＝ C）〉「O を C にする」me と空欄の間には能動関係が成立しているため、アを選ぶ。

(3) （　　　）in a large city が分詞句であると考える。選択肢で与えられている live は自動詞であるため、過去分詞は選択できない。

(4) 〈ask O if S V〉「SV かどうか O に尋ねる」

(5) 〈out of order〉「故障している」

〔問題文の和訳〕

(1) いつも歯を綺麗にしていなければならない。

(2) 彼女の悲しそうな顔は私をとても不安にさせた。

(3) 大きな町に住んでいる人はしばしば騒音に悩まされる。

(4) スーザンは私にその試合のチケットを入手できるか尋ねた。

(5) このエレベーターは故障している。私たちは階段を使わなければならない。

2

〔解答〕

(6) キ　(7) エ　(8) ウ　(9) イ　(10) カ

〔問題文の和訳〕

山田さんは医者の診察を受けています。

医者：どうぞ。どうしましたか。

山田：ええ。若いころよりも体調がすぐれなくて。

医者：そうですか。では診察を始めましょう。今日は何に悩んでいますか。

山田：最近眠れなくて。

医者：ストレスは感じますか。

山田：はい。以前よりもかなりストレスを感じます。

医者：よくあることですね。血圧が少し高いようです。

山田：それは深刻な問題ですか。

医者：いや、でも気を付ける必要はありますね。タバコは吸いますか。

山田：1 日に 3 箱吸います。

医者：それは多いですね。本当に禁煙するべきですよ。

3

〔解答〕

(1) whether(if)　(2) speaking　(3) when

(4) missed　(5) such

〔出題者が求めたポイント〕

(1) 〈It doesn't matter whether(if) S V〉「S V かどうかは関係ない。」

(2) 〈Generally speaking〉「一般的にいうと」独立分詞構文であり、副詞句であると考える。

(3) 関係副詞の先行詞を省略するパターンであると考える。the time と when、the place と where、the reason と why のように関係副詞から推測できる先行詞は省略しても良い。今回は Friday is the time when I am busiest. が省略を補った文となる。

(4) miss には「O を逃す」と「O に会えなくて寂しい」の 2 つの意味があることに注意。

4

〔解答〕

(16) イ　(17) ア　(18) ア　(19) エ

(20) イ　(21) ウ　(22) ウ　(23) エ

(24) エ　(25) ウ

〔出題者が求めたポイント〕

(16) 本文の直前まででカントとオーウェンの違いについて述べられているが、2 パラより「最も大きな違い」と、これまで言及してきたものとは違うということが読み取れる。したがって空欄には逆説である however を入れるのが適切である。ア for example「たとえば」

イ however「しかしながら」　therefore「したがって」　to begin with「第 1 に」

(17) 直後の文でもカントについて言及されていることからも主語はカントにする。カントの食生活に関しては 2 パラで「低カロリーな食事を摂りつづけている」と言及がある。

(18) the result とは 1 パラ～3 パラで言及されているオーウェンとカントに関する研究である。その研究によると、健康的な生活をした方（＝カント）は 30% 長生きしたとある。

(19) 下線と同じ文の When the body gets less food を根拠とする。選択肢の it は the body を指しているので、「少量の食事を与えられている」と同義の選択肢を選ぶ。

(20) two groups に関する記述はその直後から始まっている。6 パラの 7 行目が根拠となる。

(21) fast は「速い」という形容詞が有名だが、下線部は動詞として使われている。fast は動詞で使うと「絶食する」という意味である。

(22) 空欄を含む 1 文は「（　　　　　　　）を望んでいない。」

となる。8パラで極端な食生活を行うことで寿命を延ばそうとしている団体が紹介されており、また9パラ3行目から科学者が研究している目的は寿命の延長ではないということが読み取れる。

㉓ 9パラから科学者たちが望んでいることは極端な食事制限を実施することではなく、より健康的で活動的になれるようにすることである。したがって、「食事を摂らない」ということではなく、「食べ過ぎない」という選択肢を選ぶ。

㉔ オーウェンとカントに関する設問であるため、1～3パラを根拠とする。

　設問：この文章において、オーウェンとカントに関して正しいものを選びなさい。

　　ア：彼らは年齢と見た目は似ている。
　　　　→1パラ2行目に不一致。
　　イ：彼らはどちらも健康的な生活を送っている。
　　　　→2パラに不一致。
　　ウ：彼らは毎日同じ食事を摂っている。
　　　　→2パラ3行目に不一致。
　　エ：彼らは科学研究室にいる。
　　　　→3パラ2行目に一致。

㉕ ネズミの研究についての記述は4パラ3行目以降。食事制限をしたネズミは通常のネズミよりも40％長生きしたとある。

〔全訳〕

　オーウェンとカントは近くに住んでいた。2人は同じような人生を送り、歳も近かったが、見た目は全く似ていなかった。カントは力強く、健康的である。一方でオーウェンは緩慢で動きも重たい。髪の毛ははげかけており、老人のように動くのだ。

　しかしながら、オーウェンとカントの最も大きな違いは寿命である。科学者はカントの方がオーウェンよりも30％長生きすると考える。なぜだろうか。この17年間毎日、カントはオーウェンよりも低カロリーな食事を摂りつづけている。これはカントが歳をとってから心臓病や糖尿病といった生活習慣病にかかりにくい理由であると科学者は考えている。少食がカントの身体を若々しく保っているようだ。

　オーウェンとカントは人間ではない。サルである。アメリカのウィスコンシン大学の科学研究室で飼育されている。この研究室の科学者は低カロリー食の効果の研究をしている。低カロリーな食事を摂ることが健康に良いのだろうか。また、少食は寿命を延ばしてくれるのだろうか。

　世界中の他の研究室にいる科学者も同じような研究をしている。今のところ、結果は同じである。もし動物の摂取カロリーを制限したら、たくさん食べる動物に比べ長生きするだろう。ある研究ではネズミに通常よりも30％カロリーを抑えて食事をさせた。これらのネズミは通常通りの食事をしてきたネズミに比べて40％長生きした。また老化に関する問題や病気にもほとんどならなかった。

　科学者たちは食事制限が健康に良い理由に気づき始め

ている。身体は通常より少量の食べ物を摂取すると、サーチュイン呼ばれる物質を作り出す。この物質は老化を司っている体内の遺伝子に作用する。サーチュインは老化速度を遅くしているようだ。

　もちろん人間は研究室にいる動物ではない。低カロリー食は研究室にいる動物と同様の健康効果を人間にもたらしてくれるのだろうか。科学者は人間におけるカロリー制限の効果の研究にも着手している。ある研究では、3年間で2つのグループの人間を研究した。最初のグループでは普通の食事をさせた。彼らは1日で2000～3500カロリーを消費した。2つ目のグループには健康的な、低カロリー食を摂らせた。3年後、2つ目グループの人々は明らかに健康的だった。糖尿病や心臓病のリスクを低下させたのだ。

　低カロリー食は人間に大きな寿命の延長をもたらしてくれるのだろうか。これを明らかにするにはまだ時間がかかるようだ。人間はサルやネズミのような研究にいる動物よりも長生きするからだ。

　しかしながら、食事制限をすることで長生きできると信じている人々もいる。彼らはカロリー制限社会のメンバーである。動物についてのデータを研究している。カロリーを制限することで寿命が延び、健康的な生活を支えてくれると信じている。そのうち断食し、1日2000カロリー摂取することはほとんどしなくなるだろう。

　科学者は人々に極端な食事をしてほしいとは思っていない。また、寿命を大幅に伸ばしてほしいとも思っていない。多くの科学者は9％くらい、中には2％くらいしか伸びないと思っている。低カロリー食の主な利益はカントがそうであったように健康的になり、よりアクティブになることである。90歳が65歳のように感じるのだ。

　私たちはカロリー制限が本当に作用するのかどうかを伝えてくれるのを待っている。最高の助言は、よく食べ、食べ過ぎないということだ。

5

〔解答〕

㉖ エ　㉗ ア　㉘ イ　㉙ ウ　㉚ イ
㉛ ウ　㉜ ア　㉝ ア　㉞ ウ

〔出題者が求めたポイント〕

㉖ 空欄の直前の1文が根拠となる。「のちに手掛ける偉大な発見のヒントになるようなものはほとんどない」とあることから、のちのハッブルの姿とかけ離れたものを選ぶ。

㉗ (27A)からの直後の名詞が「奨学金」であることからウとエを選択肢から除外する。(27B)から、ハッブルはスポーツにも長けていたことからアを選ぶ。

㉘ 直後のパラグラフから第1次世界大戦に参加していたことと、帰国後その足でウィルソン山天文台へ向かったことが読み取れる。したがって選択肢の順番は次のようになる。
　ア「1917年に天文学の博士号を取得する。」→エ「これは素晴らしい名誉なのだが、ハッブルは軍隊に徴兵

されたのだ。」→イ「多くの同世代の若者と同じように、ハッブルは第 1 次世界大戦に向かった。」→ウ「そのとき、ジョージ・ホールからカリフォルニアのウィルソン山天文台で働かないかという誘いを受けた。」

㉙　問：どのようにしてハッブルは天文学界に偉大な発見の残したのか？

ハッブルの偉大な発見については 8 パラで言及されている。いずれもウィルソン山天文台で勤務していた時代のものである。

㉚　ビッグバン理論の説明である。前半部分に「池に岩を落とす」とあるので、それに続けるのにふさわしい選択肢を選べばよい。

㉛　8 パラ参照。ビッグバン理論の基礎となったのはハッブルの 4 つ目の発見である。

㉜　ア　ハッブルはヘール望遠鏡の作成を監修した…11 パラ 3 行目に一致。

イ　ハッブルはヘールの初期の研究に影響を与えた。…記述なし

ウ　ハッブルは 2 つの戦争どちらにも軍隊に参加した。…10 パラ参照。第 2 次世界大戦では軍隊には参加していない。

エ　ハッブルはノーベル物理学賞を受賞した。…12 パラ 2 行目参照。ハッブルは生涯ノーベル賞を受賞していない。

㉝　ア　エドウィン・ハッブルはハッブル望遠鏡を発明した。…13 パラ参照。ハッブル望遠鏡が使われたのはハッブルの死後である。

イ　ハッブル望遠鏡からの画像は地球に送られてくる。…13 パラ 6 行目に一致。

ウ　地球の大気圏には地上の望遠鏡に影響を与える。…13 パラ 5 行目に一致。

エ　ハッブル望遠鏡は天文学者により良い画像を与える。…13 ぱら 7 行目に一致。

〔全訳〕

エドウィン・ハッブルは天文学における 20 世紀の偉大な発見をした人物である。最も面白い発見の 1 つであるハッブル望遠鏡はかれの権威にから名づけられた。彼の名はガリレオやコペルニクスといった偉大な天文学者と並んで語られるが、天文学に造詣のない人はハッブルの宇宙開発への貢献についてほとんど知らない。

ハッブルは 1889 年に生まれた。幼少期は極めて平凡だった。のちに手掛ける偉大な発見のヒントになるようなものはほとんどない。実際、彼はスポーツ選手になることが定められているかのように思われた。ハッブルは普通の男の子と同じようだった。朝は新聞配達をし、男の子として本を読むことが好きだった。特に当時とても人気だったジュール・ヴェルヌの冒険話が好きだった。高校時代は、数学と科学、体育に優れていた。サッカーが好きだったが、陸上も得意だった。走り高跳びでイリノイ州の記録を破ったほどだ。

高校を卒業し、シカゴ大学の奨学金を勝ち取った。家庭教師をして支出を支え、夏にはアルバイトもした。3 年生のときに、物理学においてもう 1 つ奨学金を得た。

また、大学の研究室のアシスタントとしても働いた。高校時代、ハッブルは優秀な学生というだけでなく、優れたスポーツ選手でもあった。大学時代はバスケットボールとボクシングをした。実際、彼はボクシングでチャンピオンになった。ボクシング界の人間はハッブルがプロボクサーになると思っていたほどである。

大学でハッブルは初めてジョージ・ホール博士の天文学の研究を耳にした。ホールの研究はハッブルを刺激した。ハッブルは 1910 年にシカゴ大学を卒業する。彼は数学と天文学の学位を修めた。その後、ローズ奨学生としてオックスフォード大学に行くことになる。父との約束を守るため、オックスフォードでは彼は本当に愛していた天文学ではなく法学を学んだ。

1913 年、法学の学位を取った。自分の法律事務所を開くためにアメリカに戻った。彼にとって法律は退屈だったので、1 年後に本当に興味のある天文学に戻ることを決めていた。

1914 年、シカゴ大学のヤーキス天文台で学び始めた。1917 年に天文学の博士号を取得する。これは素晴らしい名誉なのだが、ハッブルは軍隊に徴兵されたのだ。多くの同世代の若者と同じように、ハッブルは第 1 次世界大戦に向かった。そのとき、ジョージ・ホールからカリフォルニアのウィルソン山天文台で働かないかという誘いを受けた。

1919 年、第 1 次世界大戦から戻るとすぐに、ハッブルはウィルソン山展望台に向かった。軍の制服を着た状態で現れたのだ。ウィルソンのところで最も大きな望遠鏡を使えるようにした。この心強い道具こそがフーカー望遠鏡である。254 センチの大きさのものだ。これにより、ハッブルは天文学において偉大な発見をするのである。

ハッブルは天文学に主に 4 つの貢献をしている。1 つ目は、地球の外側には銀河があるということを発見した。2 つ目は、その銀河の分類を進めたのだ。その銀河の年代、形、輝き、距離を定めることに成功した。銀河を分類することで、彼は 3 つ目の発見をする。銀河は分けられており、宇宙に特殊な空間を作り上げているということを定義した。4 つ目の発見は最も重要なものである。宇宙は定期的に拡大している、もしくは外側に移動していると結論付けたのだ。この最後の発見はビッグバン理論の基礎となった。ビッグバン理論とは宇宙は大きな爆発により生まれ、今なお拡大しているということである。この考えは池に岩を落とし、その波が広がっていくようなものである。

偉大な物理学者であるアルバートアインシュタインもハッブルの発見には非常に興味をしめしていた。数年前、アインシュタインは相対性理論を発表していたのだ。天文学におけるハッブルの功績はアインシュタインの理論を支えているように思えた。

第 2 次世界大戦がはじまると、ハッブルはまた戦争へ行った。最初はハッブルは徴兵に応じようと思っていた。しかし次第に、科学者として国に貢献しようと思うようになっていた。アバディーン性能試験場で勤務する

ため、ハッブルはウィルソン山天文台を離れた。そこで、武器の不具合の発見に貢献した 1946 年、ここでの功績を称え、合衆国政府からメリット勲章を与えられた。

戦争が終わると、ハッブルはウィルソン山天文台へと戻った。フーカー望遠鏡をより強いものにしようとした。ハッブルは作成を監修し、200 インチの望遠鏡を完成させた。この望遠鏡はジョージ・ヘールにちなんで名づけられ、カリフォルニア州・サンディエゴのパロマー天文台に置かれた。1948 年 6 月 3 日にこの素晴らしい望遠鏡の最初の利用者となった。

ハッブルは天文学界に偉大な功績を残してきたが、ノーベル賞を受賞することは生涯なかった。天文学の領域にはノーベル賞が存在しないため、受賞することが出来なかったのだ。死を迎える前に、彼は物理学の領域に宇宙に関する学問を作ろうと奔走した。そうすることで、天文学者もノーベル賞を受賞できるようになってほしいと思っていたのだ。最終的にノーベル賞委員会は物理学の領域に宇宙に関するパートを作ることを決定した。不運にも 1953 年にこの世を去ったハッブルはそれを目にすることはできなかったが。

1969 年、NASA は宇宙に望遠鏡を送ることを考え始めた。1977 年、望遠鏡のための資金を調達し、建設に取り掛かった。1990 年 4 月 24 日、スペースシャトル・Discovery は打ち上げられた。その中には、宇宙空間に浮かぶ最初の望遠鏡も乗せられていた。地球の大気圏には干渉は存在しないと思われていた。ハッブル宇宙望遠鏡と名付けられたこの望遠鏡は宇宙から驚くべき画像を送ってきてくれている。このような画像によって、私たちが宇宙を解明することを手助けしてくれているのだ。

第 2 期

1

〔解答〕
(1) イ　　(2) エ　　(3) ウ　　(4) エ

〔出題者が求めたポイント〕
(1) ＜ make sense ＞「意味をなす」
(2) ＜ be suitable for A ＞「A に適している」
(3) （　　　） my father studies が先行詞 the room を修飾する関係詞節であると考える。先行詞が場所であり、関係詞節内が完全文となっているため関係副詞が適切。
(4) although 節が譲歩であることから、主節は「彼女は禁煙できなかった」となる。

【問題文の和訳】
(1) 彼のスピーチは長いし、意味がなかった。
(2) この非常口は車椅子に適していますか。
(3) 父が研究している部屋は科学誌あふれている。
(4) 私は彼女に何度も禁煙するように言ったが、彼女は禁煙しなかった。

2

〔解答〕
(5) ク　　(6) オ　　(7) キ　　(8) ア

〔出題者が求めたポイント〕
(5) ＜ be equipped with A ＞「A に備わっている」
(6) would often は過去の習慣を表す助動詞である。「よく～したものだ。」
go fishing で「釣りにいく」という熟語。
(7) ＜ in those days ＞「当時」、
＜ must have 過去分詞＞「～したに違いない」
(8) 分数の表現に注意。4 分の 3「three out of four」
＜ have access to A ＞「A を入手する」

【完成した英文】
(5) The latest smartphones are equipped with a lot of new functions.
(6) I would often go fishing in that lake with my father when I was young.
(7) In those days scientists must have been surprised at the results of this experiment.
(8) In developing countries, nearly three out of four people do not have access to safe drinking water.

3

〔解答〕
(9) cost　　(10) with　　(11) brought　　(12) say
〔出題者が求めたポイント〕
(9) the が直前にあることから（　　　）に入れるのは名詞であると判断する。

A の文で値段を聞いていることに注意。
(10) ＜ be done with A ＞「A が済む」
(11) （　　　） me to the farmhouse の形から空欄に入れるのは take か bring であると考える。A の文で came を使っていることから空欄に入れるのは bring の過去形である brought だと判断する。
(5) ＜ What do you say to Ving ＞「Ving しませんか」

4

〔解答〕
(13) guess　　(14) felt　　(15) regarded
(16) expect
〔出題者が求めたポイント〕
(13) 直後に名詞節がきていることから判断。
(14) 直後に形式目的語がきていることから、第 5 文型をとる動詞であると判断できる。
(15) as が根拠となる。＜ regard A as B ＞「A を B とみなす」の受動態である。
(16) 直後の to meet が根拠。選択肢の中で直後に不定詞を取ることができるのは expect と remember のみ。

5

〔解答〕
(17) エ　　(18) イ　　(19) ウ　　(20) イ　　(21) イ
(22) ウ　　(23) イ　　(24) イ　　(25) エ
〔出題者が求めたポイント〕
(17) 直後の to the large health problem facing poor countries が（　　　）を修飾していると考える。attention「注意」 condition「状態」 objection「反対」 solution「解決策」
(18) 先行詞 the people in developing countries を修飾している関係代名詞節内にある could not afford の解釈をする問題である。afford は「余裕がある」という意味。「何の余裕がないのか」を考える。
(19) 下線部の直後の For example に注目する。ここからは漢方の例と南アフリカでの例の 2 つが挙げられているが、この 2 つの例は伝統医薬がどのような効果があるのかについて言及しているものである。
(20) 下線部と同じ段落には「薬の安全性について」、次の段落で「材料が絶滅してしまう可能性について」、その次の段落で「利益の共有について」記述されている。記述がないのはイ。ア：薬の安全性　イ：鍼療法によって引き起こされる問題　ウ：地元文化との利益の共有　エ：種の保護
(21) 空欄の直後の For example に注目。ここでは身体によいとされてきた伝統医薬が引き起こした問題について記述されている。
(22) that 節内の解釈をする問題。
(23) right には「権利」という意味がある。

(24) 設問：この文章を読んで、鍼療法に関しての記述として正しいものを選びなさい。

ア：鍼療法は中国のようなアジアでのみ行われている。

→7パラ6行目に不一致。ヨーロッパやアメリカでも行われている。

イ：医者も鍼療法が患者の治療を手助けするということを理解している。

→7パラ8行目に一致。

ウ：多くの西洋諸国の医者は危険なので鍼療法を避ける。

→7パラ9行目に不一致。実際に鍼療法をすることもある。

エ：イギリスのサッカー選手で鍼療法をする選手はほとんどいない。

→7パラ9行目に不一致。

(25) 設問：この文章の要旨は（　　　　）である。

ア：医者は伝統医薬を使うべきだ。

イ：伝統医薬と現代の薬の違い

ウ：伝統医薬の利用に関する不利益

エ：世界の伝統医薬使用の増加

〔全訳〕

1974年、世界保健機関は新しい考えを採用した。WHOは高額な治療費がかかる西洋の薬のかわりに、発展途上国は自国の伝統療法を発展させることを推奨しようとした。この新しい考えを見下す人はたくさんいたが、WHOはそれが貧しい国が直面している大きな健康問題への最も理にかなった解決策であると思っていた。今日、世界の1／3は現代の薬が手に入らなくなっているとWHOは見積もっており、さらにアフリカやアジアの最も貧しい地域になると、その割合は50％にまでなる。WHOでは発展途上国にいる経済的な余裕もなく、現代医学を使う医者を見つけられない人は、全く薬を使わないよりもその土地にある伝統療法を使った方が良いと考えていた。

今日伝統療法は発展途上国で使われるだけでなく、北アメリカやヨーロッパでも使われ始めている。例えば、イギリスでは2億3000万ドルを毎年伝統的な医薬品に投入している。また中国では、伝統的な漢方薬は薬物使用全体の30％〜50％を占めている。伝統的な医薬品に対する国際市場は600億ドルにもなると考えられており、また毎年拡大している。

現代の医薬品の25％は、初めは伝統的な医薬品を作るのにつかわれていた植物から作られており、科学者たちは、伝統療法についてその効果をほぼ解明した。例えば、2000年前に使われていた中国のある漢方は他の薬に抵抗力をもったマラリアに効くということが最近分かった。この漢方は毎年子供を含むたくさんの人々の命を救うことになった。また南アフリカでは、昔からある植物をエイズの治療に使っている。

伝統医薬の重要性を認識するために、2003年にWHOは伝統医薬戦略を立ち上げた。この戦略の提言では、いくつかの心配事があった。最初の懸念は安全性である。

すべての伝統医薬が先ほどの2つと同じくらいの効き目があるわけではなく、害がある可能性もあるので、WHOではもっと科学的なテストを推奨している。例えばアメリカでは、中国の伝統的な漢方薬である麻黄はダイエット薬として売られている。これは多くの心臓病を引き起こしたとされ、最低でも12人が亡くなっている。またベルギーでは間違った方法で作られた漢方を使うことによって最低でも70人が肝臓に障害を負ってしまった。

もう1つの懸念は生物多様性を持続可能性である。伝統医薬の人気がでると、その薬の材料となっている植物が取られすぎることで絶滅してしまうのではないかと考える人もいる。例えば、東アフリカから南アフリカにかけて、野生のじゃがいもの1種はエイズの治療の効果があるという報告のせいで絶滅の危機に瀕している。

また、伝統療法によって作り出される医薬品の権利の問題もある。伝統療法に関する調査は西洋諸国に拠点を置いている大きい製薬会社によって行われている。これらの大企業が薬を作ったときに、その薬への権利を主張する恐れがある。WHOは伝統医薬を作ることで発生した利益はもともとその薬を作っていた地元の文化と共有することを確実にする必要性があると認識している。

伝統療法とは薬だけを言っているわけではなく、針を使って病気の治療をする鍼療法や、名前の通り匂いを使うアロマセラピーもあるのである。例えば、鍼療法は中国で始まったものだが、現在は70ヶ国以上の国で行われている。アジアだけでも鍼療法師は最低でも50000人おり、他にヨーロッパには15000人、アメリカには12000人いる。普通の医者でさえも痛みを止め、病気の治療をする鍼療法の利益を認識している。イギリスでは、医者のほとんど半分が場合によっては鍼療法を勧め、また自身で鍼療法をすることもある。実際にイギリスのサッカー選手は過去に手術をしたり、痛みを我慢していたところに鍼療法をする人もいる。

6

〔解答〕

(26) ウ　　(27) イ　　(28) イ　　(29) エ　　(30) ウ

(31) エ　　(32) エ　　(33) イ　　(34) ア

〔出題者が求めたポイント〕

(26) 設問：第2段落の要旨は？

ア：バーナーズ＝リーは芸術的な人格だった。

イ：バーナーズ＝リーはオックスフォードを卒業するまでずっと、コンピューターについては何も知らなかった。

ウ：バーナーズ＝リーの子供時代は彼のその後の成功へ向けてたくさんのことをしていた。

エ：バーナーズ＝リーの両親は彼に良い影響を与えなかった。

(27) create「作りだす」／link「関連づける」／access「アクセスする」

(28) 設問：第5段落の要旨は？

ア：どのようにインターネットとウェブは異なるのか。

イ：どのようにインターネットは橋のようなのか。

ウ：どのようにインターネットにはルールがあるのか。

エ：どのように World Wide Web は機能しているのか。

(29) medium 自体は「媒体」という意味。

(30) 直後の But 以下が根拠となる。「彼の目的はお金を稼ぐということではない」ということはお金を稼ぐオファーは断っていると考える。must have p.p. 「〜だったに違いない」

(31) censor 「検閲する」という意味。最も近い選択肢を選べばよい。change「変える」delete「削除する」discuss「議論する」 limit「制限する」。今回主語が the Web になっているため deleted は不適切。

(32) 直後の so 以下が根拠となる。私たちが皆使えるということは自由に使えるということ。

(33) 設問：この文章によると、World Wide Web は（　　　）である。

ア：オンラインで買い物をすることを推奨している。

→記述なし。不一致。

イ：コンピューターの利用者にインターネットにアクセスさせる。

→一致。

ウ：すぐの成功はない

→ 11 パラに不一致。

エ：科学分野の人間にのみ使えるようになっている。

→記述なし。不一致

(34) 設問：この文章によると、バーナーズ＝リーは（　　　）と考えている。

ア：人々が無料で World Wide Web を使えるようになっていることが重要である。

→一致。

イ：嫌いであったとしても、ウェブを使い続けるべきだ。

→ 9 パラ 5 行目に不一致。

ウ：インターネットは World Wide Web よりも人気である。

→記述なし。

エ：仕事や家族より名声や運のほうが重要である。

→ 7 パラ 7 行目に不一致。

〔全訳〕

ティム・バーナーズ＝リーはビル・ゲイツのようによく耳にする名前ではない。彼はとても裕福でもなければ有名でもない。ティム・バーナーズ＝リーはスポットライトが当たるのを好まない静かな男だった。彼は World Wide Web を考案し、インターネットに革命を起こした人物である。バーナーズ＝リーの発明によって、人々は簡単にどんな情報にもアクセスできるようになった。これはコンピューターの使用や社会への大きな貢献である。グーテンベルグの活版印刷と同じくらい重要なものだと考える人もいる。

ティム・バーナーズ＝リーは 1955 年イギリスのロンドンに生まれた。両親が電子計算機の設計をする仕事を

していたので、コンピューターや数学についてよく話す家族で育った。小さいときに、段ボール箱の外側にコンピューターを作った。後に物理学を学ぶためにオックスフォード大学に進学し、本物のコンピューターを作った。様々な機械の部品やテレビを使って作り上げた。1976 年にオックスフォードを卒業し、そこからの数年間はイギリス国内の先端技術企業で働いた。

1980 年頃、バーナーズ＝リーはスイス、ジュネーブにある欧州原子核研究機構で仕事をした。彼が Enquire と呼ばれる研究所の情報システムにある文書をリンクさせるプログラムを開発した。このシステムの目的は簡単にアクセスできる膨大な量の情報をためることができるということだった。これがのちに彼が開発する World Wide Web の基礎となるものだった。

バーナーズ＝リーは数年間ほかの会社で働くために CERN を去った。彼が戻ってくると、かつて作った Enquire システムは忘れ去られていた。彼は上司に Enquire をインターネットを使った世界中の基礎として機能させるために、図式や文書、動画にも広げるように提案し、1989 年に完成した。しかし CERN はこのようなプロジェクトを進められるような企業ではなかった。だからバーナーズ＝リーは自分で起業し、World Wide Web を作ったのだ。

多くの人は World Wide Web とインターネットは同じものだと思っているが、実際にはそうではない。インターネットは世界中のたくさんのコンピューターを繋げる橋のようなもので、お互いがコミュニケーションをとることが出来るようになる。インターネットを介して情報を送受信するのには様々な方法がある。E メールやインスタントメッセージやもちろんウェブも含む。それぞれの方法にはインターネットという橋を使って情報を送るルールがあるのだ。

World Wide Web は 1991 年から始まった。はじめは学生を中心として 600000 人の利用者しかいなかった。しかし、少し経って、コンピューターの利用者はこの新しい媒体を理解した。2002 年までに世界中で 6 億人がウェブを使っていると考えられている。

疑う余地なく、バーナーズ＝リーはお金をたくさん稼ぐことができるであろう莫大な仕事のオファーを断ったに違いない。しかし、お金を稼ぐことは彼の目的ではないのだ。彼は目的を知識としている理想主義者なのである。1994 年、マサチューセッツ工科大学に着任した。彼は黙々と働き続け、局長としての給料は年間でたった 90000 ドルである。彼はこの質素な生活を続け、誰にも気づかれずに街の通りを歩くことができる。彼は時間を妻と 2 人の子供にささげることができるのだ。

1995 年までにインターネットと World Wide Web という言葉は慣れ親しんだものになっていた。これらの発明は現代の仕事やコミュニケーションに大きな衝撃を与えた。ウェブは自分たちの商品や自分たち自身を売り込む方法となっている。多くの企業はウェブアドレスを名刺やコマーシャルに入れているのだ。

ウェブ上に不快なものがあると考えている人もいる。

彼らは政府にこの手のものを見れなくしてほしいと思っている。しかし、バーナーズ＝リーは検閲をすべきではないと思っている。「風に吹き飛ばされた紙のかけらを拾いにいかないだろう。もし検索エンジンが君に不愉快な思いをさせるのであれば、使わなければ良い。もし紙が嫌いなら、買わなければ良いだろう。」と彼は言った。

バーナーズ＝リーはウェブ上のセキュリティーに関心がある。彼は Oh yeah? という画面上のアイコンを推奨している。それはウェブ上で見るものについて不安がある人が見ることが出来るものである。例えば、オンラインで買い物をしたい人がいるとして、また企業を信頼したかったとしたら、安全であるという確証をアイコンをクリックすることで受け取れるというものである。

バーナーズ＝リーはインターネットの世界的な発展への貢献としてクイーンエリザベス 2 世からナイトコマンダーを受けたことを含めてたくさん表彰されてきた。バーナーズ＝リーは無料で World Wide Web を開き続けようと努力しているので、私たちは皆それを使うことが出来るのだ。私たちにはバーナーズ＝リーがどのような未来を描いているのかわからない。彼はウェブが社会を変えるためのツールとなり、その発展の一部となってほしいのだろう。World Wide Web は世界が学ぶ方法を大きく変えてきた。バーナーズ＝リーは世界がもっと暮らしやすい場所になってほしいと思っているのだろう。

数 学

解答

28年度

1

〔解答〕

(1)ア　5　　イ　$2\sqrt{6}$

(2)ウ　$\sqrt{3}-2$　　エ　$1-a$

〔出題者が求めたポイント〕

(1)ア　対数の定義と性質
$$a^p = M \iff p = \log_a M$$
$$\log_a a^p = p$$

イ　底の変換公式　$\log_a b = \dfrac{1}{\log_b a}$　を利用して底を a にそろえ，相加平均と相乗平均の大小関係から最小値を求める。

(2)ウ　ベクトルの内積と成分
$\vec{a}$ と $\vec{b}$ のなす角を θ $(0° \le \theta \le 180°)$ とすると，
$$\vec{a}\cdot\vec{b} = |\vec{a}||\vec{b}|\cos\theta$$
$\vec{a} = \begin{pmatrix} a_1 \\ a_2 \end{pmatrix}$, $\vec{b} = \begin{pmatrix} b_1 \\ b_2 \end{pmatrix}$ のとき　$\vec{a}\cdot\vec{b} = a_1 b_1 + a_2 b_2$

エ　直線の方程式と法線ベクトル
直線 $ax + by + c = 0$ において，$\vec{n} = \begin{pmatrix} a \\ b \end{pmatrix}$ はその法線ベクトル

〔解答のプロセス〕

(1)　$a > 1$ より　$x = a\sqrt{a}$ のとき
$x^2 = a^3$, $a = x^{\frac{2}{3}}$ であるから
$$\log_a x^2 + 3\log_x a = \log_a a^3 + 3\log_x x^{\frac{2}{3}}$$
$$= 3 + 3\cdot\frac{2}{3}$$
$$= 5 \quad \cdots ア$$

また，$\log_a x^2 + 3\log_x a = 2\log_a x + \dfrac{3}{\log_a x}$

$1 < a \le x \le a^2$ のとき　$\log_a x > 0$ であるから，相加平均と相乗平均の大小関係から
$$2\log_a x + \frac{3}{\log_a x} \ge 2\sqrt{2\log_a x \cdot \frac{3}{\log_a x}} = 2\sqrt{6}$$
等号成立は
$$2\log_a x = \frac{3}{\log_a x} \quad \text{すなわち}\ (\log_a x)^2 = \frac{3}{2}$$
$\log_a x > 0$　より　$\log_a x = \sqrt{\dfrac{3}{2}}$　よって　$x = a^{\sqrt{\frac{3}{2}}}$
のときで，これは $a \le x \le a^2$ をみたす。
したがって，求める最小値は　$2\sqrt{6}$　…イ

(2)　$\overrightarrow{OP} = \begin{pmatrix} a \\ -1 \end{pmatrix}$, $\overrightarrow{OQ} = \begin{pmatrix} 1 \\ -1 \end{pmatrix}$ であるから
$|\overrightarrow{OP}| = \sqrt{a^2+1}$, $|\overrightarrow{OQ}| = \sqrt{2}$, $\overrightarrow{OP}\cdot\overrightarrow{OQ} = a+1$
$\overrightarrow{OP}$ と $\overrightarrow{OQ}$ のなす角が $\dfrac{\pi}{3}$ のとき
$$\overrightarrow{OP}\cdot\overrightarrow{OQ} = |\overrightarrow{OP}||\overrightarrow{OQ}|\cos\frac{\pi}{3}$$

$$a + 1 = \sqrt{a^2+1} \times \sqrt{2} \times \frac{1}{2}$$
$$2(a+1)^2 = a^2 + 1$$
$$a^2 + 4a + 1 = 0$$
$a > -1$　より　$a = \sqrt{3} - 2$　…ウ

また，$\overrightarrow{OP} = \begin{pmatrix} a \\ -1 \end{pmatrix}$ に直交し，点 R$(1, 1)$ を通る直線
の方程式は
$$a(x-1) - (y-1) = 0$$
すなわち $ax - y + \boxed{1-a}^{\text{エ}} = 0$

2

〔解答〕

(1)　$n = 3, 4, 5, 6, 7$

(2)　$\dfrac{45\sqrt{14}}{56}$

(3)　$\dfrac{3\sqrt{91}}{26}$

〔出題者が求めたポイント〕

(1)　三角形の成立条件　$|b-c| < a < b+c$

(2)　三角比の相互関係と正弦定理・余弦定理
余弦定理を用いて，$\cos\angle BAC$ の値を求め，三角比の相互関係から $\sin\angle BAC$ の値を出し，正弦定理より外接円の半径を求める。

(3)　三角形の面積公式と内接円の半径
△ABC の面積を S とすると
・$S = \dfrac{1}{2}(a+b+c)r$　（r は内接円の半径）
・（ヘロンの公式）
$$S = \sqrt{s(s-a)(s-b)(s-c)} \quad \left(s = \frac{a+b+c}{2}\right)$$
三角形 ABC の面積を 2 通りに表現して比較し内接円の半径を求める。
n は 5 通りの値しかとらないので，5 通りの内接円の半径を求め，最大値を求める。

〔解答のプロセス〕

(1)　三角形の成立条件から
$$|5-3| < n < 5+3$$
$$2 < n < 8$$
これを満たす整数 n は
$n = 3, 4, 5, 6, 7$

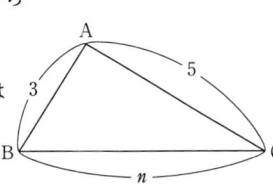

(2)　$n = 6$ のとき
△ABC において，
余弦定理より

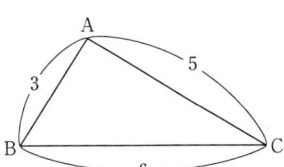

$$\cos\angle\mathrm{BAC} = \frac{3^2+5^2-6^2}{2\cdot3\cdot5} = -\frac{1}{15}$$

$\sin\angle\mathrm{BAC} > 0$ だから，

$$\sin\angle\mathrm{BAC} = \sqrt{1-\cos^2\angle\mathrm{BAC}}$$
$$= \sqrt{1-\left(-\frac{1}{15}\right)^2} = \frac{4\sqrt{14}}{15}$$

$\triangle\mathrm{ABC}$ の外接円の半径を R とすると，正弦定理より

$$R = \frac{\mathrm{BC}}{2\sin\angle\mathrm{BAC}} = \frac{6}{2\cdot\frac{4\sqrt{14}}{15}} = \frac{45\sqrt{14}}{56}$$

(3)　$\triangle\mathrm{ABC}$ の面積を S，内接円の半径を r とする。

(i)　$n=3$ のとき

$$S = \frac{1}{2}(3+5+3)r = \frac{11}{2}r$$

一方，

$$S = \sqrt{\frac{11}{2}\left(\frac{11}{2}-3\right)\left(\frac{11}{2}-5\right)\left(\frac{11}{2}-3\right)}$$
$$= \frac{1}{4}\sqrt{11\cdot5\cdot1\cdot5} = \frac{5\sqrt{11}}{4}$$

よって，$\dfrac{11}{2}r = \dfrac{5\sqrt{11}}{4}$

$$r = \frac{5\sqrt{11}}{22}$$

(ii)　$n=4$ のとき

$$S = \frac{1}{2}(3+5+4)r = 6r$$

一方，

$$S = \sqrt{6(6-3)(6-5)(6-4)}$$
$$= \sqrt{6\cdot3\cdot1\cdot2} = 6$$

よって，$6r = 6$

$$r = 1$$

(iii)　$n=5$ のとき

$$S = \frac{1}{2}(3+5+5)r = \frac{13}{2}r$$

一方，

$$S = \sqrt{\frac{13}{2}\left(\frac{13}{2}-3\right)\left(\frac{13}{2}-5\right)\left(\frac{13}{2}-5\right)}$$
$$= \frac{1}{4}\sqrt{13\cdot7\cdot3\cdot3} = \frac{3\sqrt{91}}{4}$$

よって，$\dfrac{13}{2}r = \dfrac{3\sqrt{91}}{4}$

$$r = \frac{3\sqrt{91}}{26}$$

(iv)　$n=6$ のとき

$$S = \frac{1}{2}(3+5+6)r = 7r$$

一方，

$$S = \sqrt{7(7-3)(7-5)(7-6)}$$
$$= \sqrt{7\cdot4\cdot2\cdot1} = 2\sqrt{14}$$

よって，$7r = 2\sqrt{14}$

$$r = \frac{2\sqrt{14}}{7}$$

(v)　$n=7$ のとき

$$S = \frac{1}{2}(3+5+7) = \frac{15}{2}r$$

一方，

$$S = \sqrt{\frac{15}{2}\left(\frac{15}{2}-3\right)\left(\frac{15}{2}-5\right)\left(\frac{15}{2}-7\right)}$$
$$= \frac{1}{4}\sqrt{15\cdot9\cdot5\cdot1} = \frac{15\sqrt{3}}{4}$$

よって，$\dfrac{15}{2}r = \dfrac{15\sqrt{3}}{4}$

$$r = \frac{\sqrt{3}}{2}$$

以上より求める最大値は $\dfrac{3\sqrt{91}}{26}$

❸

〔解答〕

(1)　最大値 $\dfrac{4}{3}$，最小値 $\dfrac{1}{2}$

(2)　解答のプロセス図参照

〔出題者が求めたポイント〕

定積分で表された関数

(1)　$0\le x\le1$ のとき　t^2-x^2 の正・負は $t=\pm x$ を境目に変わるので，積分区間を分割して計算する。

　　・$g(x)$ が偶関数ならば

$$\int_{-a}^{a}g(x)dx = 2\int_{0}^{a}g(x)dx\quad を利用する。$$

　　・$f(x)$ を微分して，増減表をかいて

　　　$0\le x\le1$ における最大値と最小値を求める

(2)　$f(x)$ は $x=1$ を境目に形が変わるので，$x>1$ のときの $f(x)$ を求めて，(1)と合わせてグラフをかく。

〔解答のプロセス〕

$$f(x) = \int_{-1}^{1}|t^2-x^2|dt = 2\int_{0}^{1}|t^2-x^2|dt$$

(1)　$0\le x\le1$ のとき

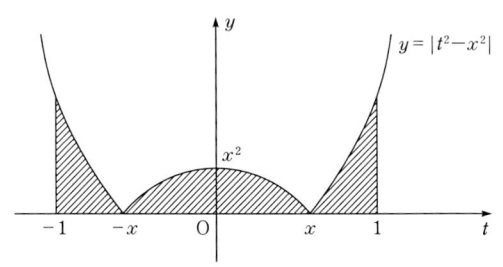

$$f(x) = 2\int_{0}^{x}(-t^2+x^2)dt + 2\int_{x}^{1}(t^2-x^2)dt$$
$$= 2\left[-\frac{1}{3}t^3+x^2t\right]_{0}^{x} + 2\left[\frac{1}{3}t^3-x^2t\right]_{x}^{1}$$
$$= 2\left(\frac{2}{3}x^3-0\right) + 2\left\{\left(\frac{1}{3}-x^2\right)-\left(-\frac{2}{3}x^3\right)\right\}$$
$$= \frac{8}{3}x^3-2x^2+\frac{2}{3}$$

$$f'(x) = 8x^2-4x = 4x(2x-1)$$

$0 \leq x \leq 1$ における $f(x)$ の増減表は

x	0	$\cdots$	$\dfrac{1}{2}$	$\cdots$	1
$f'(x)$		$-$	0	$+$	
$f(x)$	$\dfrac{2}{3}$	$\searrow$	$\dfrac{1}{2}$	$\nearrow$	$\dfrac{4}{3}$

よって，$0 \leq x \leq 1$ における $f(x)$ の

最大値は $f(1) = \dfrac{4}{3}$

最小値は $f\left(\dfrac{1}{2}\right) = \dfrac{1}{2}$

(2) $x > 1$ のとき

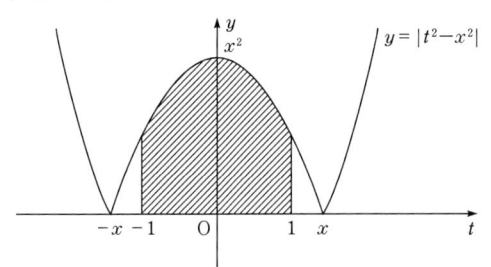

$$f(x) = 2\int_0^1 (-t^2 + x^2)dt$$
$$= 2\left[-\dfrac{1}{3}t^3 + x^2 t\right]_0^1$$
$$= 2x^2 - \dfrac{2}{3}$$

これと(1)から

$$f(x) = \begin{cases} \dfrac{8}{3}x^3 - 2x^2 + \dfrac{2}{3} & (0 \leq x \leq 1) \\ 2x^2 - \dfrac{2}{3} & (1 < x) \end{cases}$$

よって，$x \geq 0$ における $y = f(x)$ のグラフは，下図の実線部分のようになる。

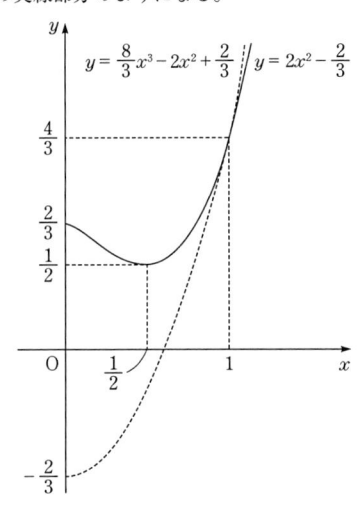

$$\boxed{\text{B方式}}$$

1

〔解答〕

(1) ア $\dfrac{7}{18}$　イ $\dfrac{4}{9}$

(2) ウ $\dfrac{2}{3}$　エ $\dfrac{13}{3}$

〔出題者が求めたポイント〕

(1)ア　和事象の確率 $P(A \cup B) = P(A) + P(B) - P(A \cap B)$

　　イ　条件付き確率 $P_B(A) = \dfrac{P(A \cap B)}{P(B)}$

(2)ウ　定積分で表された関数

　　　$f(x)$ が x の1次式であることから $f(x) = ax + b$ $(a \neq 0)$

　　　とおき，p と $f(x)$ を求める

　　エ　絶対値を含む関数の定積分

　　　$f(x) = 3x - 5$ の正・負の境目 $x = \dfrac{5}{3}$ で

　　　積分区間を分割して計算する

〔解答のプロセス〕

(1) 2つのさいころを X, Y とし，出た目をそれぞれ x, y とする。

全事象は $6^2 = 36$（通り）で，これらは同様に確からしい。

x, y が共に奇数となるのは $3 \times 3 = 9$（通り）

$x + y$ が4の倍数となるのは，

$(x, y) = (1, 3), (2, 2), (3, 1), (2, 6), (3, 5),$
　　　　　$(4, 4), (5, 3), (6, 2), (6, 6)$

の9通り。

x, y が共に奇数かつ $x + y$ が4の倍数となるのは，

$(x, y) = (1, 3), (3, 1), (3, 5), (5, 3)$

の4通り。

よって，求める確率 $P(A \cup B)$ は

$$P(A \cup B) = P(A) + P(B) - P(A \cap B)$$
$$= \dfrac{9}{36} + \dfrac{9}{36} - \dfrac{4}{36}$$
$$= \dfrac{7}{18} \quad \cdots ア$$

また，B が起きたときの A が起こる条件付き確率 $P_B(A)$ は

$$P_B(A) = \dfrac{P(A \cap B)}{P(B)} = \dfrac{4}{36} \div \dfrac{9}{36} = \dfrac{4}{9}$$

(2) $f(x)$ は x の1次式であるから，

$f(x) = ax + b$ $(a \neq 0)$

とおくと，

$f'(x) = a$

ここで，

$xf(x+1) = x\{a(x+1) + b\}$
$\qquad\qquad = ax^2 + (a+b)x$

$$p\int_1^x (x+t)f'(t)dt + 1 = p\int_1^x a(t+x)dt + 1$$
$$= p\left[\dfrac{a}{2}(t+x)^2\right]_1^x + 1$$

$$= p\left\{2ax^2 - \frac{a}{2}(1+x)^2\right\} + 1$$

$$= \frac{3}{2}apx^2 - apx - \frac{1}{2}ap + 1$$

$$xf(x+1) = p\int_1^x (x+t)f'(t)dt + 1$$

が成り立つとき

$$\begin{cases} \dfrac{3}{2}ap = a \\ -ap = a+b \quad (a \neq 0) \\ -\dfrac{1}{2}ap + 1 = 0 \end{cases}$$

これを解くと

$$a = 3, \quad b = -5, \quad p = \frac{2}{3}$$

よって，$f(x) = 3x - 5$

求める定数 p の値は $p = \dfrac{2}{3}$　…ウ

また，

$$\int_0^2 |f(x)|dx = \int_0^2 |3x-5|dx$$

$$= \int_0^{\frac{5}{3}} (-3x+5)dx + \int_{\frac{5}{3}}^2 (3x-5)dx$$

$$= \left[-\frac{3}{2}x^2 + 5x\right]_0^{\frac{5}{3}} + \left[\frac{3}{2}x^2 - 5x\right]_{\frac{5}{3}}^2$$

$$= \left\{-\frac{3}{2}\cdot\left(\frac{5}{3}\right)^2 + 5\cdot\left(\frac{5}{3}\right)\right\} - 0$$

$$\quad + \left(\frac{3}{2}\cdot 2^2 - 5\cdot 2\right) - \left\{\frac{3}{2}\cdot\left(\frac{5}{3}\right)^2 - 5\cdot\left(\frac{5}{3}\right)\right\}$$

$$= \frac{13}{3}\quad \cdots エ$$

（別解）

$\displaystyle\int_0^2 |f(x)|dx$ は，下図の斜線部分の面積を表すので，

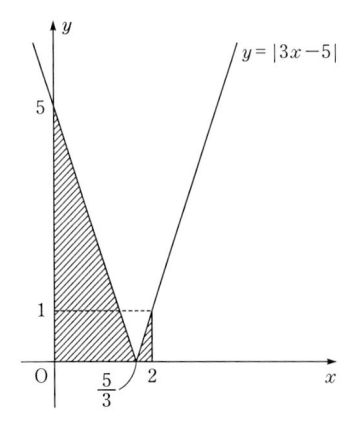

$$\int_0^2 |f(x)|dx = \frac{1}{2}\cdot\frac{5}{3}\cdot 5 + \frac{1}{2}\cdot\left(2 - \frac{5}{3}\right)\cdot 1$$

$$= \frac{13}{3}\quad \cdots エ$$

2

〔解答〕

(1)　解答のプロセス　図　参照

(2)　最大値 $\dfrac{5}{2}$，最小値 -2

(3)　$\dfrac{8}{3}$

〔出題者が求めたポイント〕

(1)　絶対値のついた2次関数のグラフ
　絶対値記号をはずしてグラフをかく。
　絶対値記号内の式 $x-1$ の正・負の境目 $x=1$ で場合分けして考える。

(2)　絶対値のついた2次関数の区間における最大値と最小値
　(1)のグラフを利用する。

(3)　2つの曲線間の面積 $\displaystyle\int_a^b \{f(x) - g(x)\}dx$

　図から区間によって積分される関数が変わるので，区間を4分割して，計算する。定積分の公式

　$\displaystyle\int_\alpha^\beta \{-(x-\alpha)(x-\beta)\}dx = \frac{1}{6}(\beta-\alpha)^3$ を利用する。

〔解答のプロセス〕

(1)　$f(x) = \dfrac{x^2}{2} - 2|x-1| + 2$ について

(i)　$x-1 \geq 0$　すなわち　$x \geq 1$ のとき

$$f(x) = \frac{x^2}{2} - 2(x-1) + 2$$

$$= \frac{x^2}{2} - 2x + 4$$

$$= \frac{1}{2}(x-2)^2 + 2$$

(ii)　$x-1 < 0$　すなわち　$x < 1$ のとき

$$f(x) = \frac{x^2}{2} + 2(x-1) + 2$$

$$= \frac{x^2}{2} + 2x$$

$$= \frac{1}{2}(x+2)^2 - 2$$

よって，$y = f(x)$ のグラフは下図の実線部分のようになる。

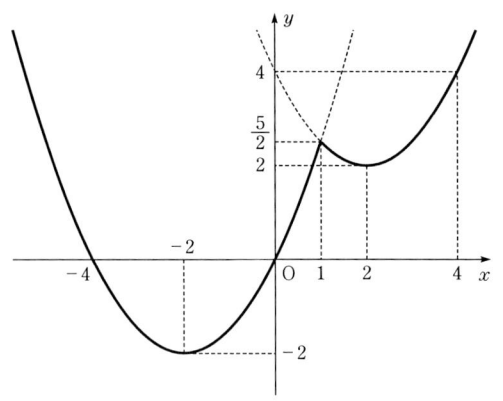

(2) (1)のグラフから，$-4 \leqq x \leqq 2$ のときの $f(x)$ の

最大値は $f(1) = \dfrac{5}{2}$

最小値は $f(-2) = -2$

(3) $y = \dfrac{x^2}{2} - 2x + 4$ と $y = x$ を連立して

$$\dfrac{x^2}{2} - 2x + 4 = x$$

$$x^2 - 6x + 8 = 0$$

$$(x - 2)(x - 4) = 0$$

$$x = 2,\ 4$$

$y = \dfrac{x^2}{2} + 2x$ と $y = x$ を連立して

$$\dfrac{x^2}{2} + 2x = x$$

$$x^2 + 2x = 0$$

$$x(x + 2) = 0$$

$$x = 0,\ -2$$

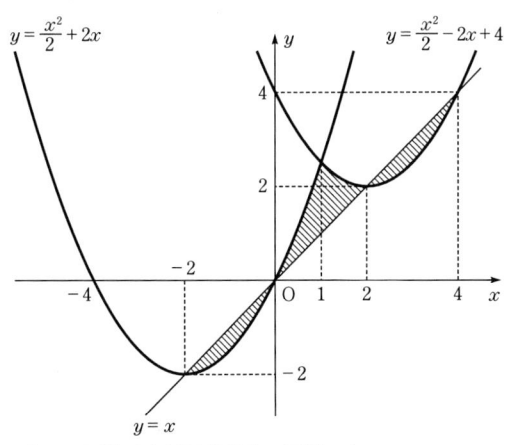

求める面積は上図斜線部分の面積の和で

$$\int_{-2}^{0} \left\{ -\dfrac{1}{2} x(x + 2) \right\} dx + \int_{0}^{1} \left(\dfrac{x^2}{2} + x \right) dx$$

$$+ \int_{1}^{2} \left(\dfrac{x^2}{2} - 3x + 4 \right) dx + \int_{2}^{4} \left\{ -\dfrac{1}{2}(x - 2)(x - 4) \right\} dx$$

$$= \dfrac{1}{2} \cdot \dfrac{1}{6} \{0 - (-2)\}^3 + \left[\dfrac{1}{6} x^3 + \dfrac{1}{2} x^2 \right]_0^1$$

$$+ \left[\dfrac{1}{6} x^3 - \dfrac{3}{2} x^2 + 4x \right]_1^2 + \dfrac{1}{2} \cdot \dfrac{1}{6}(4 - 2)^3$$

$$= \dfrac{2}{3} + \left(\dfrac{2}{3} - 0 \right) + \left(\dfrac{10}{3} - \dfrac{8}{3} \right) + \dfrac{2}{3}$$

$$= \dfrac{8}{3}$$

3

〔解答〕

(1) $a_1 = 6,\ a_2 = 18$

(2) $a_n = 3n^2 + 3n$

(3) $\dfrac{100}{303}$

〔出題者が求めたポイント〕

(1) 数列の和と一般項

$a_1 = S_1,\ a_2 = S_2 - S_1$

(2) 数列の和と一般項

$a_1 = S_1$

$n \geqq 2$ のとき　$a_n = S_n - S_{n-1}$

(3) 数列の和

差分解し $\displaystyle\sum_{k=1}^{n} (a_k - a_{k+1}) = a_1 - a_{n+1}$ を利用する。

〔解答のプロセス〕

$S_n = n^3 + 3n^2 + 2n$　のとき

(1) $a_1 = S_1 = 1^3 + 3 \cdot 1^2 + 2 \cdot 1 = 6$

$a_2 = S_2 - S_1$

$= 2^3 + 3 \cdot 2^2 + 2 \cdot 2 - 6$

$= 18$

(2) $n \geqq 2$ のとき

$a_n = S_n - S_{n-1}$

$= n^3 + 3n^2 + 2n - \{(n-1)^3 + 3(n-1)^2 + 2(n-1)\}$

$= 3n^2 + 3n$

これは $n = 1$ のときも成り立つので，

求める一般項 a_n は

$a_n = 3n^2 + 3n$

(3) $\displaystyle\sum_{k=1}^{100} \dfrac{1}{a_k} = \sum_{k=1}^{100} \dfrac{1}{3k^2 + 3k}$

$$= \sum_{k=1}^{100} \dfrac{1}{3k(k+1)}$$

$$= \sum_{k=1}^{100} \dfrac{1}{3} \left(\dfrac{1}{k} - \dfrac{1}{k+1} \right)$$

$$= \dfrac{1}{3} \left(\sum_{k=1}^{100} \dfrac{1}{k} - \sum_{k=1}^{100} \dfrac{1}{k+1} \right)$$

$$= \dfrac{1}{3} \left(1 - \dfrac{1}{101} \right)$$

$$= \dfrac{100}{303}$$

化　学

解答　　　　　　28年度

1 （マーク式）

〔解答〕

問1　③　　　問2　③　　　問3　③　　　問4　⑥
問5　③　　　問6　⑥　　　問7　⑤　　　問8　⑤
問9　①

〔出題者が求めたポイント〕

理論総合(結合力・酸化力・酸の強さ，pH，酸化数，物質量の計算)，有機化合物の特徴と性質(沸点の大小)

〔解答のプロセス〕

問1　水素結合は分子間にはたらく力なので，原子間の結合力に比べれば，はるかに弱い。代表的な結合の強さの大小関係は次のとおり。

共有結合＞イオン結合・金属結合≫水素結合＞ファンデルワールス力

問2　ハロゲンの単体の酸化力は次のとおり。
$$F_2 > Cl_2 > Br_2 > I_2$$

問3　A：$\underset{+4}{MnO_2}$　　B：$\underset{+6}{K_2Cr_2O_7}$　　C：$K_4[\underset{+2}{Fe}(CN)_6]$

問4　カルボン酸である安息香酸とフェノールはいずれも弱酸だが，一般に酸の強さは，

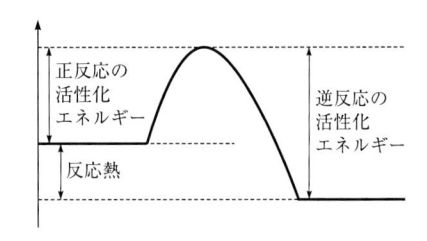

塩酸は強酸。

問5　A：Na_2SO_4…加水分解せず中性。

B：$NaHCO_3$…$HCO_3^- + H_2O \rightleftharpoons H_2CO_3 + OH^-$によりアルカリ性を示す。

C：$NaHSO_4$…$NaHSO_4 \longrightarrow Na^+ + H^+ + SO_4^{2-}$より酸性を示す。

問6　A：グルタミン酸…カルボキシル基を2つ有する酸性アミノ酸。

B：アラニン…中性アミノ酸。

C：リシン…アミノ基を2つ有する塩基性アミノ酸。

問7　イオン化傾向より考えるとよい。

A：Mg…熱水と反応。

B：Zn…水蒸気と反応。

C：K…常温の水と反応。

問8　いずれもアルカリ金属なので，元素記号をXとすると，
$$2X + 2H_2O \longrightarrow 2XOH + H_2\uparrow$$
と反応する。原子量をMとおくと，

$$(発生する H_2 の mol) = \underbrace{\frac{1}{M}}_{X(mol)} \times \frac{1}{2}(mol)$$

原子量が小さいほど，H_2の物質量は大きくなる。(同族であれば，原子番号が大きいほど原子量は大きい。)

問9　アルカンの構造異性体の場合，枝分かれが多くなるほど，分子は球形に近づき分子の表面積が小さくな

るため，ファンデルワールス力は弱くなる。

2 問1～問3マーク式，　問4は記述

〔解答〕

問1　⑦　⑥　　　④　④　　　⑨　⑤
問2　④　＋　　　⑨　4　　　⑩　6　　　⑨　5
問3　⑨　③　　　⑨　⑦　　　⑩　①　　　⑨　⑤
　　　⑨　⑨　　　⑨　②
問4　⑨　上方
　　　化学反応式：
$$2NH_4Cl + Ca(OH)_2 \longrightarrow CaCl_2 + 2NH_3\uparrow + 2H_2O$$

〔出題者が求めたポイント〕

反応の速さと化学平衡(活性化エネルギーと反応熱，平衡の移動)，化学反応と熱，非金属元素(NH_3の発生法)

〔解答のプロセス〕

問1

問2
$$\frac{1}{2}N_2(気) + \frac{3}{2}H_2(気) = NH_3(気) + QkJ$$
$$(N\equiv N) \qquad (H-H) \qquad \left(\begin{matrix} H-N-H \\ | \\ H \end{matrix}\right)$$

$$(反応熱) = (生成物の結合エネルギーの和)$$
$$\qquad\qquad - (反応物の結合エネルギーの和)$$

より，
$$Q = 391 \times 3 - \left(\frac{1}{2} \times 945 + \frac{3}{2} \times 436\right)$$
$$= +46.5(kJ/mol)$$

問3　反応速度の大きさ(点A・B・C)と平衡(点D・E・F)を区別して考えることがポイント。
$$N_2 + 3H_2 \rightleftharpoons 2NH_3(+46.5 \times 2 \, kJ)\cdots(*)$$
とおく。

⑨　温度を上昇させると反応速度は大きくなる(平衡になるまでのグラフの傾きが大きくなる)。よって，点Aを通る。

一方，問2より，NH_3生成方向は発熱反応なので，温度を上昇させると吸熱方向すなわち(*)式の平衡が左へ移動するので，NH_3の生成量は減少する。よって，点Fに達する。

⑨　⑨とは逆に考える。

⑩　圧力を上昇させると各気体の濃度が大きくなるので，反応速度は大きくなる(点A)。

また，圧力を上昇させると，気体の総モル数が減少

する方向すなわち（＊）式の平衡が右へ移動するので，NH_3 の生成量は増加する（点 D）。

(サ) 体積一定で Ar を加える場合，平衡に関する気体（N_2，H_2，NH_3）の分圧は変化しない（温度，濃度も変化しない）。よって，反応速度，平衡の移動，いずれも変化しない（B → E）。

(シ) (サ)と比較するとよい。全圧一定で Ar を加える場合，混合気体の体積は増える。つまり，平衡に関する気体の分圧は減少する。よって，(コ)と逆に考える。

(ス) 触媒を加えると，反応速度は大きくなる（点 A）。一方，平衡は移動しない（点 E）。

問4 (セ) NH_3 は水にとけやすく，空気より軽い気体。

3 問1〜3，問5はマーク式，問4は記述式

〔解答〕

問1 (ア) 1 (イ) 0
問2 ③
問3 (ウ) 3 (エ) 0
問4 $C_6H_{12} + 9O_2 \longrightarrow 6CO_2 + 6H_2O$
問5 (オ) 9 (カ) 7

〔出題者が求めたポイント〕

気体の性質（混合気体の分圧，燃焼）

〔解答のプロセス〕

問1 コック E は閉じているので，O_2 について気体の状態方程式より，
$$P_{O_2} \times 1.0 = 0.400 \times 8.3 \times 10^3 \times 300$$
$$P_{O_2} = 9.96 \times 10^5$$
$$\fallingdotseq 1.0 \times 10^6 \,(Pa)$$

問2 炭化水素 X 2.28 g がすべて蒸発したことより，分子量を M として，
$$9.0 \times 10^4 \times 1.0 = \frac{2.28}{M} \times 8.3 \times 10^3 \times 400$$
$$M = 84.1\cdots \fallingdotseq 84$$
選択肢中これを満たすのは C_6H_{12}。

問3 X にボイルの法則を適用して，
$$9.0 \times 10^4 \times 1.0 = P_X \times (1.0 + 2.0)$$
$$P_X = 3.0 \times 10^4 \,(Pa)$$

問5 コック D，E とも開いている。300 K における燃焼前の X の分圧 $P_X{}'$ をボイル・シャルルの法則より考えると，
$$\frac{9.0 \times 10^4 \times 1.0}{400} = \frac{P_X{}' \times 4.0}{300}$$
操作2の状態　　操作4の燃焼前の状態
$$P_X{}' = \frac{27}{16} \times 10^4 \,(Pa)$$

また，O_2 についても同様にボイルの法則より
$$9.96 \times 10^5 \times 1.0 = P'_{O_2} \times 4.0$$
操作1の状態　　操作4の燃焼前の状態
$$P'_{O_2} = 2.49 \times 10^5 \,(Pa)$$
問4の係数より，燃焼後の O_2 の分圧は

$$2.49 \times 10^5 - \underset{\substack{\text{燃焼により}\\\text{消費された分}}}{\underline{\frac{27}{16} \times 10^4 \times 9}} = 9.71\cdots \times 10^4$$
$$\fallingdotseq 9.7 \times 10^4 \,(Pa)$$

4 問1，2，4，はマーク式，問3，5は記述式

〔解答〕

問1 (ア) ④ (イ) ① (ウ) ⑩ (エ) ⑦ (オ) ⑬
問2 (1)(a)⑤ (b)④ (c)② (2)①
問3 水素結合
問4 (e) A 群…③，B 群…⑭
　　(f) A 群…⑨，B 群…⑫
　　(h) A 群…⑦，B 群…⑬
問5 $[Cu(NH_3)_4]^{2+}$

〔出題者が求めたポイント〕

無機総合

〔解答のプロセス〕

問1 (ア) 陽子の数を原子番号と定めている。

(エ)・(オ)：遷移元素（3 族〜11 族）は内側の M 殻に電子が入っていくため，最外殻電子の数は 2 個（例外的に $_{24}Cr$，$_{29}Cu$ が 1 個）と変化しない。

※厳密には，遷移元素の場合，最外殻の電子だけでなく，内側の電子も価電子としてはたらく。

問2
(1)

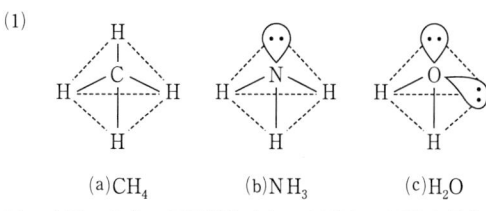

(a)CH_4　　　(b)NH_3　　　(c)H_2O

(2) 上図のように電子対どうしは反発し，反発が最も小さくなるような空間的配置をとる。その中でも，

① 非共有電子対どうし
② 非共有電子対と共有電子対
③ 共有電子対どうし

の順で，反発力は大きい。その分，結合角は小さくなる。よって，(a)＞(b)＞(c)の順。

> 参考 (a) ∠HCH ＝ 109.5°
> 　　 (b) ∠HNH ＝ 106.7°
> 　　 (c) ∠HOH ＝ 104.5°

問3 分子間にはたらく水素結合により，H 原子が H^+ として電離しづらくなる。

問4 (e) $_{20}Ca$ である。$Ca(OH)_2$ の水溶液を石灰水と呼ぶ。

(f) $_{28}Fe$ である。Fe^{2+} は淡緑色，Fe^{3+} は黄褐色のイオンである。

(h) $_{31}Ga$（ガリウム）である。窒化ガリウム GaN 半導体は青色発光ダイオードや LED 電球などに用いられている。

問5 (g)は $_{29}Cu$ である。Cu^{2+} に NH_3 を少量加えると $Cu(OH)_2$ の青白色の沈殿が生じる。さらに過剰の NH_3 を加えると錯イオンとなり沈殿は溶解する。

$$Cu(OH)_2 + 4NH_3 \longrightarrow [Cu(NH_3)_4]^{2+} + 2OH^-$$
深青色

5 問1～3はマーク式，問4は記述式

〔解答〕

問1　ア イ　①，⑤(順不同)

問2　4

問3　エ　⑤　オ　⑥

問4　(カ)　CHI_3

　　　(キ)　CO

　　　(ク)
$$\begin{array}{cc} & O \quad CH_3 \\ & \| \quad | \\ & H-C-O-CH-CH_3 \end{array}$$

〔出題者が求めたポイント〕

脂肪族化合物($C_4H_8O_2$ のエステル)

〔解答のプロセス〕

問2　分子式 $C_4H_8O_2$ のエステルは次の4種類。

$$\begin{array}{c} H-C-O-CH_2-CH_2-CH_3 \cdots ① \\ \| \\ O \end{array}$$

$$\begin{array}{c} H-C-O-CH-CH_3 \cdots ② \\ \| \quad | \\ O \quad CH_3 \end{array}$$

$$\begin{array}{c} CH_3-C-O-CH_2-CH_3 \cdots ③ \\ \| \\ O \end{array}$$

$$\begin{array}{c} CH_3-CH_2-C-O-CH_3 \cdots ④ \\ \| \\ O \end{array}$$

問3　酸による加水分解は可逆反応だが，塩基による加水分解は次のようにカルボン酸の塩が生じるため，不可逆反応となる。

$$\underset{(エステル)}{R-COO-R'} + NaOH \longrightarrow \underset{(塩)}{R-COO^-Na^+} + \underset{(アルコール)}{R'-OH}$$

問4　エステル $C_4H_8O_2$ を加水分解して得られる中性物質はアルコールである(カルボン酸は酸性)。このうち，ヨードホルム反応を示すのは，②と③を分解して得られるアルコール。

　　② ⟶ $CH_3\underset{|}{\overset{}{-}}\underline{CH-CH_3}$ (2ープロパノール)
　　　　　　　　　　OH

　　③ ⟶ $\underline{CH_3-CH}\overset{}{-}H$ (エタノール)
　　　　　　　　　　　OH

(　は ヨードホルム反応を示す部分。)

このうち，酸化した化合物がフェーリング反応を示さないのは第二級アルコールの2ープロパノール。よって，A は②の構造と決まる。また，A を加水分解して得られた酸性物質はギ酸のこと。濃硫酸の脱水作用により，CO が発生する。

$$HCOOH \xrightarrow{\text{濃硫酸}} CO\uparrow + H_2O$$

6 問1～3はマーク式，問4，5は記述式

〔解答〕

問1　③

問2　①

問3　③

問4
$$\begin{array}{c} F \\ | \\ Cl-C-F \\ | \\ H \end{array}$$

問5
$$\begin{array}{c} F \quad H \\ | \quad | \\ F-C-C-O-H \\ | \quad | \\ F \quad H \end{array}$$

問6
$$\begin{array}{c} F \quad H \quad H \\ | \quad | \quad | \\ F-C-C-O-C-F \\ | \quad | \quad | \\ F \quad Cl \quad H \end{array}$$

〔出題者が求めたポイント〕

有機総合(フロンに関する反応)

〔解答のプロセス〕

問1　蒸発は液体 ⟶ 気体への状態変化。

　　逆に，気体 ⟶ 液体を凝縮といい，出入りする熱量の絶対値は変わらない。

問2　$2KI + O_3 + H_2O \longrightarrow O_2 + 2KOH + I_2$

　　O_3 による酸化作用のため，KI が酸化され I_2 となる。生じた I_2 はデンプンと反応し，青紫色を呈する。

問3　空気中の水分を吸収する現象を潮解という。

問4　「クロロ」…Cl

　　　「ジフルオロ」…F が2つ

　　　「メタン」…炭素数1つ

問5　「トリフルオロ」…F が3つ

　　　「エタノール」…炭素数2つのアルコール

「同一炭素にヒドロキシ基とハロゲン原子が結合していない」というヒントがあるので，考えられるのは解答の構造となる。

問6　クロロジフルオロメタンとトリフルオロエタノールから得られる $C_3H_3OF_5$ のエーテルは問4，5の構造より，

$$\begin{array}{c} \overset{①}{F} \quad H \quad F \\ | \quad | \quad | \\ F-C-C-O-C-F \\ | \quad | \quad | \\ \underset{①}{F} \quad \underset{②}{H} \quad \underset{②}{H} \end{array}$$

と考えられる。ここに Cl_2 を反応させると H 原子と置換反応をおこすことから，上記の①，②の H 原子が考えられる。問題文に「不斉炭素原子を一つだけ有する」とのヒントがあるので，①の H 原子を置換した化合物とわかる。

$$\begin{array}{c} F \quad H \quad H \\ | \quad | \quad | \\ F-C-C^*-O-C-F \\ | \quad | \quad | \\ F \quad Cl \quad H \end{array}$$

(C^*は不斉炭素原子)

7 問1は記述式，問2～5はマーク式

〔解答〕

問1　㋐　グリコシド
　　　㋑　アルデヒド
　　　㋒　酸化
問2　㋓　②　　㋔　③
問3　④
問4　①
問5　(1)　②
　　　(2)　㋕　2　　㋖　6
　　　(3)　㋗　4　　㋘　2

〔出題者が求めたポイント〕

糖類（アミロペクチンの構造）

〔解答のプロセス〕

問1　㋑・㋒　グルコースは水溶液中で鎖状構造をとる。

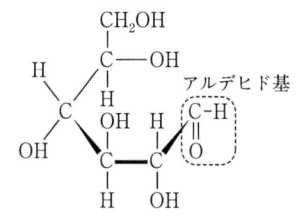

$$R\text{-CHO} + H_2O \longrightarrow R\text{-COOH} + 2H^+ + 2e^-$$
（中性条件）

アルデヒド基は酸化されやすく，カルボキシル基となるので還元性を示す。

問4　アミロースは $\alpha-1,4-$グリコシド結合している。

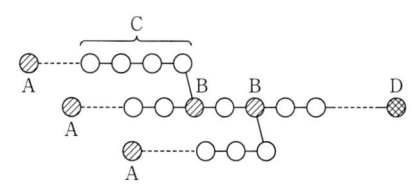

問5　(1)　アミロペクチンは1,4－グリコシド結合以外に1,6－グリコシド結合をもち，その部分が枝分かれ部分に相当する。

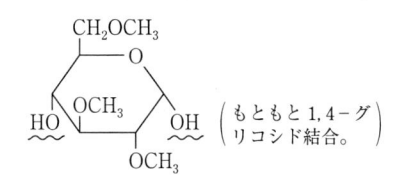

問5にもあるように，グリコシド結合していた部分のヒドロキシ基は$-\text{OCH}_3$となっていないので，
A（非還元末端）に由来する構造は③の構造。

B（枝分かれ部分）に由来する構造は②の構造。

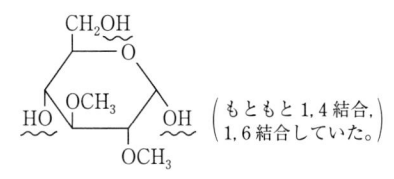

$$\left(\begin{array}{l}\text{もともと}1,4\text{結合,}\\1,6\text{結合していた。}\end{array}\right)$$

C（上記の○…連鎖部分）に由来する構造は①の構造。

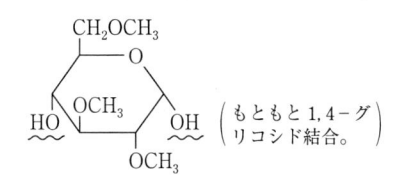

$$\left(\begin{array}{l}\text{もともと}1,4-\text{グ}\\\text{リコシド結合。}\end{array}\right)$$

※上記のDの部分を還元末端というが，加水分解後は①と同じ構造をとる。

(2)　加水分解後に得られた全グルコース単位は
$$\underset{①}{2.4\times10^{-2}} + \underset{②}{1.0\times10^{-3}} + \underset{③}{1.0\times10^{-3}}$$
$$= 2.6\times10^{-2}(\text{mol})$$

でありそのうち②の構造の分だけ枝分かれがあるので，

$$\frac{②}{\text{全グルコース単位}} = \frac{1.0\times10^{-3}}{2.6\times10^{-2}} = \frac{1}{26}$$

よって，26個ごとに1個枝分かれがある。
また，アミロペクチンを$(C_6H_{10}O_5)_n$（重合度n）とおくと，

$$\underset{1.0\times10^{-5}\text{mol}}{(C_6H_{10}O_5)_n} + nH_2O \longrightarrow \underset{2.6\times10^{-2}\text{mol}}{nC_6H_{12}O_6}$$

係数比より，

$$\underset{\substack{\text{アミロペクチン}\\(\text{mol})}}{1.0\times10^{-5}} : \underset{\substack{\text{全グルコース}\\(\text{mol})}}{2.6\times10^{-2}} = 1 : n$$

$$n = 2.6\times10^3(\text{個})$$

よって，（平均分子量）$= 162n$
$$= 162\times2.6\times10^3$$
$$= 4.212\times10^5$$
$$\fallingdotseq 4.2\times10^5$$

2月18日試験

1 問 1 ～ 3 は記述式，問 4, 5 はマーク式

〔解答〕

問 1　Na^+

問 2　(c)

問 3

$$
\begin{array}{c}
\text{H} \\
| \\
\text{Cl}-\text{C}-\text{Cl} \\
| \\
\text{Cl}
\end{array}
$$

問 4　ア ①　　イ ⑥　　ウ ⑧　　エ ⑬
　　　オ ②　　カ ⑫

問 5　②

〔**出題者が求めたポイント**〕

原子の構造と周期表，化学結合（水素結合）

〔**解答のプロセス**〕

問 1　Ne と同じ電子配置となるイオンは
$$O^{2-} > F^- > Na^+ > Mg^{2+} > Al^{3+}$$
　　　（イオン半径の大小）

原子番号が大きくなるほど，イオン半径は小さくなる。イオン半径が最も<u>大きい陽イオン</u>を問われているので，Na^+。

問 2　周期表において，希ガスを除く右上ほど電気陰性度は大きい。選択肢の中で該当するのは(c)酸素原子。

問 3　(a)(C 原子)に(f)(Cl 原子)と H 原子が結合してできる極性分子は次の 3 つ。

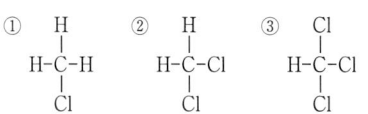

このうち，分子量が最も大きい③が沸点が最も高くなる。

問 4　オ，カ：NH_3 と H^+ が配位結合してできたのが NH_4^+ である。

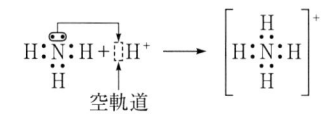

空軌道

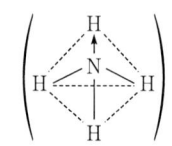

正四面体形

問 5　(a)の水素化合物(CH_4…分子量 16)と(c)の水素化合物(H_2O…分子量 18)の沸点を比較すると，H_2O は分子間に<u>水素結合</u>がはたらくため，著しく高くなる。

① デンプンのグルコース単位中の 2 位と 3 位のヒドロキシ基間で分子内に<u>水素結合</u>が形成されることで，らせん構造がつくられる。

② ポリイソプレンの構造中に残っている C－C 結合の回転により伸び縮みがおこる。<u>水素結合</u>とは無関係。

③ 炭素数が少ないアルコールの－OH 部分に水分子が<u>水素結合</u>により水和することで，溶解することができる。

④ β－シート構造や α－ヘリックス構造などの二次構造はペプチド結合部分間の<u>水素結合</u>により作られる。

2 マーク式

〔解答〕

問 1　ア 8　　イ 8

問 2　⑨

問 3　④

問 4　⑤

〔**出題者が求めたポイント**〕

物質の変化と熱（比熱を利用した温度上昇測定）

〔**解答のプロセス**〕

問 1　操作 1 において，合金製の容器が 100 g であることから，1.0 K 上昇させるために必要な熱量 Q_1 は
$$Q_1 = 0.40 \times 100 = 0.4 \times 10^2 (J/K)$$
また，水 196 g に NaOH(固)を 4.0 g 入れ 200 g となった溶液を 1.0 K 上昇させるために必要な熱量 Q_2 は
$$Q_2 = 4.2 \times 200 = 8.4 \times 10^2 (J/K)$$
よって，$Q_1 + Q_2 = 8.8 \times 10^2 (J/K)$

問 2　NaOH(固)(式量 40)の溶解熱は 45(kJ/mol)だから，NaOH(固)
$$\frac{4.0(g)}{40} = 0.10(mol)$$ の溶解により発生した熱は，
$$45 \times 0.10 = 4.5(kJ)$$
この熱により，合金製の容器と NaOH 水溶液が $\varDelta t(K)$ だけ上昇したとすると，問 1 の結果より，
$$8.8 \times 10^2 \times \varDelta t = \underbrace{4.5 \times 10^3}_{\text{生じた溶解熱（J）}}$$
$$T_1 - T_0 = \varDelta t = 5.11\cdots \fallingdotseq 5.1(℃)$$

問 3　塩酸 $100(mL) \times 1.0(g/mL) = 100(g)$ を加えたことにより，溶液は
$$200 + 100 = 300(g)$$
となるので，これを 1.0 K 上昇させるために必要な熱量 Q_2' は
$$Q_2' = 4.2 \times 300 = 12.6 \times 10^2 (J/K)$$
$$\therefore Q_1 + Q_2' = 13.0 \times 10^2 (J/K)$$
ここで，
$$
\begin{cases}
\text{HCl}\cdots 1.0 \times \dfrac{100}{1000} = 0.10(mol) \\
\text{NaOH}\cdots 0.10(mol)
\end{cases}
$$
ゆえに，操作 2 により，0.10 mol 分の中和熱が生じ，合金製の容器と水溶液が $T_2 ℃$ になったので，上昇温度を $\varDelta t'(K)$ とすれば，

$$13.0 \times 10^2 \times \Delta t' = \underbrace{56 \times 0.10 \times 10^3}_{\text{生じた中和熱（J）}}$$

$$T_2 - T_1 = \Delta t' = 4.30\cdots \fallingdotseq 4.3(\text{℃})$$

問4　塩酸 $100(\text{mL}) \times 1.0(\text{g/mL}) = 100(\text{g})$ に NaOH(固)
を $x(\text{g})$ 溶解させるので，溶液は $(100+x)\text{g}$ となる。
この溶液が溶解熱と中和熱により 5℃ 上昇した。

$$(\text{発生した溶解熱}) = 45 \times \frac{x}{40}(\text{kJ})$$

発生した中和熱は

$$\begin{cases} \text{HCl}\cdots 0.50 \times \dfrac{100}{1000} = 0.050(\text{mol}) \\[2mm] \text{NaOH}\cdots \dfrac{x}{40}(\text{mol}) \end{cases}$$

の過不足から考えなければならないが，選択肢が
$\dfrac{1.6(\text{g})}{40} = 0.040(\text{mol})$ 以下しかないので，NaOH の方
　　　　⑮

がすべて反応していることがわかる。
（選択肢がないときは，HCl がすべて反応する場合と
に場合分けして調べなければならない。）

よって，$\dfrac{x}{40}$ mol 分の中和熱が生じる。以上より，

$$4.2 \times (100+x) \times 5.0 = \underbrace{\left(45 \times \frac{x}{40} + 56 \times \frac{x}{40}\right) \times 10^3}_{\text{生じた溶解熱と中和熱（J）}}$$

$$x = \frac{84}{100.16} = 0.838\cdots \fallingdotseq 0.84(\text{g})$$

3 マーク式
〔解答〕
問1　②
問2　②
問3　②，⑤
問4　ⓐ 1　ⓘ 8　ⓤ 5
　　　ⓔ 0　ⓞ 2　ⓚ 8
問5　⑥

〔出題者が求めたポイント〕
溶液の性質（凝固点降下度の計算，冷却曲線）

〔解答のプロセス〕
問1　水は本来，点 A で凝固するはずだが，凝固点を
　　　下回っても，凝固がはじまらない。この状態を過冷却
　　　といい，結晶核ができると急激に凝固が始まる（点 B）。
問2　過冷却がおこらないとすれば，点 E で凝固がは
　　　じまるはずなので，このときの温度が溶液の凝固点と
　　　なる。
問3　①　誤　H 点は液体と固体が共存している。
　　　②　正　I 点ですべて溶液が凝固する。
　　　③〜⑤：H 点での凝固においては，溶液中の溶媒
　　　　　のみが先に凝固するため，凍っていない溶液部
　　　　　分の濃度が高くなる。よって，⑤が正しい記述。
問4　$\Delta t = k \times m$ より，

$$0 - (-0.370) = k \times \frac{\dfrac{3.60}{180}(\text{mol})}{0.100(\text{kg})}$$

$$k = 1.85(\text{K}\cdot\text{kg/mol})$$

CaCl_2(式量 111)は，

$$\text{CaCl}_2 \longrightarrow \text{Ca}^{2+} + 2\text{Cl}^-$$

と電離することを考慮する。凝固点降下度を $\Delta t(\text{℃})$
とすると，

$$\Delta t = 1.85 \times \frac{\dfrac{1.67}{111} \times 3(\text{mol})}{0.300(\text{kg})}$$

$$= 0.278\cdots \fallingdotseq 0.28(\text{℃})$$

問5　$\Delta t = 5.53 - 4.50 = 1.03(\text{K})$
非電解質の化合物の分子量を M とすると，

$$1.03 = 5.12 \times \frac{\dfrac{2.56}{M}(\text{mol})}{0.100(\text{kg})}$$

$$M = 127.2\cdots \fallingdotseq 127$$

一番近いのは⑥ C_{10}H_8(分子量 128)。

4 問1〜3はマーク式，問4，5は記述式
〔解答〕
問1　ⓐ ⑥　ⓔ ②　ⓚ ⑦
問2　ⓤ ②　ⓠ ③　ⓙ ②
問3　ⓞ ⑥　ⓢ ④
問4　$\text{MnO}_4^- + 8\text{H}^+ + 5\text{e}^- \longrightarrow \text{Mn}^{2+} + 4\text{H}_2\text{O}$
問5　ⓚ・ⓖ(順不同)

$$\begin{matrix} R^1 \\ R^2 \end{matrix}C=O \quad , \quad O=C\begin{matrix} R^3 \\ O\text{-}H \end{matrix}$$

〔出題者が求めたポイント〕
酸化・還元反応(KMnO_4 の反応)，脂肪族化合物(KMnO_4
による $\text{C}=\text{C}$ の酸化)

〔解答のプロセス〕
問1　ⓐ，ⓔ　KMnO_4 は硫酸酸性条件で，
$$\underset{(\text{赤紫色})}{\text{MnO}_4^-} + 8\text{H}^+ + 5\text{e}^- \longrightarrow \underset{(\text{淡桃色})}{\text{Mn}^{2+}} + 4\text{H}_2\text{O}$$

と反応する。
　　ⓚ　中・塩基性条件では，
$$\text{MnO}_4^- + 2\text{H}_2\text{O} + 3\text{e}^- \longrightarrow \underset{(\text{黒褐色})}{\text{MnO}_2\downarrow} + 4\text{OH}^-$$

と反応する。
問2，3　ⓤ，ⓢ：H_2O_2 は通常酸化剤だが，KMnO_4 の
ような強い酸化剤に対しては還元剤としてはたらく。
$$\text{H}_2\text{O}_2 \longrightarrow \text{O}_2\uparrow + 2\text{H}^+ + 2\text{e}^-$$
　　ⓠ　MnO_2 が酸化剤としてはたらく。
$$\text{MnO}_2 + 4\text{HCl} \longrightarrow \text{MnCl}_2 + \text{Cl}_2\uparrow + 2\text{H}_2\text{O}$$
　　ⓙ，ⓞ　MnO_2 は触媒としてはたらく。
$$2\text{KClO}_3 \longrightarrow 2\text{KCl} + 3\text{O}_2\uparrow$$
問5　アルケンの二重結合部分の酸化開裂は，オゾン分
解が代表的。

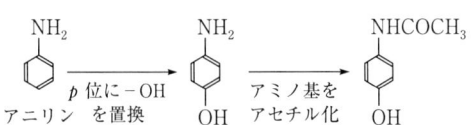

本問のように $KMnO_4$ により酸化すると，アルデヒドが酸化され，最終的にカルボン酸となる。

5 問1は記述式，問2，3はマーク式

〔解答〕

問1　アセトアミノフェン：

シンナムアルデヒド：

問2　⑦　③　　④　①　　⑦　④
問3　④

〔出題者が求めたポイント〕

有機総合(医薬品の構造)

〔解答のプロセス〕

問1　文章Aをヒントに構造を考える。

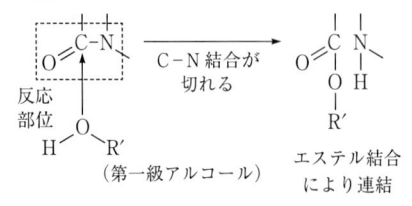

文章Bをヒントに構造を考える。

問2　⑦　文章Cの反応は次のとおり。

問3　代表的なアミノ酸の構造は暗記しておきたい。
　　セリン：$H_2N-CH-COOH$
　　　　　　　　|
　　　　　　　CH_2-OH

6 問1は記述式，問2～問7はマーク式

〔解答〕

問1　⑦　(有機)塩基　　④　ヌクレオチド
問2　②
問3　⑤
問4　⑤
問5　⑥

問6　①，④
問7　エ　2　　オ　6

〔出題者が求めたポイント〕

天然高分子(核酸)

〔解答のプロセス〕

問1　核酸とはポリヌクレオチドのことで，ヌクレオチドは，

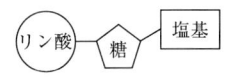

のように構成されている。

問2　DNA を構成する糖であるデオキシリボースは，リボースの2位の酸素が含まれていない構造である。

問3　①誤　DNA は二本のヌクレオチド鎖が水素結合により，二重らせん構造を形成しているが，RNA は一本鎖。

②誤　どちらにもSは含まれない。

③誤　どちらも一つのヌクレオチドの糖の3位のヒドロキシ基と別なヌクレオチドのリン酸のヒドロキシ基が縮合し高分子化する。

④誤　③の解説のように，モノマーであるヌクレオチドどうしの縮合重合によって生成される。

⑤正　ヌクレオチドは，糖の5位のヒドロキシ基とリン酸のヒドロキシ基が，また糖の1位のヒドロキシ基に有機塩基が結合した化合物である。

問4　構成塩基は次とおり。
　　DNA…アデニン(A)，グアニン(G)，
　　　　　シトシン(C)，チミン(T)
　　RNA…アデニン(A)，グアニン(G)，
　　　　　シトシン(C)，ウラシル(U)

問5，6　DNA の2本のヌクレオチド鎖が，AとT(水素結合2本)，CとG(水素結合3本)部分で相補的に結ばれ，二重らせん構造をつくっている。問6の図のうち，①がシトシン，④がグアニンである。

問7　シトシンが24%あるとき，グアニンも24%含まれる。残りが，アデニンとチミンの割合であるが，相補性により，2つの割合は等しいので，

$$\frac{100-24\times2}{2}=26(\%)$$

平成27年度

問　題　と　解　答

英　語

問題

27年度

1.　次の英文の空所に入る語として最も適するものを，ア～エの中から一つ選び，その記号を解答欄にマークせよ。

〔　1　〕　My mother（　1　）the kitchen warm in winter.

　　　ア．cared　　　　　　　　　　　イ．kept

　　　ウ．received　　　　　　　　　　エ．saved

〔　2　〕　I can't（　2　）out what she means.

　　　ア．bring　　　　　　　　　　　イ．make

　　　ウ．pick　　　　　　　　　　　　エ．take

〔　3　〕　（　3　）at the sight, we couldn't move.

　　　ア．Shock　　　　　　　　　　　イ．Shocked

　　　ウ．Shocking　　　　　　　　　　エ．Shocks

〔　4　〕　What's the（　4　）on the buses in this city?

　　　ア．cost　　　　　　　　　　　　イ．fare

　　　ウ．price　　　　　　　　　　　　エ．salary

2. 次の和文と同じ意味になるように，各問のア～クの語（句）をすべて使い，空所を埋めて英文を完成せよ。問題番号のある空所に入るものとして最も適するものを，ア～クの中から一つ選び，その記号を解答欄にマークせよ。ただし，文頭に使用すべき語も小文字で示してある。

〔 5 〕 私たちは病気になってはじめて健康の価値がわかる。

It is (　　　) (　　　) (　　　) (　　　) (5) (　　　) we (　　　) (　　　) of good health.

ア．get　　　　イ．not　　　　ウ．realize　　　エ．sick

オ．that　　　カ．the value　　キ．until　　　　ク．we

〔 6 〕 今年の入試問題は意外にやさしかった。

I (　　　) (　　　) year's (　　　) (　　　) (　　　) than (　　　) (6) (　　　).

ア．easier　　　イ．entrance　　ウ．examination　エ．expected

オ．found　　　カ．had　　　　キ．I　　　　　　ク．this

〔 7 〕 イギリスは，島国という点で日本と似ていると言われています。

Britain is (　　　) to (　　　) (　　　) (7) (　　　) (　　　) is an (　　　) (　　　).

ア．country　　イ．in　　　　ウ．island　　　エ．it

オ．Japan　　　カ．resemble　キ．said　　　　ク．that

〔 8 〕 これらの写真から，いかに日本の四季の移り変わりがはっきりしているかがわかります。

(　　　) (　　　) (　　　) (8) (　　　) the four (　　　) (　　　) (　　　) Japan.

ア．change　　　イ．distinctly　ウ．how　　　エ．in

オ．pictures　　カ．seasons　　キ．show　　ク．these

3. 次の各組の英文Ａと英文Ｂが同じ意味になるように，空所に最も適する一語を入れて文を完成し，その語を解答欄に記入せよ。

〔 9 〕　A：I don't know her birthday.

　　　　　B：I don't know when she was （　9　）.

〔 10 〕　A：I came to Nagoya two years ago.

　　　　　B：Two years have passed （　10　） I came to Nagoya.

〔 11 〕　A：My mother takes pride in her cooking.

　　　　　B：My mother prides （　11　） on her cooking.

〔 12 〕　A：If you don't work hard, you can't succeed.

　　　　　B：（　12　） you work hard, you can't succeed.

4. 次の各組の和文英訳の空所（ 13 ）〜（ 16 ）に入れる語として，最も適するものを下の選択肢から選び，その語を正しい形で記入せよ。ただし，選択肢の語はすべて原形で示されており，1回しか使えない。

〔 13 〕 彼女に電話したが通じなかった。

I couldn't （ 13 ） her on the phone.

〔 14 〕 駅からその公園へはバスが通じている。

A bus （ 14 ） from the station to the park.

〔 15 〕 彼は東南アジアの事情に通じている。

He is well （ 15 ） about South-East Asian affairs.

〔 16 〕 私の英語は通じなかった。

I couldn't （ 16 ） myself understood in English.

［選択肢］

[charge ・ get ・ inform ・ make ・ run ・ speak]

5. 次の英文を読み，以下の設問に答えよ。

　Where will our electricity come from in the future?　Scientists agree that people need to limit the use of fossil fuels like petroleum, gas, and coal.　These fuels pollute the atmosphere with CO_2 and other chemicals, causing many environmental problems.　Instead, people and governments will have to develop other kinds of energy that do not pollute, such as wind, solar, or hydrogen power.　These kinds of energy are also （　17　）, which means there is no limit to the amount that can be produced.

　One of the most promising of these sources is wind power.　In recent years, the use of wind power has expanded rapidly, especially in North America and Europe.　There are good reasons for this growth.　First of all, wind power is clean.　Using the wind to produce energy does not cause pollution or damage the environment.　Furthermore, it is cheap.　Recent technological improvements have made it one of the cheapest sources of energy today, and there are no hidden environmental or health （　19　） that show up later.

　There is nothing new about the idea of using wind power.　The first machines to work by wind power were （　20A　） around 2,000 years ago in China.　These machines, or windmills, （　20B　） in the Mediterranean area in about A.D. 500 and then slowly （　20C　） to northern Europe.　Unlike the old wooden and stone windmills, modern windmills are made of metal, with four steel blades that catch the wind.　Tall and graceful, each one looks like a moving sculpture.　These wind farms, usually built in groups of twenty or more, make a dramatic sight.

　Wind farms （　21　）.　In some places, birds have been killed by the blades of windmills.　However, studies show that this only happens when the wind farms are built in areas where many birds fly through on their way north or south.　Careful research before they are built can prevent this.　Also, the latest windmill design, with slower-moving blades, is less dangerous for birds.

　Another problem with wind farms can be the noise they make when there is a lot of wind. For this reason, large wind farms are usually built in areas with few people. There is a large wind farm in the province of Quebec, Canada, and another in a mountainous area of the western United States. Wind farms can also be built out to sea, like the ones off the coasts of Denmark and Germany or the one planned off the coast of Massachusetts in the United States.

Denmark and Germany are the countries with the highest percentage of electricity produced by wind power. In these countries, many small power companies and groups of farmers have built small wind farms that produce electricity for local use. These small wind farms have several advantages over large farms: They are inexpensive, they can be built to meet to local needs, and they are not noisy. These farms may help others to see how energy can be produced without harming the earth.

(Adapted from *MORE READING POWER* by Beatrice S. Mikulecky and Linda Jeffries)

〔 17 〕　文中の空所（　17　）に入る語として最も適するものを，ア～エの中から
　　　　一つ選び，その記号を解答欄にマークせよ。

　　ア．disposable　　　　　　　　イ．expendable
　　ウ．renewable　　　　　　　　エ．valuable

〔 18 〕　下線部(18)の説明として最も適するものを，ア～エの中から一つ選び，そ
　　　　の記号を解答欄にマークせよ。

　　ア．economical　　　　　　　　イ．favorable
　　ウ．intellectual　　　　　　　　エ．powerful

〔 19 〕　文中の空所（　19　）に入る語として最も適するものを，ア～エの中から
　　　　一つ選び，その記号を解答欄にマークせよ。

　　ア．costs　　　　　　　　　　イ．merits
　　ウ．points　　　　　　　　　　エ．wastes

〔 20 〕　文中の空所（ 20A ），（ 20B ），（ 20C ）に入る語の組み合わせとして
最も適するものを，ア～エの中から一つ選び，その記号を解答欄にマーク
せよ。選択肢は，左から（ 20A ）—（ 20B ）—（ 20C ）の順になってい
る。

　　ア．(appeared)—(invented)—(spread)

　　イ．(discovered)—(spread)—(appeared)

　　ウ．(invented)—(appeared)—(spread)

　　エ．(spread)—(discovered)—(appeared)

〔 21 〕　文中の空所（ 21 ）に入る語として最も適するものを，ア～エの中から
一つ選び，その記号を解答欄にマークせよ。

　　ア．are not completely problem free

　　イ．can be a total failure

　　ウ．do not always operate well

　　エ．have a dramatic effect on nature

〔 22 〕　下線部⑿の説明として最も適するものを，ア～エの中から一つ選び，そ
の記号を解答欄にマークせよ。

　　ア．鳥が激突し風車を破壊すること

　　イ．鳥が風車の羽根に巻き込まれて死ぬこと

　　ウ．鳥が安全に渡りを行うこと

　　エ．鳥が風車の建設地に繁殖すること

〔 23 〕　次の英文に対する答えとして，本文の内容から考えて最も適するもの
を，ア～エの中から一つ選び，その記号を解答欄にマークせよ。

In Denmark and Germany, there are (23).

　　ア．few wind farms　　　　　　　イ．many large wind farms

　　ウ．many small wind farms　　　エ．windmills on every farm

〔 24 〕　次の英文の空所に入る語句として，本文の内容から考えて最も適するも

のを，ア～エの中から一つ選び，その記号を解答欄にマークせよ。

Modern windmills （　24　）.

ア．are made the same way as the old windmills were

イ．are really simple sculptures

ウ．do not have any blades to catch the wind

エ．look very different from the old windmills

〔 25 〕　次の英文の中で，本文の内容と一致しないものを，ア～エの中から一つ

選び，その記号を解答欄にマークせよ。

ア．Small wind farms have several merits compared with large ones.

イ．The electric power produced by wind farms depends on the weather.

ウ．Windmills are noisy when it is windy.

エ．Windmills are sometimes built out to sea.

6. 次の英文を読み，以下の設問に答えよ。

The first creatures on earth were sea creatures. They were protected from the sun's rays by a blanket of ocean. Under water they remained cool and moist. The seas they swam in were rich in nutrients and minerals. The skin that separated them from their outside world was rather simple, since their insides were very much like their outsides.

Since the earliest days, our environment and our skins have changed considerably. Inside your body, cells live bathed in a fluid environment much like the ancient seas. Outside your body's skin is air, a *gaseous space, full of drying winds and radiation from the sun. A dangerous environment for a creature who is sixty percent water.

Your skin's main job is to serve as a watertight container, preventing your internal sea from drying up. Skin also keeps things out. Skin provides protection from bacteria, dirt, and the sun's rays.

Skin is an important part of your body's climate control system. Sweating, goose bumps, and simple heat loss from the skin all help keep your internal temperature comfortable. Skin is also a sensor; thousands of nerve ending in the skin keep you informed of events outside.

Mammals, warm-blooded creatures like ourselves, are very sensitive about their internal temperatures, and with good reason. A few degrees can mean the difference between life and death.

A very important job for your skin is to make sure your body is kept at a comfortable temperature. Skin does this in two ways: by radiation and by evaporation. When your internal temperature rises, your brain signals the circulatory system to increase blood flow to the skin. In this way, the body's internal heat is carried by the blood to the surface, where it is lost by radiation. Meanwhile, *the sweat glands spring into action, and sweat is released through the pores. This liquid evaporates on your skin, and you cool off. When your temperature drops, your brain signals that heat must now be saved. Less blood circulates to the skin, and sweating stops.

Suppose you had a hot can of coffee. If you leave it alone, it will cool down. That's (27A). If you're in a hurry for it to cool, you could cover it with a damp cloth. That's (27B).

On a humid day the air is already full of water and is (28) to accept more. The sweat on your skin tends to stay on your skin rather than evaporating into the air. (29A) percent humidity means the air contains (29B) percent of the water it can hold. At this humidity your cooling system has slowed down and is operating at about (29C) percent efficiency. No wonder you're sticky and warm!

Skin cells are constantly growing and being pushed to the surface. There they die and form a dead outer layer. The dead outer cells are rubbed off in little bits. In this way your skin reconstructs itself every several weeks.
(30)
Your skin lies between you and the outside world. (31) Your skin is equipped with sensors for heat, cold, pressure, and pain.

Sensations are often combinations of two or more kinds of information. Getting kissed is a combination of pressure and heat. Getting kicked is a combination of pressure and pain.

Your skin is a suit with many surfaces. It is damp, dry, thick, hairy, and smooth. It is *pleated to give you room to move. It's the last word in all-purpose
(32)
suits.

(Adapted from *MIDDLE LEVEL READING DRILLS* by Edward B. Fry)

(注)　*gaseous：ガス状の　　*the sweat glands：汗腺

　　　*pleat：ひだをつける

〔 26 〕　下線部㉖の説明として最も適するものを，ア～エの中から一つ選び，その記号を解答欄にマークせよ。

ア．all of a sudden　　　　　　　イ．differently

ウ．not very much　　　　　　　エ．quite a bit

〔 27 〕　文中の空所（ 27A ），（ 27B ）に入る語の組み合わせとして最も適するものを，ア～エの中から一つ選び，その記号を解答欄にマークせよ。選択肢は，左から（ 27A ）─（ 27B ）の順になっている。

ア．（ absorption ）─（ evaporation ）

イ．（ evaporation ）─（ radiation ）

ウ．（ radiation ）─（ absorption ）

エ．（ radiation ）─（ evaporation ）

〔 28 〕　文中の空所（ 28 ）に入る語として最も適するものを，ア～エの中から一つ選び，その記号を解答欄にマークせよ。

ア．able　　　　　　　　　　　　イ．important

ウ．likely　　　　　　　　　　　エ．unwilling

〔 29 〕　文中の空所（ 29A ），（ 29B ），（ 29C ）に入る数字の組み合わせとして最も適するものを，ア～エの中から一つ選び，その記号を解答欄にマークせよ。選択肢は，左から（ 29A ）─（ 29B ）─（ 29C ）の順になっている。

ア．（ 20 ）─（ 20 ）─（ 80 ）

イ．（ 20 ）─（ 80 ）─（ 20 ）

ウ．（ 80 ）─（ 20 ）─（ 80 ）

エ．（ 80 ）─（ 80 ）─（ 20 ）

〔 30 〕　下線部(30)の意味として最も適するものを，ア〜エの中から一つ選び，その記号を解答欄にマークせよ。

　　ア．destroys　　　　　　　　　　　イ．rebuilds

　　ウ．remains　　　　　　　　　　　エ．reserves

〔 31 〕　文中の空所（　31　）に次の英文ア〜エを並べ換えて入れ，意味の通る段落を作るとき，3番目に来るものとして最も適するものを，ア〜エの中から一つ選び，その記号を解答欄にマークせよ。

　　ア．It does so with a vast network of nerve endings that sit just under your epidermis.

　　イ．It is in a position to tell you a lot about what is going on out there.

　　ウ．This network is more complex than you think.

　　エ．You are able to feel warm, squishy, funny, hard, slimy, freezing cold, greasy, hot, etc.

〔 32 〕　下線部(32)の説明として最も適するものを，ア〜エの中から一つ選び，その記号を解答欄にマークせよ。

　　ア．Skin can be delicate.

　　イ．Skin contains a lot of minerals.

　　ウ．Skin has many roles.

　　エ．Skin must be protected against sunburn.

〔 33 〕　次の英文の空所に入る語句として，本文の内容から考えて最も適するものを，ア〜エの中から一つ選び，その記号を解答欄にマークせよ。

　　The human body is （　33　）.

　　ア．40 percent skin　　　　　　　イ．40 percent water

　　ウ．60 percent skin　　　　　　　エ．60 percent water

〔 34 〕 本文のタイトルとして最も適するものを，ア～エの中から一つ選び，その記号を解答欄にマークせよ。

　　ア．The Effect of Humidity on Your Skin

　　イ．The Skin and the Environment

　　ウ．The Functions of Your Skin

　　エ．The Skin as a Watertight Protector

数 学

問題

27年度

$$\boxed{\text{A 方式}}$$

1. 次の(1), (2)について，答だけを解答用紙の該当する $\boxed{}$ 内に記入せよ。

(1) $0 \leqq x \leqq \dfrac{\pi}{2}$ のとき，$2\sin^2 x + \sin 2x$ は $x = {}^{\mathcal{T}}\boxed{}$ で

最大値 ${}^{\mathcal{A}}\boxed{}$ をとる。

(2) 1から9までの数を1つずつ書いた9枚の札の中から，同時に3枚を引く。その3枚の札の数の積が，偶数になる確率は ${}^{\mathcal{ウ}}\boxed{}$ であり，6の倍数になる確率は ${}^{\mathcal{エ}}\boxed{}$ である。

2. 空間内の4点 $\mathrm{O}(0,0,0)$, $\mathrm{A}(2,1,1)$, $\mathrm{B}(1,2,-1)$, $\mathrm{C}(-2,4,3)$ を頂点とする四面体 OABC について，次の各問に答えよ。

(1) $\overrightarrow{\mathrm{OA}}$ と $\overrightarrow{\mathrm{OB}}$ のなす角 θ を求めよ。

(2) 点Cから三角形 OAB に垂線を下ろす。この垂線と三角形 OAB との交点をP とするとき，$\overrightarrow{\mathrm{CP}}$ を求めよ。

(3) 点Qを辺 OC 上にとる。四面体 OABQ の体積が $\dfrac{9}{4}$ となるとき，$\overrightarrow{\mathrm{OQ}}$ を求めよ。

3. 放物線 $C : y = \dfrac{\sqrt{3}}{4}x^2$ 上の点 $\mathrm{P}(2, \sqrt{3})$ における接線を ℓ とする。第1象限に中心をもつ円 O が x 軸に接し，かつ点Pで直線 ℓ に接するとき，次の各問に答えよ。

(1) 点Pを通り，直線 ℓ に直交する直線の方程式を求めよ。

(2) 円Oの中心の座標と半径を求めよ。

(3) 円Oの外部において，放物線 C, 円O および x 軸によって囲まれた部分の面積を求めよ。

化　学

問題

27年度

$$\boxed{\text{Ａ方式}}$$

必要であれば，以下の数値を用いなさい。

原子量：H ＝ 1.0，C ＝ 12.0，N ＝ 14.0，O ＝ 16.0，S ＝ 32.0，Cl ＝ 35.5，

Ca ＝ 40.0

1.　マーク式

問1～問5．次の文章を読み，各問の設問に答えなさい。

解答の数値が解答欄より多い桁数になった場合は，解答欄より1桁多い位まで値を求め，その位を四捨五入して答えなさい。例えば，問題文中に $\boxed{\text{ヤ}}$ ． $\boxed{\text{ユ}}$ $\boxed{\text{ヨ}}$ g と記載されており，求めた値が 6.785 g であった場合には，少数第3位を四捨五入して空欄 $\boxed{\text{ヤ}}$ に6，空欄 $\boxed{\text{ユ}}$ に7，空欄 $\boxed{\text{ヨ}}$ に9をそれぞれマークしなさい。なお，水のモル沸点上昇は，0.52 K・kg/mol とする。

次に示す3種の液体Ⅰ～Ⅲの種々の温度における蒸気圧を測定し，次ページに示す蒸気圧曲線(A)～(C)を得た。なお液体Ⅰ，Ⅱは，希薄溶液の性質を現すものとする。

Ⅰ　水 500 g に重量未知のグルコース(分子量 180)を溶解した水溶液

Ⅱ　上記水溶液Ⅰに，さらに塩化カルシウム 1.11 g を溶解したグルコースと塩化カルシウムの混合水溶液

Ⅲ　純粋な水

ただし，Ⅱの水溶液中，塩化カルシウムの電離度 α は 1.0 とし，グルコースと塩化カルシウムは反応しないものとする。

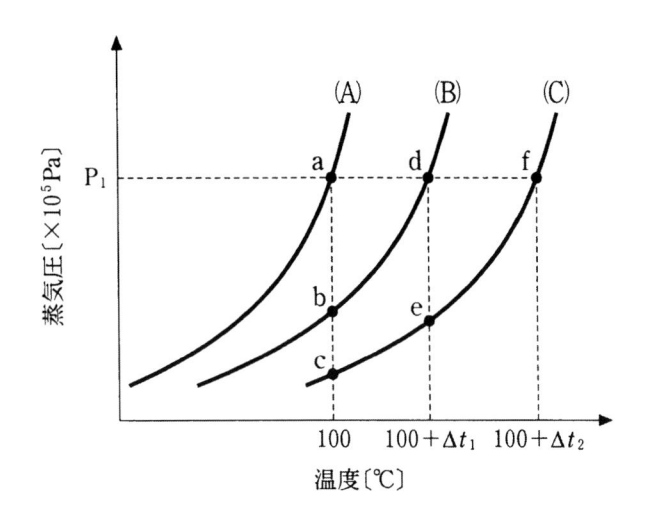

問 1　蒸気圧 P_1 は，□ア□.□イ□□ウ□□エ□ $\times 10^5\,\mathrm{Pa}$ である。空欄 □ア□ ～ □エ□ に最も適する数値をそれぞれマークしなさい。

問 2　蒸気圧曲線の図中の a ～ f の各点から表される線分のうち，水溶液Ⅱの蒸気圧降下は（ オ ）に，沸点上昇は（ カ ）にそれぞれ相当する。空欄（ オ ），（ カ ）に最も適する記号を下の欄から選び，解答欄の番号をマークしなさい。

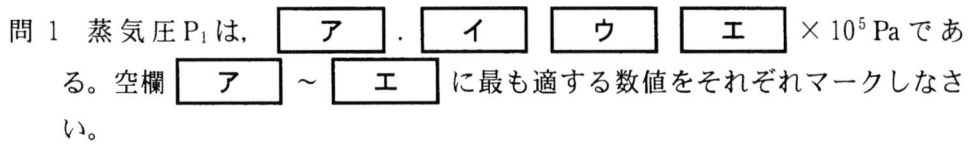

　(0)　a－b　　　　(1)　b－c　　　　(2)　a－c　　　　(3)　d－e
　(4)　a－d　　　　(5)　d－f　　　　(6)　a－f

問 3　水溶液Ⅱ中の塩化カルシウムの質量モル濃度は，□キ□.□ク□□ケ□ mol/kg である。空欄 □キ□ ～ □ケ□ に最も適する数値をそれぞれマークしなさい。

問 4　蒸気圧曲線(B)の蒸気圧が $P_1(\mathrm{Pa})$ となる温度を $100 + \Delta t_1\,(℃)$ とすると，Δt_1 は 0.□コ□□サ□□シ□ ℃ である。空欄 □コ□ ～ □シ□ に最も適する数値をそれぞれマークしなさい。ただし図中の $\Delta t_2 = 0.052\,℃$ とする。

問 5　水溶液Ⅰ中に溶解したグルコースの質量は，□ス□.□セ□□ソ□ g である。空欄 □ス□ ～ □ソ□ に最も適する数値をそれぞれマークしなさい。

2.　問1，問2，問4～問6はマーク式，問3は記述式

　　問1～問6．次の文章を読み，各問の設問に答えなさい。

　　　a)アセチレンはアルキンの中でも最も単純な化合物である。アセチレン研究の
歴史は古く，1860 年代にはフランスの Marcellin Berthelot によってアセチレンガ
スを超高温で加熱する実験，すなわちアセチレンの熱分解実験が初めて行われてい
る。後世の研究で，この熱分解反応ではアセチレン三分子が重合(三量化)した
b)ベンゼンや，c)ナフタレン，d)ピレンなどの様々な芳香族炭化水素が生成する
ことが明らかにされた。このアセチレンをはじめとするアルキン類の三量化反応
は，現代でも研究の対象となり様々な e)触媒が開発されている。

　　　さて，アセチレンは多くの有用化合物の原料として知られる。例えば 2000 年に
ノーベル化学賞を受賞した白川英樹博士は，アセチレンの重合体ポリアセチレンか
ら（　A　）をつくったが，これは現代社会になくてはならない物質である。一方，
アセチレンは $HgSO_4$ 触媒の存在下で水和反応を受けるが，これは一昔前まで
（　B　）の工業的合成法であった。しかし，工場廃液中の有機水銀による公害が問
題となり現在は用いられていない。

　問1　下線部 a)について，アセチレンの C≡C 結合長として最も適する数値を下
　　　の欄から選び，解答欄の番号をマークしなさい。ただし，選択肢はベンゼン，
　　　エタン，エチレン，アセチレンのそれぞれの C–C 結合長および一般的な C–H
　　　結合長のいずれかを示している。

　　　(0)　0.11 nm　　　　　(1)　0.12 nm　　　　　(2)　0.13 nm

　　　(3)　0.14 nm　　　　　(4)　0.15 nm

　問2　下線部 b)および c)についての次ページの文章のうち，　ア　～
　　　ウ　および　オ　～　キ　に最も適する数値をそれぞれマーク
　　　しなさい。また，（　エ　）および（　ク　）に最も適する語句を第Ⅰ欄から選
　　　び，解答欄の番号をマークしなさい。なお，選択肢は同じものを使用してもよ
　　　い。

アセチレン3分子からベンゼンが生成する反応は，下記の熱化学方程式から計算すると | ア | | イ | | ウ | kJ/mol の（ エ ）反応であり，ベンゼン1分子とアセチレン2分子からナフタレン1分子および水素1分子が生成する反応は， | オ | | カ | | キ | kJ/mol の（ ク ）反応である。

アセチレンの生成熱：$2\,C(黒鉛) + H_2(気) = HC\equiv CH(気) - 227\,kJ$

ベンゼンの生成熱：$6\,C(黒鉛) + 3\,H_2(気) = C_6H_6(液) - 49\,kJ$

ナフタレンの生成熱：$10\,C(黒鉛) + 4\,H_2(気) = C_{10}H_8(固) - 79\,kJ$

第Ⅰ欄

(0) 発 熱 　　　(1) 吸 熱

問3 下線部d)について，ピレンは $C_{16}H_{10}$ で表される環式化合物であり，正六角形の環が4つ縮環した化合物である。ピレンの構造式を例にならって解答欄に記しなさい。（注：縮環とは2つ以上の環を持つ化合物において複数の結合を共有している状態をいう。例えば，ナフタレンは2個のベンゼンが縮環した構造である。）

例)

ナフタレン

問4 下線部e)について，触媒の使用により変化しないものを下の欄から選び，解答欄の番号をマークしなさい。

(0) 反応熱 　　　　　　　(1) 活性化エネルギー

(2) 反応速度定数 　　　　(3) 副生成物であるナフタレンやピレンの生成量

問5 空欄（ A ）に最も適する語句を下の欄から選び，解答欄の番号をマークしなさい。

(0) イオン交換樹脂 　　(1) 炭素繊維 　　　　(2) 導電性高分子

(3) 熱硬化性樹脂 　　　(4) 合成ゴム 　　　　(5) 吸水性高分子

問 6　空欄（　B　）に最も適する化合物を下の欄から選び，解答欄の番号をマーク
しなさい。

　　⑩　酢　酸　　　　　　⑴　エチレン　　　　　⑵　エタノール

　　⑶　ビニルアルコール　　⑷　アセトアルデヒド　　⑸　メチル水銀

3. 問1〜問3はマーク式，問4は記述式

問1〜問4．次の文章を読み，各問の設問に答えなさい。

解答は4桁目を四捨五入して有効数字3桁で記しなさい。

図のような装置を組み立て，電極AにPbO₂，電極BにPbを用いた鉛蓄電池に希硫酸（モル濃度：5.00 mol/L，密度：1.30 g/cm³）を1.95 kg入れ，以下の実験を行った。ただし，実験において発生する気体は，いずれも水に溶解しないものとし，実験中の水の蒸発はわずかで無視できるものとする。また，各電極では2つ以上の反応は同時に起こらず，流れた電流はすべて酸化還元反応に使われるものとする。必要であれば以下の数値を用いなさい。

ファラデー定数：$F = 9.65 \times 10^4$ C/mol

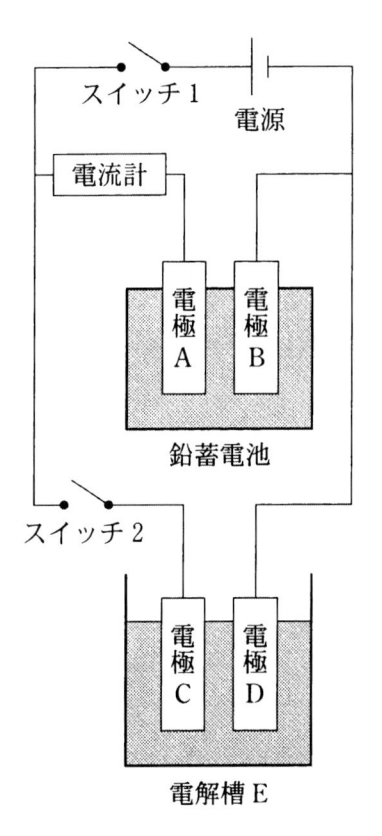

実験I　スイッチ1と2を開けて，電極Cと電極DにPtを用いて電解槽Eに水酸化ナトリウム水溶液を入れた。その後，スイッチ2を閉じて電気分解を行った。このとき，鉛蓄電池内の各電極では，以下の反応が起こる。

電極A　$PbO_2 + 4H^+ + SO_4^{2-} + 2e^- \rightarrow PbSO_4 + 2H_2O$

電極B　$Pb + SO_4^{2-} \rightarrow PbSO_4 + 2e^-$

実験II　実験I終了後，スイッチ2を開け，スイッチ1を閉じて鉛蓄電池に電流を流した。

問 1　実験 I において，電極A，B，CおよびDは，それぞれ（　ア　）極，（　イ　）極，（　ウ　）極および（　エ　）極である。空欄（　ア　）～（　エ　）に最も適する語句を下の欄よりそれぞれ選び，解答欄の番号をマークしなさい。

　(0)　陽　　　　　　(1)　陰　　　　　　(2)　正　　　　　　(3)　負

問 2　実験 I において，0.500 アンペアの電流を　オ　カ　キ　分間流したところ，電解槽 E の水酸化ナトリウム水溶液の質量は 1.08 g 減少した。空欄　オ　～　キ　に最も適する数値をそれぞれマークしなさい。

問 3　実験 I において，2.00 アンペアの電流を 8 時間 2 分 30 秒間流したところ，消費された H_2SO_4 の物質量は，　ク　.　ケ　コ　$\times 10^{-1}$ mol であった。また，この実験終了時点での鉛蓄電池の希硫酸の質量パーセント濃度は，　サ　シ　.　ス　％であった。空欄　ク　～　ス　に最も適する数値をそれぞれマークしなさい。

問 4　問 3 と同じ条件で実験 I を行った後，実験 II で 9.65 アンペアの電流を流した。このとき実験 II での通電時間 0 ～150 分における鉛蓄電池内の H_2SO_4 と H_2O の物質量の変化を表すグラフを，それぞれ解答欄に実線で記しなさい。

4. マーク式

問1～問8. 次の文章を読み，各問の設問に答えなさい。

周期表第1族にある金属元素類を a)アルカリ金属という。酸化数＋1の化合物のみが知られ，そのイオンは特徴ある炎色反応を示す。例えば，（ ア ）のイオンを含む水溶液を白金線につけ炎の中に入れると赤紫色の炎を呈する。また，2011年に起きた福島第一原発事故で，その放射性同位体による土壌汚染が問題となっている（ イ ）もアルカリ金属の仲間である。

第3族～第11族の元素を遷移元素という。族番号と同じ酸化数を族酸化数と呼ぶが，遷移元素のうち周期表の左側にある（ ウ ）は＋3，（ エ ）は＋4と，いずれも族酸化数がその元素の代表的な酸化数である。族番号が増加するにつれ，「酸化数＝族酸化数」である化合物は不安定となり酸化力を有するようになる。例えば，酸化数が＋ オ の Cr 化合物である b)二クロム酸カリウム $K_2Cr_2O_7$ は強力な酸化剤である。さらに族番号の大きな Fe では，族酸化数である＋ カ の酸化数を持つ化合物は知られておらず，一般的に，＋ キ あるいは＋3の酸化数をとることが多い。

遷移金属のイオン化エネルギーは，周期表の右側の元素ほど大きくなる傾向がある。そのため，周期表で最も右の遷移金属である11族元素の単体は非常に安定である。例えば，c)Cu の単体は熱濃硫酸のように酸化力の強い酸としか反応しない。Ag^+ イオンは還元されやすく，アンモニア性硝酸銀の水溶液に d)還元性官能基を持つ化合物を加えると単体の銀が析出する。金の単体は熱濃硫酸とも反応しないくらい安定だが，e)王水には溶解する。

問1 （ ア ）～（ エ ）に該当する元素記号を下の欄から選び，解答欄の番号をマークしなさい。

(0) Al (1) Ca (2) Ce (3) Cs (4) K
(5) Li (6) Mg (7) Na (8) Ni (9) Pb
(10) Rb (11) Sc (12) Sn (13) Ti (14) V

問 2　空欄　オ　～　キ　に最も適する数字を，それぞれ解答欄にマーク
しなさい。

問 3　下線部a)について，アルカリ金属の単体の保管法として最も適するものを
下の欄から選び，解答欄の番号をマークしなさい。
　(0)　水中で保管する
　(1)　空気中で保管する
　(2)　石油中で保管する
　(3)　エタノール中で保管する
　(4)　水銀中で保管する

問 4　下線部b)について，以下のニクロム酸イオンを硫酸酸性のもとで酸化剤と
して用いる際のイオン反応式を完成させ，空欄　ク　～　サ　に最も
適する数値をそれぞれ解答欄にマークしなさい。

$$Cr_2O_7{}^{2-} + \boxed{\text{ク}} H^+ + \boxed{\text{ケ}} e^- \rightarrow \boxed{\text{コ}} Cr^{3+} + \boxed{\text{サ}} H_2O$$

問 5　下線部c)について，Cuと熱濃硫酸との反応式として最も適するものを下の
欄から選び，解答欄の番号をマークしなさい。
　(0)　$Cu + H_2SO_4 \rightarrow CuSO_4 + H_2$
　(1)　$Cu + 2H_2SO_4 \rightarrow CuSO_4 + 2H_2O + SO_2$
　(2)　$2Cu + H_2SO_4 \rightarrow Cu_2SO_4 + H_2$
　(3)　$2Cu + 2H_2SO_4 \rightarrow Cu_2SO_4 + 2H_2O + SO_2$
　(4)　$4Cu + H_2SO_4 \rightarrow 4CuO + H_2S$
　(5)　$8Cu + H_2SO_4 \rightarrow 4Cu_2O + H_2S$

問 6　下線部 d）について，硝酸銀に対し還元性を示す化合物を下の欄より選び，
解答欄の番号をマークしなさい。

(0)　酢　酸　　　　　(1)　炭　酸　　　　　(2)　ギ　酸　　　　　(3)　硫　酸

(4)　硝　酸　　　　　(5)　マレイン酸　　　(6)　パルミチン酸

問 7　下線部 e）について，王水は何と何を混合した酸か。適切なものを下の欄より 2 つ選び，解答欄の番号をマークしなさい。

(0)　濃塩酸　　　　　(1)　濃硫酸　　　　　(2)　氷酢酸　　　　　(3)　濃硝酸

(4)　リン酸　　　　　(5)　フッ化水素酸　　(6)　水

問 8　Fe^{3+}，Cu^{2+}，Ag^+ が溶けた混合溶液に塩酸を加えて生じる沈殿物として最も適するものを下の欄より選び，解答欄の番号をマークしなさい。

(0)　$FeCl_3$　　　　　　(1)　$CuCl_2$　　　　　　(2)　$AgCl$

(3)　Fe　　　　　　　(4)　Cu　　　　　　　(5)　Ag

5. 問1，問2，問5はマーク式，問3，問4は記述式

問1～問5．次の文章を読み，各問の設問に答えなさい。

吸収管Ⅰ及びⅡを連結した燃焼管に組成式 $C_xH_yO_z$ で表される試料を入れて以下の実験を行うと，試料の組成式を求めることが可能である。すなわち，試料を，酸素を通しながら（　ア　）存在下に加熱し，完全燃焼させる。吸収管Ⅰに充塡した（　イ　）は（　ウ　）を，吸収管Ⅱの（　エ　）は（　オ　）をそれぞれ吸収するので，燃焼後に吸収管ⅠとⅡの質量増加分を測定すると，通過させる酸素や試料が十分に乾燥していれば，試料中のHとCの質量が求まる。

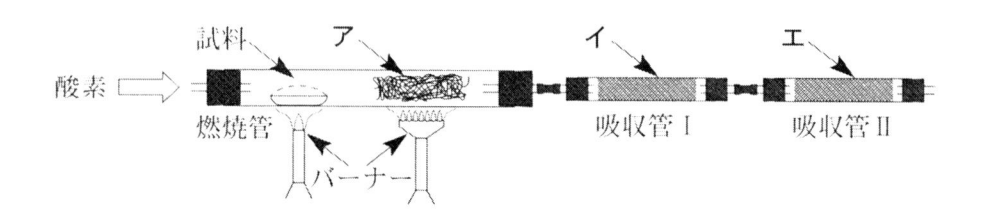

問1　空欄（　ア　）～（　オ　）に最も適する語句を下の欄から選び，解答欄の番号をマークしなさい。

  ⑴　炭酸水素ナトリウム　　⑴　ソーダ石灰　　⑵　一酸化炭素

  ⑶　酸　素　　⑷　水　　⑸　塩化ナトリウム

  ⑹　塩化カルシウム　　⑺　酸化銅（Ⅰ）　　⑻　酸化銅（Ⅱ）

  ⑼　二酸化炭素

問2　燃焼管に入れる（　ア　）の役割として最も適するものを下の欄から選び，解答欄の番号をマークしなさい。

  ⑴　乾燥剤　　⑴　脱臭剤　　⑵　酸化剤　　⑶　還元剤　　⑷　凝固剤

問3　吸収管ⅠとⅡを逆に連結すると正確な元素の質量組成が求まらない。その理由を以下の文章に続けて25字以内で解答欄に記述しなさい。

  吸収管Ⅱが先にあると，（　　　　　　　　　　　　　　　　　　　　　　　）。

問 4　試料 13.9 mg を完全燃焼させると，吸収管 I 及び吸収管 II の質量は，それぞれ 17.1 mg と 34.8 mg 増加した。試料の組成式を求め，解答欄に記しなさい。

問 5　試料の分子量を 88 とする。単体のナトリウムと反応して気体を発生する構造異性体を A，ナトリウムとは反応しない構造異性体を B とすると，A，B はそれぞれ何種類考えられるか。最も適する数値をマークしなさい。なお，A と B のいずれにおいても立体異性体は考慮しなくてよい。

6. マーク式

問 1 ～問 8 ．次の文章を読み，各問の設問に答えなさい。

次の各問の 3 つの記述 a ～ c の内容の正誤について，正しい組み合わせはどれ
か。最も適するものをそれぞれ下の欄から選び，解答欄の番号をマークしなさい。

	(0)	(1)	(2)	(3)	(4)	(5)	(6)	(7)
a	正	正	正	誤	正	誤	誤	誤
b	正	正	誤	正	誤	正	誤	誤
c	正	誤	正	正	誤	誤	正	誤

問 1　単糖について

a．グルコースは，水溶液中において α 型と β 型のピラノース(六員環)構
造，鎖状構造の平衡状態で存在する。

b．単糖は，フェーリング液を還元して Cu_2O の黒色沈殿を生じる。

c．単糖は，アンモニア性硝酸銀溶液と反応すると，銀イオンが還元されて銀
を析出する銀鏡反応を示す。

問 2　二糖について

a．マルトースは，グルコースの 1 位の炭素原子に結合したヒドロキシ基と別
のグルコースの 4 位の炭素原子に結合したヒドロキシ基が α 型で脱水縮合し
たものである。

b．ラクトースは，ガラクトースの 1 位の炭素原子に結合したヒドロキシ基と
グルコースの 4 位の炭素のヒドロキシ基が α 型で脱水縮合したものである。

c．転化糖とは，スクロースを希酸または酵素インベルターゼで加水分解して
生じたグルコースとフルクトースの等量混合物のことである。

問 3　多糖について

　　a．デンプンを酵素アミラーゼで加水分解するとデキストリンを経てセロビオースやグルコースを生じる。

　　b．セルロースは，1 個のグルコース構造単位中に-OH が 3 個あるので $[C_6H_7O_2(OH)_3]_n$ と表すことができる。

　　c．分子量 3.24×10^5 のデンプン $(C_6H_{10}O_5)_n$ は，2000 個のグルコースが脱水縮合したものである。

問 4　アミノ酸について

　　a．グリシンは，酸性（pH 2）条件下で電気泳動すると陽極に移動する。

　　b．アミノ酸は，結晶中では双性イオンとなっていることより，分子間に静電的な引力がはたらき，一般の有機化合物に比べて融点が高く，水に溶けやすい。

　　c．生体内に含まれているすべてのアミノ酸には，不斉炭素原子があるので光学異性体が存在する。

問 5　ペプチド及びタンパク質について

　　a．アラニン 1 分子とセリン 2 分子から生成する鎖状トリペプチドは，6 種類である。

　　b．タンパク質中に見られる α-ヘリックス構造では，2 本のポリペプチド鎖の間でペプチド結合の N−H 基と別のペプチド結合の C＝O 基が水素結合を形成している。

　　c．球状タンパク質では，疎水性の置換基が内側，親水性の置換基が外側に多く存在している。

問 6　タンパク質について

　　a．分子内に硫黄を含むタンパク質に水酸化ナトリウム水溶液を加えて加熱後，酸で中和し，酢酸鉛（Ⅱ）水溶液を加えると，硫化鉛（Ⅱ）PbS を生じる。

　　b．タンパク質溶液に水酸化ナトリウム水溶液を加えて塩基性にした後，薄い硫酸銅（Ⅱ）水溶液を加えると，青紫〜赤紫色になる。

　　c．チロシンを含むタンパク質水溶液に濃硝酸を加えて加熱すると黄色になり，さらにアンモニア水などを加えて塩基性にすると黒色になる。

問 7　油脂と脂肪酸について

　　a．脂肪油とは，硬化油にニッケルを触媒として高温で水素を付加し，常温で固体に変化させたものである。

　　b．けん化価の大きな油脂は，平均分子量が大きく高級脂肪酸を多く含む。

　　c．不飽和脂肪酸を含む油脂をヨウ素と反応させると $C=C$ 結合 1 個につき 2 個のヨウ素分子が付加する。

問 8　油脂と脂肪酸について

　　a．油脂の融点は，それを構成する脂肪酸の炭素原子数が多くなるほど高くなる。

　　b．天然の油脂を構成する脂肪酸の炭素原子の数は偶数で，14，16 のものが最も多い。

　　c．炭素数 18 個からなるリノレン酸は，$C=C$ 結合が 3 つあり，示性式は $C_{17}H_{31}COOH$ である。

英　語

問題

27年度

$$\boxed{\text{B 方式}}$$

1.　次の英文の空所に入る語(句)として最も適するものを，ア～エの中から一つ選び，その記号を解答欄にマークせよ。

〔　1　〕　She is deep in thought with her eyes （　1　）.

  ア．close   イ．closed

  ウ．closing   エ．to close

〔　2　〕　（　2　）makes me happy is to see her smile.

  ア．It   イ．That

  ウ．What   エ．Who

〔　3　〕　Although the price is （　3　）, we can't afford to buy the sofa.

  ア．cheap   イ．expensive

  ウ．large   エ．low

〔　4　〕　（　4　） the people present were tourists from China and South Korea.

  ア．Almost   イ．Almost of

  ウ．Most   エ．Most of

〔　5　〕　My parents didn't （　5　） me go out late at night.

  ア．admit   イ．allow

  ウ．let   エ．want

2. 次の各会話の空所に入る英文として最も適するものを，ア～オの中から一つ選び，その記号を解答欄にマークせよ。ただし，選択肢は1回しか使えない。

〔 6 〕 A : Would you like another piece of cake?

B : Yes, thank you. （ 6 ）

〔 7 〕 A : Here you are. You can use my dictionary.

B : Oh, thank you very much. （ 7 ）

〔 8 〕 A : I hope you enjoyed the party.

B : Yes, of course I did. Thank you very much. （ 8 ）

〔 9 〕 A : Could you help me with my homework tomorrow, Masao?

B : Sure, no problem.

A : Oh, thank you. （ 9 ）

〔 10 〕 A : This is a present for you.

B : A ticket for the Nagoya Rock Festival! Thank you so much.

（ 10 ）

〔選択肢〕

ア．Everything was wonderful. I had a great time.

イ．I left mine at home. I owe you one.

ウ．I really appreciate it. I know how busy you are.

エ．It's really good. Can I have the recipe?

オ．I've always wanted to go to this event.

3. 次の和文と同じ意味になるように，空所に最も適する一語を入れて文を完成し，
その語を解答欄に記入せよ。

〔 11 〕 エベレストは世界の他のどの山よりも高い。

Mt. Everest is higher than （ 11 ） other mountain in the world.

〔 12 〕 私は昨日，一日中テレビを見てばかりいた。

I did nothing （ 12 ） watch TV all day yesterday.

〔 13 〕 彼女はその悲しい知らせを聞いて，泣かずにはいられなかった。

She could not （ 13 ） crying at the sad news.

〔 14 〕 うがいをすれば風邪の予防になる。

Gargling keeps you （ 14 ） catching a cold.

〔 15 〕 今日は音楽を聴く気がしない。

I don't （ 15 ） like listening to music today.

4. 次の英文を読み，以下の設問に答えよ。

In the 1980s, scientists around the world began to notice something strange: Frogs were disappearing. More recent research has shown that many kinds of amphibians are declining or have become extinct. Amphibians are animals, such as frogs, that live partly in water and partly on land, and they have been around for a long time — over 350 million years. They have survived three mass extinctions, including the extinction of the dinosaurs. Why are they dying out now?

Scientists are seriously concerned about <u>this question</u>. First of all, (16) amphibians are an important source of scientific and medical knowledge. By studying amphibians, scientists have learned about new substances that could be very useful for treating human diseases. Further research could lead to many more discoveries, but that will be impossible if the amphibians disappear.

The most serious aspect of amphibian loss, however, goes （ 17 ） the amphibians themselves. Scientists are beginning to think about what amphibian decline means for the planet as a whole. If the earth is becoming unlivable for amphibians, is it also becoming unlivable for other kinds of animals and human beings as well?

Scientists now believe that amphibian decline is due to several environmental factors. One of these factors is the destruction of habitat, the （ 18 ） area where an animal lives. Amphibians are very sensitive to changes in their habitat. If they cannot find the right conditions, they will not lay their eggs. These days, as wild areas are covered with houses, roads, farms, or factories, many kinds of amphibians are no longer laying eggs. For example, the arroyo toad of southern California will only lay its eggs on the sandy bottom of a slow-moving stream. There are very few streams left in southern California, and those streams are often muddy because of building projects. Not surprisingly, the arroyo toad is now in danger of extinction.

There are a number of other factors in amphibian decline. Pollution is one of them. In many industrial areas, air pollution has poisoned the rain, which then falls on ponds and kills the frogs and toads that live there. (　19　)

All these reasons for the disappearance of amphibians are also (　20　) reasons for more general concern. The destruction of land, the pollution of the air and the water, the changes in our atmosphere, the spread of diseases — these factors affect human beings, too.　Amphibians are especially sensitive to environmental change.　Perhaps they are like the canary bird that coal miners once used to take down into the mines to detect poisonous gases.　When the canary became ill or died, the miners knew that dangerous gases were near and their own lives were in danger.

(Adapted from *MORE READING POWER* by Beatrice S. Mikulecky and Linda Jeffries)

〔　16　〕　下線部(16)に関する内容として最も適するものを，ア～エの中から一つ選び，その記号を解答欄にマークせよ。

ア．世界中でなぜカエルの数が増えたり減ったりしているのか。

イ．カエルはなぜ水陸両方で生活できるようになったのか。

ウ．両生類はなぜ恐竜と違って生存し続けているのか。

エ．世界中でなぜ両生類が絶滅しつつあるのか。

〔　17　〕　文中の空所（　17　）に入る語として最も適するものを，ア～エの中から一つ選び，その記号を解答欄にマークせよ。

ア．against

イ．beyond

ウ．through

エ．without

〔 18 〕　文中の空所（ 18 ）に入る語として最も適するものを，ア～エの中から
　　　　　一つ選び，その記号を解答欄にマークせよ。

　　　ア．artificial

　　　イ．natural

　　　ウ．man-made

　　　エ．ruined

〔 19 〕　文中の空所（ 19 ）に次の英文ア～エを並べ換えて意味の通る英文を作
　　　　　るとき，3番目に来るものとして最も適するものを，ア～エの中から一つ
　　　　　選び，その記号を解答欄にマークせよ。

　　　ア．And finally, scientists have discovered a new disease that seems to
　　　　　be killing many species of amphibians in different parts of the world.

　　　イ．Another factor is that air pollution has led to increased levels of
　　　　　ultraviolet light.

　　　ウ．In farming areas, the heavy use of chemicals on crops has also
　　　　　killed off amphibians.

　　　エ．This endangers amphibians, which seem to be especially sensitive to
　　　　　ultraviolet light.

〔 20 〕　文中の空所（ 20 ）に入る語として最も適するものを，ア～エの中から
　　　　　一つ選び，その記号を解答欄にマークせよ。

　　　ア．good

　　　イ．rare

　　　ウ．scarce

　　　エ．unique

〔 21 〕　次の英文の空所に入る語句として，本文の内容から考えて最も適するものを，ア～エの中から一つ選び，その記号を解答欄にマークせよ。

　　Losing amphibians means （　21　）.

　　ア．losing a chance to discover new medicines

　　イ．losing knowledge about air and water pollution

　　ウ．performing experiments using animals

　　エ．producing chemicals that harm human beings

〔 22 〕　次の英文の空所に入る語句として，本文の内容から考えて最も適するものを，ア～エの中から一つ選び，その記号を解答欄にマークせよ。

　　The arroyo toad is disappearing because （　22　）.

　　ア．it has been eaten by wild animals

　　イ．it is losing its habitat

　　ウ．it lives in ponds

　　エ．there is a lot of air pollution

〔 23 〕　次の英文の空所に入る語句として，本文の内容から考えて最も適するものを，ア～エの中から一つ選び，その記号を解答欄にマークせよ。

　　According to the passage, amphibians （　23　）.

　　ア．are not affected by changes in the atmosphere

　　イ．cannot find any suitable places to raise their young

　　ウ．easily adapt to changes in their habitat

　　エ．have trouble adapting to environmental changes

〔 24 〕 次の英文の空所に入る語句として，本文の内容から考えて最も適するものを，ア～エの中から一つ選び，その記号を解答欄にマークせよ。

Scientists think that the decline of amphibians could (24).

ア．be a good sign for human beings

イ．be a warning signal for human beings

ウ．cause a decline in other kinds of animals

エ．cause environmental change

5. 次の英文を読み，以下の設問に答えよ。

Every year, millions of visitors flock to Kakadu National Park in northern Australia to view the unique rocks, waterfalls, wildlife, and ancient rock art of this vast 20,000 square kilometer park. There's so much to see and do that many visitors stay there overnight. They can walk, hike, climb, animal-watch, or just be lazy. Yet, camping in a natural environment involves much more than simply putting up a tent. Like elsewhere, camping in Australia requires careful planning and preparation.

First, it requires choosing from a variety of natural places. Australia is the world's sixth largest country, and it has mountains, deserts, forests, oceans, beaches, rivers, and other natural (26). In fact, many areas offer a blend of natural settings. Royal National Park in Victoria, near Sydney, has a river, beach, and rain forest with waterfalls. The Bungonia State Conservation Area in southeastern Australia has mountain caves, cliffs, and table rocks for campers who are willing to bring their own water and hike to their campsite. Indeed, Australia is so vast that campers really have to do their (27). Photographs and articles in books and on the Internet can describe the landscapes and wildlife of each region. Local residents can also share their experiences, especially if they have lived in the area for a long time. All this research can uncover unusual places or travel companions who may ask if they can come along!

Of course, time and money are also important considerations. The good thing about camping in Australia is that it's inexpensive. Most state and national parks charge about US $6 per vehicle to enter a park and about US $4 per adult camper per night. The difficult thing, (28), is that Australia is so huge that it challenges visitors with limited time. Campers with only a few days' vacation have to choose sites close to their homes, or arrange their travel so that they stay in parks that are concentrated in one state or region. Luckily, the country and its surrounding islands are full of state and national parks and private campgrounds. Some tour companies, like Oz Experience, cater to campers and backpackers by providing economical bus trips that take tourists from park to park.

Once a campground is selected, campers should reserve places ahead of time
(29)
to get a good location. At popular parks like Kakadu National Park, you must make reservations months in advance, but it's a good idea to reserve a campsite at even at less crowded state parks. When making reservations, campers should keep these questions in mind: Is the site located in the most beautiful area of the
(30)
park? Is it near a river, lake, or ocean? Does it have running water and other facilities? Does it permit pets? Again, the Internet will make it easier to choose the exact campsite. Websites often include photographs and campground maps, and many allow visitors to make online reservations.

The next step is preparing what to take, which can be a time-consuming part of planning the trip. Basically, campers will need something to sleep in and on, food, cooking equipment, lighting equipment, and clothing. Here, again, money is an important point. Camping can be an expensive pastime, so travelers should decide how much money they want to spend on gear like a backpack, tent, sleeping bags, flashlights, or cookware. Friends or second-hand stores may be sources for cheaper camping gear. Another factor is weight. If campers plan to carry all their goods in a backpack, then these items must be light. How-to books or websites can give travelers ideas about the variety of gear that is available for different camping situations. In any event, campers will find that it takes time to gather the items that they choose to bring.

Preparing for a camping trip may seem like a great deal of work, but in the end the reward will be （ 31 ）. Why should nature lovers pay to sleep in hotels? With a little luck and favorable weather, there's no better way than camping to see natural beauty and wildlife up close.

(Adapted from *FROM READING TO WRITING 3* by Linda Robinson Fellag)

〔 25 〕　下線部㉕と同様の意味を表わす語として最も適するものを，ア～エの中
から一つ選び，その記号を解答欄にマークせよ。

　　ア．anxious

　　イ．happy

　　ウ．negative

　　エ．relaxed

〔 26 〕　文中の空所（　26　）に入る語として最も適するものを，ア～エの中から
一つ選び，その記号を解答欄にマークせよ。

　　ア．activities

　　イ．events

　　ウ．features

　　エ．threats

〔 27 〕　文中の空所（　27　）に入る語として最も適するものを，ア～エの中から
一つ選び，その記号を解答欄にマークせよ。

　　ア．duty

　　イ．homework

　　ウ．parts

　　エ．shopping

〔 28 〕　文中の空所（　28　）に入る語（句）として最も適するものを，ア～エの中
から一つ選び，その記号を解答欄にマークせよ。

　　ア．for example

　　イ．however

　　ウ．in brief

　　エ．moreover

〔 29 〕 下線部㉙の説明として最も適するものを，ア～エの中から一つ選び，その記号を解答欄にマークせよ。

ア．afterward

イ．beforehand

ウ．occasionally

エ．regularly

〔 30 〕 下線部㉚に関する記述として本文に<u>述べられていない</u>ものを，ア～エの中から一つ選び，その記号を解答欄にマークせよ。

ア．キャンプ地の近くに湖があるかどうか。

イ．キャンプ地に水道設備があるかどうか。

ウ．キャンプ地にペットの持ち込みが可能かどうか。

エ．キャンプ地で遊泳が可能かどうか。

〔 31 〕 文中の空所（ 31 ）に入る英文として最も適するものを，ア～エの中から一つ選び，その記号を解答欄にマークせよ。

ア．the joy of spending time in hotels

イ．the joy of spending time in the wild

ウ．the regret of spending time in hotels

エ．the regret of spending time in the wild

〔 32 〕 次の英文に対する答えとして，本文の内容から考えて最も適するものを，ア～エの中から一つ選び，その記号を解答欄にマークせよ。

What is the main idea of Paragraph 2?

ア．Campers may need to hike and carry water at campsites.

イ．Campers must do research to choose a camping place.

ウ．Campers should ask local residents for information.

エ．Campers should read books to find out about campsites.

〔 33 〕 次の英文に対する答えとして，本文の内容から考えて最も適するもの
を，ア〜エの中から一つ選び，その記号を解答欄にマークせよ。

What is the main idea of Paragraph 3?

ア．To describe the size of Australia.

イ．To explain the typical costs of camping.

ウ．To urge people to think about time and money.

エ．To warn people about the expense of camping.

〔 34 〕 次の英文に対する答えとして，本文の内容から考えて最も適するもの
を，ア〜エの中から一つ選び，その記号を解答欄にマークせよ。

Which is the best title of the passage?

ア．How to plan a camping trip in Australia.

イ．How to save money on camping in Australia.

ウ．Where to find a campsite in Australia.

エ．Where to go on a camping trip in Australia.

数 学

問題　　　　27年度

$$\boxed{\text{B 方式}}$$

1. 次の(1), (2)について，答だけを解答用紙の該当する $\boxed{}$ 内に記入せよ。

(1) 等差数列 $\{a_n\}$ の第 10 項が 50，第 25 項が -55 であるとき，初項 a_1 は $\overset{\text{ア}}{\boxed{}}$ である。また，$\{a_n\}$ の初項から第 n 項までの和を S_n とすると，S_n が最大になるのは $n = \overset{\text{イ}}{\boxed{}}$ のときである。

(2) 平面上に点 $A(1, -2)$ と点 $B(4, 3)$ がある。直線 $\ell : y = x$ に関して点 A と対称な点の座標は $\overset{\text{ウ}}{\boxed{}}$ である。また，点 P が ℓ 上を動くとき，線分 AP と線分 BP の長さの和が最小になるのは，点 P の座標が $\overset{\text{エ}}{\boxed{}}$ のときである。

2. 等式 $\dfrac{1}{x} + \dfrac{1}{y} + \dfrac{1}{z} = \dfrac{1}{2}$ $(x \geqq y \geqq z)$ を満たす自然数の組 (x, y, z) について，次の各問に答えよ。

(1) $x = y$，$z = 4$ のとき，x の値を求めよ。

(2) $x > y$，$z = 4$ のとき，自然数の組 (x, y) をすべて求めよ。

(3) z が最小となるとき，積 xyz の最大値を求めよ。

3. 曲線 $C : y = |x^2 - 2x|$ と直線 $\ell : y = ax$ $(a > 0)$ は 3 つの異なる共有点をもつとする。次の各問に答えよ。

(1) 曲線 C のグラフをかけ。

(2) a の値の範囲を求めよ。

(3) $a = 1$ のとき，曲線 C と直線 ℓ で囲まれた 2 つの部分の面積の和を求めよ。

化　学

問題　　　　　27年度

$$\boxed{\text{Ｂ方式}}$$

必要であれば，以下の数値を用いなさい。

原子量：H ＝ 1.0，C ＝ 12.0，N ＝ 14.0，O ＝ 16.0，S ＝ 32.0，Cu ＝ 64.0

1.　マーク式

問1～問3．次の文章を読み，各問の設問に答えなさい。

原子の最外電子殻から1個の電子を取り去って一価の陽イオンにするのに（　ア　）されるエネルギーを（　イ　）という。（　イ　）が（　ウ　）い原子ほど陽イオンになりやすい。a) 同一周期の原子では，原子番号が増えるほど（　イ　）は（　エ　）くなり，同族の原子では原子番号が増えるほど（　イ　）は（　オ　）くなる傾向がある。

原子が1個の電子を受け取って一価の陰イオンになるときに（　カ　）されるエネルギーを（　キ　）という。（　キ　）が大きい原子ほど陰イオンになりやすい。

共有結合しているそれぞれの原子が（　ク　）を引きつける強さの程度を数値で表したものを（　ケ　）という。（　ケ　）が（　コ　）い原子ほど陰性が強い。b) 共有結合している2つの原子間で（　ケ　）に差があり電荷がかたよる場合，結合に極性があるという。

問1　空欄（　ア　）～（　コ　）に最も適する語句を下の欄から選び，解答欄の番号をマークしなさい。なお，選択肢は同じものを何回使用してもよい。

(0)　大き　　　(1)　小さ　　　(2)　非共有電子対　　　(3)　共有電子対

(4)　不対電子　　　(5)　放　出　　　(6)　必要と　　　(7)　電子親和力

(8)　第一イオン化エネルギー　　　(9)　電気陰性度

問2　下線部a)について，（　イ　）の周期的変化を表す図として最も適するものを次ページの図(0)～(3)から選び，解答欄の番号をマークしなさい。

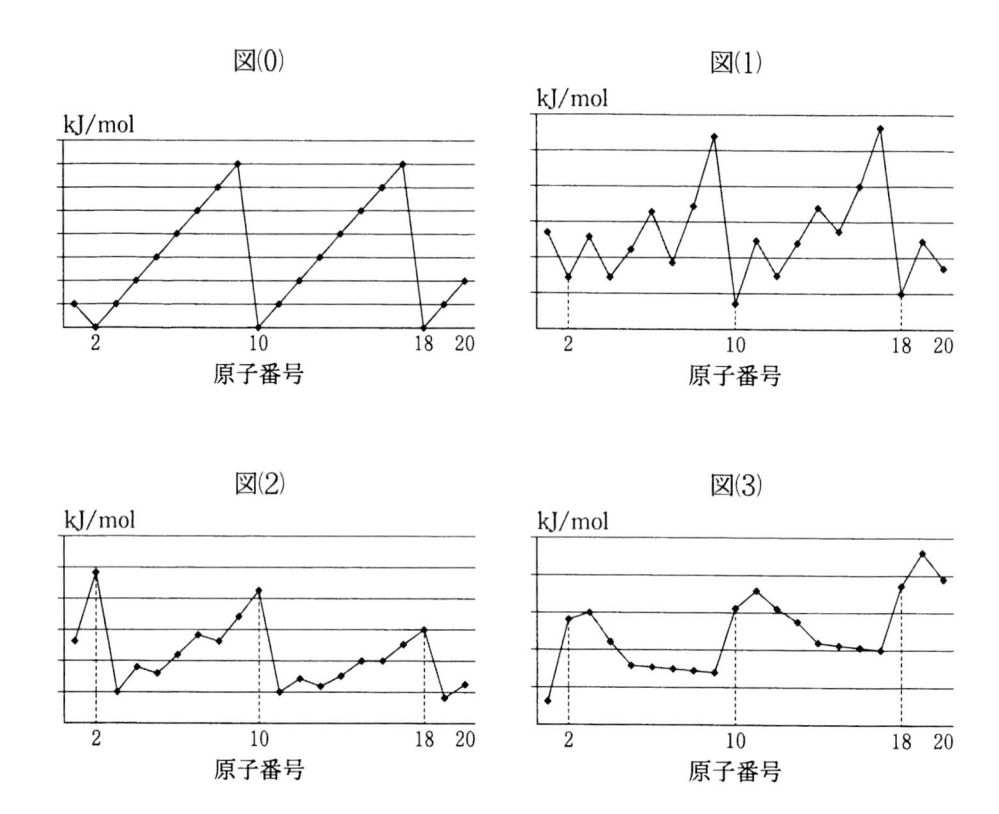

問 3　下線部 b）について，二原子分子では共有結合の極性が分子の極性になる
　　　が，原子が 3 個以上では分子の形を考慮する必要がある。結合に極性があるが
　　　分子全体として無極性なものを下の欄から 3 つ選び，解答欄の番号をマークし
　　　なさい。

　　(0)　C_6H_6　　　　　(1)　NH_3　　　　　(2)　H_2S　　　　　(3)　CO_2

　　(4)　CCl_4　　　　　(5)　CH_3OCH_3　　　(6)　CH_3OH

2. マーク式

問1～問4．次の文章を読み，各問の設問に答えなさい。

解答は4桁目を四捨五入して有効数字3桁で記しなさい。

温度によって内容積が変化しない耐圧容器A(内容積 1.00 L)とB(内容積未知)をコックCで連結し，次の実験を行った。ただし，コックや連結部の内容積は無視できるものとする。また，窒素およびエタノール蒸気は理想気体とみなし，窒素のエタノールへの溶解は無視できるものとする。必要であれば，以下の数値を用いなさい。

70℃におけるエタノールの蒸気圧：7.22×10^4 Pa

<実験1>　コックCを閉じて空の耐圧容器AとBを真空にした。耐圧容器Aに窒素を圧力が 1.10×10^5 Pa になるまで注入した後，コックCを開くと耐圧容器A内の圧力は，0.500×10^5 Pa となった。この実験は，容器内の温度を 27℃ に保ちながら行った。

<実験2>　耐圧容器Aに金属球Dを 540 g 入れ，コックCを閉じて耐圧容器AとBを真空にした。耐圧容器Aに窒素を圧力が 2.00×10^5 Pa になるまで注入した後，コックCを開くと耐圧容器A内の圧力は，0.800×10^5 Pa となった。この実験は，容器内の温度を 27℃ に保ちながら行った。

<実験3>　コックCを閉じて空の耐圧容器AとBを真空にした。耐圧容器Aにエタノールと窒素をモル比 1：3 の割合で入れて平衡に達するまで放置した。その後，コックCを開いて再度平衡に達するまで放置した。このとき耐圧容器A内の圧力は，1.40×10^5 Pa となった。この実験は，容器内の温度を 70℃ に保ちながら行った。

問 1　＜実験１＞の結果より，耐圧容器Ｂの内容積は，　ア　.　イ　　ウ　L である。空欄　ア　～　ウ　に最も適する数値をそれぞれマークしなさい。

問 2　＜実験２＞の結果より，耐圧容器Ａに入れた金属球Ｄの密度は，　エ　.　オ　カ　g/cm^{3}であった。空欄　エ　～　カ　に最も適する数値をそれぞれマークしなさい。ただし，金属球Ｄには空洞がなく，実験を通して体積変化がないものとする。

問 3　＜実験３＞の結果より，耐圧容器Ａのエタノール蒸気の分圧は，コックＣを開ける前は　キ　.　ク　ケ　×10^{4}Pa で，コックＣを開けた後は　コ　.　サ　シ　×10^{4}Pa であった。空欄　キ　～　シ　に最も適する数値をそれぞれマークしなさい。

問 4　＜実験３＞終了後，平衡が保たれるように容器の温度を 70 ℃ から 20 ℃ までゆっくりと下げたとき，ある温度でエタノールの凝縮がはじまった。このときのエタノール蒸気の分圧として最も近い値を下の欄より選び，解答欄の番号をマークしなさい。ただし，凝縮したエタノールの体積は容器と比べて極めて小さいため，無視できるものとする。必要があれば，次ページ図のエタノールの蒸気圧曲線を利用しなさい。

(0)　2.10×10^4 Pa　　　(1)　2.30×10^4 Pa　　　(2)　2.50×10^4 Pa

(3)　2.70×10^4 Pa　　　(4)　2.90×10^4 Pa　　　(5)　3.10×10^4 Pa

(6)　3.30×10^4 Pa　　　(7)　3.50×10^4 Pa　　　(8)　3.70×10^4 Pa

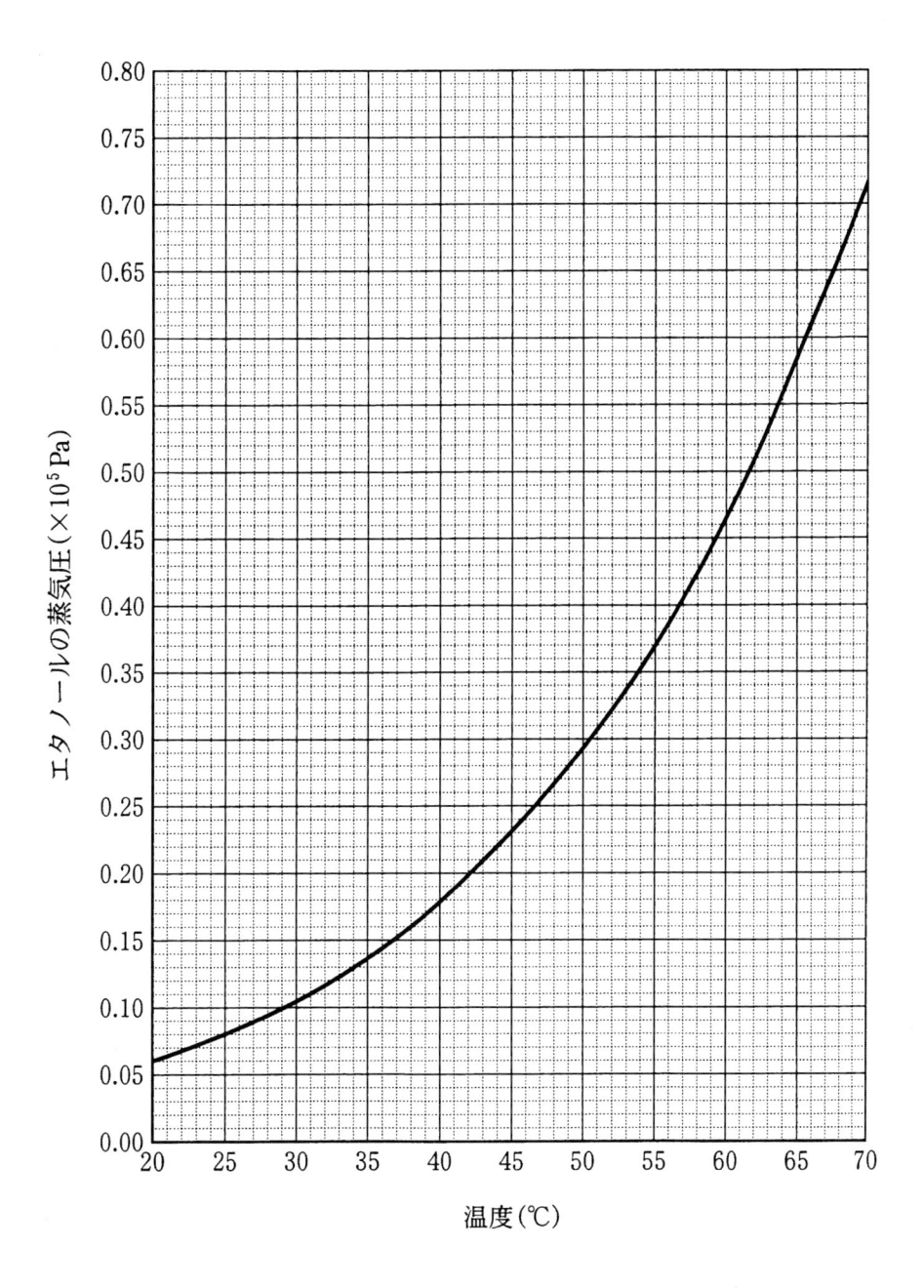

3.　**問1，問3，問4はマーク式，問2は記述式**

　　問1～問4．次の文章を読み，各問の設問に答えなさい。

　　解答の数値が解答欄より多い桁数になった場合は，解答欄より1桁多い位まで値を求め，その位を四捨五入して答えなさい。例えば，問題文中に　ヤ　.　ユ　　ヨ　gと記載されており，求めた値が6.785gであった場合には，少数第3位を四捨五入して空欄　ヤ　に6，空欄　ユ　に7，空欄　ヨ　に9をそれぞれマークしなさい。

　　断熱容器内でアセチレン(気)を完全燃焼させ，その際に発生する熱を使って湯を沸かし，さらにその湯の中に固体を溶解させる以下の実験を行った。

実験Ⅰ　a) 5.46gのアセチレン(気)を十分な酸素の存在のもと，b) 完全燃焼させた。

実験Ⅱ　次に，この燃焼によって発生した熱量をすべて25.0℃の水1300gに与え，c) 水の温度を上昇させた。

実験Ⅲ　昇温した温度を保ったまま，水の中に d) 硫酸銅(Ⅱ)五水和物を溶解した。

　問1　下線部a)の気体の体積は，標準状態で　ア　.　イ　　ウ　Lである。空欄　ア　～　ウ　に最も適する数値をそれぞれマークしなさい。

　問2　下線部b)を表す熱化学方程式を解答欄に記しなさい。ただし，アセチレン(気)，二酸化炭素(気)，水(液)の生成熱をそれぞれ $-226\,kJ/mol$，$394\,kJ/mol$，$286\,kJ/mol$ とする。

問 3　下線部 c) において，水の温度は　エ　オ ． カ　℃まで上昇した。なお水 1 g の温度を 1 ℃ 上昇するのに必要な熱量を 4.20 J/(g・℃) とする。空欄　エ　～　カ　に最も適する数値をそれぞれマークしなさい。

問 4　下線部 d) において，昇温した水 1300 g に硫酸銅（Ⅱ）五水和物 $CuSO_4 \cdot 5H_2O$ は最大で（　キ　）g まで溶解する。ただし，硫酸銅（Ⅱ）無水物 $CuSO_4$ の溶解度曲線は図に示すとおりとし，溶解に伴う温度変化はないものとする。最も適する数値を下の欄から選び，解答欄の番号をマークしなさい。

(0)　650　　(1)　823　　(2)　949　　(3)　1048　　(4)　1152

(5)　1298　　(6)　1413　　(7)　1618　　(8)　1934　　(9)　2237

硫酸銅（Ⅱ）無水物の水中での溶解度曲線

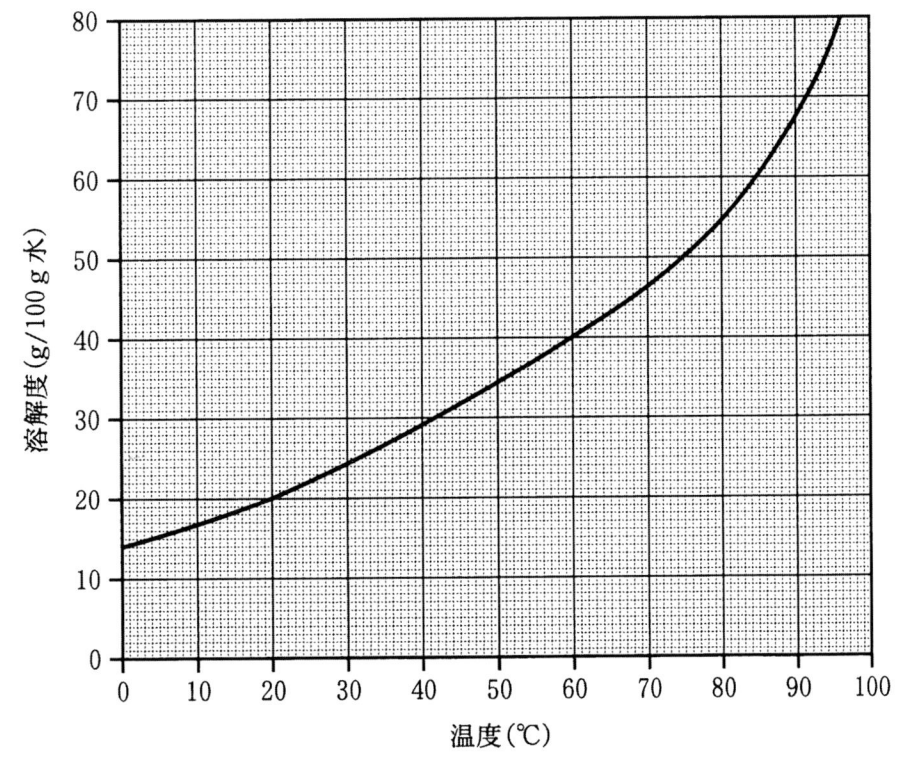

4. **問1，問4はマーク式，問2，問3は記述式**

問1～問4．次の文章を読み，各問の設問に答えなさい。

　銅の鉱石である黄銅鉱 $CuFeS_2$ は，コークスや石灰石等とともに混ぜて加熱すると硫化銅（I）Cu_2S を生成する。Cu_2S をさらに空気中で強熱させることで，純度が99％程度の粗銅が得られる。この粗銅中にはまだ a)各種金属が不純物として含まれている。そのため，この粗銅板を用いて b)図のような電気分解を行うことで，99.99％以上の純銅が得られる。すなわち，粗銅板を陽極側，薄い純銅板を陰極側に用いて硫酸銅（II）の希硫酸水溶液に低電圧で通電すると，陽極側では粗銅板が溶けて薄くなり，陽極の下に沈殿物が生じる。一方，陰極側の純銅板は銅が析出し厚くなる。

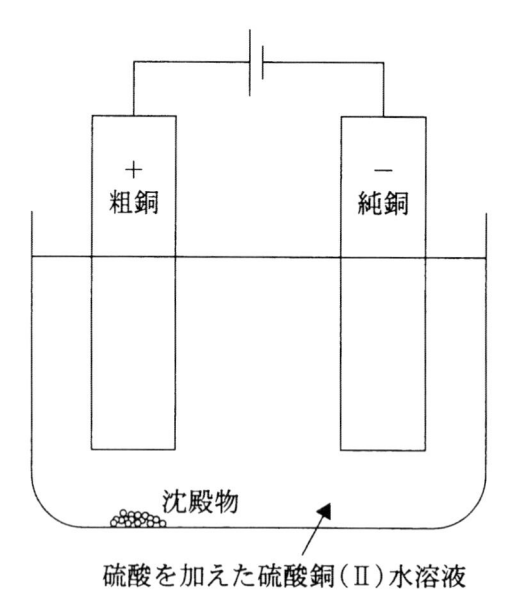

硫酸を加えた硫酸銅（II）水溶液

問1　下線部a）において，粗銅中に含まれる不純物を亜鉛，鉄，銀，金のみとすると，硫酸銅（II）の希硫酸水溶液に溶解している金属はどれか。下の欄からすべて選び，解答欄の番号をマークしなさい。

　　⑽　Zn　　　　　⑴　Fe　　　　　⑵　Ag　　　　　⑶　Au

問 2　下線部 b) のように金属の単体を精製する方法を何と呼ぶか，解答欄に記述しなさい。

問 3　問 1 で選択した金属イオンと銅（Ⅱ）イオンを含む水溶液を用いて以下の操作を行った。各操作によって得られた沈殿物 A ～ C の組成式を解答欄にそれぞれ記しなさい。

　＜操作 1 ＞　水溶液に希塩酸を加えた後 H_2S を通じると，黒色の沈殿物 A を得た。

　＜操作 2 ＞　操作 1 のろ液を加熱後，希硝酸を加え，さらにアンモニア水を加えると赤褐色の沈殿物 B を得た。

　＜操作 3 ＞　操作 2 のろ液（塩基性）に，改めて H_2S を通気することで白色の沈殿物 C を得た。

問 4　亜鉛についての記述として不適切なものをすべて選び，解答欄の番号をマークしなさい。

　(0)　亜鉛の酸化物は水には溶解しないが，酸の水溶液にも強塩基の水溶液にも溶解する。

　(1)　亜鉛イオンを含む水溶液に塩化ナトリウム水溶液を添加すると沈殿が生じる。

　(2)　亜鉛イオンが溶解した水溶液に過剰のアンモニア水を添加すると錯イオンを形成する。

　(3)　電気や熱の伝導性は，金属中で最大である。

　(4)　亜鉛の酸化物は，白色の絵の具に用いられている。

　(5)　硫酸水溶液中から亜鉛の硫酸塩の結晶を析出させると，青色結晶が得られる。

　(6)　亜鉛の水酸化物は水には溶解しないが，酸の水溶液にも強塩基にも溶解する。

　(7)　亜鉛の単体を塩酸に加えると水素が発生する。

5.　**問1，問2，問4，問5は記述式，問3はマーク式**

　　問1～問5．次の文章を読み，各問の設問に答えなさい。

　　試験管中にメタノールおよびカルボン酸Aを加えた。この反応溶液に濃硫酸を1滴加え加熱すると，反応液中のカルボン酸Aのうちおよそ半量がメチルエステルBに変化し，残りの半量はカルボン酸Aのままであった。次いで，反応溶液を分液ロート中の a)炭酸水素ナトリウムの飽和水溶液に流し込み，混合物にジエチルエーテルを加えて振り混ぜた。エーテル層と水層を分離した後，エーテル層から b)エーテルを蒸発させると純品のメチルエステルBが得られた。一方，水層に濃塩酸を少しずつ加えていくと，最初のうちは c)発泡したが，液が完全に酸性になると発泡が止まり白い沈殿が生じた。この白い沈殿を回収して分析したところ，分子式 $C_7H_6O_2$ で表される芳香族化合物であった。

　問1　下線部a)について，炭酸水素ナトリウムの飽和水溶液の代わりに蒸留水を用いるのは不適当である。その理由を解答欄に40字以内で記述しなさい。

　問2　下線部b)の操作で得られたメチルエステルBの構造式を解答欄に記しなさい。構造式は，問5の反応式中に記載されている化合物の書き方にならうこと。

　問3　上記のメチルエステルBを生成させる反応は平衡反応である。反応が完全に平衡に達している状態で，メチルエステルBの収量を増加させるにはどうすればよいか。下の欄から2つ選び，解答欄の番号をマークしなさい。

　　⑴　用いるメタノールの量を増やす

　　⑴　用いるメタノールの量を減らす

　　⑵　メタノールの代わりに80％メタノール水溶液を用いる

　　⑶　適当な脱水剤を加えて反応中から水を取り除く

問 4　下線部 c ）で発泡した気体の分子式を解答欄に記しなさい。

問 5　以下の様な反応を経るとメチルエステル B と同じ分子式を持つ別の化合物 E が合成出来る。C ～ E の化合物の構造式をそれぞれ解答欄に記しなさい。構造式は，反応式中に記載されている化合物の書き方にならうこと。

6. マーク式

問 1 ～問 6．次の文章を読み，各問の設問に答えなさい。

次の各問の 3 つの記述 a ～ c の内容の正誤について，正しい組み合わせはどれか。最も適するものをそれぞれ下の欄から選び，解答欄の番号をマークしなさい。

	(0)	(1)	(2)	(3)	(4)	(5)	(6)	(7)
a	正	正	正	誤	正	誤	誤	誤
b	正	正	誤	正	誤	正	誤	誤
c	正	誤	正	正	誤	誤	正	誤

問 1　単糖について

a．フルクトースは，水溶液中においてピラノース(六員環)構造とフラノース(五員環)構造，ケトン基をもつ鎖状構造の平衡状態で存在する。

b．グルコースとガラクトースは，4 位の炭素に結合しているヒドロキシ基の位置が立体的に異なるのみである。

c．フルクトースは，グルコースと同様にアルコール発酵が起きる。

問 2　二糖について

a．セロビオースは，グルコース 2 分子が α-1, 4-グリコシド結合した構造である。

b．スクロースは，α-グルコースと β-フルクトースが脱水縮合した二糖である。

c．マルトースとラクトースの分子式は，いずれも $C_{12}H_{22}O_{11}$ である。

問 3 多糖について

    a．デンプン粒は，水に溶けやすいアミロペクチンと水に溶けにくいアミロースからできている。

    b．デンプンのアミロースとアミロペクチンの鎖状部分は，分子内でイオン結合を形成してらせん構造になっている。

    c．デンプン$(C_6H_{10}O_5)_n$ 243 g を完全にグルコースへと加水分解すると理論上 290 g のグルコースを生じる。

問 4 アミノ酸について

    a．硫黄原子を含んでいるシステインとメチオニンは，いずれもジスルフィド結合を形成する。

    b．等電点では，アミノ酸水溶液中の双性イオンの割合が最も大きくなり，アミノ酸の溶解度が最も高くなる。

    c．ニンヒドリン反応では，アミノ酸は呈色するが，タンパク質は呈色しない。

問 5 タンパク質について

    a．タンパク質は水に溶かすと親水コロイドとなるが，多量の電解質を加えると，水和している水分子が奪われて，タンパク質が沈殿する。

    b．タンパク質に熱，酸，塩基，アルコールなどを作用させると，タンパク質の一次構造が変化して凝固や沈殿をおこす。

    c．タンパク質の α-ヘリックスや β-シートのような立体構造をタンパク質の二次構造という。

問 6 セッケンについて

    a．油脂を水酸化ナトリウム水溶液でけん化すると，グリセリンと脂肪酸のナトリウム塩が生成する。

    b．セッケンのミセルは，正の電荷と負の電荷を帯びたコロイド粒子で，水の中に分散している。

    c．セッケンが水の表面張力を大きくすることにより，セッケン水は水よりも繊維のすき間にしみこみやすくなる。

英　語

解答　27年度

1

〔解答〕

(1)イ　　(2)イ　　(3)イ　　(4)イ

〔出題者が求めたポイント〕

(1)カッコの後ろの名詞 the kitchen と形容詞 warm から、カッコには SVOC の文型を取れる動詞が来ると判断できる。選択肢で SVOC の文型が取れるのはイのみ。< keep O C >「O を C の状態にしておく」

(2)選択肢で what she means を目的語に取ってもおかしくないのはイのみ。

ア< bring out >「～を発売する、～を引き出す」

イ< make out >「～を理解する」

ウ< pick out >「～を選ぶ」

エ< take out >「～を取り出す」

(3)分詞構文の問題。分詞構文では、分詞の意味上の主語が示されていない場合は主節の主語と同じ。よって we を主語として補った場合、we と shock(～を驚かせる)の間に「私たちは(その景色を見て)驚かされる」という受動関係が成り立つ。よってイが正解。

(4)乗り物の「運賃」は fare。ア cost は「費用」、ウ price は「(商品の)価格」、エ salary は「給料」。

〔問題文の和訳〕

(1)私の母は冬は台所を温かくしていた。

(2)彼女が何を言っているか理解できない。

(3)私たちはその光景を見て衝撃を受けたので、動けなかった。

(4)この市ではバスの運賃はいくらですか。

2

〔解答〕

(5)エ　　(6)カ　　(7)イ　　(8)ウ

〔出題者が求めたポイント〕

(5)It is not until we get sick that we realize the value of good health.

< It is not until ～ that…>「～して初めて…する」

(6)I found this year's entrance examination easier than I had expected.

< find O C >「O が C だと分かる」

(7)Britain is said to resemble Japan in that it is an island country.

< S is said to ～>「S は～と言われている」

< in that S' V'‥>「‥という点に於いて」

(8)These pictures show how distinctly the four seasons change in Japan.

いわゆる無生物主語構文。< S shows that ～>「S は～ということを示す」⇒「S から～だとわかる」と考える。

3

〔解答〕

(9)born　　(10)since　　(11)herself　　(12)Unless

〔出題者が求めたポイント〕

(9)「彼女の誕生日を知らない」ということは「彼女がいつ生まれたか知らない」ということ。

(10)< X years have passed since ～ > = < It is X years since ～>「～してから X 年になる」

(11)< take pride in ～ > = < pride oneself on ～>「～を誇りにする」

(12)unless ≒ if not とされるが、実際にはそうならない場合も多いので、unless は「～でない限り、～である場合を除いて」と覚えるべきである。

〔問題文の和訳〕

(9)A「私は彼女の誕生日を知らない」B「私は彼女がいつ生まれたのか知らない」

(10)A「私は名古屋に2年前に来た」B「私が名古屋に来てから2年になる」

(11)A,B「私の母は自分の料理を誇りに思っている」

(12)A「一生懸命働かないと、成功できない」B「一生懸命働かない限り、成功できない」

4

〔解答〕

(13)get　　(14)runs　　(15)informed　　(16)make

〔出題者が求めたポイント〕

(13)get には「～と(電話で)連絡を取る」の意味がある。

(14)run には「(バスや電車などが)定期運行する」の意味がある。

(15)< be well-informed about ～>「～について精通している」

(16)< make oneself understood >「自分の意思を伝える」

5

〔解答〕

(17)ウ　　(18)イ　　(19)ア　　(20)ウ　　(21)ア

(22)イ　　(23)ウ　　(24)エ　　(25)イ

〔出題者が求めたポイント〕

(17)カッコの直後の ,which 以下が言い換えになっている。,which 以下は「つまり、生産出来る量に制限が無いということだ」の意味。よってウ「再生可能な」が正解。ア「使い捨ての」イ「使い捨ての」エ「価値のある」

(18)promising は「有望な、期待できる」の意味。重要単語なので覚えておくべきだが、分からなくても答えは出せる。下線部を含む文は段落の主題文なので、後続の文は「これらのエネルギー源の中で最も promising なものの1つは風力である」ことの具体例である。よって、下線部を含む文以下の内容から考え

ておかしくないのは、ア「経済的な」イ「好ましい」ウ「知的な」エ「強力な」のうち、イのみ。アは最初の具体例である「風力はクリーンだ」と無関係なので不可。ウ、エはどちらの具体例とも無関係。

(19) 風力の利用が拡大している理由が列挙されているのだから、内容的にプラスであるはず。カッコを含む文の意味は「後になって生じる環境や健康に対する潜在的（　19　）も無い」

否定文なので、カッコに入れてプラスの内容になるのは、逆にマイナスの意味の単語である。よってア「費用」イ「長所」ウ「点」エ「廃棄物」のうち、マイナスの意味はアとエだが、カッコに入れて意味が通じるのはアのみ。

(20) 20A は直前に were があるので、自動詞の現在分詞か他動詞の過去分詞以外にあり得ない。アの appeared は自動詞なので不可。20B は直前に be 動詞が無く、直後に目的語が無いので自動詞のみ。よってエの discovered は他動詞なので不可。20C は直後に到達点を表す前置詞 to（～まで）があるので、これと共に用いておかしくないのはウ spread（広まる）のみ。よってウが正解。

(21) 直後に述べられているのは風車の問題である。よってカッコにはア「完全に問題が無いわけではない」が入る。free は～ free の形で「～が無い」の意味。

(22) 前の部分で述べられている「防止できる」ことはイ。this は前出の文を受ける。

(23) 6 段落参照

(24) 3 段落 4 ～ 6 行目参照

(25) アは 6 段落の内容と一致。イは言及なし。ウは 5 段落第 1 文と一致。エは 5 段落最終文と一致。

〔全訳〕
　将来私たちの電気はどこから来ることになるのだろうか。科学者たちは、我々は石油やガスや石炭といった化石燃料の使用を制限する必要がある、という意見で一致している。これらの燃料は CO_2 や他の化学物質で大気を汚染し、多くの環境問題を引き起こしている。その代わりに、我々と政府は風力や太陽エネルギーや水力といった、汚染を引き起こさない他の種類のエネルギーを開発することが必要になるだろう。この種のエネルギーはまた、再生可能でもある。つまり、生産出来る量に制限が無いということだ。

　これらのエネルギー源の中で最も有望なものの 1 つが風力である。近年、風力の利用は、特に北米やヨーロッパで急速に拡大した。この成長には充分な理由がある。まず第一に、風力はクリーンである。エネルギー生産のために風を使うことは、汚染を引き起こしたり環境を破壊したりしない。さらに、風力は安価である。近年の科学技術の進歩により、今日では風力は最も安いエネルギー源の 1 つとなった。そして、後になって生じる環境や健康に対する潜在的負担も無い。

　風力を使用するという考えは特に目新しいものではない。風力で動いた最初の機械は中国で 2 千年ほど前に発明された。この機械、つまり風車は、西暦 500 年頃に地

中海地域に登場し、その後ゆっくりとヨーロッパ北部へと広まっていった。昔ながらの石製や木製の風車とは異なり、現代の風車は金属製で、風を捕える 4 つの鋼鉄の羽根を持っている。どの風車も高く優雅にそびえ立ち、まるで動く彫刻のように見える。これらの風力発電所は、通常は 20 ないしそれ以上の風車が 1 ヵ所に集まって建設されており、壮観な景色である。

　風車は完全に問題が無いわけではない。場所によっては鳥が風車の羽根の犠牲になっている。しかしながら、研究によれば、このような件は、多くの鳥が北や南へ向かって飛ぶ地域に風車が建設された場合にしか起こらない。建設前に綿密な調査をすれば、このような件は防ぐことが出来る。また、最新の風車の設計は、羽根がゆっくり動くので、鳥にとって以前ほど危険ではない。

　風車に関するもう 1 つの問題としては、風が強い場合に風車が発生させる騒音が考えられる。この理由で、大型の風車は通常人がほとんどいない地域に建設される。カナダのケベック州には大型の風車があり、アメリカ合衆国西部の山岳地帯にも大型の風車がある。風力発電所はまた、デンマークやドイツ沿岸のものや、アメリカ合衆国マサチューセッツ沿岸に計画されているもののように、沖の方に建設することが可能だ。

　デンマークとドイツは、風力で生み出された電気の割合が最も高い国である。これらの国では、多くの小さな電力会社や農家の集団が、現地で利用する電気を生産する小規模な風力発電所を設けている。これらの小規模風力発電所には、大型発電所に勝る長所がいくつかある。つまり、費用が安く、その地域の需要を満たすために建設することが可能であり、うるさくない。これらの発電所は、どうすれば地球に害を与えずにエネルギー生産が可能なのかを知る手掛かりになるかもしれない。

6
〔解答〕
(26) エ　　(27) エ　　(28) エ　　(29) エ　　(30) イ
(31) ウ　　(32) ウ　　(33) エ　　(34) ウ

〔出題者が求めたポイント〕
(26) considerably「かなり」は重要単語なので知っていなければならない。a bit が a little と同じような意味で用いられ、なおかつ quite a little「かなり多く」を知っていれば、類推でエ quite a bit「かなり多く」を選べたはず。消去法でも選ぶことは可能。

(27) 27A の直前の文「その缶を放置しておけば、缶は冷える」というのは、前の段落の第 4 文「体内の熱は血液によって皮膚表面まで運ばれ、そこで熱は放射によって失われる」と同じ現象である。よって 27A は radiation「放射」。27B の直前の文「もし急いで缶を冷やしたいなら、湿った布で缶を覆えばよい」は前の段落の第 5 文と第 6 文「汗腺が活動を開始し、汗が毛穴から放出される。この液体が皮膚表面で蒸発し、身体が涼しくなるのである」と同じ現象である。よって 28B は evaporation「蒸発」。

(28) カッコの直前に「湿気の多い日は空気は既に水分で

満たされている」とあるので、「（空気は）それ以上（水分を）受け入れられない」、となるはず。選択肢で否定の意味になるのはエのみ。＜ be unwilling to do ～＞「～したがらない」。

(29)この段落では湿度が高い場合について言っているのだから、アとイの湿度20％というのはおかしい。湿度80％というのは、空気が含有出来る水分の許容量の80％のことである。

この結果、空気は残り20％しか水分を受け入れる余地が無い。よって正解はエ。

(30)reconstruct は「～を再構成する」。construct「～を構成する」を知っていれば、そこに「再び」を表す接頭辞 re を付けただけなので、意味を推測できるはず。

(31)アは It と does so が前に出てくる何かを受けているはず。イは out there が the outside world を受けていると考えられる。イの It に Your skin を当てはめると文意が通じるので、最初に来るのはイと確定。ウは This network がアの a vast network of nerve endings を受けていると考えられるのでア→ウが確定。また、ここでアの does so がイの tell you a lot about what is going on out there を受けていると考えられ、アの It にイの It = Your skin を当てはめて意味が通じるので、イ→ア→ウが確定。エはカッコの直後の「皮膚には暑さや寒さや圧力や痛みを感じるセンサーが備わっている」がエの理由となっている。よってイ→ア→ウ→エ、となる。

(32)the last word in ～とは「～における最高のもの」の意味。下線部を含む文の意味は「それ（＝皮膚）は万能スーツの最高のものだ」。しかし下線部の意味を知らなくとも、同じ段落の前の3つの文からウ「皮膚には多くの役割がある」を選べるはず。

(33)2段落最終文の a creature who is sixty percent water「60％が水分である生物」とは人間のことである。

(34)ほぼすべての段落に共通する内容は「皮膚の働き」である。よってウ「皮膚の働き」が正解。ア「湿気が皮膚に与える影響」イ「皮膚と環境」エ「防水の保護物としての皮膚」は確かに本文中で述べられているが、すべて局所的に述べられているに過ぎず、全体をカバーするテーマではない。

〔全訳〕

地球最初の生物は海洋生物だった。それらは周囲を覆う海によって太陽光線から守られていた。水面下では、それらの生物は涼しく湿気が保たれていた。それらが泳いだ海は栄養物やミネラルが豊富だった。それらの生物を外界から隔てていた皮膚はかなり単純であった、というのも、それらの生物の身体の内側は身体の外側と非常によく似ていたからである。

地球誕生の最初期からずっと、我々の環境と皮膚は相当に変化してきた。体内では、細胞は古代の海によく似た液体環境に浸かって生きている。皮膚の外側には、乾燥をもたらす風や太陽からの放射線で満ちたガス状の空間、つまり空気が存在する。これは、60％が水分である生物にとっては危険な環境だ。

皮膚の主な役目は防水容器として働き、内部の海が蒸発するのを防ぐことである。皮膚はまた、異物の侵入を防ぐ。皮膚はバクテリアや埃や太陽光線から保護してくれる。

皮膚は、人体の気温調節を司る重要な部分である。発汗や鳥肌、そして皮膚からの熱損失は全て体内温度を快適に保つのに役立つ。皮膚はまた、センサーでもある。皮膚内部の何千もの神経末端が外界で起きていることを教えてくれる。

哺乳類、つまり我々人間のような温血動物は、体内温度に非常に敏感だが、それも当然である。数度の温度差が生死を分けることもあり得る。

皮膚の非常に重要な役割は人体が確実に快適な温度に保たれるようにすることである。皮膚はこれを二通りの方法、つまり、放射と蒸発によって行う。体内温度が上昇すると、脳は循環系に信号を送って皮膚への血流を増加させる。このようにして、体内の熱は血液によって皮膚表面まで運ばれ、そこで熱は放射によって失われる。その一方で、汗腺が活動を開始し、汗が毛穴から放出される。この液体が皮膚表面に蒸発し、身体が涼しくなるのである。体温が下がると、今は熱を保存しなければならないと脳が信号を出す。すると皮膚まで送られる血液の量が減り、発汗が止まる。

仮にあなたが暑いコーヒー缶を持っているとしよう。その缶を放置しておけば、缶は冷える。それが放射である。もし急いで缶を冷やしたいなら、湿った布で缶を覆えばよい。それが蒸発である。

湿気の多い日は空気は既に水分で満たされており、それ以上水分を受け入れようとしない。皮膚表面の汗は空気中に蒸発するよりもむしろ皮膚表面にとどまる傾向がある。湿度80％とは、空気が保持できる水分含有許容量の80％を含んでいる、という意味である。この湿度では、人体の冷却装置は速度が落ち、約20％の性能で動いていることになる。蒸し暑いのも当然だ。

皮膚細胞は絶えず成長しており、皮膚表面まで押し出されている。そこで細胞は死に、死滅した外層を形成する。死滅した外層は小さなかけらとなって剥がれ落ちる。こうして皮膚は数週間ごとに再構成される。

皮膚は人体と外界の間に存在する。皮膚は外界で何が起きているかについて多くを伝えることが出来る。皮膚は表皮の真下にある神経末端の広大なネットワークを用いてそのようなことを行うのだ。このネットワークは予想以上に複雑だ。人体は温かい、柔らかい、気分が悪い、固い、ぬるぬるしている、凍えるように寒い、ベトベトしている、暑い、などと感じることが出来る。皮膚には暑さや寒さや圧力や痛みを感じるセンサーが備わっているのだ。

感覚は2つないしそれ以上の情報が合わさったものであることが多い。蹴られるということは、圧力と痛みが1つになったものだ。

皮膚は多くの表面を持つスーツである。皮膚は湿って

いたり、乾燥していたり、厚かったり、毛深かったり、滑らかだったりする。皮膚にはひだが付いていて、動く余地を与えている。皮膚は最高の万能スーツだ。

2月18日試験

1
〔解答〕
(1)イ　(2)ウ　(3)エ　(4)エ　(5)ウ

〔出題者が求めたポイント〕
(1)＜ with ＋ O ＋ C ＞「O が C の状態で」C が分詞の場合、O と C の間に「O は〜している」の関係が成立すれば C は現在分詞、O と C の間に「O は〜される」の関係が成立すれば C は過去分詞。ここでは her eyes と close の間に「彼女の眼は閉じられる」という受動関係が成立するので、イが正解。ウ. closing にすると、「眼がだんだん閉じていく状態で」ということになってしまう。

(2)カッコに入るのは、主語となる名詞節を導くと同時に、その名詞節の中で主語の働きもするもの。それが可能なのはウ. what とエ. who。ウは「〜すること、もの」を表す関係代名詞だとすると意味が通じる。エは「誰が私を幸せにするかは彼女が微笑むのを見ることだ」と意味不明な文になる。よってウが正解。

(3)price「（商品の）価格」の高低は high/low を用いる。

(4)「〜の大半」は most を用いた場合、most of the 〜、または most 〜。most the 〜は不可。
almost を用いた場合、almost all（of the）〜。almost は副詞なので、名詞を直接修飾することは出来ない。よって almost ＋ 名詞は不可。また、代名詞の用法も無いため、almost of 〜も不可。なお、present は「出席している」を意味する形容詞で、people を後置修飾している。

(5)選択肢で＜ V ＋ O ＋動詞の原形＞の文型を取れるのはウのみ。＜ let ＋ O ＋動詞の原形＞「O に〜させる」（許可）。

【問題文の和訳】
(1)彼女は目を閉じて物思いにふけっている。
(2)私を幸せにするのは彼女が微笑むのを見ることだ。
(3)価格は低いけれども、私たちはそのソファーを買う余裕が無かった。
(4)出席者の大半は中国と韓国からの旅行者だった。
(5)私の両親は夜遅くに私を外出させなかった。

2
〔解答〕
(6)エ　(7)イ　(8)ア　(9)ウ　(10)オ

〔問題文の和訳〕
(6)A: ケーキをもう1つどうですか。
　B: いただきます。どうもありがとう。（　6　）
(7)A: さあどうぞ。私の辞書を使っていいですよ。
　B: ありがとう。恩に着るよ。（　7　）
(8)A: パーティーをお楽しみいただけたかと思います。
　B: はい、もちろん楽しかったです。どうもありがとうございました。（　8　）

(9)A: 私の宿題を手伝ってくれませんか、マサオ。
　B: もちろん、いいですよ。
　A: ありがとうございます。（　9　）
(10)A: これはあなたへのプレゼントです。
　B: 名古屋ロックフェスティバルのチケットじゃないですか。どうもありがとう。（　10　）

〔選択肢の和訳〕
ア. すべてが素晴らしかったです。とても楽しかった。
イ. 家に私の辞書を置いてきてしまった。恩に着るよ。mine ＝ my dictionary.＜ I owe you one ＞「恩に着るよ。1つ借りができたね」
ウ. 心から感謝します。あなたがどれほど忙しいかは分かっています。
エ. 本当においしいです。レシピを教えてもらえますか。
オ. 私は前からずっとこのイベントに行きたかったんですよ。

3
〔解答〕
(11)any　(12)but　(13)help　(14)from　(15)feel

〔出題者が求めたポイント〕
(11)＜比較級 ＋ than ＋ any ＋ other ＋単数名詞＞「他のどの〜よりも…」は比較級だが、最上級の内容を表す。

(12)＜ do nothing but ＋動詞の原形＞「〜ばかりする」

(13)＜ cannot help 〜 ing ＞「〜せざるを得ない。この場合 help は「〜を避ける」の意味。

(14)＜ S keep O from 〜 ing ＞「S は O が〜することを妨げる」⇒「S のために O は〜しない、できない」
＜ catch a cold ＞「風邪をひく」

(15)＜ feel like 〜 ing ＞「〜したい気分だ」

4
〔解答〕
(16)エ　(17)イ　(18)イ　(19)エ　(20)ア
(21)ア　(22)イ　(23)エ　(24)イ

〔出題者が求めたポイント〕
(16)前の段落の最終文「なぜ両生類は今絶滅しかけているのか」を受けている。

(17)直後の文に「科学者たちは、両生類の減少が地球全体にとって何を意味するのかについて考え始めている」とある。つまり、両生類消滅は両生類だけの問題を越えて、地球全体の問題と捉えられ始めている。よってイ. beyond「〜を越えて」が正解。

(18)選択肢の意味は、ア. 人工の　イ. 自然のままの　ウ. 人工の　エ. 荒廃した　the（　18　）〜 lives「動物たちが棲む（　18　）地域」は habitat「生息地」と同格、つまり habitat の言い換えである。よって habitat を知っていればイをすぐに選べるが、知らなくとも、ここで問題になっているのが動物たちの暮ら

す自然環境の破壊だと分かればイが選べるはず。

(19)まず（ 19 ）の直前の文に注意。直前の文では、両生類減少の要因の1つ目として挙げられた「汚染」の具体例として、工業地域における大気汚染がカエルを殺してしまった例が述べられている。選択肢アはAnd finally「そして最後に」とあるので、両生類減少の最後の要因が述べられていると考えられる。よってアは他の要因について述べた文の後に置く。イはAnother factor「もう1つの要因」とあるので、既に述べられている要因＝汚染の後に置く。イで述べられている要因は紫外線量の増加である。ウでは In farming areas が（ 19 ）の直前の文の In many industrial areas と対比関係になっていることに気づく。さらに同様に汚染の例(化学物質の濫用による汚染)であることから、ウは（ 19 ）の最初に来る。

エは This が直前の文を受けているはずだが、ultraviolet light(紫外線)が言及されているので、イに続くものと考えられる。そうすると This はイの that ～ light を受けていると考えられ、意味も通じる。よってイ→エが確定。イは1つ目の要因＝汚染に続く要因であると考えられるので、汚染の具体例であるウの後に続ける。よってウ→イ→エ。そして最後の要因としてアを続ければ完成。

(20)good reason for ～「～の正当な理由」。「これだけ両生類消滅の理由があるのだから、世間一般がもっと関心を持っても当然だ」ということ。

(21)2段落を参照。

(22)4段落を参照。

(23)4段落の第3文とエが合致する。

(24)3段落及び6段落の内容とイが合致する。

〔全訳〕

1980年代に、世界中の科学者が奇妙なことに気付き始めた。カエルが消えつつあったのである。より最近の調査によって、多くの種類の両生類が減少していたり、絶滅してしまったりしたことが分かった。両生類とは、例えばカエルのように、水中と陸上の両方に棲んでいる動物であり、大昔から（3億5千万年前から）存在している。両生類は、恐竜の絶滅をはじめとする3度の大量絶滅を生き延びてきた。なぜ両生類は今絶滅しかけているのか。

科学者はこの問題に重大な関心を寄せている。まず第一に、両生類は化学や医学の重要な情報源である。両生類を研究することにより、科学者は人間の病気の治療に非常に役立ち得る新物質について知識を得てきた。さらに研究を進めればずっと多くの発見をもたらすかもしれないが、もし両生類が絶滅すれば、それは不可能になるだろう。

しかしながら、両生類がいなくなってしまうことの最も深刻な側面は、両生類そのものだけにとどまらない。科学者たちは、両生類の減少が地球全体にとって何を意味するのかについて考え始めている。もし地球が両生類にとって生息不可能になりつつあるのなら、地球は他の種類の動物や人間にとっても生息不可能になりつつある

のではないか。

科学者たちは現在、両生類の減少はいくつかの環境要因に拠ると考えている。これらの要因の1つは生息地、つまり動物が棲む自然のままの地域の破壊である。両生類は生息地の変化にとても敏感である。もし適切な環境を見つけられなければ、両生類は産卵することが出来ない。近頃では、自然のままだった区域が家や道路や農場や工場で覆われているため、多くの種類の両生類がもはや産卵していない。例えば、カリフォルニア南部のアロヨヒキガエルは、流れがゆっくりである小川の、砂が堆積した川底でしか産卵しようとしない。カリフォルニア南部にはほとんど小川が残っておらず、残っているごくわずかな小川も、建設事業のためにぬかるんでいることが多い。アロヨヒキガエルが今絶滅の危機にあるのも当然である。

両生類の減少には多数の他の要因がある。汚染はそれらの要因の1つだ。多くの工業地帯で、大気汚染が雨を汚染し、その雨がその後で池に降り注ぎ、そこに生息するカエルやヒキガエルを殺してしまう。農業地帯では、穀物への化学物質の濫用もまた、両生類を死滅させている。もう一つの要因は、大気汚染が紫外線量を増加させているということだ。このことにより、紫外線に特に弱いと思われる両生類が危機に瀕している。そして最後に、科学者は世界の様々な地方で多くの種の両生類を死滅させていると思われる新しい病気を発見した。

両生類消滅に関するこれらすべての理由はまた、一般の人がさらに関心を持つのに十分な理由でもある。土地の破壊、空気と水の汚染、大気の変化、病気の蔓延。これらの要因は人間にも影響を与えている。両生類は環境の変化には特に敏感である。ひょっとすると両生類は炭坑夫がかつて有毒ガス検出のために鉱山に連れて行ったカナリアのようなものなのかもしれない。カナリアが病気になったり死んだりすると、坑夫たちは危険なガスが近くにあり、自分たちの命が危ないと知ったのである。

5

〔解答〕

(25)エ　　(26)ウ　　(27)ウ　　(28)イ　　(29)イ

(30)エ　　(31)イ　　(32)イ　　(33)ウ　　(34)ア

〔出題者が求めたポイント〕

(25)lazy は「怠惰な」「(何もせずに)のんびりした」の意味。よってエ「くつろいだ」が正解。

(26)カッコに入るのは、直前の mountains ～ rivers と同種のものである。つまり、自然の地形である。ウには「(特徴的な)地形、地勢」という意味がある。仮にこれを知らなくとも、ア「活動」イ「出来事」エ「脅し」はいずれも「事」なので明らかにおかしく、消去法でウを選べるはず。

(27)カッコを含む文の意味は「実のところ、オーストラリアは非常に広大なので、キャンパーは実際は（ 27 ）をする必要がある」indeed は直前の内容を補足して「実のところ」の意味。直前の「自分の水を持ってきて、キャンプ地まで徒歩で行く気があるキャンパー向

けに」を補足して、「実のところ、オーストラリアは非常に広大なので、実際に（自分で水を持ってきたり、徒歩でキャンプ地まで行ったりする気がある、無しに関わらず）自分でやるべきことをやる必要がある」という意味になるウが正解。

ア．duty は「義務、仕事、職務」の意味なので、ここでは不適切。< do one's part >「自分の役目を果たす」part はここでは「役割、役目」の意味。

(28)直前まで The good thing、つまりプラスの内容について述べていたのが、それとは逆の The difficult thing、つまりマイナスの内容に話の流れが変わっている。よって、逆接を表すイを選ぶ。

(29)< ahead of time >「時間より早く、前もって」≒イ．beforehand

(30) 4 段落の内容を参照。

(31)カッコを含む文の but の前までマイナスの内容だが、逆接の接続詞 but の後ろは but の前と話の流れが逆転するので、プラスの内容になるはず。よってマイナスの内容であるウ、エは不可。また、カッコを含む文ではキャンプに行くことについて述べているのだから、ア「ホテルで時を過ごす喜び」は不可。よってイ「ありのままの自然の中で時を過ごす喜び」が正解。

(32) 2 段落の主題について述べている主題文は第 1 文「まず最初に、オーストラリアでのキャンプに際しては、多種多様な自然のままの場所の中から選ぶ必要がある」。これに最も近いのはイ。ア、ウ、エは具体例にすぎず、主題ではないので不可。

(33) 3 段落の主題文は第 1 文「もちろん、時間とお金も考慮すべき大切なことである」である。選択肢で最も近いのはウ。

ア「オーストラリアの大きさを説明すること」イ「キャンプにかかる典型的な費用を説明すること」ウ「人々に時間とお金について考えるように促すこと」エ「人々に、キャンプにかかる費用について警告すること」

(34)タイトルを決める問題では、本文全体をカバーしている抽象的なものを選ぶ。いくら本文で言及されていても、局所的に述べられているだけのものはタイトルとして不可。イ、ウ、エは確かに本文中で言及されてはいるが、いずれも局所的に述べられているだけで、本文全体をカバーする内容ではない。アはすべての段落に関わる内容であり、タイトルとして適切である。ア「オーストラリアでキャンプ旅行を計画する方法」イ「オーストラリアでのキャンプの費用を節約する方法」ウ「オーストラリアのどこでキャンプ地を見つけるべきか」エ「オーストラリアのどこにキャンプ旅行で行くべきか」

〔全訳〕

　　毎年、数百万の観光客がオーストラリア北部のカカドゥ国立公園に集まり、この二万平方キロメートルにも及ぶ広大な公園の独特な岩や滝や野生動物や古代の岩絵を見ようとする。見ること、することが非常に多くあるため、多くの観光客はそこに一晩宿泊する。彼らは散歩

したり、ハイキングしたり、登山をしたり、動物観察をしたり、ただ何もしないでいることもできる。しかし、自然環境でのキャンプは、単にテントを設営することよりはるかに多くのことを伴う。他の場所と同じように、オーストラリアでキャンプする場合には注意深く計画し、準備する必要がある。

　　まず最初に、オーストラリアでのキャンプに際しては、多種多様な自然のままの場所の中から選ぶ必要がある。オーストラリアは世界で 6 番目に大きな国であり、山、砂漠、森林、海、浜辺、河、そしてその他の自然の地形がある。実際、多くの地域で、さまざまな自然環境が混ざり合った風景が見られる。シドニー近郊のヴィクトリアの区立公園には、河や浜辺、そして滝のある森林がある。オーストラリア南東部のバンゴニア州保護区には自分の水を持ってきて、キャンプ地まで徒歩で行く気があるキャンパー向けに、山中の洞窟や崖、そしてテーブルロックがある。実のところ、オーストラリアは非常に広大なので、キャンパーは実際に自分でやるべきことは自分でやる必要がある。本やインターネットの写真や記事は各地域の景観や野生動物について説明してくれる。地元の住民も、特に彼らが現地に長い間住んでいる場合は、自分たちの経験を話してくれる。このようにいろいろと調べておけば、珍しい場所や、一緒に行ってもいいかと尋ねてくるかもしれない旅の仲間が見つかることもある。

　　もちろん、時間とお金も考慮すべき大切なことである。オーストラリアでキャンプをすることの利点は、安価であるということだ。ほとんどの州立、国立公園は、公園に入場する乗り物 1 台につき約 6 US ドルを請求し、大人のキャンパーに 1 泊につき約 4 US ドルを請求する。しかし、困ったことに、オーストラリアは非常に広大なので、時間が制限されている観光客向きではない。数日しか休みが無いキャンパーは自宅に近い場所を選ぶか、1 つの州や地域に集中して立地する公園に滞在するように手配する必要がある。幸運にも、オーストラリアとその周囲の島々は州立、国立公園や民営のキャンプ地で一杯である。旅行会社の中には、Oz Experience のように、キャンパーやバックパッカーに対して、公園から公園へと旅行者を連れて行く手ごろな価格のバス旅行のサービスを提供する所もある。

　　いったんキャンプ地を選んだら、キャンパーは良い場所を確保するために、あらかじめ場所の予約をすべきである。カカドゥ国立公園のような人気の公園では、数カ月も前に予約しなければいけないが、それほど混んでいない州立公園であっても、キャンプ地の予約をするのは良いことだ。予約をする際には、キャンパーは以下に述べる質問に留意しておくべきだ。そのキャンプ地は公園の最も美しい区域に位置しているか。そこは河や湖や海に近いか。そこには水道水や他の設備はあるか。そこはペットを許可しているか。この場合もインターネットを使えば、ぴったりのキャンプ地を選ぶことが、より容易になるだろう。ウェブサイトにはたいてい写真やキャンプ地の地図が載っており、多くは訪問者がサイト上で予

約出来るようになっている。

　次のステップは持っていくものの準備だが、これは旅行の計画の中でも時間がかかる部分となることがある。基本的に、寝袋や布団のようなものや、食糧、調理器具、照明器具、そして衣服が必要となるだろう。ここでもまた、お金が重要な点となる。キャンプは金のかかる趣味となり得る。だから、旅行者はバックパックやテント、寝袋、懐中電灯、調理器具といった装備にどれくらい金をかけたいのかを決めておくべきだ。友達やリサイクルショップがより安いキャンプ用具を提供してくれるかもしれない。もう１つの要素は重量である。もしキャンパーがすべての持ち物をバックパックに入れて持ち運ぶつもりなら、こういった持ち物は軽くなければならない。ハウツー本やウェブサイトを見れば、旅行者は様々なキャンプの状況に応じて入手できる装備がどれだけ豊富にあるのか分かるだろう。いずれにせよ、キャンパーは、持っていこうと決めた装備を集めるのに時間がかかることに気づくだろう。

　キャンプ旅行の準備は非常に骨が折れるように思われるかもしれないが、しかし最後にはその見返りとして、手つかずの自然の中で時を過ごす喜びが得られるだろう。自然愛好家はなぜお金を払ってホテルで眠るのだろうか。少し運が良くて、天気に恵まれれば、自然の美しさと野生動物を間近で見るのに、キャンプほど良い方法は無い。

数　学

解答　27年度

$\boxed{\text{A方式}}$

❶

〔解答〕

(1)(ア) $\dfrac{3}{8}\pi$　　(イ) $1+\sqrt{2}$　　(2)(ウ) $\dfrac{37}{42}$　　(エ) $\dfrac{55}{84}$

〔出題者が求めたポイント〕

(1)　$2\sin^2\theta = 1 - \cos 2\theta$

$r = \sqrt{a^2+b^2}$, $\dfrac{a}{r} = \cos\alpha$, $\dfrac{b}{r} = \sin\alpha$ のとき,

$a\sin\theta + b\cos\theta = r\sin(\theta+\alpha)$

$\theta + \alpha = \dfrac{\pi}{2}$ のとき, 最大値は r

(2)　全体の場合は $1\sim 9$ から 3 つ選ぶ。

　(ウ)　すべてが奇数(1, 3, 5, 7, 9 から 3 つ選ぶ)の確率を求め 1 から引く。

　(エ)　6 の倍数とならないときは, ①すべてが奇数(ウと重なる。), ②$A=\{1, 5, 7\}$, $B=\{2, 4, 8\}$ としたときに, (1)A から 2 つ, B から 1 つ選ぶ。(2)A から 1 つ, B から 2 つ選ぶ, (3)B から 3 つ選ぶ, これらの確率の総和を 1 から引く。

〔解法のプロセス〕

(1)　$f(x) = 2\sin^2 x + \sin 2x$ とする。

　　$f(x) = 1 - \cos 2x + \sin 2x$

　　$\sqrt{1^2 + (-1)^2} = \sqrt{2}$, $\dfrac{1}{\sqrt{2}} = \cos\alpha$, $-\dfrac{1}{\sqrt{2}} = \sin\alpha$

　　とすると, $\alpha = -\dfrac{\pi}{4}$

　　よって, $f(x) = 1 + \sqrt{2}\sin\left(2x - \dfrac{\pi}{4}\right)$

　　$0 \leq x \leq \dfrac{\pi}{2}$ より　$-\dfrac{\pi}{4} \leq 2x - \dfrac{\pi}{4} \leq \dfrac{3}{4}\pi$　だから

　　$2x - \dfrac{\pi}{4} = \dfrac{\pi}{2}$ のとき, $x = \dfrac{3}{8}\pi$ のときに,

　　$f(x)$ は最大値 $1 + \sqrt{2}$ をとる。

(2)　全体は, $_9C_3 = 84$

　(ウ)　奇数は, 1, 3, 5, 7, 9 の 5 個。

　　　すべて奇数は, $_5C_3 = 10$

　　　偶数の確率は, $1 - \dfrac{10}{84} = \dfrac{37}{42}$

　(エ)　6 の倍数にならない場合は, ①すべて奇数, 10

　　②$A = \{1, 5, 7\}$, $B = \{2, 4, 8\}$ とすると,

　　(1)A から 2 つ, B から 1 つ選ぶ。$_3C_2 \cdot {}_3C_1 = 9$

　　(2)A から 1 つ, B から 2 つ選ぶ。$_3C_1 \cdot {}_3C_2 = 9$

　　(3)B から 3 つ選ぶ。$_3C_3 = 1$

　　従って, 6 の倍数の確率は,

　　$1 - \dfrac{10 + 9 + 9 + 1}{84} = 1 - \dfrac{29}{84} = \dfrac{55}{84}$

❷

〔解答〕

(1)　$\dfrac{\pi}{3}$　　(2)　$(3, -3, -3)$　　(3)　$\left(-1, 2, \dfrac{3}{2}\right)$

〔出題者が求めたポイント〕

(1)　$\cos\angle\text{AOB} = \dfrac{\overrightarrow{\text{OA}} \cdot \overrightarrow{\text{OB}}}{|\overrightarrow{\text{OA}}||\overrightarrow{\text{OB}}|}$

(2)　平面 OAB の法線ベクトルを $\vec{n} = (a, b, c)$ とし, $\vec{n} \perp \overrightarrow{\text{OA}}$, $\vec{n} \perp \overrightarrow{\text{OB}}$ より b, c を a で表わし, $\vec{n}$ を求める。

$\vec{n} \perp \overrightarrow{\text{OA}} \iff \vec{n} \cdot \overrightarrow{\text{OA}} = 0$

平面 OAB の方程式は, (x_0, y_0, z_0) を通るとき,

$a(x - x_0) + b(y - y_0) + c(z - z_0) = 0$

点 (x_1, y_1, z_1) を通り, $\vec{n}$ に平行な直線上の点 (x, y, z) は, $x = at + x_1$, $y = bt + y_1$, $z = ct + z_1$

交点 P は, 2 つの式より, t, x, y, z を求める。

(3)　Q から平面 OAB に垂線を下し, 三角形 OAB との交点を H とする。

$\overrightarrow{\text{OQ}} = s\overrightarrow{\text{OC}}$ とし, Q の座標を s で表わす。

(2)と同様の方法で, H の座標を s で表わす。

四面体 OABQ の体積は,

$\dfrac{1}{3}\left(\dfrac{1}{2}\text{OA} \cdot \text{OB}\sin\angle\text{AOB}\right)\text{QH}$

より s を求める。

〔解法のプロセス〕

(1)　$|\overrightarrow{\text{OA}}| = \sqrt{4+1+1} = \sqrt{6}$

　　$|\overrightarrow{\text{OB}}| = \sqrt{1+4+1} = \sqrt{6}$

　　$\cos\theta = \dfrac{2\times 1 + 1\times 2 + 1\times(-1)}{\sqrt{6}\cdot\sqrt{6}} = \dfrac{1}{2}$

　　従って, $\theta = \dfrac{\pi}{3}$

(2)　平面 OAB の法線ベクトルを $\vec{n} = (a, b, c)$ とする。

　　$\vec{n} \perp \overrightarrow{\text{OA}}$ より, $2a + b + c = 0$

　　$\vec{n} \perp \overrightarrow{\text{OB}}$ より, $a + 2b - c = 0$

　　2 式より　$b = -a$, $c = -a$

　　$\vec{n} = (a, -a, -a) = a(1, -1, -1)$

　　平面 OAB は点 O を通るので方程式は,

　　$1(x-0) - 1(y-0) - 1(z-0) = 0$

　　よって, $x - y - z = 0$

　　直線 CP 上の点 (x, y, z) は点 C を通り $\vec{n}$ に平行な直線なので,

　　$x = t - 2$, $y = -t + 4$, $z = -t + 3$

　　よって, $(t-2) - (-t+4) - (-t+3) = 0$

　　$3t - 9 = 0$ より　$t = 3$, P$(1, 1, 0)$

　　$\overrightarrow{\text{CP}} = (1+2, 1-4, 0-3) = (3, -3, -3)$

(3)　Q から平面 OAB に垂線を下し, 三角形 OAB との交点を H とする。

　　$\overrightarrow{\text{OQ}} = s\overrightarrow{\text{OC}}$ とすると, Q$(-2s, 4s, 3s)$

　　直線 QH 上の点 (x, y, z) は点 Q を通り $\vec{n}$ に平行な直線なので,

$x = t - 2s,\ y = -t + 4s,\ z = -t + 3s$

$(t - 2s) - (-t + 4s) - (-t + 3s) = 0$

$3t - 9s = 0$ より $t = 3s$

H$(s,\ s,\ 0)$

QH $= \sqrt{(-2s-s)^2 + (4s-s)^2 + (3s-0)^2} = 3\sqrt{3}\,s$

$\dfrac{1}{3}\left(\dfrac{1}{2}\sqrt{6}\sqrt{6}\sin\dfrac{\pi}{3}\right)3\sqrt{3}\,s = \dfrac{9}{4}$

$\dfrac{9}{2}s = \dfrac{9}{4}$ より $s = \dfrac{1}{2}$, Q$\left(-1,\ 2,\ \dfrac{3}{2}\right)$

$\overrightarrow{OQ} = \left(-1,\ 2,\ \dfrac{3}{2}\right)$

3

〔解答〕

(1) $y = -\dfrac{\sqrt{3}}{3}x + \dfrac{5\sqrt{3}}{3}$

(2) 中心$\left(3,\ \dfrac{2}{3}\sqrt{3}\right)$, 半径$\dfrac{2}{3}\sqrt{3}$

(3) $\dfrac{3}{2}\sqrt{3} - \dfrac{4}{9}\pi$

〔出題者が求めたポイント〕

(1) 放物線 $y = f(x)$ とすると l の傾きは, $f'(2)$
直線 l に直交する直線を直線 m とすると, 直線 m の傾きを k とすると, $kf'(2) = -1$
点 $(x_0,\ y_0)$ を通り, 傾き k の直線の方程式は,
$y = k(x - x_0) + y_0$

(2) 円 O の中心を Q, 半径を r とすると,
点 Q は直線 m 上の点なので, x 座標を t とし, y 座標を t で表わす。半径は円 O が x 軸と接するので y 座標と同じ。PQ^2 = (半径)^2 から t を求める。

(3) 直線 $x = 2$ と点 Q から x 軸に平行に引いた直線との交点を R とし, 点 Q から x 軸に下した垂線と x 軸の交点を H とする。

$\tan\angle\mathrm{PQR} = |k|,\ \angle\mathrm{PQH} = \angle\mathrm{PQR} + \dfrac{\pi}{2}$

放物線 C を 0 から 2 まで, 直線 m を 2 から t まで定積分した和から円 O の面積 $\times \dfrac{\angle\mathrm{PQH}}{2\pi}$ を引く。

〔解法のプロセス〕

(1) $y' = \dfrac{\sqrt{3}}{2}x$ で, $x = 2$ のとき, $y' = \sqrt{3}$

点 P を通り, 直線 l に直交する直線を m とし, その傾きを k とする。

$\sqrt{3}\,k = -1$ $\quad\therefore\ k = -\dfrac{1}{\sqrt{3}} = -\dfrac{\sqrt{3}}{3}$

$m : y = -\dfrac{\sqrt{3}}{3}(x - 2) + \sqrt{3} = -\dfrac{\sqrt{3}}{3}x + \dfrac{5\sqrt{3}}{3}$

(2) 円 O の中心を Q とし, Q の x 座標を t とする。
点 Q は直線 m の上の点で, 円 O が x 軸と接するので,
Q$\left(t,\ -\dfrac{\sqrt{3}}{3}t + \dfrac{5\sqrt{3}}{3}\right)$

円 O の半径 $-\dfrac{\sqrt{3}}{3}t + \dfrac{5\sqrt{3}}{3}$

PQ^2 = (半径)^2 なので,

$\quad (t-2)^2 + \left(-\dfrac{\sqrt{3}}{3}t + \dfrac{5\sqrt{3}}{3} - \sqrt{3}\right)^2$

$\qquad = \left(-\dfrac{\sqrt{3}}{3}t + \dfrac{5\sqrt{3}}{3}\right)^2$

$(t-2)^2 + \dfrac{1}{3}(t-2)^2 = \dfrac{1}{3}(t-5)^2$

$\dfrac{4}{3}t^2 - \dfrac{16}{3}t + \dfrac{16}{3} = \dfrac{1}{3}t^2 - \dfrac{10}{3}t + \dfrac{25}{3}$

$t^2 - 2t - 3 = 0$ より $(t-3)(t+1) = 0$

$t > 2$ なので, $t = 3$

従って, Q$\left(3,\ \dfrac{2\sqrt{3}}{3}\right)$, 半径$\dfrac{2\sqrt{3}}{3}$

(3) $R = \left(2,\ \dfrac{2\sqrt{3}}{3}\right)$ とする。

$\tan\angle\mathrm{PQR} = \left|-\dfrac{1}{\sqrt{3}}\right| = \dfrac{1}{\sqrt{3}},\ \ \angle\mathrm{PQR} = \dfrac{\pi}{6}$

$\angle\mathrm{PQH} = \dfrac{\pi}{6} + \dfrac{\pi}{2} = \dfrac{2}{3}\pi$

扇形 QPH の面積は,

$\left(\dfrac{2}{3}\sqrt{3}\right)^2\pi \cdot \dfrac{\frac{2}{3}\pi \cdot 1}{2\pi} = \dfrac{4}{9}\pi$

従って, 求める面積は,

$\displaystyle \int_0^2 \dfrac{\sqrt{3}}{4}x^2\,dx + \int_2^3\left(-\dfrac{\sqrt{3}}{3}x + \dfrac{5\sqrt{3}}{3}\right)dx - \dfrac{4}{9}\pi$

$= \left[\dfrac{\sqrt{3}}{12}x^3\right]_0^2 + \left[-\dfrac{\sqrt{3}}{6}x^2 + \dfrac{5\sqrt{3}}{3}x\right]_2^3 - \dfrac{4}{9}\pi$

$= \dfrac{2}{3}\sqrt{3} + \dfrac{5}{6}\sqrt{3} - \dfrac{4}{9}\pi = \dfrac{3}{2}\sqrt{3} - \dfrac{4}{9}\pi$

B 方式

1

〔解答〕

(1)(ア) 113　(イ) 17

(2)(ウ) $(-2, 1)$　(エ) $\left(\dfrac{5}{2}, \dfrac{5}{2}\right)$

〔出題者が求めたポイント〕

(1) 初項が a_1，公差が d の等差数列の一般項 a_n は，
$a_n = a_1 + d(n-1)$
$n = 10$ と $n = 25$ のときより a, d を求める。
S_n が最大となるのは，a_n が正となるもので n が最大のとき。

(2) 2 点 $E(x_1, y_1)$, $F(x_2, y_2)$ が直線 $y = mx + k$ に関して対称なとき，

① 直線 EF と直線 $y = mx + k$ が垂直に交わる。

$\dfrac{y_2 - y_1}{x_2 - x_1} m = -1$

② 線分 EF の中点が直線 $y = mx + k$ の上になる。

$\dfrac{y_1 + y_2}{2} = m \dfrac{x_1 + x_2}{2} + k$

点 A と直線 l に関して対称な点を Q とする。
Q は①，②で求める。点 P は直線 l と直線 AQ の交点になる。

〔解法のプロセス〕

(1) $a_1 + 9d = 50$, $a_1 + 24d = -55$
$15d = -105$　よって，$d = -7$
$a_1 - 63 = 50$　従って，$a_1 = 113$
$a_n = 113 - 7(n-1) = -7n + 120$

$-7n + 120 \geqq 0$ より　$n \leqq \dfrac{120}{7}$　$(17.14\cdots)$

従って，$n = 17$

(2) 直線 l に関して点 A と対称な点を $Q(a, b)$ とする。

① 直線 l と直線 AQ が垂直

$1 \cdot \dfrac{b - (-2)}{a - 1} = -1$　∴　$b = -a - 1$

② 線分 AQ の中点が直線 l 上

$\dfrac{b + (-2)}{2} = \dfrac{a + 1}{2}$　∴　$b = a + 3$

$-a - 1 = a + 3$ より　$a = -2$, $b = 1$
$Q(-2, 1)$

直線 BQ : $y = \dfrac{3 - 1}{4 - (-2)}(x - 4) + 3 = \dfrac{1}{3} x + \dfrac{5}{3}$

直線 l と直線 BQ の交点が点 P

$x = \dfrac{1}{3} x + \dfrac{5}{3}$ より　$x = \dfrac{5}{2}$, $y = \dfrac{5}{2}$

$P\left(\dfrac{5}{2}, \dfrac{5}{2}\right)$

2

〔解答〕

(1) 8　(2) $(20, 5)$, $(12, 6)$

(3) 882

〔出題者が求めたポイント〕

(1) y, z に代入して，x を求める。

(2) $\dfrac{1}{x} + \dfrac{1}{y} = \dfrac{1}{n}$ のとき，$ny + nx = xy$
から，$(x - n)(y - n) = n^2$ と変形し，$x - n$ と $y - n$ の因数の組をあげる。

(3) z が 1, 2 のときは x, y の値がないので，z の最小値は 3。(2)と同様にし，各組の xyz を求める。

〔解法のプロセス〕

(1) $\dfrac{1}{x} + \dfrac{1}{x} + \dfrac{1}{4} = \dfrac{1}{2}$ より　$\dfrac{2}{x} = \dfrac{1}{4}$

逆数すると，$\dfrac{x}{2} = \dfrac{4}{1}$　∴　$x = 8$

(2) $\dfrac{1}{x} + \dfrac{1}{y} = \dfrac{1}{4}$ より　$4y + 4x = xy$
よって，$(x - 4)(y - 4) = 16$
$x > y$　だから　$x - 4 > y - 4$

$x-4$	$y-4$	x	y
16	1	20	5
8	2	12	6

$(x, y) = (20, 5)$, $(12, 6)$

(3) $z = 1$, 2 のとき，x, y に値はない。
よって，z の最小値は 3。

$\dfrac{1}{x} + \dfrac{1}{y} + \dfrac{1}{3} = \dfrac{1}{2}$ より　$\dfrac{1}{x} + \dfrac{1}{y} = \dfrac{1}{6}$

よって，$6y + 6x = xy$
$(x - 6)(y - 6) = 36$

$x-6$	$y-6$	x	y	z	xyz
36	1	42	7	3	882
18	2	24	8	3	576
12	3	18	9	3	486
9	4	15	10	3	450
6	6	12	12	3	432

積 xyz の最大値は，882

❸

〔解答〕

(1)

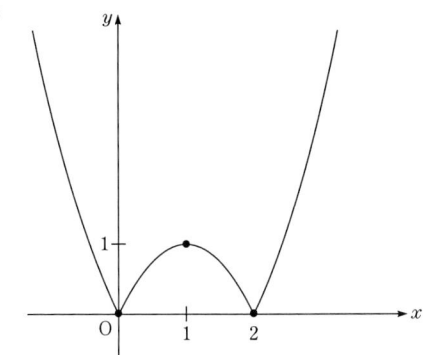

(2) $0 < a < 2$ 　(3) $\dfrac{13}{6}$

〔出題者が求めたポイント〕

(1) $|f(x)| = \begin{cases} f(x) & (f(x) \geqq 0) \\ -f(x) & (f(x) < 0) \end{cases}$

　各区間で $f(x)$ を平方完成する。

(2) a は，$(0, 0)$ と $(2, 0)$ を通るところから $(0, 0)$ で
　$y = -f(x)$ に接するところまで。境界は含まない。

(3) 交点を求める。交点と面積の下の線が変わる点で区
　間を分けて定積分する。

〔解法のプロセス〕

(1) $x^2 - 2x = x(x - 2)$
　$x \leqq 0,\ 2 \leqq x$ のとき，
　$y = x^2 - 2x = (x - 1)^2 - 1$
　$0 < x < 2$ のとき，
　$y = -x^2 + 2x = -(x - 1)^2 + 1$

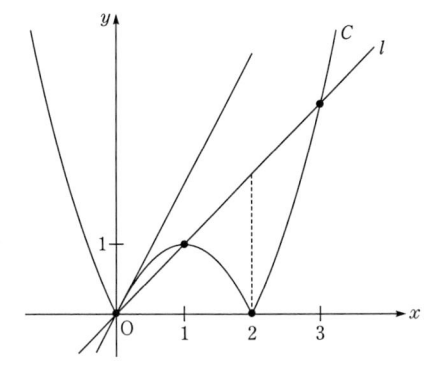

(2) $(0, 0),\ (2, 0)$ を通るとき，$a = 0$
　$y = -x^2 + 2x$ に原点で接するとき，
　$y' = -2x + 2$ で，$x = 0$ のとき $y' = 2$
　従って，$0 < a < 2$

(3) $-x^2 + 2x = x$ より　$x^2 - x = 0$
　$x(x - 1) = 0$　よって，$x = 1$
　$x^2 - 2x = x$ より　$x^2 - 3x = 0$
　$x(x - 3) = 0$　よって，$x = 0,\ 3$
　また，$x = 2$ で面積の下の線が変わる。

$$\int_0^1 (-x^2 + 2x - x)dx = \int_0^1 (-x^2 + x)dx$$
$$= \left[-\frac{1}{3}x^3 + \frac{1}{2}x^2 \right]_0^1 = \frac{1}{6}$$
$$\int_1^2 (x + x^2 - 2x)dx = \int_1^2 (x^2 - x)dx$$
$$= \left[\frac{1}{3}x^3 - \frac{1}{2}x^2 \right]_1^2 = \frac{2}{3} - \left(-\frac{1}{6} \right) = \frac{5}{6}$$
$$\int_2^3 (x - x^2 + 2x)dx = \int_2^3 (-x^2 + 3x)dx$$
$$= \left[-\frac{1}{3}x^3 + \frac{3}{2}x^2 \right]_2^3 = \frac{9}{2} - \frac{10}{3} = \frac{7}{6}$$

従って，$\dfrac{1}{6} + \dfrac{5}{6} + \dfrac{7}{6} = \dfrac{13}{6}$

化 学

解答

27年度

A方式

1

〔解答〕

問1　ア～エ　1.013（×10⁵Pa）

問2　（オ）……(2)　（カ）……(6)

問3　キ～ケ　0.02〔mol/kg〕

問4　コ～シ　0.021〔℃〕

問5　ス～ソ　3.60〔g〕

〔出題者が求めたポイント〕

蒸気圧降下，沸点上昇の計算

〔解答のプロセス〕

問1　蒸気圧が大気圧と等しくなると沸騰がはじまり，そのときの温度を沸点という。水(A)は100℃で沸騰するので，

$$P_1 = （大気圧）= 1013〔hPa〕= 1.013 \times 10^5〔Pa〕$$

問2

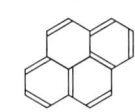

純溶媒の蒸気圧曲線
溶液の蒸気圧曲線
Δp
P_1
Δt
純溶媒の沸点

Ⅱの溶液の蒸気圧曲線は(C)である。

不揮発性物質を溶かした溶液の蒸気圧は純溶媒より低くなる。（蒸気圧降下度：Δp）

これにより，沸点は高くなる。（沸点上昇度：Δt）

問3　（質量モル濃度）$= \dfrac{溶質〔mol〕}{溶媒〔kg〕}$ より，

$CaCl_2$（式量 111.0）の質量モル濃度は

$$\dfrac{1.11}{111.0}〔mol〕\div 0.500〔kg〕= 0.02〔mol/kg〕$$

問4　沸点上昇度は質量モル濃度に比例するので，

$CaCl_2 \longrightarrow Ca^{2+} + 2Cl^-$ に注意して，

$\Delta t_2 - \Delta t_1 = 0.52 \times 0.02 \times 3$

　　　　　　溶質粒子（イオン）は3倍

$\therefore \Delta t_2 - \Delta t_1 = 0.0312〔K〕$

$\Delta t_2 = 0.052〔℃〕$であることから，$\Delta t_1 = 0.052 - 0.0312$

$= 0.0208 \fallingdotseq 0.021〔℃〕$

問5　溶媒は一定量（500 g）なので，沸点上昇度の比は，溶質粒子の比に等しくなる。

求めるグルコースの質量をxgとすると，

$\Delta t_2 - \Delta t_1 : \Delta t_1 = \dfrac{1.11}{111.0} \times 3 : \dfrac{x}{180}$

　　　　　　　　　$CaCl_2〔mol〕$　グルコース〔mol〕

$0.0312 : 0.0208 = 0.03 : \dfrac{x}{180}$

$\dfrac{x}{180} = 0.02$

$\therefore x = 3.60〔g〕$

2

〔解答〕

問1　(1)

問2　ア～ウ　632〔kJ/mol〕　（エ）……(0)

　　　オ～キ　424〔kJ/mol〕　（ク）……(0)

問3

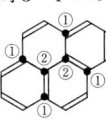

問4　(0)

問5　(2)

問6　(4)

〔出題者が求めたポイント〕

アセチレンに関する知識，熱化学方程式，平衡

〔解答のプロセス〕

問1　結合長の大小関係は次のとおり。

C−H ＜ アセチレン ＜ エチレン ＜ ベンゼン ＜ エタン

0.11nm　　0.12nm　　0.13nm　　0.14nm　　0.15nm

問2　求める反応熱の熱化学方程式は

$3HC \equiv CH（気）= C_6H_6（液）+ QkJ$

（反応熱）＝（生成物の生成熱の総和）

　　　　　　　−（反応物の生成熱の総和）

より，

$Q = (-49) - (-227 \times 3) = 632〔kJ/mol〕$（発熱）

同様に，

$C_6H_6（液）+ 2HC \equiv CH（気）$

$= C_{10}H_8（固）+ H_2（気）+ Q'kJ$ より，

$Q' = (-79) - (-49 - 227 \times 2) = 424〔kJ/mol〕$

（発熱）

問3　4つの縮環を考える。

ベンゼンは炭素数6なので，4つ分の$6 \times 4 = 24$〔個〕炭素があるが，ピレンは炭素数16だから，$24 - 16 = 8$〔個〕少ない。上図の①の頂点は2つのベンゼンで共有することにより，その分炭素が1つ減る。②の頂点は3つのベンゼンで共有することにより，その分炭素が2つ減る。それより構造を予測するとよい。

問4　触媒を加えると活性化エネルギーが小さくなり反応速度が大きくなる。しかし，反応熱は変わらない。なお，触媒により副生成物の種類や量が変化する場合もある。

問5　白川英樹が発見・開発した導電性高分子は，ポリアセチレンに少量 Na などをドーピングすることで，

金属並みの電導性を実現。金属より軽量なので，携帯電話の二次電池などに利用されている。

問6　$HgSO_4$ 触媒下，水の付加反応がおこる。

$$HC≡CH + H_2O \longrightarrow \begin{bmatrix} H \\ H \end{bmatrix} C=C \begin{matrix} H \\ OH \end{matrix}$$

ビニルアルコール（不安定）

$$\longrightarrow \begin{matrix} H \\ H-C-C-H \\ H \; O \end{matrix}$$

アセトアルデヒド

この反応で使われた有機水銀が，水俣病の原因である。

③

〔解答〕

問1　(ア)…(2)　(イ)…(3)　(ウ)…(0)　(エ)…(1)

問2　オ～キ　386〔分〕

問3　ク～コ　6.00（$×10^{-1}$ mol）
　　　サ～ス　35.6〔%〕

問4

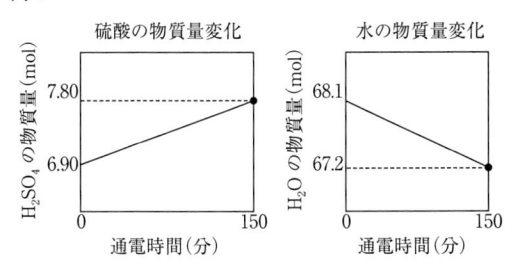

硫酸の物質量変化／水の物質量変化

〔出題者が求めたポイント〕

鉛蓄電池の濃度計算，電気分解

〔解答のプロセス〕

問2　実験Ⅰでは鉛蓄電池の放電により，NaOHaq が電気分解される。

（陰極：D）$2H_2O + 2e^- \longrightarrow H_2 \uparrow + 2OH^-$
（陽極：C）$4OH^- \longrightarrow O_2 + 4e^- + 2H_2O$
（全体）$2H_2O \xrightarrow{4e^-} 2H_2 + O_2$

つまり，e^- 4 mol の通電で溶媒である H_2O が 2 mol 消費される。消費された H_2O が 1.08 g であることより，

$$（流れた e^-）= \frac{1.08}{18} \times 2 = 0.12 \text{(mol)}$$
$$H_2O \text{(mol)}$$

よって，0.500〔A〕の電流を x 分間流したとすると，

$$\frac{0.500 \times x \times 60}{9.65 \times 10^4} = 0.12 \qquad x = 386〔分〕$$

問3　鉛蓄電池全体の反応

$Pb + PbO_2 + 2H_2SO_4 \xrightarrow{2e^-} 2PbSO_4 + 2H_2O$ より，e^- 2 mol の通電で，H_2SO_4（溶質）は 2 mol 消費され，H_2O（溶媒）は 2 mol 生成する。

$$（流れた e^-）= \frac{2.00 \times (8 \times 60 \times 60 + 2 \times 60 + 30)}{9.65 \times 10^4}$$

$= 0.600$〔mol〕なので，消費された H_2SO_4 も 0.600 mol。また，生じた H_2O も 0.600 mol。実験開始前の希硫酸について，密度が 1.30 g/cm³ であることより，

$$\frac{1.95}{1.30} = 1.5〔L〕$$

の溶液であることがわかり，5.00〔mol/L〕$\times 1.5$〔L〕$= 7.5$〔mol〕H_2SO_4（溶質：分子量98.0）が含まれている。よって，はじめに含まれていた H_2SO_4 は

$7.5 \times 98.0 = 735$〔g〕

これが，e^- 0.600〔mol〕の放電により，
消費された H_2SO_4：$0.600 \times 98.0 = 58.8$〔g〕
生成した H_2O：$0.600 \times 18.0 = 10.8$〔g〕

よって，

$$（終了時点の%濃度）= \frac{735 - 58.8}{1.95 \times 10^3 - 58.8 + 10.8} \times 100$$

$$= \frac{676.2}{1902} \times 100 = 35.55\cdots ≒ 35.6〔%〕$$

問4　実験Ⅰを行った直後の H_2SO_4 は

$7.5 - 0.600 = 6.9$〔mol〕

また，実験Ⅰを行う前の H_2O が，

$$\frac{1950 - 7.5 \times 98.0}{18.0} = 67.5〔mol〕$$

なので，Ⅰの直後の H_2O は

$67.5 + 0.600 = 68.1$〔mol〕

実験Ⅱにより，鉛蓄電池は充電されるので，e^- 2 mol の通電で，H_2SO_4 は 2 mol 生じ，H_2O は 2 mol 消費される。150 分までに流れた e^- は，

$$\frac{9.65 \times 150 \times 60}{9.65 \times 10^4} = 0.900〔mol〕$$

なので，150 分後の

H_2SO_4：$6.9 + 0.900 = 7.80$〔mol〕
H_2O：$68.1 - 0.900 = 67.2$〔mol〕

0〜150 分の間，各物質量とも直線的に変化するので，2 点をとり，直線をひく。

④

〔解答〕

問1　(ア)…(4)　(イ)…(3)　(ウ)…(11)　(エ)…(13)

問2　オ　⑥　カ　⑧　キ　②

問3　(2)

問4　ク　⑭　ケ　⑥　コ　②　サ　⑦

問5　(1)

問6　(2)

問7　(0)と(3)

問8　(2)

〔出題者が求めたポイント〕

無機全般に関する知識

〔解答のプロセス〕

問1(ア)炎色反応が赤紫色であることより K とわかる。
　(イ)原発事故で放出された放射性セシウム Cs はアルカリ金属に分類される。

（ウ）（エ）族酸化数が＋3 は選択肢の中では Sc，同様に＋4 は Ti。

問2 　オ　$K_2Cr_2O_7$ 中の Cr の酸化数は，O 原子が−2，K 原子が＋1 であることより＋6 と求まる。

　　カキ　Fe は 8 族なので族酸化数は＋8 だが，化合物中では＋2，＋3 の酸化数のものが知られている。

問3 　空気中の酸素により酸化されるのを防ぐため。

問6 　ギ酸は，カルボキシ基だけでなく，アルデヒド基ももつため。

問7 　王水とは濃硝酸と濃塩酸を体積比 1：3 で混合した酸である。

5

〔解答〕

問1 　（ア）…(8) 　（イ）…(6) 　（ウ）…(4) 　（エ）…(1) 　（オ）…(9)

問2 　(2)

問3 　二酸化炭素だけでなく，水も吸収してしまうから。（23 字）

問4 　$C_5H_{12}O$

問5 　A……8 種類　B……6 種類

〔出題者が求めたポイント〕

元素分析，アルコール・エーテルの異性体

〔解答のプロセス〕

問2 　不完全燃焼で生じた CO を

　　$CuO + CO \longrightarrow Cu + CO_2$ と酸化させる役割。

問4

$$C：34.8 \times \frac{12}{44} ≒ 9.5〔mg〕$$

$$H：17.1 \times \frac{2}{18} = 1.9〔mg〕$$

$$O：13.9 − (9.5 + 1.9) = 2.5〔mg〕$$

$$C：H：O = \frac{9.5}{12}：1.9：\frac{2.5}{16} = 5.0\cdots：12.1\cdots：1$$

$$≒ 5：12：1$$

問5 　分子式$(C_5H_{12}O)_n$

分子量 M＝88 より $n = 1$。この分子式で考えられるのは，アルコールかエーテルである。炭素数 5 で考えられる骨格は次の 3 つ。

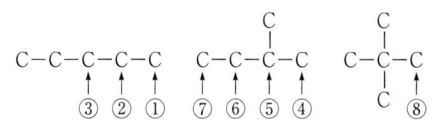

単体の Na と反応して H_2 を発生するのはアルコールなので，上図↑に−OH を結合させた構造が A である。よって，A は 8 種類。同様に，Na と反応しないのはエーテルなので，下図↑をエーテル結合−O−に変えた構造が B である。

C-C-C-C-C 　C-C-C-C 　C-C-C
　↑ ↑ ↑ ↑ 　　↑ ↑ ↑ 　　　↑
　②' ①' 　　　⑤' ④' ③' 　　C⑥'

よって，B は 6 種類。

6

〔解答〕

問1 　(2) 　問2 　(2) 　問3 　(3) 　問4 　(5) 　問5 　(6)

問6 　(1) 　問7 　(7) 　問8 　(4)

〔出題者が求めたポイント〕

糖類，アミノ酸，タンパク質，油脂など天然高分子に関する正誤問題

〔解答のプロセス〕

問1 　a：正

　　b：誤：フェーリング液を還元すると Cu_2O の赤色沈殿を生じる。

　　c：正

問2 　a：正：1 位の炭素の立体配置により，α−グリコシド結合（α型）とβ−グリコシド結合（β型）がある。マルトースはα−グルコースが縮合した以下の構造で，α型である。

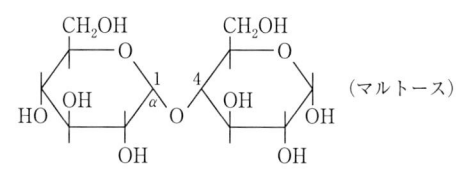

（マルトース）

　　b：誤：ラクトースはβ−ガラクトースの 1 位とα−グルコースの 4 位が縮合した以下の構造で，β型である。

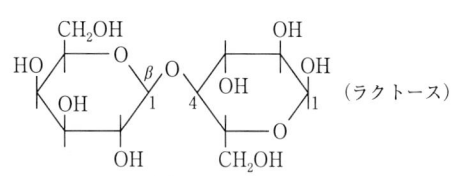

（ラクトース）

β−ガラクトース単位　α−グルコース単位

　　c：正：スクロースを加水分解することを特に転化といい，スクロースは還元性を示さないが，転化により生じたグルコースとフルクトースの混合物は還元性を示す。この混合物を転化糖という。

問3 　a：誤：デンプンをアミラーゼで分解するとデキストリンを経て，マルトースやグルコースを生じる。

　　b：正

　　c：正：デンプンの分子式は$(C_6H_{10}O_5)_n$（分子量 $162n$）と表すことができ，分子量 3.24×10^5 であることから，

　　　$162n = 3.24 \times 10^5$

　　　$n = 2000$

　　よって，2000 個のグルコースが脱水縮合。

問4 　a：誤：グリシンの等電点は中性付近（pH6）なので，酸性溶液中では陽イオンになっている。よって，電気泳動すると陰極に移動する。

　　b：正

　　c：誤：グリシンだけは，不斉炭素原子をもたない。

問5　a：誤：アラニン(Ala)1分子とセリン(Ser)2分子からなる鎖状トリペプチドの異性体は，N末端Ⓝ，C末端Ⓒで区別すると，

　　　Ⓝ－Ala＊－Ser＊－Ser＊－Ⓒ
　　　Ⓝ－Ser＊－Ala＊－Ser＊－Ⓒ
　　　Ⓝ－Ser＊－Ser＊－Ala＊－Ⓒ

構造異性体が上記の3種類ある。

> 不斉炭素原子C＊を考慮するのであれば，上記＊をつけたアミノ酸はD体，L体が存在するので，それぞれの構造について 2×2×2＝8種ずつある。よって，光学異性体を考慮すると，3×8＝24種ある。

　b：誤：α－ヘリックス構造は，同一分子内(1本のポリペプチド鎖内)で水素結合することでつくられる構造である。

　c：正：球状タンパク質は親水基を外側に向けた構造をしているので，水などの溶媒に溶けやすい。

問6　a：正：濃 NaOH 水溶液や NaOH の固体を加えて加熱する。

　b：正：ビウレット反応は2個以上のペプチド結合が Cu^{2+} と錯体をつくることで呈色する。

　c：誤：濃硝酸によりベンゼンのニトロ化がおこることで，黄色になり，塩基性にすると発色が濃くなり橙黄色となる。

問7　a：誤：脂肪油(oil)は常温で液体の油脂。液体の油脂に水素を付加し，固体に変化させたものが硬化油。

　b：誤：油脂1gを完全にけん化するのに必要な KOH (式量56)の質量〔mg〕をけん化価というので，油脂の分子量を M とすると，

$$(けん化価)＝\frac{1}{M}×3×56×10^3$$

分子量が小さいほど，けん化価は大きくなる。

　c：誤：

$$>C=C< \ +I_2 \ \longrightarrow \ -\overset{|}{\underset{|}{C}}-\overset{|}{\underset{|}{C}}- \ より，$$

C＝C結合1個につき，1個のヨウ素分子が付加する。

問8　a：正：炭素数が多く分子量が大きくなると，分子間力も大きくなり，融点は高くなる。

　b：誤：天然の油脂に多く含まれる脂肪酸で代表的なものはステアリン酸 $C_{17}H_{35}COOH$ (分子式 $C_{18}H_{36}O_2$)である。

　c：誤：リノレン酸の示性式は，$C_{17}H_{29}COOH$。

B方式

1

〔解答〕

問1　(ア) (6)　(イ) (8)　(ウ) (1)　(エ) (0)
　　　(オ) (1)　(カ) (5)　(キ) (7)　(ク) (3)
　　　(ケ) (9)　(コ) (0)

問2　(2)

問3　(0), (3), (4)

〔出題者が求めたポイント〕

イオン化エネルギー，電子親和力，電気陰性度，極性

〔解答のプロセス〕

問1, 2　同一周期の原子では，原子番号が大きいほど陽子数が増え，原子核が電子を引きつける強さが大きくなるので，イオン化エネルギーは大きくなり，希ガスで最大となる。また，同族の原子では，原子番号が大きいほど，電子殻が増え，原子半径が大きくなるため，原子核が電子を引きつける強さが小さくなるので，イオン化エネルギーは小さくなる。

問3　結合の極性は電気陰性度の差で決まるが，分子の極性は分子の形を考慮する。

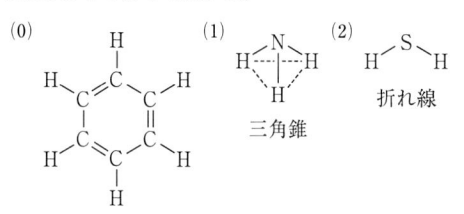

(0) 正六角形
（ベンゼン環自体は共鳴構造）

(1) 三角錐

(2) 折れ線

(3) O=C=O　直線

(4) 正四面体

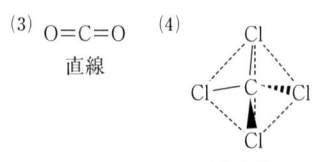

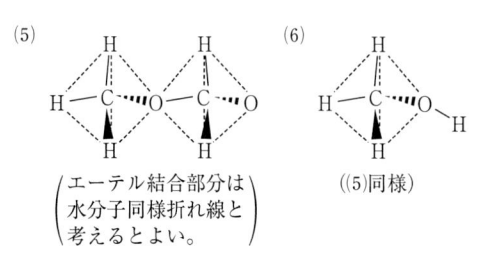

(5) エーテル結合部分は水分子同様折れ線と考えるとよい。

(6) ((5)同様)

2

〔解答〕

問1　ア ～ ウ　1.20(L)　　問2　エ ～ カ　2.70(g/cm³)

問3　キ ～ ケ　7.22(×10⁴Pa)
　　　コ ～ シ　3.50(×10⁴Pa)

問4　(6)

〔出題者が求めたポイント〕

気体の法則と飽和蒸気圧

〔解答のプロセス〕

問1　実験1は温度一定なので，容器Bの内容積を V_B(L)として，窒素についてボイルの法則を適用すれば，
$$1.10 \times 10^5 \times 1.00 = 0.500 \times 10^5 \times (1.00 + V_B)$$
$$\therefore \quad V_B = 1.20(L)$$

問2　金属球Dの体積分だけ気体が占める体積は小さくなる。Dを入れたあと，容器A内の気相の体積を V_A(L)とすると，ボイルの法則より，
$$2.00 \times 10^5 \times V_A = 0.800 \times 10^5 \times (V_A + 1.20)$$
$$V_A = 0.800(L)$$

よって，Dの体積は
$$1.00 - 0.800 = 0.200(L)$$

以上より，Dの密度は
$$\frac{540(g)}{0.200 \times 10^3 (cm^3)} = 2.70(g/cm^3)$$

問3　（問4より明らかに「実験3終了時」エタノールがすべて気体として存在することがわかるが，確かめる。）　実験3終了時（コックCが開いているとき），容器内の全圧が 1.40×10^5 Pa だったので，エタノールがすべて気体になっていると仮定すると，
$$(\text{エタノールの分圧}) = 1.40 \times 10^5 \times \frac{1}{1+3}$$
$$= 0.35 \times 10^5 (Pa)$$

これは 70℃におけるエタノールの蒸気圧 7.22×10^4 Pa より小さいので，すべて気体として存在。よって，コックを開けた後の分圧は，3.50×10^4(Pa)。コックCを開く前，エタノールがすべて気体と仮定すると，70℃で一定なので，ボイルの法則が成立。従って，その時のエタノールの分圧を x(Pa)とすると，
$$x \times 1.00 = 0.35 \times 10^5 \times (1.00 + 1.20)$$
$$x = 0.77 \times 10^5 (Pa)$$

これは，エタノールの蒸気圧より大きいので，一部液体となっていることがわかる。よって，コックを開ける前の分圧は，7.22×10^4(Pa)の蒸気圧となる。

問4　70℃から20℃まで定積(1.00 + 1.20 = 2.20(L))変化となるので，ずっと気体のままであると仮定すると，分圧と絶対温度は比例する。20℃における分圧を y(Pa)とすると，
$$\frac{0.35 \times 10^5}{70 + 273} = \frac{y}{20 + 273}$$

$$y = 0.35 \times 10^5 \times \frac{293}{343} = 0.298\cdots \times 10^5$$

$$\fallingdotseq 0.30 \times 10^5 (\text{Pa})$$

下図のように，蒸気圧曲線のグラフに2点とり，直線で結んだとき，この直線と蒸気圧曲線との交点において，エタノールの凝縮がはじまる。

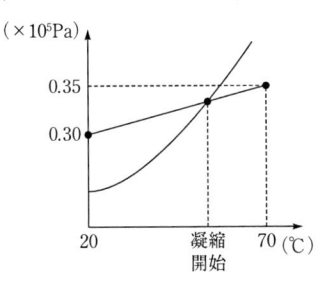

3
〔解答〕

問1 　ア～ウ 　4.70(L)

問2 　$C_2H_2(気) + \dfrac{5}{2}O_2(気)$

$$= 2CO_2(気) + H_2O(液) + 1300\,kJ$$

問3 　エ～カ 　75.0(℃)

問4 　(6)

〔出題者が求めたポイント〕

物質量の計算，熱化学方程式，比熱の計算，水和物の溶解度

〔解答のプロセス〕

問1 　アセチレン C_2H_2 の分子量は26.0であることより，

$$\frac{5.46}{26.0} \times 22.4 = 4.704 \fallingdotseq 4.70(L)$$

問2 　求める熱化学方程式は

$$C_2H_2(気) + \frac{5}{2}O_2(気) = 2CO_2(気) + H_2O(液) + Q\,kJ$$

（反応熱）＝（生成物の生成熱）－（反応物の生成熱）より，

$$Q = 2 \times 394 + 286 - (-226)$$
$$= 1300(\text{kJ/mol})$$

問3 　問1より，アセチレンの物質量は，

$$\frac{5.46}{26.0} = 0.21(\text{mol})$$

なので，問2より，この燃焼により発生した熱量は

$$1300 \times 0.21 = 273(\text{kJ})$$

この熱によって，水が Δt(℃)上昇したとすると，

$$273 \times 10^3(\text{J}) = 4.20 \times 1300 \times \Delta t$$
$$\Delta t = 50.0(℃)$$

よって，水の温度は，$25.0 + 50.0 = 75.0$(℃)まで上昇する。

問4 　問3より，75.0℃の水 1300 g に溶解する $CuSO_4 \cdot 5H_2O$ を考える。溶解度曲線により，75.0℃における $CuSO_4$(式量160.0)の溶解度は 50.0(g/100 g 水)と読み取れるので，$CuSO_4 \cdot 5H_2O$(式量250.0)が最大で x g 溶解するとすれば，

$$\frac{溶質}{溶液} = \frac{x \times \dfrac{160.0}{250.0}}{1300 + x} = \frac{50.0}{100 + 50.0}$$

$$x = 1413.0\cdots \fallingdotseq 1413(g)$$

4
〔解答〕

問1 　(0), (1) 　　問2 　電解精錬

問3 　A：CuS, B：$Fe(OH)_3$, C：ZnS

問4 　(1), (3), (5)

〔出題者が求めたポイント〕

銅の電解精錬，金属イオンの分離，亜鉛の性質

〔解答のプロセス〕

問1 　粗銅中の不純物のうち，Cu よりイオン化傾向の大きい金属は陽イオンとして溶解し，陰極には析出しない。（ただし，Pb は $PbSO_4$ として陽極泥中に沈殿する。）

問3 　問1の金属イオンは Zn^{2+}，Fe^{2+}，これと Cu^{2+} を含む水溶液を用いて操作を行う。

操作1：酸性条件で H_2S を加え沈殿するのは CuS(黒色)。

操作2：ろ液を加熱し H_2S を追い出した後，希硝酸を加えると Fe^{2+} が Fe^{3+} に酸化される。十分なアンモニア水を加えると $Fe(OH)_3$ の赤褐色沈殿が生成。

操作3：塩基性条件で H_2S を加え沈殿するのは ZnS(白色)。

問4 　(0)：正：ZnO は両性酸化物。

(1)：誤：$ZnCl_2$ は水に可溶の塩。

(2)：正：$[Zn(NH_3)_4]^{2+}$ の錯イオンが生成。

(3)：誤：電気や熱伝導性が最大の金属は Ag。

(4)：正

(5)：誤：$ZnSO_4$ を結晶化させると無色不透明(または白色)の水和物が得られる。

(6)：正：$Zn(OH)_2$ は両性水酸化物。

(7)：正：$Zn + 2HCl \longrightarrow ZnCl_2 + H_2\uparrow$

5
〔解答〕

問1 　炭酸水素ナトリウムで A は塩となるが蒸留水では水に不溶のままエーテル層に残るから。(40字)

問2 　　　　　　COOCH₃ 　　　問3 　(0), (3)

問4 　CO_2

問5　C CH₃-CH(C₆H₅)-CH₃　D C₆H₅-OH

E C₆H₅-OCOCH₃

〔出題者が求めたポイント〕

有機化合物の分離，エステルの構造決定，クメン法

〔解答のプロセス〕

問1　実験の最後に分子式 $C_7H_6O_2$ の化合物が得られたことから，A は安息香酸である。

$$C_6H_5-COOH + CH_3OH \rightleftharpoons C_6H_5-COOCH_3 + H_2O$$

A　　　　　　　　　　B

残った A は $NaHCO_3$ と次のように反応。

$$C_6H_5-COOH + NaHCO_3$$
$$\longrightarrow C_6H_5-COONa + H_2O + CO_2$$

生じた安息香酸ナトリウムは水に可溶なので水層へ，B はエーテル層へ分離される。

問4　水層に残った $NaHCO_3$ があるので，濃塩酸と反応。

$$NaHCO_3 + HCl \longrightarrow NaCl + H_2O + CO_2\uparrow$$

さらに濃塩酸を加えると，

$$C_6H_5-COONa + HCl \longrightarrow C_6H_5-COOH + NaCl$$

となり，安息香酸(白色沈殿)が遊離する。

問5　クメン法により生成した D フェノールをアセチル化すると次の反応がおこる。

$$C_6H_5-OH + (CH_3CO)_2O$$
$$\xrightarrow{\text{アセチル化}} C_6H_5-OCOCH_3 + CH_3COOH$$

6
〔解答〕

問1　(0)　　問2　(3)　　問3　(7)　　問4　(5)
問5　(2)　　問6　(4)

〔出題者が求めたポイント〕

糖類・アミノ酸・タンパク質・セッケンについての知識

〔解答のプロセス〕

問1　a：正：フルクトースの鎖状構造はヒドロキシケトン基をもち，還元性を示す。

b：正

c：正：六炭糖はアルコール発酵し，エタノールと CO_2 を生成。

問2　a：誤：セロビオースは β-グルコース2分子が

β-1, 4-グリコシド結合した構造。

b：正：スクロースは α-グルコースの1位と，β-フルクトース(五員環)の2位のヒドロキシ基どうしが脱水縮合した二糖類である。

c：正：マルトースとラクトースはともに二糖類で分子式 $C_{12}H_{22}O_{11}$ である。

問3　a：誤：温水に溶ける成分がアミロース，水に不溶性の成分がアミロペクチン。

b：誤：α-グルコース単位の1位の OH 基と4位の OH 基が α-グリコシド結合するとき，グリコシド結合の O 原子の結合角がやや開いた形(約110°)まで分子が折れ曲がったほうが安定になる。さらに，2位と3位の OH 基が分子内水素結合をつくり，安定したらせん構造となる。

c：誤：$(C_6H_{10}O_5)_n + nH_2O \longrightarrow nC_6H_{12}O_6$

デンプン(分子量 $162n$) 1 mol から，グルコース(分子量 180)は n mol 生じるので，

$$(\text{得られるグルコース}) = \frac{243}{162n} \times n \times 180$$

デンプン(mol)　グルコース(mol)

$$= 270(g)$$

問4　a：誤：ジスルフィド結合を形成するのは，システインがもつメルカプト基(-SH)の部分。

b：正：等電点においては，陽イオンと陰イオンの濃度が必ず等しく,双性イオンの割合が最も大きくなる。アミノ酸の双性イオンはクーロン力によるイオン結合を形成するので，極性の大きな水には溶けやすい。

c：誤：ニンヒドリン反応は $-NH_2$ に反応するので，アミノ酸だけでなくタンパク質の末端に残っている $-NH_2$ にも反応する。

問5　a：正：タンパク質は親水コロイドで，多量の電解質により，水和している水分子が奪われ，塩折がおこる。

b：誤：熱などによりタンパク質の一次構造ではなく，高次構造を保っている水素結合などが切れ，分子が凝固したり沈殿したりする。この現象をタンパク質の変性という。

c：正：タンパク質をつくるペプチド結合部分が水素結合することで，α-ヘリックス構造や β-シート構造とよばれる二次構造をつくる。

問6　a：正

b：誤：セッケンのミセルは疎水性の部分を内側に，親水性の部分を外側にコロイド粒子となっており，表面は負の電荷となっている。

c：誤：セッケンが水分子の表面張力を小さくすることで，繊維のすき間に水がしみこむ。

平成26年度

問 題 と 解 答

英 語

問題　　　　26年度

$$\boxed{\text{Ａ方式}}$$

1. 次の英文の空所に入る語(句)として最も適するものをア〜エの中から一つ選び，その記号を解答欄にマークせよ。

〔　1　〕　This bag （　1　）me 300 dollars.

  ア．cost   イ．kept

  ウ．spent   エ．took

〔　2　〕　She was （　2　）to show me the way to the station.

  ア．enough kind   イ．enough kindly

  ウ．kind enough   エ．kindly enough

〔　3　〕　（　3　）well the night before, I felt much better.

  ア．Having slept   イ．Slept

  ウ．To have slept   エ．To sleep

〔　4　〕　You should be （　4　）to your superiors.

  ア．respect   イ．respectable

  ウ．respectful   エ．respective

2. 次の和文と同じ意味になるように，各問のア〜クの語(句)をすべて使い，空所を埋めて英文を完成せよ。解答は問題番号のある空所に入れる語の記号を解答欄にマークせよ。ただし，文頭に使用すべき語も小文字で示してある。

〔 5 〕 こんなに面白い映画は見たことがありません。

    I （   ） （   ） （   ） so （ 5 ） （   ） （   ）

    （   ） （   ）.

    ア．a   イ．amazing   ウ．as   エ．have

    オ．movie   カ．never   キ．seen   ク．this

〔 6 〕 考えれば考えるほど，その問題は私には難しく思われました。

    The （   ） （   ） （   ） （   ） （ 6 ）, （   ）

    （   ） it （   ） to me.

    ア．about   イ．difficult   ウ．I   エ．more

    オ．seemed   カ．the more   キ．the problem ク．thought

〔 7 〕 交通量がとても多いので，この通りを子どもがひとりで渡るのは危険です。

    There is so （   ） （   ） （   ） （ 7 ） （   ） （   ）

    for children （   ） （   ） by themselves.

    ア．cross   イ．dangerous   ウ．is   エ．much

    オ．that   カ．this street   キ．to   ク．traffic

〔 8 〕 目の前でフリーズしたコンピュータの取り扱いということになると，私たちは赤ん坊と同じくらい無力です。

    （   ） （   ） （   ） （   ） （ 8 ） with a computer

    （   ） （   ） （   ） our eyes, we're as helpless as a baby.

    ア．before   イ．comes   ウ．dealing   エ．freezes

    オ．it   カ．that   キ．to   ク．when

3. 次の各組の英文 A と英文 B が同じ意味になるように，空所に最も適する一語を
入れて文を完成し，その語を解答欄に記入せよ。

〔 9 〕　A : I was greatly satisfied with the result.

　　　　B : The result was a great （　9　） to me.

〔 10 〕　A : He couldn't afford to buy a bicycle, let alone a car.

　　　　B : He couldn't afford to buy a bicycle to say （　10　） of a car.

〔 11 〕　A : I seldom see her these days.

　　　　B : I don't see much of her （　11　） late.

〔 12 〕　A : Nobody can finish this work in a week or two.

　　　　B : It is impossible for （　12　） to finish this work in a week or two.

4. 次の各組の和文英訳の空所（ 13 ）〜（ 16 ）に入れる語として最も適するもの
を，下の選択肢から選び，その語を正しい形で記入せよ。ただし，選択肢の語はす
べて原形で示されており，<u>1回しか使えない</u>。

〔 13 〕 この時計は1日に1分進む。

This watch （ 13 ） a minute a day.

〔 14 〕 我々のチームは決勝に進んだ。

Our soccer team （ 14 ） the finals.

〔 15 〕 光は音よりもずっと早く進む。

Light （ 15 ） much faster than sound.

〔 16 〕 実験は計画どおりに進んでいる。

The experiment is （ 16 ） as planned.

［選択肢］

［gain ・ get ・ have ・ proceed ・ reach ・ travel］

5. 次の英文を読み，以下の設問に答えよ。

The Sahara desert in northern Africa is one of the driest spots on earth. It averages only 10 inches of rainfall annually. Due to these harsh conditions, it is also one of the most uninhabitable places in the entire world. In the early 1990s, however, views about the Sahara changed dramatically when scientists made a surprising discovery. They found an immense river hiding deep beneath the sand. UNESCO estimates this underground river contains about 120,000 cubic kilometers of fresh water.

"Of all the social and natural crises we humans face, the water crisis is the one that lies at the heart of our survival and that of our planet Earth," says UNESCO Director-General Koichiro Matsuura. Today, there simply isn't enough water for everyone. The amount of fresh water on the planet is finite. Less than one percent of it is accessible to humans via rivers and lakes. On top of this, water use has increased sixfold in the last one hundred years. With the global population expected to exceed 9 billion in 2050, scientists believe we must find alternative sources to meet future demands.

Underground aquifers, such as the Nubian Sandstone Aquifer, just might be the solution scientists have been searching for. These aquifers include immense rivers and lakes a half mile or more below the earth's surface. They can range from thousands to millions of years old. According to UNESCO, some aquifers are fossil aquifers. They contain trapped water that can only be used once. Others can be used and reused as rainwater accumulates below the surface over time.

Scientists are extremely excited about the prospect of harvesting water from these deep aquifers. (　20　)

The Nubian Sandstone Aquifer System illustrates the benefits of using underground aquifers. The system delivers roughly 500,000 cubic meters of water to Libya every day using a complex system of pipes that bring the water to the surface.　However, this aquifer also travels below three other countries, which could eventually lead to political problems as well.

Some experts predict that countries will begin to race one another in an effort to exploit as much water as possible before their neighbors do.　According to the UN, disagreements over who owns the underground water could lead to serious conflicts between nations.　Disagreements over aquifer rights have already occurred in parts of the Middle East.　Another potential source of conflict is the Guarani aquifer, which travels underneath Argentina, Brazil, Paraguay, and Uruguay.

The UN points out that mining for water could also cause environmental problems.　Underground aquifers offer much cleaner water than surface sources because they are more protected.　However, they are still very fragile. (21) According to the UN, cleaning an aquifer after it has been polluted is almost impossible.　Mining projects must therefore （　22　） pollution risks so these aquifers are not lost forever.

With global water consumption increasing rapidly, finding alternative water sources is crucial in this day and age.　If we manage them correctly, underground aquifers could be one of the most vital solutions to （　23　）.　In fact, mining our underground lakes and rivers for fresh water has the potential to sustain millions, and even billions, of people around the globe.

(Adapted from *FROM READING TO WRITING 4* by Colin Ward)

〔　17　〕　文中の下線部(17)の説明として最も適するものを，ア～エの中から一つ選び，その記号を解答欄にマークせよ。

　　ア．extremely large

　　イ．much amount

　　ウ．so important

　　エ．very serious

〔 18 〕 文中の下線部(18)の説明として最も適するものを，ア～エの中から一つ選び，その記号を解答欄にマークせよ。

ア．the crisis

イ．the heart

ウ．the survival

エ．the water

〔 19 〕 文中の下線部(19)の説明として最も適するものを，ア～エの中から一つ選び，その記号を解答欄にマークせよ。

ア．collecting

イ．finding

ウ．recycling

エ．selling

〔 20 〕 文中の空所（ 20 ）に次の英文ア～エを並べ換えて入れ，意味の通る段落を作るとき，4 番目に来るものとして最も適するものを，ア～エの中から一つ選び，その記号を解答欄にマークせよ。

ア．By 2003, they had already identified 20 aquifers below Africa alone.

イ．Others are located under the Middle East, China, India, and Central and South America.

ウ．Some scientists speculate that these aquifers could hold enough water to sustain billions of people for hundreds of years to come.

エ．UNESCO reports that scientists are attempting to create the first global map of the earth's underground aquifers.

〔 21 〕　文中の下線部(21)の説明として最も適するものを，ア～エの中から一つ選
び，その記号を解答欄にマークせよ。

ア．easy to damage

イ．hard to remove

ウ．impossible to pollute

エ．too strong to break

〔 22 〕　文中の空所（　22　）に入る語として最も適するものを，ア～エの中から
一つ選び，その記号を解答欄にマークせよ。

ア．increase

イ．reduce

ウ．run

エ．take

〔 23 〕　文中の空所（　23　）に入る語として最も適するものを，ア～エの中から
一つ選び，その記号を解答欄にマークせよ。

ア．global food shortages

イ．global fuel consumption

ウ．global warming

エ．global water scarcity

〔 24 〕　次の英文に対する答えとして，本文の内容から考えて最も適するもの
を，ア～エの中から一つ選び，その記号を解答欄にマークせよ。

What is the main idea of Paragraph 2?

ア．Almost all of the fresh water that people use comes from lakes and rivers.

イ．By 2050, the global population is expected to exceed 9 billion people.

ウ．People waste six times more water than they did one hundred years ago.

エ．There isn't enough water on earth to support present and future demands.

〔 25 〕　次の英文に対する答えとして，本文の内容から考えて最も適するもの
を，ア～エの中から一つ選び，その記号を解答欄にマークせよ。

What is the main idea of Paragraph 5?

ア．Libya gets 500,000 cubic meters of water from aquifers every day.

イ．Many lakes and rivers are located on borders between countries.

ウ．The Nubian Sandstone Aquifer System travels under four countries.

エ．Underground aquifers have benefits, but they may cause some problems.

〔 26 〕　次の英文に対する答えとして，本文の内容から考えて最も適するもの
を，ア～エの中から一つ選び，その記号を解答欄にマークせよ。

What is the main idea of Paragraph 6?

ア．International conflicts can occur because aquifers travel under many different countries.

イ．Neighboring countries have not yet fought against one another for water.

ウ．There are underground aquifers in South America and the Middle East.

エ．The Guarani aquifer travels under Argentina, Brazil, Paraguay, and Uruguay.

6. 次の英文を読み，以下の設問に答えよ。

When we think of the people who make our lives miserable by hacking into computers, or spreading malicious viruses, most of us imagine an unpopular teenage boy, brilliant but geeky, venting his frustrations from the safety of a suburban bedroom.

Actually, these stereotypes are just that ― stereotypes ― according to Sarah Gordon, an expert in computer viruses and security technology, and a Senior Research Fellow with Symantec Security Response. Since 1992, Gordon has studied the psychology of virus writers. "A hacker or a virus writer is just as likely to be the guy next door to you," she says, "or the kid at the checkout line bagging your groceries. Your average hacker is not necessarily some Goth type dressed entirely in black and sporting a nose ring: she may very well be a 50-year-old female."

The virus writers Gordon has come to know have varied backgrounds; while
(27)
predominately male, some are female. Some are solidly academic, while others are athletic. Many have friendships with members of the opposite sex, good relationships with their parents and families; most are popular with their peers. They don't spend all their time in the basement. One virus writer volunteers in his local library, working with elderly people. One of them is a poet and a musician, another is an electrical engineer, and others work for a university quantum physics department. You wouldn't pick them out of a lineup as being the perpetrator.

Hackers and virus writers are actually very different, distinct populations.
(28)
"Hackers tend to have a more thorough knowledge of systems and a more highly developed skill set," Gordon says, "whereas virus writers generally take a shallower approach to what they're doing." Hackers tend to have a much deeper knowledge of individual applications and are still regarded as being somewhat 'sexy' in today's counterculture, while virus writing is looked down upon, mostly

for its random damage and lack of required skill.

　Their motivations may also differ.　While both hackers and virus writers are
(29)
initially attracted by the technical challenge, hacking is more about power and
control.　When you're hacking and you get into a system, you remain involved
with that system — you take it over and dominate it.　On the other hand, once a
virus writer releases a program into the wild, the virus goes off and keeps on
making copies of itself independently of the author.　It's not as intimate or
connected a relationship as between a hacker and the computer — the virus
writer relinquishes control and becomes disassociated from the actual activity he
or she has set in motion.

　Gordon explains that people write viruses for a number of reasons.　Some
(30)
may perceive it as a technical challenge, even though writing a virus is actually
very easy.　It can take two minutes or less, depending on the application you're
using.　And the part of the program that makes it viral, i.e., that makes it
replicate itself, is generally very simple — just one or two lines of code.　It's
much more complicated to write a useful application than it is to write a virus.

　Younger virus writers like to be part of a group.　They look for peer identity,
(31)
which is important to them.　Or it may be a way to make a social statement.　If
you're a young person who doesn't have a lot of power and you can assert
yourself with a political statement in a virus that travels all around the world,
you might think you're making a difference, imagining yourself a modern-day
social activist.　Gordon says, "It's a big deal to them when they see it on CNN.
They feel like they've reached the world."

　"Furthermore," Gordon says, "most virus writers don't understand the
damage they do.　Most of them just don't make the connection between actions
and their consequences."　This is understandable to a degree because the
computer has introduced a shift in the way we communicate.　Desensitization
occurs; you miss all the visual cues, the contextual clues, and you don't see the
impact you're having on another person.　We've all gotten e-mail from people who

are actually abusive in writing when they'd never speak to us that way in person.

People who make mischief with their computers seem to distance themselves from their actions. They justify their behavior with the rationale that "It's not really wrong, it's not illegal." Or they may tell themselves, "Well, everybody has antivirus software so if I send this out it won't really hurt anybody."

Fortunately, social pressure is changing the impressions people have of hackers and virus writers. Their own peers are beginning to say to them, "This is not cool." And, while it is still widely legal to make viruses publicly available, Gordon's research has shown a decrease in acceptance of online publication of virus source code. Gordon says the media used to promote virus-writers as being geniuses and heroes. But now the press has changed its tune. They no longer
(32)
portray virus writers as brilliant and misunderstood. "We're seeing the media start to turn around," she says, "We're getting the message out to young people that writing viruses really isn't cool."

(Adapted from *ACTIVE Skills for Reading: Book 4* by Neil J. Anderson)

〔 27 〕　下線部(27)に関する記述として，本文に述べられていないものを，ア～エ
　　　の中から一つ選び，その記号を解答欄にマークせよ。

　　　ア．男性が圧倒的に多いが女性の数も増えつつある。

　　　イ．ほとんどの人が同僚に評判がよく異性とも仲がいい。

　　　ウ．地元の図書館でボランティアをしている人もいる。

　　　エ．すべての時間を地下室で過ごしているわけではない。

〔 28 〕　下線部⑱に関する記述として，本文に<u>述べられていないもの</u>を，ア～エの中から一つ選び，その記号を解答欄にマークせよ。

　　ア．ウイルスライターは，今日の反体制文化において，「かっこいい」存在である。

　　イ．ハッカーは，システムのより完全な知識とより高度な技術力を持っている。

　　ウ．ウイルスライターは，ハッカーより自分のやっていることに深く取り組んでいない。

　　エ．ハッカーは，一つ一つのアプリケーションについての知識がはるかに深い。

〔 29 〕　下線部㉙に関して，次の英文の空所に入る語句として，本文の内容から考えて最も適するものを，ア～エの中から一つ選び，その記号を解答欄にマークせよ。

　　One main motivation that drives a hacker is （　29　）.

　　ア．envy

　　イ．fame

　　ウ．intimacy

　　エ．power and control

〔 30 〕　下線部㉚に関して，次の英文に対する答えとして，本文の内容から考えて最も適するものを，ア～エの中から一つ選び，その記号を解答欄にマークせよ。

　　Which of the following is NOT referred to as a reason people write viruses?

　　ア．A technical challenge.

　　イ．Looking for peer identity.

　　ウ．Making a political statement.

　　エ．To be talked about on TV.

〔 31 〕　下線部(31)に関して，次の英文の空所に入る語句として，本文の内容から考えて最も適するものを，ア～エの中から一つ選び，その記号を解答欄にマークせよ。

　　Young virus writers may hope to （　31　）.

　ア．achieve independence

　イ．become wealthy

　ウ．be seen as academics

　エ．have an impact on society

〔 32 〕　下線部(32)の説明として最も適するものを，ア～エの中から一つ選び，その記号を解答欄にマークせよ。

　ア．the media has allowed virus writers to express themselves

　イ．the media has decided to make virus writers seem like heroes

　ウ．the media has encouraged the public to see virus writers as heroes

　エ．the media has stopped regarding virus writers as geniuses

〔 33 〕　次の英文に対する答えとして，本文の内容から考えて最も適するものを，ア～エの中から一つ選び，その記号を解答欄にマークせよ。

　　Which of the following is given as a reason for the disassociation between actions and consequences?

　ア．It is easier to be abusive in e-mail messages than in person.

　イ．Using computers distances us from other people's feelings.

　ウ．Virus writers do not communicate with hackers.

　エ．Virus writers have changed the way we communicate.

〔 34 〕　次の英文に対する答えとして，本文の内容から考えて最も適するもの
を，ア〜エの中から一つ選び，その記号を解答欄にマークせよ。

According to the passage, how is social pressure changing people's views?

ア．By increasing the acceptance of hackers and virus writers.

イ．By making it appear not cool to spread computer viruses.

ウ．By promoting hacking and virus writing in the media.

エ．By publishing virus source codes on the Internet.

数 学

問題

26年度

$$\boxed{\text{A 方式}}$$

1. 次の(1), (2)について，答だけを解答用紙の該当する $\boxed{}$ 内に記入せよ。

(1) 箱の中に赤玉 1 個と白玉 2 個が入っている。箱の中から玉を 1 個取り出し，その色を見てから箱の中へ戻す試行をくり返す。玉を取り出すごとに，それが赤ならばくじを 2 回，白ならばくじを 1 回引くものとする。この操作を n 回くり返すとき，くじを引く総回数の期待値を $E(n)$ とおく。そのとき，$E(1) = {}^{\text{ア}}\boxed{}$，$E(3) = {}^{\text{イ}}\boxed{}$ である。

(2) $f(x) = x^3 + ax^2 + bx$ とする。曲線 $y = f(x)$ 上の 2 点 P$(1, f(1))$，Q$(-1, f(-1))$ における接線が直交し，点 P で接線の傾きが 10 のとき，$a = {}^{\text{ウ}}\boxed{}$，$b = {}^{\text{エ}}\boxed{}$ である。

2. 4 点 A$(0, 1)$，B$(1, -4)$，C$(3, 2)$，D(a, b) を頂点とする平行四辺形の周を P とする。ただし，AB//DC，AD//BC とする。

(1) D の座標 (a, b) を求め，P を図示せよ。

(2) 放物線 $y = x^2 + k$ が P と共有点を持つような定数 k の値の範囲を求めよ。

3. 空間内に 3 点 A$(1, 0, 0)$，B$(0, 1, 0)$，C(t, t, t) が与えられている。△ABC の面積を $S(t)$ とおく。

(1) $S(t)$ を求めよ。

(2) $S(t)$ の最小値を求めよ。また，そのときの t の値と $\angle$ACB を求めよ。

化　学

問題
26年度

$\boxed{\text{A 方式}}$

　必要であれば，以下の数値を用いなさい。特に指定のない限り計算は，有効数字 3 桁で計算し，解答する際に 4 桁目を四捨五入し，計算値としなさい。また，前問の答えを用いる場合は有効数字 3 桁の結果を用いて計算しなさい。

　　原子量：$H = 1.00$，$C = 12.0$，$N = 14.0$，$O = 16.0$，$Na = 23.0$，$P = 31.0$，

　　　　　　$S = 32.1$，$Cl = 35.5$，$Br = 79.9$，$I = 127$

　　　　　　気体定数 $R = 8.31\,\mathrm{Pa \cdot m^3/(K \cdot mol)}$

　　　　　気体はすべて理想気体としてふるまうものとする。

　　　　　ファラデー定数 $F = 9.65 \times 10^4\,\mathrm{C/mol}$

　8，9は選択問題で，いずれか一方を選択して解答すること。解答用紙の選択説明欄の選択した番号（8または9）を●に塗りつぶしなさい。

1.　マーク式

　　問 1 〜問 4．次ページの溶解度曲線のグラフを用いて各問の設問に答えなさい。なお，解答は整数値とし，必要なら四捨五入しなさい。また，化合物 C の式量は 180 とする。

　　問 1　60 ℃ の化合物 A の飽和水溶液 315 g を 10 ℃ まで冷却すると，析出する A の質量は $\boxed{\text{ア}}$　$\boxed{\text{イ}}$ g である。空欄 $\boxed{\text{ア}}$ ， $\boxed{\text{イ}}$ に最も適する数値をそれぞれマークしなさい。

　　問 2　化合物 C の五水和物 150 g を 60 ℃ で全量溶解させるのに，少なくとも $\boxed{\text{ウ}}$　$\boxed{\text{エ}}$　$\boxed{\text{オ}}$ g の水が必要である。空欄 $\boxed{\text{ウ}}$ 〜 $\boxed{\text{オ}}$ に最も適する数値をそれぞれマークしなさい。

　　問 3　化合物 C の五水和物 150 g の 60 ℃ で飽和させた水溶液を 20 ℃ まで冷却すると，析出する C の五水和物の質量は $\boxed{\text{カ}}$　$\boxed{\text{キ}}$ g である。空欄 $\boxed{\text{カ}}$ ， $\boxed{\text{キ}}$ に最も適する数値をそれぞれマークしなさい。

問 4　化合物Bと化合物Dの質量比が9：1の粉末200 g を60 ℃ で水200 g に溶かした。この水溶液を徐々に冷却して純粋なBを得たい。BとDが互いの溶解度に影響を及ぼさないと仮定すると，再結晶で得ることが可能なBの質量は最大で　ク　　ケ　g である。空欄　ク　，　ケ　に最も適する数値をそれぞれマークしなさい。

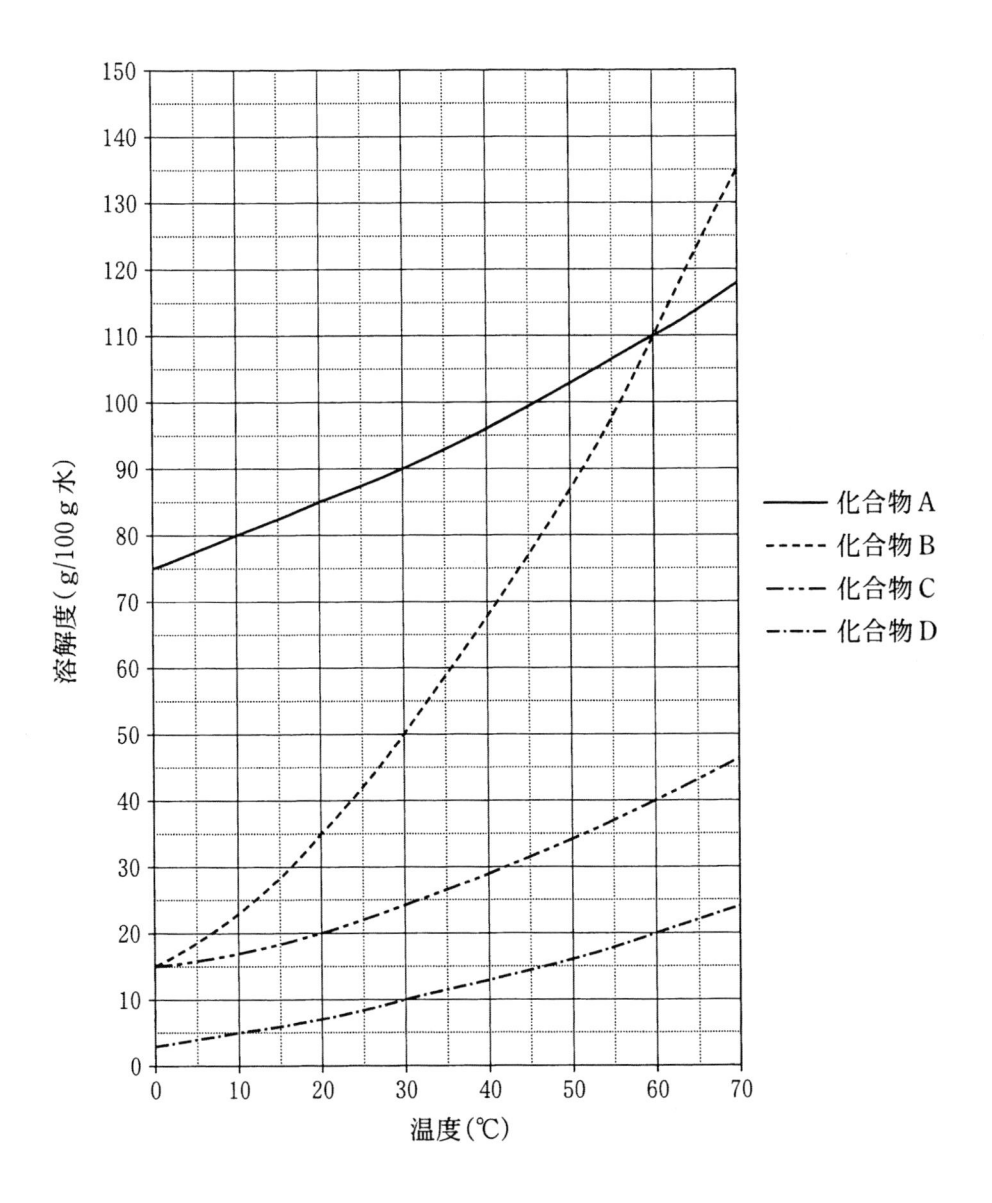

2. 問1〜3，5はマーク式，問4は記述式

問1〜問5．次の文章を読み，各問の設問に答えなさい。ただし，反応に伴う水溶液の容積変化は無視できるものとする。

〈操作1〉 濃度未知の水酸化ナトリウム水溶液Aを20.0 mLとり，フェノールフタレインを数滴加えた後，よく混ぜながら0.100 mol/L塩酸を滴下し，指示薬の色調が変化したところで滴下を終えた。

〈操作2〉 〈操作1〉と同様の操作を，フェノールフタレインの代わりにメチルオレンジを用いて行った。

〈操作3〉 〈操作1〉と〈操作2〉で用いた水溶液Aに空気を一定時間通じて水溶液Bを得た。

〈操作4〉 〈操作3〉で得られた水溶液Bを20.0 mLとり，フェノールフタレインを数滴加えた後，よく混ぜながら0.100 mol/L塩酸を滴下し，指示薬の色調が変化したところで滴下を終えた。

〈操作5〉 〈操作4〉と同様の操作を，フェノールフタレインの代わりにメチルオレンジを用いて行った。

問1 上記の操作の変色域におけるフェノールフタレインとメチルオレンジの色の変化は，前者が（ **ア** ）色→（ **イ** ）色，後者が（ **ウ** ）色→（ **エ** ）色である。空欄（ **ア** ）〜（ **エ** ）に最も適する語句を下の欄からそれぞれ選び，解答欄の番号をマークしなさい。ただし，選択肢は同じものを何回使用してもよい。

　(0) 青　　　(1) 赤　　　(2) 橙　　　(3) 緑　　　(4) 無

問2 一連の操作で用いた0.100 mol/L塩酸は，濃塩酸（質量パーセント濃度：36.5 %，密度：1.18 g/cm³）を純水で希釈して調製したものである。0.100 mol/L塩酸1.00 Lを調製するために必要な濃塩酸の容量は，　**オ** ． "**カ** " "**キ** " mLである。空欄 **オ** 〜 **キ** に最も適する数値をそれぞれマークしなさい。

問 3　〈操作1〉と〈操作2〉において，指示薬の変色域まで滴下した $0.100\,mol/L$ 塩酸の容量は，ともに $15.0\,mL$ であった。このとき水溶液Aの水酸化ナトリウムのモル濃度は，　ク ． ケ コ ×$10^{-2}\,mol/L$ である。空欄 ク ～ コ に最も適する数値をそれぞれマークしなさい。

問 4　〈操作4〉と〈操作5〉において，指示薬の変色域まで滴下した $0.100\,mol/L$ 塩酸の容量は，後者の方が多くなった。これは〈操作3〉で水溶液Aに空気中の（ サ ）が溶け，水酸化ナトリウムと反応して（ シ ）を生じた結果，〈操作4〉では指示薬の変色域までに水溶液Bに含まれる水酸化ナトリウムと（ シ ）が全て塩酸と反応し，〈操作5〉では指示薬の変色域までに水溶液Bに含まれる水酸化ナトリウムと（ シ ）に加えて，（ シ ）より生じる（ ス ）も全て塩酸と反応するためである。空欄（ サ ）～（ ス ）に最も適する物質の化学式を解答欄に記述しなさい。

問 5　〈操作4〉と〈操作5〉において，指示薬の変色域まで滴下した $0.100\,mol/L$ 塩酸の容量は，それぞれ $12.0\,mL$ および $15.0\,mL$ であった。このとき水溶液Bの水酸化ナトリウムのモル濃度は，　セ ． ソ タ ×$10^{-2}\,mol/L$ であり，〈操作3〉において水酸化ナトリウムと反応した（ サ ）の体積は，標準状態では水溶液1L当たり　チ ． ツ テ ×$10^{-1}\,L$ である。空欄 セ ～ テ に最も適する数値をそれぞれマークしなさい。ただし，〈操作3〉において（ サ ）以外に水酸化ナトリウムと反応する物質はないものとし，〈操作3〉以外での水酸化ナトリウムと（ サ ）の反応はわずかで無視できるものとする。

3. マーク式

問１～問５．次の文章を読み，各問の設問に答えなさい。

　電気分解は外部から電気エネルギーを加えることで電極上で化学反応が進行する。すなわち，電気分解では電子授受が起こるので，陰極側では（　ア　）反応，陽極側では（　イ　）反応が進行する。電気分解を行う際には水の（　ウ　）性を向上させるために電解質溶液を加えるので，電解質や電極の選択が重要となる。図のような装置を用いて電気分解について以下の実験を行った。

実験Ⅰ　電解質水溶液Ｅとして塩化銅（Ⅱ）水溶液を用い，電極Ｃに炭素電極，電極Ｄに白金電極を用いたところ，陽極側に気体の発生が見られた。また，陰極側では金属の析出が見られた。

実験Ⅱ　電解質水溶液Ｅとして硫酸ナトリウム水溶液を用い，電極Ｃ，電極Ｄともに白金電極を用いたところ，両電極から気体の発生が見られた。

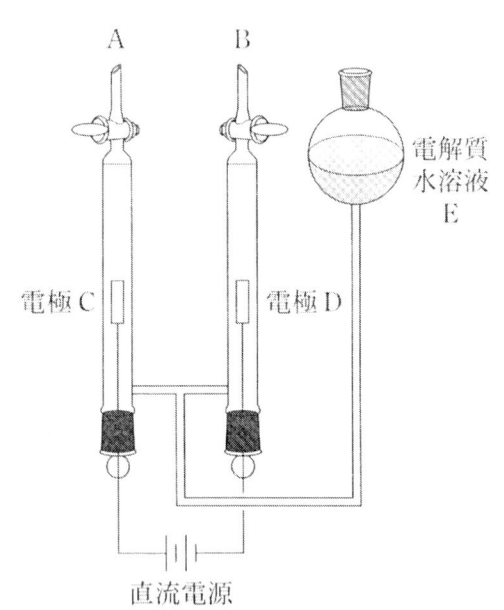

問１　空欄（　ア　）～（　ウ　）に最も適する語句を下から選び，解答欄の番号をマークしなさい。

(0)　脱　水　　　(1)　酸　化　　　(2)　発　熱　　　(3)　吸　熱

(4)　還　元　　　(5)　導　電　　　(6)　抵　抗　　　(7)　揮　発

(8)　熱伝導　　　(9)　非金属

問 2　実験Ⅰで発生した気体や析出した金属の性質として適するものを選び，解答欄の番号をマークしなさい。なお，解答欄には複数マークしても良い。

(0)　この気体を石灰水に通じると白濁する。

(1)　この金属の熱を伝える性質は金属の中で最も大きい。

(2)　この気体には還元作用がある。

(3)　この金属のアンミン錯体は，無色で正四面体構造を取る。

(4)　この気体は無色である。

(5)　この金属は塩酸と容易に反応し水素を発生する。

(6)　この気体のアルカリ金属塩は，濃硫酸を加えると再び元の気体を発生させる。

(7)　この金属の酸化物は，元素分析装置で試料を完全燃焼させるために必要である。

(8)　この気体は，析出した金属と直接反応させるとこの実験に使用した電解質となる。

(9)　この金属は，硫化水素水に加えると酸性条件では沈殿物を生じない。

問 3　実験Ⅰの電気分解において 8 A（アンペア）の電流を 5 分 35 秒流した際に発生する気体の体積は，標準状態で　エ　オ　カ　mL であった。空欄　エ　〜　カ　に最も適する数値を，それぞれマークしなさい。

問 4　実験Ⅱで陽極，陰極側で起こった化学変化を表すイオン反応式を下記の中から選び，それぞれ解答欄にマークしなさい。

(0)　$2\,H_2O + 2\,e^- \rightarrow H_2 + 2\,OH^-$

(1)　$Na^+ + e^- \rightarrow Na$

(2)　$SO_4^{2-} + 4\,H^+ + 2\,e^- \rightarrow SO_2 + 2\,H_2O$

(3)　$2\,H_2O \rightarrow H_2O_2 + 2\,H^+ + 2\,e^-$

(4)　$2\,H_2O \rightarrow O_2 + 4\,H^+ + 4\,e^-$

問 5　実験Ⅱの硫酸ナトリウム水溶液にBTB(ブロモチモールブルー)溶液を適当量加えて電気分解を行うと，それぞれの電極付近の溶液に色の変化が見られる。

　　BTB溶液を加えた電気分解前の溶液の色は，（　キ　）色であり，電気分解が進んだ際の陽極側は（　ク　）色，陰極側は（　ケ　）色に変化する。空欄（　キ　）〜（　ケ　）に最も適するものを選び，解答欄の番号をマークしなさい。

(0)　無　　　　(1)　赤　　　　(2)　白　　　　(3)　橙　　　　(4)　青
(5)　緑　　　　(6)　黒　　　　(7)　桃　　　　(8)　黄　　　　(9)　紫

4. 問1，問2は記述式，問3はマーク式

問1～問3．次の反応式(1)～(6)に関して，各問の設問に答えなさい。

問 1　反応式(1)，(3)，(5)中の空欄(ア)〜(エ)に最も適する反応条件をそれぞれ解答欄に記しなさい。ただし，反応条件中に反応溶媒は不要である。また，試薬は一つとは限らず，分子式または組成式で記しなさい。

問 2　反応式(2)，(4)，(5)中の化合物(A)〜(F)の構造式をそれぞれ解答欄に記しなさい。なお，反応式(5)の中の波線部 a）に対応する反応式を(6)に示した。また，構造式は，反応式中に記載されている化合物の書き方にならうこと。

問 3　反応式(6)の係数にあたる空欄　オ　〜　サ　に最も適する数値をそれぞれ解答欄にマークしなさい。

5. マーク式

　問1〜問4．各問には同じ分子式をもつ化合物(a), (b)を区別する方法が示してある。文章中の空欄（　ア　），（　キ　），（　ク　），（　コ　）に最も適するものを第Ⅰ欄から，（　イ　），（　ウ　），（　エ　），（　オ　），（　カ　），（　ケ　），（　サ　），（　シ　）に最も適するものを第Ⅱ欄からそれぞれ選び，解答欄の番号をマークしなさい。なお，選択肢は同じものを何回使用してもよい。

問 1

(a)　$C_2H_5-\overset{\overset{\displaystyle O}{\|}}{C}-H$

(b)　$CH_3-\overset{\overset{\displaystyle O}{\|}}{C}-CH_3$

　化合物(a), (b)のうち，化合物（　ア　）に（　イ　）と（　ウ　）水溶液を加えて加熱すると黄色結晶の（　エ　）が析出するが，もう一方は析出しない。

問 2

(a)

(b)

　（　オ　）反応は，エステルをカルボン酸とヒドロキシ基をもつ化合物に変換する。化合物(a)および(b)を（　オ　）して得たそれぞれのヒドロキシ生成物に対し（　カ　）水溶液を加えると，化合物（　キ　）由来の生成物は紫色に呈色するが，もう一方の生成物は呈色しない。

問 3

(a)

(b)

　（　ク　）は（　ケ　）と反応して（　ケ　）の赤褐色を消失させるが，もう一方は反応しない。

問 4　(a)　$CH_3—O—CH_3$　　　　　　　(b)　$C_2H_5—OH$

　（　コ　）は（　サ　）と反応し，（　シ　）を発生するが，もう一方は反応しない。

第Ⅰ欄
　(0)　a　　　　　　　(1)　b

第Ⅱ欄
　(0)　金属ナトリウム　　(1)　塩化ナトリウム　　(2)　塩化鉄(Ⅲ)
　(3)　ヨウ化銅　　　　　(4)　塩　素　　　　　　(5)　臭　素
　(6)　ヨウ素　　　　　　(7)　水　素　　　　　　(8)　水酸化ナトリウム
　(9)　加水分解　　　　　(10)　酸　化　　　　　　(11)　ヨードホルム

6. 記述式

問1～問2．次の文章を読み，各問の設問に答えなさい。

　単糖あるいは二糖である6種類の異なる化合物 A，B，C，D，E，F の水溶液がある。これらの糖質について次のようなことがわかっている。

1. セルロースにセルラーゼを十分に作用させると A が得られた。
2. デンプンにアミラーゼを十分に作用させると主に B が得られた。
3. A を加水分解するとグルコースのみが得られた。
4. B を加水分解するとグルコースのみが得られた。
5. 砂糖の主な甘み成分である C を加水分解するとグルコースと D の1：1の混合物が得られた。
6. C から得られたグルコースと D の等量混合物は，転化糖と呼ばれている。
7. E は，ヒトや牛などの，哺乳類の母乳にふくまれる二糖である。
8. E を加水分解するとグルコースと F の1：1の等量混合物が得られた。
9. F は，寒天を構成する糖としても存在している。
10. グルコース，A，B，D，E，F の水溶液に a)フェーリング液を加えて加熱すると，いずれも赤色沈殿を生じた。化合物 C では，そのような変化はみられなかった。

問1　化合物 A～F の名称を書きなさい。

問2　下線部 a)について，糖のどのような性質を利用しているのか。また，赤色沈殿物の組成式を答えなさい。

7. マーク式

問1～問3．次の文章を読み，各問の設問に答えなさい。

あるタンパク質分解の過程で，3つの異なる α-アミノ酸からなる鎖状のトリペプチドを得た。このトリペプチドはすべて天然アミノ酸からなり，アミノ酸Aおよびアミノ酸Bは旋光性を示したが，アミノ酸Cは旋光性を示さなかった。アミノ酸Aの元素分析値は，炭素29.8％，水素5.80％，窒素11.6％，酸素26.4％，硫黄26.4％で，分子量は121であった。また，アミノ酸Bは必須アミノ酸で，キサントプロテイン反応を示した。

問1　α-アミノ酸A，B，Cについて，下表の空欄（　**ア**　）～（　**カ**　）に，名称を第Ⅰ欄から，構造式を第Ⅱ欄から，それぞれ最も適するものを選び，解答欄の番号をマークしなさい。

	名　称	構造式
アミノ酸A	（　**ア**　）	（　**イ**　）
アミノ酸B	（　**ウ**　）	（　**エ**　）
アミノ酸C	（　**オ**　）	（　**カ**　）

第Ⅰ欄（名称）

(0) アラニン　　　　(1) グリシン　　　　(2) グルタミン酸

(3) システイン　　　(4) チロシン　　　　(5) フェニルアラニン

(6) メチオニン　　　(7) リシン

第Ⅱ欄（構造式）

(0) H_2N-CH_2-COOH

(1) $CH_3-CH-COOH$
 　　　　　　　 $|$
 　　　　　　　 NH_2

(2) $HS-CH_2-CH-COOH$
 　　　　　　　　　 $|$
 　　　　　　　　　 NH_2

(3) $CH_3-S-(CH_2)_2-CH-COOH$
 　　　　　　　　　　　　　 $|$
 　　　　　　　　　　　　　 NH_2

(4) $H_2NOC-CH_2-CH-COOH$
 　　　　　　　　　　 $|$
 　　　　　　　　　　 NH_2

(5) $H_2N-(CH_2)_4-CH-COOH$
 　　　　　　　　　　　 $|$
 　　　　　　　　　　　 NH_2

(6) ⬡$-CH_2-CH-COOH$
 　　　　　　　　 $|$
 　　　　　　　　 NH_2

(7) $HO-$⬡$-CH_2-CH-COOH$
 　　　　　　　　　　　 $|$
 　　　　　　　　　　　 NH_2

問 2　このトリペプチドの構造異性体は何個あるか，その個数を下から選び，解答欄の番号をマークしなさい。なお，立体異性体は無視するものとする。

(0)　3　　　　(1)　4　　　　(2)　5　　　　(3)　6　　　　(4)　7

(5)　8　　　　(6)　9　　　　(7)　10　　　(8)　11　　　(9)　12

問 3　アミノ酸 C のみからなるペプチド 590 mg に十分量の濃硫酸を加えて加熱したところ，反応液中に硫酸アンモニウムを得た。この反応液を水で希釈後過剰の水酸化ナトリウムを加えて加熱すると，0.01 mol のアンモニアが発生した。このペプチドは何個のアミノ酸 C から構成されているか。

(0)　3　　　　(1)　5　　　　(2)　6　　　　(3)　7　　　　(4)　9

(5)　10　　　(6)　11　　　(7)　13　　　(8)　15　　　(9)　17

8. 記述式

問1～問2．次の文章を読み，設問に答えなさい。

　化学繊維には，合成繊維，半合成繊維，（　ア　）繊維がある。合成繊維は，石油から得た簡単な分子を原料にして合成したものである。例えば，a)6,6-ナイロンは，アジピン酸とヘキサメチレンジアミンを（　イ　）重合して合成される。6-ナイロンは，ε-カプロラクタムを（　ウ　）重合して合成される。b)ポリエチレンテレフタラートは，テレフタル酸とエチレングリコールとの（　イ　）重合により合成される。アクリル繊維は，主にアクリロニトリルを（　エ　）重合して作られる。ビニロンは，酢酸ビニルの（　エ　）重合により得られたポリ酢酸ビニルをメタノール溶液中で水酸化ナトリウムなどの塩基で（　オ　）化してポリビニルアルコールとし，これを繊維にしてからホルムアルデヒド水溶液で（　カ　）化して水に溶けないようにしたものである。

問1　空欄（　ア　）～（　カ　）に最も適する語句を答えなさい。

問2　下線部a)の反応式にならって，下線部b)の反応式中の（　キ　），（　ク　）に入る適当な化合物を，構造式で書きなさい。

　　下線部a)の反応式

$$n\ HOOC-(CH_2)_4-COOH + n\ H_2N-(CH_2)_6-NH_2$$
$$\rightarrow\ [-CO-(CH_2)_4-CO-NH-(CH_2)_6-NH-]_n$$

　　下線部b)の反応式

$$n\ HO-CH_2-CH_2-OH + n(\ キ\ )\ \rightarrow\ [(\ ク\ )]_n + 2n\ H_2O$$

9. 記述式

問1～問2．次の文章を読み，各問の設問に答えなさい。

　我々の体内では様々な化学反応が起き，各反応において酵素が（　ア　）として機能している。酵素が働きかける物質を（　イ　）といい，特定の（　イ　）にだけ作用する性質を酵素の（　ウ　）という。たとえば，a)酵素のカタラーゼは過酸化水素に働く。

　それぞれの酵素には反応速度が最大となる温度があり，通常35～40℃である。酵素は（　エ　）からなるため，高温下では（　エ　）の（　オ　）構造が変化し反応が進みにくくなる。pHも反応速度に影響を与える因子である。（　エ　）を分解する胃液中の（　カ　）はpHが2付近で，膵液に含まれるトリプシンはpHが7～8付近で最大の反応速度を示す。また，ビタミンのように酵素反応を助ける低分子量の有機化合物を（　キ　）とよぶ。

問1　文中の空欄（　ア　）～（　キ　）に最も適する語句を書きなさい。

問2　下線部a)について，この反応で過酸化水素はどのように変化するか，反応式で示しなさい。

英 語

問題

26年度

$$\boxed{\text{B 方式}}$$

1. 次の英文の空所に入る語(句)として最も適するものをア～エの中から一つ選び,
その記号を解答欄にマークせよ.

〔 1 〕 If she gives me a call, I will （ 1 ） you know.

    ア．get   イ．have

    ウ．let   エ．make

〔 2 〕 I remember （ 2 ） her somewhere last year.

    ア．saw   イ．seeing

    ウ．to have seen   エ．to see

〔 3 〕 The girl （ 3 ） is playing tennis with is Tomoko.

    ア．he   イ．that

    ウ．who   エ．whom

〔 4 〕 I had hardly gone out of the house （ 4 ） I heard a telephone ringing.

    ア．if   イ．since

    ウ．than   エ．when

〔 5 〕 Shall we discuss it （ 5 ） lunch?

    ア．by   イ．for

    ウ．in   エ．over

2. 次の〔 6 〕～〔 10 〕の表現に対する応答として最も適するものを，ア～キの中から一つ選び，その記号を解答欄にマークせよ。ただし，選択肢は1回しか使えない。

〔 6 〕 Will you take our picture, please?

〔 7 〕 Have you gotten any e-mail from her since she left Japan?

〔 8 〕 Are you going to take an exam in English next week?

〔 9 〕 How about going to a movie after school?

〔 10 〕 Does this train go to Nagoya?

〔選択肢〕

ア．It's quite far from here.

イ．No, I'm afraid not.

ウ．Sure. Ready? Say "Cheese".

エ．That sounds great.

オ．Yes, but fortunately I got it back the next day.

カ．Yes, I'll do my best.

キ．Yes, several times.

3. 次の和文と同じ意味になるように，空所に最も適する一語を入れて文を完成し，
その語を解答欄に記入せよ。

〔 11 〕 医者との予約時間には遅れるべきではない。

You had （ 11 ） not be late for your doctor's appointment.

〔 12 〕 とてもよい映画だったので私は3回も見ました。

It was （ 12 ） a good movie that I saw it three times.

〔 13 〕 アフリカ大陸はアメリカ合衆国の3倍の広さがある。

Africa is three （ 13 ） as large as the United States.

〔 14 〕 この写真を見れば彼女は学生時代を思い出すでしょう。

This picture will （ 14 ） her of her school days.

〔 15 〕 知っていることと，教えることはまったく別のことだ。

To know is one thing, and to teach is （ 15 ）.

4. 次の英文を読み，以下の設問に答えよ。

Sometimes, a perceived disability turns out to be an asset on the job. Though he is only 18 years old and blind, Suleyman Gokyigit (pronounced gok-yi-it) is among the top computer technicians and programmers at InteliData Technologies Corp., a large software company with several offices across the United States.

"After a merger last October, two disparate computer networks were driving us crazy," recalls Douglas Braun, an InteliData vice president. "We couldn't even send e-mail to each other." In three weeks, Mr. Gokyigit, a University of Toledo sophomore who works part-time at InteliData's office in the city, created the software needed to integrate the two networks. "None of the company's 350 (16) other employees could have done the job in three months," says Mr. Braun. "Suleyman can literally 'see' into the heart of the computer."

Mr. Gokyigit's gift, as Mr. Braun calls it, is an unusual ability to conceptualize the innards of a machine. "The computer permits me to reach out into the world and do almost anything I want to do," says Mr. Gokyigit, who is a computer science engineering major with straight As.

Like most blind people who work with computers, Mr. Gokyigit uses a voice-synthesizer that reads the video display on his monitor in a mechanical voice. (17) Devices that produce Braille screen displays are also available, but Mr. Gokyigit says they "waste time." (18), he depends on memory. Turning the synthesizer to top speed, he remembers almost everything he hears, at least until a project is completed. While the synthesizer talks, Mr. Gokyigit mentally (19) "maps" the computer screen with numbered coordinates (such as three across, two down) and memorizes the location of each icon on the grid so he can call up files with his mouse.

The young programmer is also at home with hardware, thanks partly to a highly developed sense of touch. Mitzi Nowakowski, an office manager at

InteliData, recalls how he easily disconnected and reconnected their computer systems during a move last year. "Through feel, Suleyman can locate connectors, pins, and wires much faster than most other people with (20)," she says.

Mr. Gokyigit was born in Turkey, where at age two he (21A) an eye condition that left him blind. His parents (21B) him to the Mayo Clinic in the U.S., but nothing could be done. "His doctors (21C) emphasizing, "Never shelter him or pity him," recalls his father, Hasan. Today, Mr. Gokyigit's co-workers call him "Suleyman the Magnificent," after the 16th century Turkish sultan who greatly expanded the Ottoman Empire.

Several months ago, on a trip to San Francisco, Mr. Braun had difficulty accessing the company's mainframe using his laptop. He needed specific numbers to get into four InteliData files. Instead of asking someone to manually search a thick logbook of computer addresses, he called Mr. Gokyigit, who had committed the logbook to memory and produced the proper numbers "in ten seconds," Mr. Braun says.
(22)

Much of the student programmer's speed comes from his ability to block out distractions while at the computer. When typing, he listens intently to the synthesizer. His long, thin fingers fly over the keyboard. "Nothing seems to shake his concentration," says Ms. Nowakowski, his immediate boss.
(23)

Mr. Gokyigit is the only company employee on call 24 hours a day. "We consider him our top troubleshooter," says Mr. Braun.

(Adapted from *Select Readings Intermediate* by Linda Lee and Erik Gundersen)

〔 16 〕 下線部(16)の意味として最も適するものを，ア～エの中から一つ選び，その記号を解答欄にマークせよ。

　　ア．bring together

　　イ．interpret

　　ウ．make interesting

　　エ．separate

〔 17 〕 下線部(17)の説明として最も適するものを，ア～エの中から一つ選び，その記号を解答欄にマークせよ。

　　ア．a type of Braille

　　イ．a synthetic language

　　ウ．a video display

　　エ．an artificial voice

〔 18 〕 文中の空所（ 18 ）に入る語(句)として最も適するものを，ア～エの中から一つ選び，その記号を解答欄にマークせよ。

　　ア．For example

　　イ．However

　　ウ．Instead

　　エ．On the other hand

〔 19 〕 下線部(19)の意味として最も適するものを，ア～エの中から一つ選び，その記号を解答欄にマークせよ。

　　ア．imagines the computer screen in his mind

　　イ．looks for the map he needs in the computer screen

　　ウ．maximizes the size of the computer screen in his mind

　　エ．tells someone carefully how to use the computer screen

〔 20 〕 文中の空所（ 20 ）に入る語として最も適するものを，ア〜エの中から一つ選び，その記号を解答欄にマークせよ。

　ア．fight

　イ．hope

　ウ．sight

　エ．worry

〔 21 〕 文中の空所（ 21A ），（ 21B ），（ 21C ）に入る語の組み合わせとして最も適するものを，ア〜エの中から一つ選び，その記号を解答欄にマークせよ。選択肢は，左から（ 21A ）—（ 21B ）—（ 21C ）の順になっている。

　ア．（ brought ）—（ kept ）　—（ developed ）

　イ．（ developed ）—（ brought ）—（ kept ）

　ウ．（ developed ）—（ kept ）　—（ brought ）

　エ．（ kept ）　　—（ brought ）—（ developed ）

〔 22 〕 下線部(22)の意味として最も適するものを，ア〜エの中から一つ選び，その記号を解答欄にマークせよ。

　ア．the basic numbers to identify the main computer of the company

　イ．the four digit numbers used to access the computers of the employees

　ウ．the identification numbers needed to enter the main computer of the company

　エ．the random numbers used to prevent people from accessing a computer

〔 23 〕　下線部⒆の意味として最も適するものを，ア～エの中から一つ選び，その記号を解答欄にマークせよ。

　　ア．He seems to be able to concentrate very deeply.

　　イ．He seems to focus his concentration on unimportant things.

　　ウ．He seems to like things which demand quiet concentration.

　　エ．He seems to lose his concentration easily.

〔 24 〕　次の英文の空所に入る語句として，本文の内容から考えて最も適するものを，ア～エの中から一つ選び，その記号を解答欄にマークせよ。

　　The main idea of this article is that （　24　）

　　ア．it is a very good idea to employ a talented computer programmer.

　　イ．people necessarily have different strengths and abilities.

　　ウ．people who work with computers often have special gifts.

　　エ．something you think is a negative thing might actually be helpful.

5. 次の英文を読み，以下の設問に答えよ。

When it comes to technology, Africa is far behind the rest of the world. For example, Africa has very few telephone lines compared with other areas. In fact, it has only about 2 percent of all the telephone lines in the world. In Africa, there are about 2.5 phone lines for every 100 Africans, while there are about 70 phone lines for every 100 Americans. There are also very few computers — only about 6 million on the entire African continent. As for the Internet, there are fewer Internet users in Africa than in the city of London alone.

The lack of telephones and computers in Africa may not seem like an important problem on a continent with many serious problems. However, more telephone lines and computers would allow more Africans to connect to the Internet. Through the Internet, Africans could have better access to information and better contacts with the rest of the world. In this way, they could end their dependence on others and begin to control their own development.
(25)

People in many African cities are already using the Internet. However, there are often problems with the quality and the speed of the satellite connections to the Internet. Cables can carry much more Internet data than satellites, and can do it more quickly, so new cables are being put down on the ocean floor along the coast of Africa. One cable will go along the west coast, making connections from South Africa to eight other countries and finally ending in Spain. The other cable will circle all around Africa, connecting countries on the east and west coasts.

Though many people cannot afford to buy a home computer, they can go to
(26)
"cybercafés" and pay for computer use by the hour. The cybercafés are especially popular with young people. They use the Internet to get in contact with people from other countries. One company that has opened many cybercafés is Africa Online, started by a young Kenyan who studied in the United States. Africa Online now has cybercafés in Kenya, Ghana, Ivory Coast,

Namibia, Swaziland, Tanzania, Uganda, and Zimbabwe, and it is planning to open cafés in Egypt and other countries.

The Internet is also an important resource for students. School and college libraries often do not have many up-to-date books and students usually cannot afford to buy the books themselves. With the Internet, students can access libraries and databanks around the world. They can also sign up for and follow distance-learning courses at many universities in the developed countries.

As the connections for the Internet are made more direct and reliable, new opportunities will open up for jobs. The Internet will allow Africans to develop an information-based economy that can do business with the whole world. For example, even today an American health insurance company in Kentucky has hired computer operators in Ghana to do some of their correspondence work. With a direct Internet connection between Kentucky and Ghana, the real distance becomes unimportant.
(27)

(Adapted from *MORE READING POWER* by Beatrice S. Mikulecky, Linda Jeffries)

〔 25 〕 下線部(25)の意味として最も適するものを，ア～エの中から一つ選び，その記号を解答欄にマークせよ。

　　ア．ask other countries to send them more money

　　イ．manage their own economies without receiving help

　　ウ．put emphasis on how to improve themselves

　　エ．refuse financial assistance from other countries

〔 26 〕 下線部(26)の意味として最も適するものを，ア～エの中から一つ選び，その記号を解答欄にマークせよ。

ア．never fail to decide to

イ．don't have enough money to

ウ．don't hesitate to ask for money to

エ．don't waste money to

〔 27 〕 下線部(27)の意味として最も適するものを，ア～エの中から一つ選び，その記号を解答欄にマークせよ。

ア．it is wrong to think that the distance is not so important

イ．it doesn't matter that the two places are far away from each other

ウ．they always misunderstand each other even if they have close relationships

エ．they can't trust each other, because the two places are far apart

〔 28 〕 次の英文の空所に入る語句として，本文の内容から考えて最も適するものを，ア～エの中から一つ選び，その記号を解答欄にマークせよ。

Few Africans use the Internet because （ 28 ）.

ア．the cybercafés in Africa are expensive

イ．there are few computers or telephone lines

ウ．they are too busy dealing with serious problems

エ．they do not know how to use computers

〔 29 〕 次の英文の空所に入る語句として，本文の内容から考えて最も適するものを，ア～エの中から一つ選び，その記号を解答欄にマークせよ。

Access to the Internet could （ 29 ）.

ア． allow Africans to become more independent

イ． create many problems for young Africans

ウ． make Africans more dependent on international aid

エ． prevent Africans from solving serious problems

〔 30 〕 次の英文の空所に入る語句として，本文の内容から考えて最も適するものを，ア～エの中から一つ選び，その記号を解答欄にマークせよ。

The new cables for Internet data will （ 30 ）.

ア． improve telephone connections

イ． replace online communication

ウ． slow down Internet connections

エ． speed up Internet connections

〔 31 〕 次の英文の空所に入る語句として，本文の内容から考えて最も適するものを，ア～エの中から一つ選び，その記号を解答欄にマークせよ。

At present, in Africa （ 31 ）.

ア． few cybercafés have Internet connections

イ． most people have Internet connections at home

ウ． people tend to use the Internet at cybercafés

エ． undersea cables make a complete circle around Africa

〔 32 〕　次の英文の空所に入る語として，本文の内容から考えて最も適するもの
を，ア～エの中から一つ選び，その記号を解答欄にマークせよ。

In Africa, cybercafés are especially important for （ 32 ）.

ア．doctors

イ．laborers

ウ．students

エ．teachers

〔 33 〕　次の英文の空所に入る語句として，本文の内容から考えて最も適するも
のを，ア～エの中から一つ選び，その記号を解答欄にマークせよ。

An American insurance company （ 33 ）.

ア．hires Africans as computer operators

イ．is buying an African Internet company

ウ．plans to open a factory in Africa

エ．sells health insurance in Africa

〔 34 〕　次の英文に対する答えとして，本文の内容から考えて最も適するもの
を，ア～エの中から一つ選び，その記号を解答欄にマークせよ。

What is the main topic of the passage?

ア．building Internet cables in Africa.

イ．how the Internet can help Africans.

ウ．the popularity of cybercafés.

エ．why the Internet is important.

数　学

問題 26年度

$$\boxed{\text{B 方式}}$$

1. 次の(1)，(2)について，答だけを解答用紙の該当する $\boxed{}$ 内に記入せよ。

(1) 4桁の自然数 m と3桁の自然数 n に対し，$\log_{10} m$ の小数部分は $\log_{10} n$ の小数部分の2倍であるとする。このとき，$\dfrac{m}{n^2} = {}^{\mathcal{P}}\boxed{}$ であり，n の最大値は ${}^{\mathcal{I}}\boxed{}$ である。

(2) $0 \leqq a \leqq \pi$ とする。$\cos a - \sin a = \dfrac{1}{\sqrt{2}}$ となるような a の値は ${}^{\mathcal{D}}\boxed{}$ であり，$\sin a$ の値は ${}^{\mathcal{I}}\boxed{}$ である。

2. 2つの放物線 $C_1 : y = x^2$ と $C_2 : y = x^2 - 6x + 15$ の共通接線を ℓ とする。

(1) ℓ の方程式を求め，C_1，C_2 および ℓ を図示せよ。

(2) C_1，C_2 および ℓ によって囲まれた部分の面積を求めよ。

3. 次の条件で定められる数列 $\{a_n\}$ がある。
$$a_1 = 0, \quad a_{n+1} = \frac{1}{2} a_n + n \, 2^{-n} + 3^{-n} \quad (n = 1, 2, 3, \cdots)$$

(1) $b_n = 2^{n-1} a_n$ とおくとき，数列 $\{b_n\}$ の満たす漸化式を求めよ。

(2) 数列 $\{a_n\}$ の一般項を求めよ。

化 学

問題

$$\boxed{\text{B 方式}}$$

必要であれば，以下の数値を用いなさい。特に指定のない限り計算は，有効数字3桁で計算し，解答する際に4桁目を四捨五入し，計算値としなさい。また，前問の答えを用いる場合は有効数字3桁の結果を用いて計算しなさい。

原子量：$H = 1.00$，$C = 12.0$，$N = 14.0$，$O = 16.0$，$Na = 23.0$，

$Mg = 24.3$，$P = 31.0$，$S = 32.1$，$Cl = 35.5$，$Fe = 55.9$，

$Ni = 58.7$，$Br = 79.9$，$I = 127$

$\sqrt{2} = 1.41$，$\sqrt{3} = 1.73$

気体定数　$R = 8.31\ \text{Pa·m}^3/(\text{K·mol})$

気体はすべて理想気体としてふるまうものとする。

ファラデー定数　$F = 9.65 \times 10^4\ \text{C/mol}$

7，8は選択問題で，いずれか一方を選択して解答すること。解答用紙の選択説明欄の選択した番号（7または8）を●に塗りつぶしなさい。

1．マーク式

問1～問5．次の文章を読み，各問の設問に答えなさい。

Ⅰ　25 ℃において，水とメタノールを同体積ずつ混合して溶液Xを調製した。ただし，25 ℃における水とメタノールの密度は，それぞれ$1.00\ \text{g/cm}^3$，$0.786\ \text{g/cm}^3$である。混合による体積の減少量は溶液X $100\ \text{g}$あたり$4.00\ \text{mL}$であった。水とメタノールを混合した際の熱変化はないものとすると，溶液Xにおけるメタノールのモル濃度は，$\boxed{\text{ア}}\ \boxed{\text{イ}}\ .\ \boxed{\text{ウ}}$（　A　）になる。

Ⅱ　硫酸鉄（Ⅱ）の結晶（$FeSO_4 \cdot 7H_2O$）$84.1\ \text{g}$に水を加えて，18 ℃で$1000\ \text{mL}$の溶液Yを調製した。この溶液Yの密度は$1.02\ \text{g/cm}^3$であった。この溶液Yの質量パーセント濃度は，$\boxed{\text{エ}}\ .\ \boxed{\text{オ}}\ \boxed{\text{カ}}$（　B　），モル濃度は，$\boxed{\text{キ}}\ .\ \boxed{\text{ク}}\ \boxed{\text{ケ}}\ \boxed{\text{コ}}$（　A　），質量モル濃度は，$\boxed{\text{サ}}\ .\ \boxed{\text{シ}}\ \boxed{\text{ス}}\ \boxed{\text{セ}}$（　C　）である。

問 1　空欄（　A　）～（　C　）に最も適する単位を下の欄からそれぞれ選び，解
　　　答欄の番号をマークしなさい。

　　　⑴　％　　　　　　　　　⑴　mol　　　　　　　　⑵　mol/mL

　　　⑶　mol/L　　　　　　　⑷　mol/g　　　　　　　⑸　mol/kg

　　　⑹　mL/g　　　　　　　⑺　mL/kg　　　　　　　⑻　L/kg

問 2　空欄　　ア　　，　　イ　　，　　ウ　　として最も適する数値をそれぞ
　　　れマークしなさい。

問 3　空欄　　エ　　，　　オ　　，　　カ　　として最も適する数値をそれぞ
　　　れマークしなさい。

問 4　空欄　　キ　　，　　ク　　，　　ケ　　，　　コ　　として最も適する
　　　数値をそれぞれマークしなさい。

問 5　空欄　　サ　　，　　シ　　，　　ス　　，　　セ　　として最も適する
　　　数値をそれぞれマークしなさい。

2. マーク式

問1～問4．次の文章を読み，各問の設問に答えなさい。

密閉容器に入れた水素とヨウ素の混合気体を400℃付近におくと，発熱を伴いヨウ化水素が生成する。この反応は，(I)式のような化学反応式で表される。

$$H_2 + I_2 \rightleftharpoons 2HI \qquad (I)$$

問1 (I)式において，水素とヨウ素からヨウ化水素が生成する反応を（ **ア** ）反応，ヨウ化水素が分解して水素とヨウ素を生じる反応を（ **イ** ）反応という。また(I)式のように，（ **ア** ）反応の他に（ **イ** ）反応も起こりうる反応を（ **ウ** ）反応といい，（ **ア** ）反応が（ **イ** ）反応よりも極めて速く，見かけ上（ **ア** ）反応だけが起こっているように見える反応を（ **エ** ）反応という。空欄（ **ア** ）～（ **エ** ）に最も適する語句を下の欄よりそれぞれ選び，解答欄の番号をマークしなさい。

(0) 正　　　　　(1) 負　　　　　(2) 順　　　　　(3) 逆

(4) 可 逆　　　　(5) 不可逆　　　(6) 平 衡　　　　(7) 非平衡

問2 水素2.00 molとヨウ素3.00 molを体積一定の密閉容器に入れ，温度を一定に保ちながら平衡状態に達するまで放置したところ，ヨウ化水素の物質量が3.60 molとなった。このときの水素の物質量は，[**オ**].[**カ**][**キ**]×10⁻¹ mol，ヨウ素の物質量は，[**ク**].[**ケ**][**コ**] molであった。空欄 [**オ**] ～ [**コ**] に最も適する数値をそれぞれマークしなさい。

問3 問2で平衡状態になった密閉容器に水素1.00 molを追加し，問2と同じ温度に保ちながら改めて平衡状態に達するまで放置した。このときの平衡定数は，[**サ**][**シ**].[**ス**] で，ヨウ化水素の物質量は，[**セ**].[**ソ**][**タ**] molであった。空欄 [**サ**] ～ [**タ**] に最も適する数値をそれぞれマークしなさい。

問 4 (I)式の反応において，(A)温度を上げたとき，(B)圧力を下げたとき，および
(C)白金触媒を加えたときの，平衡に達するまでの時間と平衡時のヨウ化水素の
物質量の変化として正しいものを下の表よりそれぞれ選び，解答欄の番号を
マークしなさい。

	平衡に達するまでの時間	平衡時のヨウ化水素の物質量
(0)	短くなる	増加する
(1)	変化しない	増加する
(2)	長くなる	増加する
(3)	短くなる	変化しない
(4)	変化しない	変化しない
(5)	長くなる	変化しない
(6)	短くなる	減少する
(7)	変化しない	減少する
(8)	長くなる	減少する

3. **問1，4はマーク式，問2，3は記述式**

　問1～問4．ナトリウムに関する次の文章を読み，各問の設問に答えなさい。

　ₐ)金属ナトリウムは，水と反応して金属水酸化物を生じる。この反応を周期表で隣に位置するマグネシウムの反応と比較すると，（　**ア**　）の方が激しく起こる。得られる水酸化物は，ナトリウムの方が水に対する溶解度が（　**イ**　）く，塩基性が（　**ウ**　）い。（　**エ**　）イオンは炎色反応で（　**オ**　）色を示すが，（　**カ**　）イオンは炎色反応を示さない。

　水酸化ナトリウムは，ᵦ)空気中に放置すると水分を吸収して溶ける。この現象を（　**キ**　）という。水酸化ナトリウムは（　**ク**　）と反応し，炭酸ナトリウムを生成する。炭酸ナトリウムは水溶液から再結晶させると十水和物を与えるが，空気中では水和水を失って一水和物になる。この現象を（　**ケ**　）という。炭酸ナトリウムの工業的製法は以下の通りである。すなわち，（　**コ**　）の飽和水溶液に（　**サ**　）と（　**ク**　）を通じると，（　**シ**　）が沈殿する。この沈殿を分離して加熱すると，炭酸ナトリウムが得られる。この製法を（　**ス**　）という。

問1　空欄（　**ア**　）～（　**カ**　）に最も適する語句を下の欄から選び，解答欄の番号をマークしなさい。なお，選択肢は同じものを何回使用してもよい。

　　⑴　ナトリウム　　　⑴　マグネシウム　　　⑵　大き
　　⑶　小さ　　　　　　⑷　強　　　　　　　　⑸　弱
　　⑹　赤　　　　　　　⑺　黄

問2　下線部a)のナトリウムと水の反応式を書きなさい。

問3　空欄（　**キ**　）～（　**ス**　）に最も適する語句を答えなさい。

問 4　水酸化ナトリウムは，下線部 b）の性質に基づき，乾燥剤として利用される。下表の空欄（　セ　）〜（　タ　）に最も適する乾燥剤を第 I 欄から選び，解答欄の番号をマークしなさい。

乾　燥　剤	乾燥可能な気体の種類
（　セ　）	おおむねあらゆる種類の気体
（　ソ　）	中性および塩基性の気体
（　タ　）	還元性を示さない中性および酸性の気体

第 I 欄

(0)　水酸化ナトリウム　　(1)　酢　酸　　(2)　塩化ナトリウム

(3)　シリカゲル　　(4)　濃硫酸

4. **問1～4はマーク式，問5は記述式**

問1～問5．次の文章を読み，各問の設問に答えなさい。

「三角フラスコに_{a)}オリーブ油10gを正確に計り，これに水酸化ナトリウム2.3gとトリエチレングリコール20mLを加え，ホットプレートで加熱して160℃にする。温度を保ちながら5分間加熱する。加熱を終えた濃厚な溶液を室温まで冷やし，水50mLを加える。この溶液に塩酸を加え，酸性とした後，室温まで冷やす。続いて油状物を抽出するため，ジエチルエーテルを用いて分液ろうとに移すと，水層とエーテル層の2層に分かれる。エーテル層を分離し，エーテルを_{b)}蒸留により取り除くことにより，油脂の成分である高級脂肪酸の混合物を得ることができる。」

「フィーザー/ウィリアムソン有機化学実験書」丸善株式会社より抜粋，一部改変

今，このオリーブ油に含まれる油脂が，高級不飽和脂肪酸のみからなる純粋な油脂Aとして，その構造を明らかとするために，次の実験を行った。

実験Ⅰ　油脂A 4.41gにニッケルを触媒に水素を付加すると，標準状態において水素が448mL消費され，すべて油脂Bへと還元された。

実験Ⅱ　油脂B 4.45gを加水分解するのに，5.00×10^{-2} mol/L水酸化ナトリウム水溶液が300mL必要であった。得られた溶液を塩酸で酸性としたところ，直鎖の高級脂肪酸1種類のみが得られた。

問1　下線部a)に示した操作では短時間で加水分解生成物を与え，オリーブ油は（　ア　）と（　イ　）となる。空欄（　ア　），（　イ　）に最も適するものを選び，解答欄の番号を2つマークしなさい。

(0)　脂肪酸　　　　　　　　　　　(1)　カルボン酸
(2)　グルタミン酸塩　　　　　　　(3)　グルタミン
(4)　1,2-エタンジオール　　　　　(5)　脂肪酸塩
(6)　1,2,3-プロパントリオール　　(7)　グルコース

問 2　下線部 b)は，物質の精製にも利用される方法である。精製法と精製に利用する物質の性質に関する下表の空欄（　ウ　）～（　ク　）に最も適するものを第 I 欄より選び，解答欄の番号をマークしなさい。なお，（　オ　），（　カ　）は同じ解答欄に 2 つマークしなさい。また，選択肢は同じものを何回使用してもよい。

精　製　法	精製に使用する物質の性質
蒸　留	（　ウ　）
再結晶	（　エ　）
ろ　過	（　オ　），（　カ　）
抽　出	（　キ　）
クロマトグラフィー	（　ク　）

第 I 欄

(0)　物質の沸点　　　　(1)　物質の溶解性　　　　(2)　物質の吸着力

(3)　物質粒子の大きさ　(4)　物質の融点　　　　(5)　物質の昇華性

問 3　実験 I で得られるものを一般に何というか，最も適するものを選び，解答欄の番号をマークしなさい。

(0)　脂　肪　　　　　　(1)　硬化油　　　　　　(2)　脂肪油

(3)　ナフサ　　　　　　(4)　乾性油　　　　　　(5)　食用油

問 4　油脂 B の分子量は，　ケ　　コ　　サ　である。空欄に最も適する数値を，それぞれマークしなさい。

問 5　油脂 A を光学活性な油脂とした場合，油脂 A の構造式を例にならって書きなさい。

記入例

5. **問1はマーク式，問2～4は記述式**

問1～問4．次の文章を読み，各問の設問に答えなさい。

分子式 $C_8H_9NO_2$ で表される化合物Ａ，Ｂについて，以下の実験を行った。

実験Ⅰ　化合物Ａは，水酸化ナトリウム水溶液，塩酸のいずれにも溶けなかったが，金属触媒を用いて，水素で還元すると塩酸に可溶な化合物Ｃとなった。

実験Ⅱ　化合物Ｂは塩酸に溶け，また，水酸化ナトリウム水溶液と反応すると，加水分解が進行し化合物Ｄとなった。

実験Ⅲ　化合物Ａ，Ｂ，Ｃ，Ｄはいずれも塩化鉄(Ⅲ)の呈色反応を示さなかった。

実験Ⅳ　化合物Ａ，Ｂは，いずれもサリチル酸に導くことが可能であった。

問 1　化合物Ａ，Ｂの構造式を下記の中から選び，解答欄の番号をマークしなさい。

(0)　(1)　(2)　(3)

(4)　(5)　(6)　(7)

問 2　ベンゼンは水にほとんど溶けないが，ベンゼン環上に適当な官能基が存在すると，強塩基性水溶液に溶けるようになる。どのような官能基が存在すると水溶性となるか，該当する官能基名をすべて書きなさい。

問 3　実験 I のように水素を使用せず，化合物 C に誘導するために必要な試薬を書きなさい。なお，試薬は一つとは限らない。

問 4　化合物 C と無水酢酸を反応させたときの生成物の構造式を例にならって書きなさい。

記入例

$$H_2N-\underset{\underset{CH\text{-}CH_2\text{-}O\text{-}C_8H_{15}}{\overset{|}{Cl}}}{\overset{\displaystyle CH_2\text{-}O\text{-}\overset{\displaystyle O}{\overset{\|}{C}}\text{-}C_6H_{13}}{\bigcirc}}$$

6. マーク式

問 1 ～問 4．次の文章を読み，エタノールの蒸気圧曲線をもとに，各問の設問に答えなさい。問 4 については，小数点以下を四捨五入し，整数で答えなさい。

温度と容積を変えることができるピストン付きの気密容器に，エタノール 1.38 g を入れてある。容器の温度を 57 ℃ に保ちながら，ピストンをゆっくり移動させ容積を 2.70 L にすると，エタノールはすべて気体になった。この状態を A とする。A でのエタノールの圧力 P_1 は，$\boxed{ア}.\boxed{イ}\ \boxed{ウ} \times 10^4$ Pa になる。次に，温度を 57 ℃ に保ち，容積を 2.70 L からゆっくり減少させた。液体が生じ始めるときのエタノールの圧力 P_2 は，$\boxed{エ}.\boxed{オ} \times 10^5$ Pa になる。次に，圧力を P_1 に保ち，温度を 57 ℃ から下げていった。液体が生じ始めるときの温度 t_1 は，$\boxed{カ}\ \boxed{キ}$ ℃になる。次に，容積を 2.70 L に保ち，温度を 57 ℃ からゆっくり 30 ℃ まで下げたとき，$\boxed{ク}\ \boxed{ケ}$ ％のエタノールが液体になる。

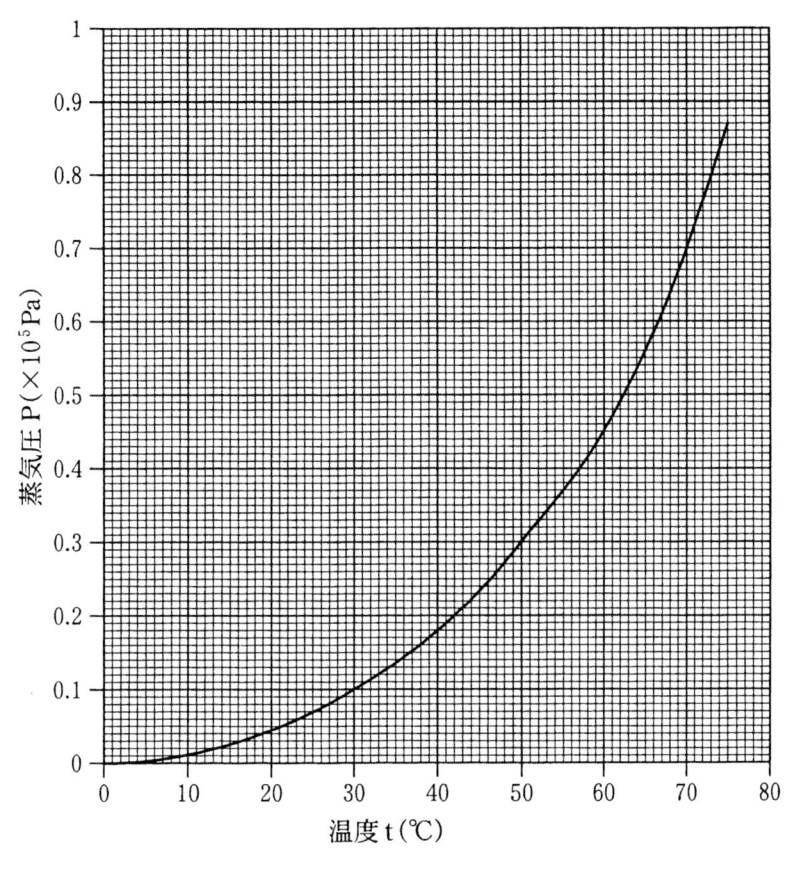

エタノールの蒸気圧曲線

問 1　空欄　ア　，　イ　，　ウ　として最も適する数値をそれぞれマークしなさい。

問 2　空欄　エ　，　オ　として最も適する数値をそれぞれマークしなさい。

問 3　空欄　カ　，　キ　として最も適する数値をそれぞれマークしなさい。

問 4　空欄　ク　，　ケ　として最も適する数値をそれぞれマークしなさい。

7.　記述式

　　問1〜問2．次の文章を読み，各問の設問に答えなさい。

　　ゴムノキの傷つけた樹皮から（　ア　）と呼ばれる白い乳液に酸を加えて凝集させたものを生ゴムという。生ゴムは$(C_5H_8)_n$の分子式で表わされる高分子化合物で，イソプレンが（　イ　）重合したポリイソプレンの構造を持っており，イソプレン単位ごとに1個の（　ウ　）形の二重結合がある。

　　生ゴムに硫黄を5〜8％加えて140℃に加熱すると，ポリイソプレン鎖が硫黄原子により架橋され（　エ　）が大きくなり，化学的にも機械的にも強くなる。このような架橋構造をつくる操作を（　オ　）という。

　　一方，イソプレンと類似した構造をもつ単量体を（　イ　）重合させると，天然ゴムによく似た性質の物質が得られる。このような物質を合成ゴムといい，用途に応じていろいろなものがつくられている。例えば，a)ブタジエンゴムは，1,3-ブタジエンを（　イ　）重合させて作られる。b)クロロプレンゴムは，クロロプレンを（　イ　）重合させて作られる。一方，異なる単量体の重合は（　カ　）重合と呼ばれ，c)スチレン―ブタジエンゴムは，スチレンと1,3-ブタジエンの（　カ　）重合から作られる。

　　その他の合成ゴムとしてアクリロニトリル―ブタジエンゴムやシリコーンゴムなどがある。

　　シリコーンゴム以外のゴムは，どれも重合体に（　キ　）結合があるため，長時間空気にさらされると（　ク　）され，しだいにゴムの（　エ　）を失って劣化する。

問1　空欄（　ア　）〜（　ク　）に最も適する語句を答えなさい。

問 2　下線部 a）の反応は，下式で示される。下線部 a）の反応式にならって，下線部 b）と下線部 c）の反応式中の（　ケ　），（　コ　）に入る適当な化合物を，構造式で書きなさい。

下線部 a）の反応式

$$n\ CH_2 = CH\text{--}CH = CH_2 \rightarrow [\text{---}CH_2\text{--}CH = CH\text{--}CH_2\text{---}]_n$$

下線部 b）の反応式

$$n\ CH_2 = CCl\text{--}CH = CH_2 \rightarrow [\ (\ \textbf{ケ}\ )\ ]_n$$

下線部 c）の反応式

$$n\ CH_2 = CH\text{--}CH = CH_2 + n\ CH_2 = CHC_6H_5 \rightarrow [\ (\ \textbf{コ}\ )\ ]_n$$

8. 記述式

問1．次の文章を読み，設問に答えなさい。

　人間は病気の治療のために，植物や動物などの天然資源をそのままあるいは乾燥などの簡単な加工を施し，医薬品として用いてきた。このような医薬品を（　ア　）という。また，医薬品のなかで，病原菌に直接作用して病気そのものを治すのではなく，病気の症状を緩和し，自然治癒力により回復に向かわせるものを（　イ　）という。その例として，古代よりヤナギの樹皮に含まれる成分をもとに開発された（　ウ　）は，現在も解熱鎮痛剤として広く使われている。一方，ある種の微生物によって作られ，他の微生物の発育や機能を妨げる物質を（　エ　）という。（　エ　）は細菌による感染症の治療に大きな威力を発揮してきた。しかし，その多用により，突然変異などによってその（　エ　）に抵抗力をもつ（　オ　）が出現するようになり，院内感染など社会問題となっている。

　ある医薬品分子は，生体内で主に（　カ　）結合や水素結合，あるいは（　キ　）などの分子間に働く力によって受容体と結合し，効果を発揮する。医薬品を服用すると，ときに，人体に対して使用目的に合わない（　ク　）が起こることがある。医薬品の適正な量は，病気の状態，（　ケ　）や性別によって異なり，また体質によっては（　コ　）症状などの（　ク　）が強く現れることもある。

問 1　文中の空欄（　ア　）～（　コ　）に最も適する語句を答えなさい。

英　語

解答　26年度

A　方　式

① [解答]

[1] ア　[2] ウ　[3] ア　[4] ウ

[出題者が求めたポイント]

[単語の意味]

[1]　cost　費用がかかる

[4]　respectable　尊敬できる
　　　respectful　尊敬を持っている
　　　respective　それぞれに

[選択肢の意味]

[1]　このバックは300ドルした。

[2]　彼女は親切にも私を駅まで案内してくれた。

[3]　前日よく寝たので、私はずっと気分がよかった。

[4]　年上の人には敬意を表すべきだ。

[解答のヒント]

[1]　SVOO　の文型で使えない動詞は、spend のみ。また keep は文脈上、不適切。take もその意味では不適切。すなわち、「このバックは私が300ドル払うことを必要とした。」ということになる。しかし、cost は「費用がかかる」を入れると、「このバックは300ドルの値段だった。」ということになり、より適切。

[2]　enough は形容詞を修飾する副詞として用いられるとき、形容詞の後に置く。

[3]　完了形の分詞構文。

[4]　be respectful to / of　敬意を表す。

② [解答]

[5] イ　[6] キ　[7] カ　[8] ウ

[出題者が求めたポイント]

[解答のヒント]

　かっこを埋めた形を示しておく。

[5]　I (have) (never) (seen) so (amazing) (a)
(movie)(as)(this).
　　副詞の so　は、形容詞の amazing と結びつく。そのため a　movie　は後置される。

[6]　The (more)(I)(thought) (about) (the problem),
(the more) (difficult) it (seemed) to me.　The 比較級～、the　比較級～．の文型。

[7]　There is so (much) (traffic) (that) (this street)
(is) (dangerous) for children (to) (cross) by
themselves.　traffic は不可算名詞なので、much を使う。なお、文全体は so ～ that の構文。

[8]　(When) (it) (comes) (to) (dealing) with a
computer (that) (freezes) (before) our eyes,
we're as helpless as a baby.　When it comes to ＋名詞または動名詞の文型。「～ということになると」、という意味。

③ [解答]

[9] satisfaction　[10] nothing　[11] of　[12] anyone

[出題者が求めたポイント]

[単語の意味]

[10] can't afford to　～する余裕はない

[選択肢の意味]

[9] A：私はその結果に大いに満足した。
　　B：その結果は私にとって大いなる満足であった。

[10] A：彼は自転車を買う余裕はなかった。いわんや車など買えなかった。
　　B：彼は自動車など言うに及ばず、自転車を買う余裕はなかった。

[11] A：私はここのところ彼女とめったに会わない。
　　B：近ごろ私は彼女をあまり見ない。

[12] A：誰もこの仕事を一・二週間で終わらすことはできない
　　B：誰もこの仕事を一・二週間で終わらすことは不可能である

[解答のヒント]

[9]　be satisfied with～　「～に満足している」という英語の句を名詞の satisfaction で書き換えたもの。

[10]　let alone も to say nothing of　もどちらも「いわんや」や「～は言うに及ばず」といった意味。

[11]　don't see much of 人　人にあまり会っていない。

[12]　It ….for　人 to～、の構文。

④ [解答]

[13] gains　[14] reached　[15] travels

[16] proceeding

[出題者が求めたポイント]

[解答のヒント]

[13] 時計が進む、というときには gain という語を用いる。

[14] reach は他動詞なので前置詞を必要としない。

[15] travel は「進む」とか「移動する」という意味。

[16] proceed は、「事が運ぶ」という意味。

⑤ [解答]

[17] ア　[18] ウ　[19] ア　[20] ウ　[21] ア　[22] イ
[23] エ　[24] エ　[25] エ　[26] ア

[出題者が求めたポイント]

[単語の意味]

＜第一段落＞

average 平均すると～になる

rainfall 降雨量

annually 毎年

due to　～のために

immense 巨大な、広大な

cubic kilometers　立方キロメートル

＜第二段落＞

crisis 危機　複数形は crises
survival 生存
＜第三段落＞
aquifer 帯水層
solution 解決策
accumulate　積み重なる
＜第四段落＞
harvest 収穫する
＜第五段落＞
eventually 結果的に
lead to　へと続く
＜第六段落＞
potential 潜在的な
source　源
＜第七段落＞
mining 採掘
therefore　それゆえ
＜第八段落＞
consumption　消費

[選択肢の意味]

[20]　ア、2003 年までには、彼らはすでにアフリカの地下だけで 20 の帯水層を突き止めてしまっていた。
　　イ、他のものは中東、中国、インド、そして中央アメリカや南アメリカの地下にある。
　　ウ、これらの帯水層は何十億の人々をこれからやって来る何百年もの間維持するに十分な水を有しうると推測する科学者もいる。
　　エ、ユネスコは科学者たちが地球の地下にある帯水層の初めての世界地図を作ろうとしていると報告している。

[24]　＜第二段落のメイン・アイデアは何か＞
　　ア、人々が使うほとんどすべての新鮮な水は湖や川からやって来る。
　　イ、2050 年までには世界の人口は 90 億人を超えると期待されている。
　　ウ、人々は、100 年前に使っていたよりも 6 倍の水を無駄遣いしている。
　　エ、現在および将来の需要を支えるに十分な水が地球上にはない。

[25]　＜第五段落のメイン・アイデアは何か＞
　　ア、リビアは毎日、帯水層から 500, 00 立方メートルの水を手に入れている。
　　イ、多くの湖や川は、国と国の間の国境に位置している。
　　ウ、ヌビアン砂岩帯水層システムは、4 ヶ国の下を通っている。
　　エ、地下帯水層には利益があるが、それらはいくつかの問題を引き起こすかもしれない。

[26]＜第六段落のメイン・アイデアは何か＞
　　ア、国際間の対立は帯水層が多くの異なった国々の下を通っているために起こる可能性がある。
　　イ、隣国同士は、まだ水を求めてお互いに戦っていない。

　　ウ、地下の帯水層は、南アメリカと中東に存在する。
　　エ、グアラニ帯水層は、アルゼンチン、ブラジル、パラグアイ、そしてウルグアイの下を通っている。

[解答のヒント]

[17]　単語の意味を参照せよ。
[18]　that は、the ＋前述の名詞であるので、この場合、the survival ….. である。もしこれが、heart であれば、at heart of our survival and our planet Earth となってしまい、意味が通らない。
[19]　harvest とは収穫することなので、「そこにあるものを自分のものにする」という意味になる。すなわち、回収する、という意味になる。
[20]　まず、ア、イ、ウはこの順でつながっている。すなわち、選択肢のアは、既に見つけられた帯水層について言及し、その後、その他の帯水層に言及している。また、選択肢のウの文中には these　という語が使われているので、選択肢アとイの後に来る。問題は選択肢のエである。パラグラフの最後に置くことは、パラグラフの最初に述べたことの言い換えやさらにサポートするものでなくてはならない。すなわち、最後に選択肢のエを置くのは避けるべき。
[21]　fragile とは「脆弱な」という意味で、「容易く損なわれやすい」と同義。
[22]　文脈上、危険を減らさなければならないのであって、選択肢のイを除いてはすべて、危険を引き受けたり、増したりする、という意味になってしまう。
[23]　文脈上、帯水層が、あるものの解決策であると述べている。すなわち、それは、食糧問題でなく、またエネルギー不足でもない。またそれは、地球温暖化でもない。
[24]　メイン・アイデアは、そのパラグラフの最初か、またはその最後の部分にあるのが普通である。選択肢のエ以外もパラグラフ中で述べられているが、その中心的なアイデアは、「現在および将来の水の需要」に不安があるということである。
[25]　やはりこれもパラグラフの最後の部分にある「政治問題に発展しかねない」という部分がメイン・アイデアである。
[26]　同上

[全訳]

　　北アフリカのサハラ砂漠は地球上でもっとも乾燥した場所の一つである。毎年の降雨量は平均してたった 10 インチに過ぎない。これらの厳しい条件のため、それは、全世界のもっとも居住できない場所の一つでもある。しかしながら 1990 年代初頭、サハラ砂漠に関する見方は、科学者が驚くべき発見をしたときに一変した。彼らは砂の下深くに隠れた広大な川を見つけた。ユネスコはこの地下の川が 120,000 立方キロメートルの新鮮な水を包含していると見積もっている。
　　「私たち人間が直面するすべての社会的及び自然の危機の中で、水危機は、私たちの存続と地球の存続の中核に横たわる危機である」とユネスコの事務局長である松浦晃一郎氏は言っている。今日、単にすべての

人に行き渡るに十分な水がないのである。地球上の新鮮な水の量には限りがある。そのうちの１％以下が川や湖を通して人間の手にはいるのである。これに加えて、水の使用は過去100年で６倍に増えてしまった。2050年に地球の人口が90億人を超えることが見込まれているので、科学者たちは、私たちが将来の需要を満たすために代替的な水源を見つけなければならないと信じている。

　地下の帯水層、例えばヌビアン砂岩帯水層は科学者たちが、探し求めてきた解決策かもしれないだろう。これらの帯水層は地球の表面の地下半マイルか、それ以上の下にある広大な川や湖を含むものである。それらは何千年から何百万年の古さの範囲でありうる。ユネスコによれば、一部の帯水層は化石帯水層である。それらは一度しか使えない閉じ込められた水を含んでいる。他の物は雨水が長年にわたり地表の下に貯まるに連れて利用され、また再利用されうる。

　科学者たちはこれらの地下深くにある帯水層から水を汲み出す見込みに大変興奮している。ユネスコは科学者たちが地球の地下にある帯水層の初めての世界地図を作ろうとしていると報告している。2003年までには、彼らはすでにアフリカの地下だけで20の帯水層を突き止めてしまっていた。他のものは中東、中国、インド、そして中央アメリカや南アメリカの地下にある。これらの帯水層は何十億の人々をこれからやって来る何百年もの間維持するに十分な水を有しうると推測する科学者もいる。

　ヌビアン砂岩帯水層システムは、地下の帯水層を使用することの利益を例証する。そのシステムは、水を地表まで汲み出す複雑なパイプシステムを使うことによって、毎日、リビアにおよそ500,000立方メートルの水を運ぶ。しかしながら、この帯水層はほかの３つの国の下にも通っている。そしてこのことは、結果的に政治問題にもつながる可能性がある。

　国々は、その隣国の前にできるだけ多くの水を搾取しようとお互いに競い始めるであろうと予想する専門家もいる。国連によると、誰が地下の水を所有するかに関する意見の不一致は、国々の間の深刻な対立へ続きうる。帯水層の権利に対する意見の対立は、中東のいろいろな地域ですでに起こってしまった。もう一つの潜在的な対立の種は、グアラニ帯水層である。そしてそれはアルゼンチン、ブラジル、パラグアイ、そしてウルグアイの下を通っている。

　国連は、水を掘りだすことが環境問題をも引き起こしうることを指摘する。地下の帯水層は、それらがより保護されているので地表の水源よりもずっときれいな水を提供する。　しかしながら、それらはとても損なわれやすい。国連によると、汚染されてしまった後に帯水層を浄化することは、ほとんど不可能である。汲み出し計画はそれゆえ、これらの帯水層が永遠に失われないように汚染の危険を減らさなければならない。

　世界の水消費が急速に伸びる中、代替水源を見つけることは、この時代にあって重大である。もし私た

が、それらを適切に処理できれば、地下帯水層は世界の水不足に対してのもっとも決定的な解決策の一つでありうるであろう。実際、新鮮な水を求めて地下の湖や川を掘りだすことは世界中の何百万、さらには何十億の人々を支える可能性を持っている。

6　[解答]
[27]ア　[28]ア　[29]エ　[30]ア　[31]エ　[32]エ
[33]イ　[34]イ
[出題者が求めたポイント]
[単語の意味]
<第一段落>
geeky　変わり者の
<第二段落>
sport　見せびらかす
<第三段落>
predominately　優勢に
perpetrator　加害者
<第四段落>
look down upon　軽蔑する
<第五段落>
dominate 支配する
relinquish　放棄する
set ～ in motion 始動する
<六段落>
a number of　いろいろな
<第七段落>
reach　(心に)届く、響く
<第八段落>
desensitization 鈍感になること
abusive　口汚い
<第九段落>
rationale　理論的根拠
<第十段落>
cool　カッコいい
virus source code ウイルスソースコード(人のコンピュータに入り遠隔操作などをするウイルス)
[選択肢の意味]
[29]<ハッカーを駆り立てる一つの主な動機は…>
　ア、妬み
　イ、名声
　ウ、親密さ
　エ、力と統制
[30]<次のどの記述が、人々がウイルスを書く理由としても述べられていないか>
　ア、技術的な挑戦
　イ、同僚としてのアイデンティティを求めること
　ウ、政治的な声明を出すこと
　エ、テレビで話されること
[31]<若いウイルスライターは、～することを望んでいるのかもしれない>
　ア、独立を達成する
　イ、金持ちになる

ウ、学者としてみなされる

エ、社会に衝撃を与える

[32]

ア、メディアはウイルスライターに意見を述べることを許してきた。

イ、メディアはウイルスライターがヒーローのように見せる決定をした。

ウ、メディアは大衆にウイルスライターをヒーローと見なすよう勧めてきた。

エ、メディアはウイルスライターを天才として見なすことをやめた。

[33]＜次の選択肢のうちどれが活動とその結果の間の分離の理由として述べられているか＞

ア、面と向かってよりもメールのメッセージでのほうがより容易く口汚くなる。

イ、コンピュータを使うことは他の人々の感情から私たちを遠ざける。

ウ、ウイルスライターはハッカーと連絡しない。

エ、ウイルスライターは私たちのコミュニケーションの仕方を変えてしまった。

[34]＜本文によると、いかに社会的な圧力が人々の見方を変えているのか＞

ア、ハッカーとウイルスライターをますます受け入れることによって

イ、コンピュータウイルスを広げることは、かっこいいものではないと見せかけることによって

ウ、メディアでハッカーとウイルスライターを宣伝することによって

エ、インターネットでウイルスソースコードを発表することによって

[解答のヒント]

[27]「男性が圧倒的に多く、女性も中に入る」、と本文中で述べているが、女性の数が増えつつあるとは述べていない。

[28]ウイルスライターは、むしろ見下されている。

[29]ハッカーの動機については＜第五段落＞に「人のコンピュータを乗っ取り、それを支配する」、とある。

[30]すべての選択肢は本文中で述べられているが、選択肢のアだけはウイルスを書く理由ではなく、当初の動機である。

[31]＜第七段落＞で、若いウイルスライターの動機が述べられている。彼らには大した影響力もないので政治的な声明をもって、自己主張しようとするのである。

[32] change one's tune「態度を一変する」という意味から類推する。

[33] 選択肢の意味から類推して、コンピュウータを使うことにより自分たちと他者の感情との間に隔たりができてしまう。

[34] 選択肢イ以外は、むしろハッカーやウイルスライターの行為を助長するものである。

[全訳]

　　コンピュータにハッキングして入り込んだり、また

悪意のあるウイルスを広げたりすることによって、私たちの生活をみじめなものにする人々のことを私たちが考えるとき、私たちのほとんどの者は、優秀であるがオタクであり、自分の欲求不満を郊外の住宅という安全なねぐらから吐き出している人気のない十代の男の子を想像する。

　実際には、これらの偏見は、コンピュータのウイルスとセキュリティ技術の専門家であり、シマンティー・セキュリティ・レスポンスの上席主任研究官のサラ・ゴードンによると、まさに偏見である、とのことである。1992年以来、ゴードンはウイルスライターの心理学をずっと研究してきた。彼女は、「ハッカーやウイルスライターは、おそらくあなたの家の隣の普通の人であったり、またはレジカウンターであなたの雑貨を袋に入れてくれる若者かもしれない。」と言っている。　平均的なハッカーは、全身に黒い服をまとい、またノーズ・リングを誇らしくしているゴート人(無教養で無骨な人)のようなタイプでは必ずしもない。すなわち、彼女は50歳の年配の女性で十分ありうるかもしれない。

　ゴードン氏が知るに至ったウイルスライターは、いろいろ背景を有している。すなわち、圧倒的に男性である一方、女性もなかにはいる。また、あるものはまったく学究的であり、一方でスポーツマンタイプもなかにはいる。多くの者は異性との友情関係を、また自分の親や家族との良好な関係を持っている。すなわち、ほとんどは自分の同僚に人気があるのである。彼らは地下室ですべての時間を使うわけではない。あるウイルスライターは初老の人々と共に働き、彼の地方の図書館でボランティアをしている。彼らの中には詩人や音楽家もいれば、電気技師や大学の量子物理学学部に勤める者もいる。あなたは彼らを犯人として、ある顔ぶれから選び出すことはできないであろう。

　ハッカーとウイルスライターは実際、とても異なった特殊な人々である。「ハッカーはシステムに関してのより完全な知識やより高度に進歩したスキルセット(技術力)を有する傾向がある一方、ウイルスライターは一般的に彼らがやっていることに対してより浅薄なアプローチをとる」とゴードンは言っている。ハッカーは個々のアプリケーションのずっとより深い知識を持っている傾向があり、そしてそれでも今日の反体制文化において＇セクシー＇とみなされている。他方、ウイルスライターは、ほとんどはその無作為の損害や要求される技術の欠如のため軽蔑されている。

　彼らの動機も異なっているかもしれない。ハッカーもウイルスライターのどちらもが当初、技術的なチャレンジに惹きつけられるが、ハッキングはよりパワーやコントロールに関わったものである。ハッキングをし、あるシステムに入ると、そのシステムに関わり続けたままになる。すなわちそれを乗っ取り、そして支配することになる。他方、一度ウイルスライターがプログラムを世間に流すと、ウイルスは野放しとなり、その作成者とは独立して、それ自体のコピーを作り続ける。それは、ハッカーとコンピュータとの関係ほど

には濃密で強く結びついた関係ではない。すなわち、ウイルスライターは支配することを断念し、そして彼または彼女が始動した実際の活動から決別するのである。

ゴードンは、人々が色々な理由でウイルスを書くと説明する。ある者は、ウイルスを書くことが実際はとても容易であるけれども、それを技術的なチャレンジとして感じるかもしれない。それは、使っているアプリケーションによっては2分かそれ以下しかかからない。そして、それをウイルスにする、すなわち、それがそれ自体を複製させるプログラムの一部は、一般的にはとても単純なものである。すなわち、それは単に一行か二行のコードにすぎない。役に立つアプリケーションを書くことは、ウイルスを書くよりもずっとより複雑である。

若いウイルスライターは、グループの一員になることを好む。彼らは同僚としての帰属意識を求め、そしてそれは彼らにとって重要である。または、それは社会的な主張をするある方法かもしれない。もしあなたが多くのパワーを持たない若者であり、世界中を飛び回るウイルスという形で政治的な主張を持って自己主張できるならば、あなたはあなた自身を現代の社会の活動家であると想像し、世の中を変えていると考えるかもしれない。ゴードンは、「彼らがCNNの番組でそれをみることが彼らにとっては大したことである。彼らは、彼らが世界を動かしたと感じる。」と言っている。

「さらに、ほとんどのウイルスライターは彼らが与える損害を理解していない。彼らのほとんどはただ単に行動とその結果の間の関連付けをしない。」、とゴードンは述べている。このことは、コンピュータが私たちの意思伝達の仕方における移行を導入してきたので、ある程度理解できることである。鈍感になることが起こる。すなわち、すべての視覚的、文脈上の手がかりは失われ、そしてあなたは、あなたが他の人に対して持つ衝撃を見て取ることをしないからである。　私たちは皆、面と向かっては決してそのようには私たちに話さないのだが、書くと実際に口汚くなる人からe-mailを受け取ったことがある。

コンピュータでいたずらをする人々は、自分のしたことと自分自身との距離を置くように思われる。彼らは、自分たちの行為を「それは本当は悪いことではない。それは違法ではないのだから」という理論的な根拠で正当化する。または、彼らは、彼ら自身に「皆はアンチウイルスのソフトを持っているのだから、もし私がこれを送信しても、それは本当には誰も傷つけないだろう」と言っている。

幸運にも、社会的圧力は、人々がハッカーとウイルスライターにもつ印象を変えつつある。彼ら自身の仲間は、彼らに「こんなことはカッコよくない」と言い始めている。そして、ウイルスを公に利用可能にすることは、いまだ広く合憲である一方、ゴードンの調査は、ウイルスソースコードのオンラインでの発表を受け入れる量が減ってきていることを示してきている。ゴードンは、メディアが以前、ウイルスライターを天才とかヒーローとして奨励したものだった、と言っている。しかし今や報道は、その意見をがらりと変えてしまった。報道は、もはやウイルスライターを優秀ではあるが誤解された人々として描いたりはしない。彼女は、「私たちはメディアが方向転換し始めているのを目の当たりにしている」と言っている。そして続けて、「私たちは、ウイルスを書くことは本当はカッコいいわけではないというメッセージを若者に送りつつある」と言っている。

```
┌─────────────────┐
│   B 方 式       │
└─────────────────┘
```

① [解答]

[1] ウ　[2] イ　[3] ア　[4] エ　[5] エ

[出題者が求めたポイント]

[選択肢の意味]

[1] もし彼女が私に電話をしてきたら、私はあなたにお知らせします。

[2] 私は昨年どこかで彼女に会ったことを覚えている。

[3] 彼が一緒にテニスをしている少女はトモコです。

[4] 私が家を出るやいなや、電話が鳴っているのが聞こえた。

[5] 昼食を食べながら、そのことについて、話し合いましょうか。

[解答のヒント]

[1] let ＋ O ＋ do 「Oに〜させる」

[2] remember doing 「〜したことを覚えている」

[3] The girl (whom / who) he is playing tennis with is Tomoko. 目的格の関係代名詞は省略されている。

[4] hardly 〜 when … 「〜するとすぐ …」

[5] over lunch 「昼食を食べながら」

② [解答]

[6] ウ　[7] キ　[8] カ　[9] エ　[10] イ

[出題者が求めたポイント]

[選択肢の意味]

[6] 私たちの写真を撮っていただけますか。

[7] 彼女が日本を離れてから、あなたは彼女からeメールをもらいましたか。

[8] あなたは来週、英語の試験を受ける予定ですか。

[9] 放課後、映画に行きませんか。

[10] この電車は名古屋行きですか。

ア．ここからかなり遠いです。

イ．いいえ、残念ながら、そうではないようです。

ウ．いいですよ。準備はいいですか。"チーズ"と言って。

エ．いいですね。

オ．はい、しかし運よく、私は次の日それを取り返しました。

カ．はい、私は最善を尽くします。

キ．はい、数回あります。

③ [解答]

[11] better　[12] such　[13] times　[14] remind

[15] another

[出題者が求めたポイント]

[解答のヒント]

[11] had better 「〜すべきである」否定形は　had better not 〜

[12] such a ＋ 形容詞 ＋ 名詞 ＋ that 〜 「とても…なので 〜だ」

[13] three times as 〜 as --- 「---の3倍 〜だ」

A … X times as ＋ 原級 ＋ as B 「AはBのX倍 〜だ」

[14] remind O of 〜 「Oに〜を思い出させる」

[15] one が another と呼応して 「〜は一つのこと そして …は別のもの」

④ [解答]

[16] ア　[17] エ　[18] ウ　[19] ア　[20] ウ　[21] イ

[22] ウ　[23] ア　[24] エ

[出題者が求めたポイント]

[単語の意味]

＜第一段落＞

perceived 知覚される

disability 身体障害

asset 強味

＜第二段落＞

merger 合併

disparate まったく異なる、異種の

sophomore (大学・高校の)2年生

＜第三段落＞

conceptualize 概念化する

innards 内部

＜第四段落＞

device 装置

available 利用できる

coordinate 座標

grid 格子

＜第五段落＞

move 引っ越し

＜第六段落＞

sultan 絶対君主

＜第七段落＞

specific 特殊な

logbook ログブック

＜第八段落＞

distraction 注意散漫

[選択肢の意味]

[19]

ア．彼の心の中にコンピュータの画面を想像する

イ．彼がコンピュータの画面の中で必要とする地図を探す

ウ．彼の心の中でコンピュータ画面のサイズを最大にする

エ．コンピュータ画面の使い方を慎重に誰かに話す

[22]

ア．会社のメインコンピュータを確認するための基礎の数字

イ．従業員のコンピュータにアクセスするために使われている4けたの数

ウ．会社のメインコンピュータに入るために必要とされる身元確認の数字

エ．人々がコンピュータにアクセスするのを防ぐために使われる任意の数字

[23]

ア．彼はとても深く集中することができるようだ。

イ．彼は重要でないことに集中しているようだ。

ウ．彼は物静かな集中を必要とするものが好きなようだ。

エ．彼は容易く集中を失うようだ。

[24]

この記事の主要な考え（メインアイディア）は

ア．有能なコンピュータプログラマーを雇うことはとても良い考えであるということだ。

イ．人々は必ず異なった力や能力を持っているということだ。

ウ．コンピュータを使って仕事をする人々はよく特別な天賦の才能を持っているということだ。

エ．良くないものとあなたが考える物が実際は役立つかもしれないということだ。

[解答のヒント]

[16] integrate は「統合する」という意味なので、それに当てはまるのはアの bring together である。

[17] 同じ文の中に [a mechanical voice] という言葉があるので、それを参考に答えるとエの [an artificial voice] になる。

[18] 前の文章の中に出てくる"装置"を否定し、その代わりに、記憶力を頼るという流れになっているので、ウを選択する。

[19] mentally は「心の中で」map は「描く」という意味なので、アを選択する。

[20] 盲目のスレイマーンと、そうではない人々との比較なので、ここには「視力」を意味する sight が入る。

[21] develop 「（病気）になる」bring 「連れて行く」keep doing 「～し続ける」という意味からイを選択する。

[22] この段落の2行目に the company's mainframe（会社のコンピュータ）、2行目から3行目にかけて specific numbers（特殊な数字）とあるので、ウを選択する。

[23] shake「弱める」本文訳を参照

[24] この記事の主要な考えは本文の1行目に書かれている。本文訳を参照

[全訳]

　時々、知覚される身体障害が、仕事上で強みになることがある。たった18歳で盲目であるけれども、スレイマーン・ゴキイット(gok-yi-itと発音される)は、アメリカ全土にいくつかの営業所を持つ大きなソフトウエアー会社であるインテリデータ・テクノロジーズ社でトップのコンピュータ技術者やプログラマーの中の一人である。

　「昨年10月の合併後、二つの異種のコンピュータネットに私たちはひどくイライラしていた」とインテリデータの副社長であるダグラス・ブラウンは、思い出を語っている。「私たちはお互いにe-mailを送ることさえできなかった。」三週間後、町のインテリデータの営業所でパートタイムで働いているトリード大学の二年生であるゴキイット氏は、その二つのネットワークを統合するために必要とされるソフトウエアーを作り上げた。「その会社の他の350人の従業員のだれも、3か月でその仕事を成し遂げることはできなかったであろう。」とブラン氏は言う。「スレイマーンは、本当にコンピュータの核心を '覗き込む' ことができる。」

　ブラン氏が呼ぶように、ゴキイットの天賦の才能は、機械の内部を概念化する際立った能力である。「コンピュータは、私に世界に出て、そして、したいと思うことのほとんどなんでもさせてくれる。」とゴキイット氏は言う。そして彼は、オールＡを持つコンピュータサイエンス工学専攻の学生である。

　コンピュータを使って仕事をするほとんどの盲目の人々のように、ゴキイット氏は機械の声で、自分のコンピュータのモニター上のビデオのディスプレーを読む声のシンセサイザーを使っている。ブライユスクリーンディスプレイを造り出す装置も利用できる。しかしゴキイット氏は、それらは '時間を無駄にする' と言っている。その代わりに、彼は記憶力に頼っている。シンセサイザーを最高限度のスピードまで回し、彼が聞くほとんどすべてのことを少なくともある計画が完了するまで記憶する。そのシンセサイザーが話す間、ゴキイット氏は心の中で数字の付けられた座標（横軸3、縦軸2のような）を使って、コンピュータスクリーンを描き、そして、彼が自分のコンピュータのマウスを使って、ファイルを呼び出すことができるように、グリッド上のそれぞれのアイコンの場所を記憶する。

　その若いプログラマーは部分的に、高度に発達した触れる感覚のおかげで、ハードウェアにも精通している。インテリデータの営業所長であるミッティー・ノワコウスキーは昨年の移動の間、彼がいかに容易く、彼らのコンピュータシステムを切り離し、そして、再びつないだかという思い出を語っている。「感触によって、スレイマーンは視力を持った、他のほとんどの人々より、ずっと速く、連結器、ピン、ワイヤーの位置を突き止めることができる。」と彼女は言う。

　ゴキイット氏はトルコで生まれ、そこで2歳の時、彼を盲目にした目の病気を発症した。彼の両親は彼をアメリカのメイヨークリニックに連れて行った。しかし、何もなされなかった。「彼の医者たちは '彼を守るな、あるいは、彼を可哀そうだと思う' と力説し続けた。」と彼の父、ハンセンは思い出を語っている。今日では、ゴキイットの同僚たちは彼を、大いにオスマン帝国を広げた、16世紀の絶対君主にちなんで、「偉大なスレイマーン」と呼んでいる。

　数か月前、サンフランシスコへの旅行中に、ブラン氏は自分のラップトップを使って、会社のコンピュ

ータにアクセスするのに困っていた。彼は4つのインテリデータのファイルに入るために、特殊な数字が必要だった。誰かにコンピュータアドレスの厚いログブックを手動で探してもらう代わりに、彼はゴキイット氏に電話した。彼はログブックを記憶し、そして、正確な数字を「10秒で」口にした、とブラウン氏は言う。

その学生プログラマーのスピードは、多分にコンピュータに向かっている間の注意散漫を締め出す能力からきている。キーボードを打っているとき、彼は熱心に、シンセサイザーに耳を傾ける。彼の長く、細い指がキーボードの上を飛び回る。「何ものも彼の集中を乱さないようだ。」と彼の直属の上司である、ノワコウスキー氏は言う。

ゴキイット氏は1日24時間、待機している唯一の社員である。「私たちは彼を最高のトラブルシューターとみなしている。」とブラウン氏は言う。

5　[解答]

[25]イ　[26]イ　[27]イ　[28]イ　[29]ア　[30]エ
[31]ウ　[32]ウ　[33]ア　[34]イ

[出題者が求めたポイント]

[単語の意味]

＜第三段落＞

　　satellite　衛星

＜第五段落＞

　　distance-learning　遠距離学習

＜第六段落＞

　　correspondence　通信

[選択肢の意味]

[25]

　ア．他の国々が彼らにより多くのお金を送るように求める

　イ．援助を受けることなく、彼ら自身の経済を管理する

　ウ．彼ら自身をどのように向上させるかということを重要視する

　エ．他の国々からの資金援助を断る

[26]

　ア．必ず～すると決心する

　イ．～する十分なお金がない

　ロ．～するお金を求めることをためらわない

　ハ．～するお金を無駄にしない

[27]

　ア．距離はそんなに重要ではないと考えることは間違っている

　イ．2つの場所がお互いに遠く離れていることは重要ではない

　ウ．彼らはたとえ密接な関係があっても、いつも、お互いを誤解している

　エ．彼らはお互いを信頼できない、なぜならば2つの場所が遠く離れているから

[28]

＜アフリカ人は、ほとんどインターネットを使わない、

なぜなら＞

　ア．アフリカのサイバーカフェは高い

　イ．コンピュータあるいは電話線がほとんどない

　ウ．彼らは重大な問題に処理するのにあまりにも忙しすぎる

　エ．彼らはコンピュータの使い方を知らない

[29]

＜インターネットへのアクセスは＞

　ア．アフリカ人をもっと自主的にさせることができた

　イ．若いアフリカ人にとって多くの問題を創造することができた

　ウ．アフリカ人を国際援助により頼らせることができた

　エ．アフリカ人を重大な問題を解かせないようにすることができた

[30]

＜インターネットデータのための新しいケーブルは＞

　ア．電話の接続を改善する

　イ．インターネット通信に取って代わる

　ウ．インターネット接続を遅くする

　エ．インターネット接続の速度を増す

[31]

＜現在は、アフリカでは＞

　ア．ほとんどのサイバーカフェはインターネットとつながっていない

　イ．ほとんどの人々は家にインターネットがつながっている

　ウ．人々はサイバーカフェでインターネットを使う傾向がある

　エ．海底ケーブルはアフリカの周りに完全な円を作る

[32]

アフリカでは、サイバーカフェは特に～にとって重要である。

[33]

＜アメリカの保険会社は＞

　ア．コンピュータのオペレーターとしてアフリカ人を雇っている

　イ．アフリカのインターネット会社を買っている

　ウ．アフリカに工場を開くことを計画している

　エ．アフリカで健康保険を売っている

[34]

＜本文のメイントピックは何か＞

　ア．アフリカでインターネットケーブルを作ること

　イ．インターネットはどのようにアフリカ人を助けることができるか

　ウ．サイバーカフェの流行

　エ．なぜインターネットは重要なのか

[解答のヒント]

[25]　前の文に「他の国々への依存を終わらせ‥」とあるが、これは選択肢イのwithout receiving helpに相当する

[26]　本文訳と選択肢訳を参照

[27]　本文訳と選択肢訳を参照

[28] 本文第一段落の訳を参照
[29] 本文第二段落の訳を参照
[30] 本文第三段落の訳を参照
[31] 本文第四段落の訳を参照
[32] 本文第五段落の訳を参照
[33] 本文第六段落の訳を参照
[34] メイントピックは第六段落の1行目から3行目に
　　書かれている。本文訳を参照

[全訳]
　科学技術という話になれば、アフリカは世界の他の
国々に、はるかに遅れている。たとえば、アフリカは
他の地域に比べて、ほんとうに電話線が少ない。実際
に、世界のすべての電話線のおよそ2％しかない。アフ
リカでは、100人のアフリカ人毎に、およそ2.5本の電
話線があるのに対して、一方、100人のアメリカ人毎に、
およそ70本の電話線がある。コンピュータも本当に少
ない。アフリカ大陸全体で、およそ600万台に過ぎな
い。インターネットについて言えば、アフリカでのイン
ターネットの利用者は、ロンドン一都市よりも少ない。

　アフリカでの電話やコンピュータの不足は多くの重
大な問題を抱えている大陸では、重要な問題のように
思えないかもしれない。しかしながら、より多くの電
話線やコンピュータがあれば、より多くのアフリカ人
をインターネットに接続させられるだろう。インター
ネットを使って、アフリカ人は情報へのより良いアク
セスが出来、世界の他の国々とより良い接触を持つこ
とができるだろう。この方法で、彼らは他の国々への
依存を終わらせ、そして彼ら自身の発展を管理し始め
ることができるだろう。

　多くのアフリカの都市の人々は、すでにインターネ
ットを使っている。しかしながら、インターネットへ
の衛星接続の質やスピードに、しばしば問題がある。
ケーブル線は衛星より、はるかに多くのインターネッ
トデータを運ぶことができる。そして、より速くでき
る。それで、新しいケーブル線がアフリカの海岸に沿
って、海底に設置されつつある。1つのケーブルは西海
岸に沿って設置され、南アフリカから他の8か国までつ
ながり、最後にスペインで終わるだろう。もう一方の
ケーブルはアフリカ中を回り、東海岸と西海岸をつな
ぐだろう。

　多くの人々は家庭用のコンピュータを買う余裕はな
いけれども、彼らはサイバーカフェに行き、時間単位
で、お金を支払って、コンピュータを使うことができ
る。サイバーカフェは特に、若者たちに人気がある。
彼らは他の国々の人々と接触するために、インターネ
ットを使う。多くのサイバーカフェをオープンしてき
た1つの会社は、アメリカ合衆国で勉強した若いケニア
人によって始められた Africa Online である。Africa
Online は今、ケニア、ガーナ、コートジボアール、ナ
ミビア、スワジランド、タンザニア、ウガンダそして
ジンバブエにサイバーカフェを持っている。そしてエ
ジプトや他の国々でカフェをオープンする計画を立て
ている。

　インターネットはまた、学生にとって、重要な手段
である。学校や大学の図書館はしばしば、あまり最新
の本を持っていない。そして、学生たちは普通は、自
分自身でその本を買う余裕がない。インターネットを
使って、学生たちは世界中の図書館やデータバンクに
アクセスすることができる。彼らはまた、先進国の多
くの大学の遠距離学習コースを受ける契約をし、それ
を聴くことができる。

　インターネットのための接続はより直接に、かつ確
実になされるので、新しい機会が仕事への道を切り開
く。インターネットはアフリカ人が世界全体と商売が
できる、情報を基にした経済を発展させられるように
するだろう。たとえば、今日でさえ、ケンタッキーの
あるアメリカの健康保険会社は彼らの通信業務の一部
をするために、ガーナでコンピュータオペレーターを
雇ってきた。ケンタッキーとガーナの間の直接のイン
ターネット接続を使うことによって、実際の距離は重
要でなくなる。

数　学

解答　26年度

1 〔解答〕

(1) (ア) $\dfrac{4}{3}$　(イ) 4　(ウ) $\dfrac{101}{40}$　(エ) $\dfrac{39}{20}$

〔出題者が求めたポイント〕

(1)（数学A・確率）

くじを引く回数 x_i の確率が p_i のとき，期待値は $\Sigma x_i p_i$（すべての i の和）

n 回の試行で確率 p の事象が r 回起こる確率は，$_nC_r p^r (1-p)^{n-r}$

(2)（数学Ⅱ・微分法）

$y=f(x)$ の $x=t$ における接線の傾きは $f'(t)$

接線が直交するのは，$f'(1)f'(-1)=-1$

〔解答のプロセス〕

(1) $E(1)=2\cdot\dfrac{1}{3}+1\dfrac{2}{3}=\dfrac{4}{3}$

赤玉3回だと6回，赤玉2回白玉1回だと5回

赤玉1回白玉2回だと4回，白玉3回だと3回

$E(3)=6\left(\dfrac{1}{3}\right)^3+5\cdot_3C_2\left(\dfrac{1}{3}\right)^2\left(\dfrac{2}{3}\right)$

$\qquad +4\cdot_3C_1\left(\dfrac{1}{3}\right)^1\left(\dfrac{2}{3}\right)^2+3\left(\dfrac{2}{3}\right)^3$

$\qquad =\dfrac{6}{27}+\dfrac{30}{27}+\dfrac{48}{27}+\dfrac{24}{27}=\dfrac{108}{27}=4$

(2) $f'(x)=3x^2+2ax+b$

$(f'(1)=)3+2a+b=10$　より　$b=-2a+7$

$f'(-1)=3-2a+b$

$10(3-2a+b)=-1$　より　$10(-4a+10)=-1$

$-40a=-101$　従って，$a=\dfrac{101}{40}$

$b=-\dfrac{101}{20}+7=\dfrac{39}{20}$

2

〔出題者が求めたポイント〕

（数学Ⅱ・図形と方程式）

(1) 2点 (x_1, y_1)，(x_2, y_2) を通る直線の傾き m は，

$m=\dfrac{y_2-y_1}{x_2-x_1}$

傾きが m で，点 (x_0, y_0) を通る直線の方程式は，

$y=m(x-x_0)+y_0$

直線AD，直線CDの方程式を求め連立方程式で求める。

〔別法〕（数学B・ベクトル）

$\overrightarrow{AD}=\overrightarrow{BC}$　より求める。

(2) $y=x^2+k$ の k は y 切片。(1)の図を見てどこを通るときが k が最大，最小になるか判断する。

直線と放物線が接するときは，連立方程式から x の2

次方程式ににしてD＝0

〔解答〕

(1) 直線AD：傾きは直線BCと同じ

$y=\dfrac{2-(-4)}{3-1}(x-0)+1=3x+1$

直線CD：傾きは直線ABと同じ

$y=\dfrac{-4-1}{1-0}(x-3)+2=-5x+17$

交点Dは，$3x+1=-5x+17$　より　$x=2$

$y=3\cdot2+1=7$　従って，D$(2,7)$

〔別法〕

$\overrightarrow{AD}=\overrightarrow{BC}$　より

$(a-0, b-1)=(3-1, 2-(-4))$　より

$a=2, b-1=6$　（以下略）

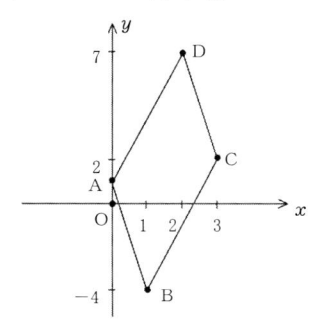

(2) 放物線と直線ADとが接するときが，k は最大

$y=x^2+k, y=3x+1$

$x^2+k=3x+1$　より　$x^2-3x+k-1=0$

$(D=)9-4(k-1)=0$　より　$k=\dfrac{13}{4}$

放物線が点Cを通るときが，k は最小

$2=3^2+k$　より　$k=-7$

従って，$-7\leqq k\leqq\dfrac{13}{4}$

3

〔出題者が求めたポイント〕

（数学B・空間ベクトル）

(1) CA＝CBとなるので，線分ABの中点Mとすると，

△ABCは底辺をABとすると高さはCM。

（∵3辺が等しいので，△ACM≡△BCM）

(2) $S(t)$ の $\sqrt{\ }$ の中を t について平方完成する。

$\cos\angle ACB=\dfrac{AC^2+BC^2-AB^2}{2AC\cdot BC}$

〔注意〕

$S(t)=\dfrac{1}{2}AC\cdot BC\sin\angle ACB$ からも求められるが

$\sin$ の値なので，$\angle ACB$ が鋭角か鈍角かを判断しなければならない。

〔解答〕

(1) $AC^2 = (t-1)^2 + t^2 + t^2 = 3t^2 - 2t + 1$

$BC^2 = t^2 + (t-1)^2 + t^2 = 3t^2 - 2t + 1$

AC＝BCより線分ABの中点をMとすると，

△ACM≡△BCM（∵ 3辺が等しい）なので，

∠AMC＝∠BMC＝∠R（直角）

$M\left(\dfrac{1}{2}, \dfrac{1}{2}, 0\right)$

$MC^2 = \left(t - \dfrac{1}{2}\right)^2 + \left(t - \dfrac{1}{2}\right)^2 + t^2 = 3t^2 - 2t + \dfrac{1}{2}$

$AB^2 = 1^2 + 1^2 + 0 = 2$

$S(t) = \dfrac{1}{2}\sqrt{2}\sqrt{3t^2 - 2t + \dfrac{1}{2}}$

$\qquad = \dfrac{1}{2}\sqrt{6t^2 - 4t + 1}$

(2) $S(t) = \dfrac{1}{2}\sqrt{6\left(t - \dfrac{1}{3}\right)^2 + \dfrac{3}{9}}$

従って，$S(t)$ の最小値は，

$S(t) = \dfrac{1}{2}\dfrac{\sqrt{3}}{3} = \dfrac{\sqrt{3}}{6}$

このとき，t の値は，$t = \dfrac{1}{3}$

$AC = BC = \sqrt{3\dfrac{1}{9} - 2\dfrac{1}{3} + 1} = \sqrt{\dfrac{6}{9}} = \dfrac{\sqrt{6}}{3}$

$\cos\angle ACB = \dfrac{\dfrac{6}{9} + \dfrac{6}{9} - 2}{2\dfrac{\sqrt{6}}{3}\dfrac{\sqrt{6}}{3}} = -\dfrac{1}{2}$

従って，∠ACB＝120°

B 方式

1 〔解答〕

(ア) $\dfrac{1}{10}$ 　　(イ) 310 　　(ウ) $\dfrac{1}{12}\pi$ 　　(エ) $\dfrac{\sqrt{6} - \sqrt{2}}{4}$

〔出題者が求めたポイント〕

(1)（数学Ⅱ・対数関数）

a が k 桁の自然数のとき，$k-1 \leqq \log_{10}a < k$

従って，$\log_{10}a$ の小数部分は，$\log_{10}a - (k-1)$

$\log_c M = r \Leftrightarrow M = C^r$

$km = n^2$ のとき，n は k の倍数

$\sqrt{10} \fallingdotseq 3.16\cdots$

(2)（数学Ⅱ・三角関数）

$r = \sqrt{m^2 + n^2}$，$\dfrac{m}{r} = \cos\theta$，$\dfrac{n}{r} = \sin\theta$ のとき，

$m\sin a + n\cos a = r\sin(a + \theta)$

a の範囲から，$a + \theta$ の範囲を求めて，この範囲で

$\sin(a + \theta)$ の値を調べ，$a + \theta$ を求める。

$\sin(\alpha - \beta) = \sin\alpha\cos\beta - \sin\beta\cos\alpha$

〔解答のプロセス〕

(1) $\log_{10}m - 3 = 2(\log_{10}n - 2)$

$\log_{10}m - 2\log_{10}n = -1$ より

$\log_{10}\dfrac{m}{n^2} = -1$ 　　従って，$\dfrac{m}{n^2} = 10^{-1} = \dfrac{1}{10}$

$10m = n^2$ より n は10の倍数。

$m < 10000$ より $n^2 < 100000$

$n < 100\sqrt{10}$ となる最大の自然数。

$3.1^2 = 9.61$，$3.2^2 = 10.24$

n は10の倍数なので，n の最大値は310

(2) $\sqrt{1^2 + (-1)^2} = \sqrt{2}$

$-\sin a + \cos a = \sqrt{2}\left(-\dfrac{1}{\sqrt{2}}\sin a + \dfrac{1}{\sqrt{2}}\cos a\right)$

$\qquad\qquad\qquad = \sqrt{2}\sin\left(a + \dfrac{3}{4}\pi\right)$

$0 \leqq a \leqq \pi$ より $\dfrac{3}{4}\pi \leqq a + \dfrac{3}{4}\pi \leqq \dfrac{7}{4}\pi$

$\sqrt{2}\sin\left(a + \dfrac{3}{4}\pi\right) = \dfrac{1}{\sqrt{2}}$

$\sin\left(a + \dfrac{3}{4}\pi\right) = \dfrac{1}{2}$

$a + \dfrac{3}{4}\pi = \dfrac{5}{6}\pi$

$a = \dfrac{5}{6}\pi - \dfrac{3}{4}\pi = \dfrac{1}{12}\pi$

$\sin\dfrac{1}{12}\pi = \sin\left(\dfrac{5}{6}\pi - \dfrac{3}{4}\pi\right)$

$\qquad = \dfrac{1}{2}\left(-\dfrac{1}{\sqrt{2}}\right) - \dfrac{1}{\sqrt{2}}\left(-\dfrac{\sqrt{3}}{2}\right)$

$\qquad = \dfrac{\sqrt{6} - \sqrt{2}}{4}$

2

〔出題者が求めたポイント〕 （数学II・微分積分）

(1) $y=f(x)$ の上の $x=t$ における接線の方程式は，
$$y=f'(t)(x-t)+f(t)$$
一方の放物線から ℓ を t で表わし，他方の放物線と連立方程式から x の2次方程式にして，$D=0$

(2) 連立方程式で交点を調べて，定積分で求める。

〔解答〕

(1) C_1 と ℓ との接点の x 座標を t とする。
$$y'=2x \quad \text{より}$$
$$\ell : y=2t(x-t)+t^2=2tx-t^2$$
C_2 と ℓ との交点は，$x^2-6x+15=2tx-t^2$
$$x^2-2(t+3)x+t^2+15=0$$
接するので，$D=0$
$$(D'=)(t+3)^2-(t^2+15)=0$$
$$6t-6=0 \quad \text{より} \quad t=1$$
$$\ell : y=2x-1$$
C_1 と ℓ との交点は，$t=1$, $y=1$, $(1,1)$
C_2 と ℓ との交点は，$x^2-8x+16=0$ より
$$x=4, y=7, (4,7)$$
C_2 の頂点は，$y=(x-3)^2+6$ より $(3,6)$

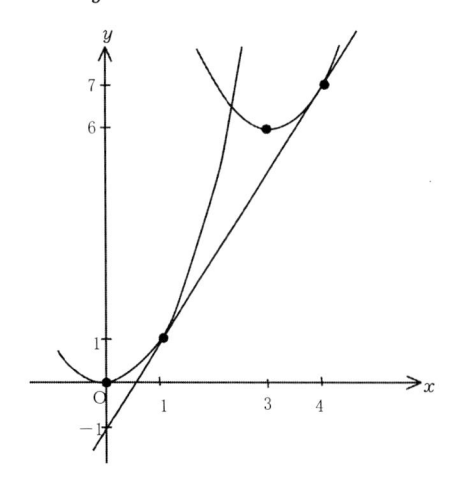

(2) C_1 と C_2 の交点は，
$$x^2=x^2-6x+15 \quad \text{より} \quad x=\frac{5}{2}$$
$$x^2-6x+15-(2x-1)=x^2-8x+16$$
$$\int_1^{\frac{5}{2}}(x^2-2x+1)\,dx+\int_{\frac{5}{2}}^4(x^2-8x+16)\,dx$$
$$=\left[\frac{1}{3}x^3-x^2+x\right]_1^{\frac{5}{2}}+\left[\frac{1}{3}x^3-4x^2+16x\right]_{\frac{5}{2}}^4$$
$$=\frac{35}{24}-\frac{1}{3}+\frac{64}{3}-\frac{485}{24}=\frac{9}{4}$$

3

〔出題者が求めたポイント〕 （数学B・数列）

(1) 両辺に 2^n をかけて，$2^{n-1}a_n=b_n$ とする。

(2) $b_n=b_1+\sum_{k=1}^{n-1}(b_{k+1}-b_k)$
$$\sum_{k=1}^{n-1}k=\frac{(n-1)n}{2}, \quad \sum_{k=1}^{n-1}r\cdot r^{k-1}=r\frac{1-r^{n-1}}{1-r}$$
$$a_n=\frac{b_n}{2^{n-1}} \quad \text{より} \quad a_n \text{ を求める。}$$

〔解答〕

(1) 両辺に 2^n をかける。
$$2^n a_{n+1}=2^{n-1}a_n+n+\left(\frac{2}{3}\right)^n$$
従って，$b_{n+1}=b_n+n+\left(\frac{2}{3}\right)^n$

(2) $a_1=0$, $b_1=2^0\cdot0=0$
$$b_{k+1}-b_k=k+\left(\frac{2}{3}\right)^k$$
$$b_n=0+\sum_{k=1}^{n-1}\left\{k+\frac{2}{3}\left(\frac{2}{3}\right)^{k-1}\right\}$$
$$=\frac{(n-1)n}{2}+\frac{2}{3}\cdot\frac{1-\left(\frac{2}{3}\right)^{n-1}}{1-\frac{2}{3}}$$
$$=\frac{n^2-n}{2}+2-2\left(\frac{2}{3}\right)^{n-1}$$
$$=\frac{n^2-n+4}{2}-2\left(\frac{2}{3}\right)^{n-1} \quad (=2^{n-1}a_n)$$
$$a_n=\frac{n^2-n+4}{2^n}-\frac{2}{3^{n-1}}$$
$$=\frac{n^2-n+4}{2^n}-\frac{6}{3^n}$$

化　学

解答　26年度

1　[解答]

問1.　⑦ 4　④ 5　　問2.　⑦ 2　④ 0　⑦ 0
問3.　⑦ 8　④ 3　　問4.　⑦ 8　⑦ 0

[出題者が求めたポイント]　溶解度と結晶析出量
[解答の手順]

問1.　図よりAの溶解度は60℃で110，10℃で80
g/水100 g。60℃で水100 gにAを飽和させた溶液
210 gを10℃に冷却すると，。溶解度の差の30gの結
晶が析出するから

$$\frac{析出量}{溶液量} = \frac{30\,g}{210\,g} = \frac{x\,[g]}{315\,g} \qquad x = 45\,[g]$$

問2.　Cの五水和物の式量は　$180 + 18.0 \times 5 = 270$
であるから，五水和物150 g中のCは

$$150\,g \times \frac{180}{270} = 100\,g$$

60℃のCの溶解度は40 g/水100 gであるから

$$\frac{溶質量}{溶液量} = \frac{100\,g}{(150 + x)\,[g]} = \frac{40\,g}{(100 + 40)\,g}$$
$$x = 200\,[g]$$

問3.　五水和物x [g] 中のCは $\frac{180}{270}x$ [g] である

から，結晶析出後の20℃の飽和溶液について，
20℃のCの溶解度20 g/水100 gより

$$\frac{溶質量}{溶液量} = \frac{(100 - \frac{180}{270}x)\,[g]}{(150 + 200 - x)\,[g]} = \frac{20\,g}{(100 + 20)\,g}$$
$$x \fallingdotseq 83\,[g]$$

問4.　化合物Bは180 g，Dは20 gであるから，Dの溶
解度が10 g/水100 gの温度までに析出した結晶は純
粋なBである。Dの溶解度が10 g/水100 gの温度は
30℃で，30℃のBの溶解度は50 g/水100 gであるか
ら，水200 gにBは100 gに溶ける。よって析出する
Bは

$$180\,g - 100\,g = 80\,g\quad である。$$

2　[解答]

問1.　⑦ 1　④ 4　⑦ 2　④ 1
問2.　⑦ 8　⑦ 4　④ 7　　問3.　⑦ 7　⑦ 5　⑦ 0
問4.　(サ) CO_2　(シ) Na_2CO_3　(ス) $NaHCO_3$
問5.　⑦ 4　⑦ 0　⑦ 0　⑦ 3　⑦ 6

[出題者が求めたポイント]　NaOHおよびNa_2CO_3
との混合物の滴定
[解答の手順]

問1.　フェノールフタレインの変色域と色は　無色，
8.0～9.8，赤色　メチルオレンジは　赤色，3.1～
4.4，橙色　である。

問2.　希釈前後のHClの物質量について

$$\frac{1.18\,g/cm^3 \times x\,[mL] \times 36.5/100}{36.5\,g/mol}$$
$$= 0.100\,mol/L \times 1.00\,L$$
$$x \fallingdotseq 8.47\,[mL]$$

問3.　強酸と強塩基の滴定であるから，中和点での
pH変化が大きく，どちらの指示薬を用いても同じ
結果となる。中和の関係　酸の物質量×価数＝塩基
の物質量×価数　より

$$0.100\,mol/L \times 15.0 \times 10^{-3}\,L \times 1$$
$$= x\,[mol/L] \times 20.0 \times 10^{-3}\,L \times 1$$
$$x = 0.0750\,[mol/L]$$

問4.　操作3ではNaOHが空気中のCO_2 (サ) と反応し
てNa_2CO_3 (シ) が生じる。

$$2NaOH + CO_2 \rightarrow Na_2CO_3 + H_2O$$

よって操作4と5では，NaOHとNa_2CO_3の混合溶
液を滴定することになる。

NaOHの中和は，強酸と強塩基の中和であるから
中和点でのpH変化は大きく，どちらの指示薬でも
滴定値は同じである。

$$NaOH + HCl \rightarrow NaCl + H_2O \qquad \cdots\cdots①$$

Na_2CO_3に塩酸を滴下すると2段階に反応する。

$$Na_2CO_3 + HCl \rightarrow NaHCO_3 + H_2O \qquad \cdots\cdots②$$
$$NaHCO_3 + HCl \rightarrow NaCl + H_2O + CO_2 \qquad \cdots\cdots③$$

フェノールフタレインを指示薬とした場合
$NaHCO_3$はほとんど呈色しないので，反応は②の段
階までしか進まない。メチルオレンジを指示薬とす
ると②の段階では変色せず，③の段階まで進んでか
ら変色する。

問5.　NaOHをx [mol/L]，Na_2CO_3をy [mol/L] と
すると，フェノールフタレインを指示薬とした場合，
①と②の反応について

$$x\,[mol/L] \times 20.0 \times 10^{-3}\,[L]$$
$$+ y\,[mol/L] \times 20.0 \times 10^{-3}\,[L]$$
$$= 0.100\,[mol/L] \times 12.0 \times 10^{-3}\,[L] \cdots\cdots④$$

②の反応式で生じる$NaHCO_3$はNa_2CO_3と同物質
量であるから，メチルオレンジを指示薬とした場合，
①，②，③の反応について

$$x\,[mol/L] \times 20.0 \times 10^{-3}\,[L]$$
$$+ y\,[mol/L] \times 20.0 \times 10^{-3}\,[L] \times 2$$
$$= 0.100\,[mol/L] \times 15.0 \times 10^{-3}\,[L] \cdots\cdots⑤$$

④と⑤より

$$x = 0.0450\,[mol/L] \qquad y = 0.0150\,[mol/L]$$

Na_2CO_3は1 Lあたり0.0150 molであるから，反
応したCO_2も0.0150 molである。よってその体積は

$$22.4\,L/mol \times 0.0150\,mol = 0.336\,L$$

3　[解答]

問1.　⑦ 4　④ 1　⑦ 5　　問2.　7，8
問3.　④ 3　⑦ 1　⑦ 1　　問4.　陽極：4　陰極：0
問5.　⑦ 5　⑦ 8　⑦ 4

[出題者が求めたポイント] 電気分解の反応と生成物の性質

[解答の手順]

電気分解では，陽極では e^- が奪われる反応(酸化)，陰極では e^- を受取る反応(還元)が起こる。各極の反応は

実験I

電極C(陽極) $2Cl^- \rightarrow Cl_2 + 2e^-$

電極D(陰極) $Cu^{2+} + 2e^- \rightarrow Cu$

実験II

電極C(陽極) $2H_2O \rightarrow O_2 + 4H^+ + 4e^-$

電極D(陰極) $2H_2O + 2e^- \rightarrow H_2 + 2OH^-$

問2. Cl_2，Cu に合致するかどうかを検べる。

(0) CO_2 の性質 　　(1) 銀の性質

(2) Cl_2 は酸化力が強い

(3) $[Cu(NH_3)_4]^{2+}$ は深青色で正方形

(4) Cl_2 は黄緑色

(5) Cu は水素よりイオン化傾向が小さく，塩酸と反応しない。

(6) $NaCl$ と H_2SO_4 の反応では HCl が生じる。

(7)正　　(8)正　$Cu + Cl_2 \rightarrow CuCl_2$

(9)酸性条件で黒色の CuS を沈殿する。

問3. 電子は $\dfrac{8A \times (60 \times 5 + 35) 秒}{9.65 \times 10^4 \ C/mol} = 0.0278 \ mol$。

e^- が $2 \ mol$ 流れると Cl_2 は $1 \ mol$ 発生するから

$22400 \ mL/mol \times 0.0278 \ mol \times 1/2 \fallingdotseq 311 \ mL$

問5. Na_2SO_4 は強酸と強塩基の塩であるから，水溶液は中性で BTB は緑色を示す。

電気分解で陽極側では H^+ が生じるので，溶液は酸性で BTB は黄色を示す。

陰極側では OH^- が生じるので，溶液は塩基性で BTB は青色を示す。

4　[解答]

問1.[ア] Cl_2、光　[イ] Cl_2、鉄粉　[ウ] HNO_3、H_2SO_4、加熱　[エ] $NaNO_2$、HCl、冷却

問2.(A)

Cl-C-C-Cl （H H / H H）　　(B) ◯-SO_3H

(C) ◯-ONa

(D) ◯-NH_3Cl　(E) ◯-NH_2

(F) ◯-N=N-◯-OH

問3.[オ] 2　[カ] 3　[キ] 1　[ク] 4　[ケ] 2　[コ] 3　[サ] 4

[出題者が求めたポイント] 有機物の反応

[解答の手順]

(1) Cl_2 と混ぜ光を当てると置換反応をしてクロロエタンが生じる。

$CH_3CH_3 + Cl_2 (ア) \rightarrow CH_3CH_2Cl + HCl$

(2) Cl_2 が付加して $1,2$-ジクロロエタンが生じる。

$CH_2 = CH_2 + Cl_2 \rightarrow CH_2ClCH_2Cl \ (A)$

(3) Cl_2 と置換反応をしてクロロベンゼンが生じる。

◯ $+ Cl_2 (イ) \rightarrow$ ◯-Cl + HCl （触媒は Fe）

(4) 置換反応によりベンゼンスルホン酸が生じる。

◯ $+ H_2SO_4 \rightarrow$ ◯-SO_3H (B) $+ H_2O$

中和後アルカリ融解によりナトリウムフェノキシドが生じる。

◯-SO_3Na $+ 2NaOH$

$\rightarrow$ ◯-ONa (C) $+ Na_2SO_3 + H_2O$

(5) HNO_3 と置換反応をしてニトロベンゼンが生じる。H_2SO_4 は触媒として働く。

◯ $+ HNO_3 (ウ) \rightarrow$ ◯-NO_2 $+ H_2O$

ニトロベンゼンをスズと塩酸で還元すると，アニリンの塩酸塩が生じる。

2 ◯-NO_2 $+ 3Sn + 14HCl$

$\rightarrow 2$ ◯-NH_3Cl (D) $+ 3SnCl_4 + 4H_2O$

強塩基の $NaOH$ により弱塩基のアニリンが遊離する。

◯-NH_3Cl $+ NaOH$

$\rightarrow$ ◯-NH_2 (E) $+ NaCl + H_2O$

アニリンを塩酸に溶かし低温で $NaNO_2$ を作用すると，ジアゾ化反応により塩化ベンゼンジアゾニウムが生じる。

◯-NH_2 $+ 2HCl + NaNO_2$(エ)

$\rightarrow [$ ◯-N≡N$]Cl + NaCl + 2H_2O$

これにナトリウムフェノキシドを作用するとジアゾカップリングにより p-ヒドロキシアゾベンゼンが生じる。

$[$ ◯-N≡N$]Cl + $ ◯-ONa (C)

$\rightarrow$ ◯-N=N-◯-OH (F) $+ NaCl$

5　[解答]

問1.(ア)1　(イ)6　(ウ)8　(エ)11

問2.(オ)9　(カ)2　(キ)1　　問3.(ク)1　(ケ)5

問4.(コ)1　(サ)0　(シ)7

[出題者が求めたポイント] 有機物の識別

[解答の手順]

問1. (a)はアルデヒド，(b)は CH_3CO- 構造をもつケトンであるから，銀鏡反応，ヨードホルム反応の有無により識別できる。設問では黄色結晶が生じるから，ヨードホルム反応を示している。

$CH_3COCH_3 (b) + 3I_2 (6) + 4NaOH (8)$

$\rightarrow CHI_3 (11) + CH_3COONa + 3NaI + 3H_2O$

問2. エステルを加水分解 (9) するとカルボン酸とヒドロキシ基をもつ化合物になる。

(a) $\rightarrow$ ◯-COOH $+ CH_3OH$ (a′)

(b) $\rightarrow CH_3COOH + $ ◯-OH (b′)

アルコールは特に呈色反応をしないが，フェノール (b′) は塩化鉄(III)水溶液 (カ)で紫色に呈色するので (キ) は(b)である。

問3. (a)の官能基はケトン基 $C-CO-C$，(b)の官能基は炭素間二重結合 $C=C$ とエーテル結合 $C-O-C$ であるが，赤褐色を消失させるのは(b) (ク)の官能基 $C=C$ が Br_2 (ケ)を付加する反応である。

問4. (a)はエーテル，(b)はアルコールであるが，反応性の大きいのは(b) (コ)で，ナトリウム (0) と反応して水素 (7)を発生する。

6 [解答]

問1. (A)セロビオース　(B)マルトース

　　(C)スクロース　(D)フルクトース

　　(E)ラクトース　(F)ガラクトース

問2. 性質：還元性がある　沈澱物：Cu_2O

[出題者が求めたポイント]　糖の構造

[解答の手順]

文1.　セルロースをセルラーゼで加水分解すると二糖類のセロビオースが生じる。

文2.　デンプンをアミラーゼで加水分解すると二糖類のマルトースが生じる。

文3.　セロビオースはβ-グルコース2分子から成る糖である。

文4.　マルトースはα-グルコース2分子から成る糖である。

文5.　砂糖の主成分はスクロースで，グルコースとフルクトースから成る二糖類である。

文7, 8　哺乳類の乳汁に含まれる糖はラクトースで，グルコースとガラクトースから成る二糖類である。

文10.　前記述中の二糖類，単糖類のうちスクロースだけは還元性をもたない。

問2.　還元性の糖はRCHOと表され，フェーリング液中のCu^{2+}を還元して赤色のCu_2Oを沈澱させる。

$$RCHO + 2Cu^{2+} + 5OH^-$$
$$\rightarrow RCOO^- + Cu_2O + 3H_2O$$

7 [解答]

問1. (ア)3　(イ)2　(ウ)5　(エ)6　(オ)1　(カ)0

問2.(3)　　問3.(4)

[出題者の求めたポイント]　アミノ酸の推定，ペプチドの構成

[解答の手順]

問1.　(i)施光性を示さないアミノ酸Cは不斉炭素原子をもたないグリシンH_2NCH_2COOHである。

(ii)アミノ酸Aは，元素分析値より

$$\frac{29.8}{12.0} : \frac{5.80}{1.00} : \frac{11.6}{14.0} : \frac{26.4}{16.0} : \frac{26.4}{32.1}$$

$$= 2.48 : 5.80 : 0.829 : 1.65 : 0.822$$

$$= 3 : 7 : 1 : 2 : 1$$

組成式は$C_3H_7NO_2S$（式量121.0）

分子量121より　分子式も$C_3H_7NO_2S$

硫黄を含むアミノ酸のシステイン（式2）とメチオニン（式3）のうち該当するのはシステインである。

(iii)キサントプロテイン反応を示すアミノ酸Bはベンゼン環をもつフェニルアラニン（式6）とチロシン（式7）であるが，必須アミノ酸であるからフェニルアラニンである。

問2.　システインをCys，フェニルアラニンをPhe，グリシンをGlyと略記すると，結合順に次の6種類の構造異性体がある。

Cys-Phe-Gly　　Cys-Gly-Phe

Phe-Cys-Gly　　Phe-Gly-Cys

Gly-Cys-Phe　　Gly-Phe-Cys

問3.　グリシン（アミノ酸C）n分子から成るペプチドは$H + NHCH_2CO +_n OH$と表され，分子量は$57.0n + 18.0$，1 molのペプチドからNH_3 n〔mol〕が生じるから

$$\frac{590 \times 10^{-3} \text{ g}}{(57.0n + 18.0) \text{〔g/mol〕}} \times n = 0.01 \text{ mol}$$

$$n = 9$$

8　選択問題

[解答]

問1.(ア)再生　(イ)縮合　(ウ)開環　(エ)付加　(オ)けん化　(カ)アセタール

問2.(キ) $HOOC-\langle\rangle-COOH$

　　(ク) $-CO-\langle\rangle-CO-O-CH_2-CH_2-O-$

[出題者が求めたポイント]　合成繊維の生成反応

[解答の手順]

6-ナイロン

ε-カプロラクタム

開環重合(ウ) → $[-CO-(CH_2)_5-NH-]_n$

6-ナイロン

ポリエチレンテレフタラート

$nHO-CH_2-CH_2-OH + nHOOC-\langle\rangle-COOH$(キ)

縮合重合(イ) → $[-CO-\langle\rangle-CO-O-CH_2-CH_2-O-]_n$(ク)

アクリル繊維

$nCH_2=CHCN$　付加重合(エ) → $[-CH_2-CH(CN)-]_n$

アクリロニトリル　　　　ポリアクリロニトリル

ビニロン

酢酸ビニル　　　　　ポリ酢酸ビニル

けん化(オ) → $+CH_2-CH(OH)+_n$

ポリビニルアルコール

アセタール化(カ) → $-CH_2-CH-CH_2-CH-CH_2-CH-$

ビニロン

9　選択問題

[解答]

問1.(ア)触媒　(イ)基質　(ウ)基質特異性　(エ)タンパク質　(オ)高次(立体)　(カ)ペプシン　(キ)補酵素

問2.　$2H_2O_2 \rightarrow 2H_2O + O_2$

[出題者が求めたポイント]　酵素とその特徴

[解答の手順]

問1.　酵素はタンパク質でできた触媒で，無機物質の触媒と異なり，基質特異性，反応特異性，最適温度，最適pHの特徴があり，いずれも反応のもとになっているタンパク質の高次構造に起因している。

問2.　有害物質である過酸化水素を分解して，水と酸素にする。

B 方 式

1 [解答]

問1. ㋐ (A) 3　(B) 0　(C) 5

問2. ㋐ 1　㋑ 2　㋒ 7　　問3. ㋓ 4　㋔ 5　㋕ 1

問4. ㋖ 0　㋗ 3　㋘ 0　㋙ 3

問5. ㋚ 0　㋛ 3　㋜ 1　㋝ 1

[出題者が求めたポイント]　溶液の濃度

[解答の手順]

[I]　水 100 mL とメタノール 100 mL を混合したとする。

水は　$1.00 \text{ g/cm}^3 \times 100 \text{ mL} = 100 \text{ g}$

メタノールは　$0.786 \text{ g/cm}^3 \times 100 \text{ mL} = 78.6 \text{ g}$

$$\frac{78.6 \text{ g}}{32.0 \text{ g/mol}} = 2.46 \text{ mol}$$

混合溶液は　$100 \text{ g} + 78.6 \text{ g} = 179 \text{ g}$

体積減少量は　$4.00 \text{ mL} \times \dfrac{179 \text{ g}}{100 \text{ g}} = 7.16 \text{ mL}$

体積は　$100 \text{ mL} + 100 \text{ mL} - 7.16 \text{ mL} = 193 \text{ mL}$

モル濃度は　$\dfrac{2.46 \text{ mol}}{193 \times 10^{-3} \text{ L}} = 12.7 \text{ mol/L}$

[II]　$FeSO_4 = 152.0$,　$FeSO_4 \cdot 7H_2O = 278.0$

結晶 84.1 g 中の $FeSO_4$ は

$$84.1 \text{ g} \times \frac{152.0}{278.0} = 46.0 \text{ g}$$

(i) 溶液は　$1.02 \text{ g/cm}^3 \times 1000 \text{ mL} = 1020 \text{ g}$

濃度は　$\dfrac{46.0 \text{ g}}{1020 \text{ g}} \times 100 = 4.51 \%$

(ii) $FeSO_4$ は　$\dfrac{84.1 \text{ g}}{278.0 \text{ g/mol}} = 0.303 \text{ mol}$

1 L 中に 0.303 mol 含まれるから 0.303 mol/L

(iii) 溶液中の水は　$1020 \text{ g} - 46.0 \text{ g} = 974 \text{ g}$

濃度は　$\dfrac{0.303 \text{ mol}}{974 \times 10^{-3} \text{ kg}} = 0.311 \text{ mol/kg}$

2 [解答]

問1. ㋐ 0　㋑ 3　㋒ 4　㋓ 5

問2. ㋔ 2　㋕ 0　㋖ 0　㋗ 1　㋘ 2　㋙ 0

問3. ㋚ 5　㋛ 4　㋜ 0　㋝ 4　㋞ 7　㋟ 2

問4. (A) 6　(B) 5　(C) 3

[出題者が求めたポイント]　平衡定数，平衡時の物質量

[解答の手順]

問2.　HI が 3.60 mol 生じたとき，H_2 も I_2 も 1.80 mol 反応しているから，

H_2 は　$2.00 \text{ mol} - 1.80 \text{ mol} = 0.20 \text{ mol}$

I_2 は　$3.00 \text{ mol} - 1.80 \text{ mol} = 1.20 \text{ mol}$

問3.　問2の場合の平衡定数 K を求める。容器の容積を V [L] とすると，H_2, I_2, HI のモル濃度は

$$[H_2] = \frac{0.200}{V} \text{ [mol/L]} \qquad [I_2] = \frac{1.20}{V} \text{ [mol/L]}$$

$$[HI] = \frac{3.60}{V} \text{ [mol/L]}$$

$$K = \frac{[HI]^2}{[H_2][I_2]}$$

$$= \frac{\left(\dfrac{3.60}{V} \text{ [mol/L]}\right)^2}{\dfrac{0.200}{V} \text{ [mol/L]} \times \dfrac{1.20}{V} \text{ [mol/L]}} = 54.0$$

温度が変らないから，新しい平衡状態での平衡定数も 54.0 である。水素 1.00 mol を追加したとき，H_2, I_2 とも $x/2$ [mol] 反応し，HI が $(3.60 + x)$ [mol] になったとすると

$$[H_2] = \frac{0.20 + 1.00 - x/2}{V} \text{ [mol/L]}$$

$$[I_2] = \frac{1.20 - x/2}{V} \text{ [mol/L]}$$

$$[HI] = \frac{3.60 + x}{V} \text{ [mol/L]}$$

$$K = \frac{\left(\dfrac{3.60 + x}{V} \text{ [mol/L]}\right)^2}{\dfrac{1.20 - x/2}{V} \text{ [mol/L]} \times \dfrac{1.20 - x/2}{V} \text{ [mol/L]}}$$

$$= 54.0$$

$$12.5 x^2 - 72.0 x + 64.8 = 0$$

$$x = \frac{36.0 \pm \sqrt{486}}{12.5}$$

$486 = 2 \times 3 \times 81$　より

$\sqrt{486} = 1.41 \times 1.73 \times 9 = 22.0$

$x = 4.64,\ 1.12$ [mol]

$0 < x < 2.4$ [mol] であるから　$x = 1.12$ [mol]

$3.60 \text{ mol} + 1.12 \text{ mol} = 4.72 \text{ mol}$

問4.　(A)温度を上げると反応は速くなり平衡までの時間は短くなるが，平衡は吸熱方向の左に移動しヨウ化水素の量は減少する。

(B)圧力を下げると体積が増すので濃度が減るため反応は遅くなり平衡までの時間が長くなるが，反応式の両辺の気体分子数が同じなので圧力に依らず平衡は移動せず，ヨウ化水素の量は変らない。

(C)触媒は活性化エネルギーの小さな反応経路をつくり反応を速くするので平衡までの時間は短くなるが，反応物，生成物のもつエネルギーは変えないので平衡定数，平衡時の各物質の物質量は変らない。

3 [解答]

問1. ㋐ 0　㋑ 2　㋒ 4　㋓ 0　㋔ 7　㋕ 1

問2. $2Na + 2H_2O \rightarrow 2NaOH + H_2$

問3. ㋖潮解　㋗二酸化炭素　㋘風解

㋙塩化ナトリウム　㋚アンモニア

㋛炭酸水素ナトリウム　㋜ソルベー法

問4. (セ) 3　(ソ) 0　(タ) 4

[出題者が求めたポイント]　Na と Mg の比較，水酸化ナトリウムの製法と性質

[解答の手順]

問1,2.　Na は Mg よりイオン化傾向が大きく，H_2O と激しく反応して強塩基の NaOH が生じるが，Mg は冷水とは反応せず，$Mg(OH)_2$ は水に溶け難い弱塩基である。

$$2Na + 2H_2O\,(冷) \rightarrow 2NaOH + H_2$$
$$Mg + 2H_2O\,(熱) \rightarrow Mg(OH)_2 + H_2$$

Na は黄色の炎色反応を示すが，Mg は炎色反応を示さない。

問3.　NaOH は CO_2(酸性酸化物) と反応する。

$$2NaOH + CO_2 \rightarrow Na_2CO_3 + H_2O$$

Na_2CO_3 の製法はソルベー法である。

$$NaCl + H_2O + NH_3 + CO_2 \rightarrow NaHCO_3 + NH_4Cl$$
$$2NaHCO_3 \rightarrow Na_2CO_3 + H_2O + CO_2$$

問4.　酢酸や塩化ナトリウムには吸湿性はない。

塩基性の気体の乾燥には塩基性物質，酸性の気体の乾燥には酸性の物質を用いる。

4　[解答]

問1. 5, 6

問2. (ウ) 0　(エ) 1　(オ) 1　(カ) 3　(キ) 1　(ク) 2

問3. 1　　問4. (ケ) 8　(コ) 9　(サ) 0

問5.
$$C_{17}H_{33}-\underset{O}{C}-O-CH_2$$
$$C_{17}H_{33}-\underset{O}{C}-O-CH$$
$$C_{17}H_{31}-\underset{O}{C}-O-CH_2$$

[出題者が求めたポイント]　物質の精製法，油脂の構造の推定

[解答の手順]

問1.　油脂は高級脂肪酸とグリセリンのエステルであるから，水酸化ナトリウムと熱するとけん化され，脂肪酸のナトリウム塩とグリセリン(1, 2, 3-プロパントリオール)になる。

トリエチレングリコール

$HOCH_2CH_2OCH_2CH_2OCH_2CH_2OH$ は溶剤

問2.　蒸留：各成分の沸点の差を利用し，液体→気体→液体と変化させて分ける。

再結晶：主成分の温度による溶解度の差を利用して結晶をつくり，不純物を溶液中に残す。

ろ過：溶媒に対する溶解性の有無と沪紙の隙間との大きさの差を利用してこし分ける。

抽出：目的物が溶媒に溶けることを利用して溶かし出して分ける。

クロマトグラフィー：混合物を含む流体を流し，各成分が沪紙やアルミナに吸着する強さの違いを利用して分ける。

問3.　不飽和脂肪酸を多く含む脂肪油に水素を付加し

て飽和脂肪酸にすると油脂の融点が上がり，固体になる。これを硬化油という。

問4.　油脂 1 mol のけん化に NaOH 3 mol が必要であるから

$$\frac{4.45\,g}{M\,[g/mol]} \times 3$$
$$= 5.00 \times 10^{-2}\,mol/L \times 300 \times 10^{-3}\,L$$
$$M = 890\,[g/mol] \qquad 分子量890$$

問5.　H_2 448 mL は

$$2.00\,g/mol \times \frac{448\,mL}{22400\,mL/mol} = 0.04\,g$$

$$A\ 4.41\,g + H_2\ 0.04\,g \rightarrow B\ 4.45\,g$$

200倍すると

$$A\ 882\,g + H_2\ 8.00\,g \rightarrow B\ 890\,g$$

よって　$A\ 1\,mol + H_2\ 4\,mol \rightarrow B\ 1\,mol$　なので A 1分子中に C=C 4個が含まれている。

$$(RCOO)_3C_3H_5 = 890 \qquad R = 239 = C_{17}H_{35}$$

A 中の脂肪酸はすべて不飽和脂肪酸なので，A 1分子中の脂肪酸は C=C の数より $C_{17}H_{33}COOH$ 2分子と $C_{17}H_{31}COOH$ 1分子である。A は光学活性であるから不斉炭素原子をもっている。よってグリセリンの一端と中央の-OH に $C_{17}H_{33}COOH$ が結合し，他端の-OH に $C_{17}H_{31}COOH$ が結合していることになる。

$$C_{17}H_{33}COO-CH_2$$
$$C_{17}H_{33}COO-C^*H\ (C^*が不斉炭素原子)$$
$$C_{17}H_{31}COO-CH_2$$

5　[解答]

問1. (A) 7　(B) 2

問2. スルホ基，カルボキシ基，ヒドロキシ基

問3. Sn，HCl，NaOH

問4. 化合物C：　ベンゼン環に C_2H_5，NH_2

反応生成物：　ベンゼン環に C_2H_5，$NH-\underset{O}{C}-CH_3$

[出題者が求めたポイント]　有機物の構造推定

[解答の手順]

実験I　NaOH，HCl と反応しないから-COOH，$-NH_2$ ともにもっていない。還元すると $-NH_2$ を生じるから $-NO_2$ をもっている→A は (6), (7)

C は (6')　ベンゼン環に H_2N，C_2H_5　か (7')　ベンゼン環に C_2H_5，NH_2

実験II　HCl に溶けるから $-NH_2$ がある。NaOH により加水分解されるからエステル結合がある→B は (0), (2), (5)。加水分解生成物は

(0')　ベンゼン環に NH_2，OH　(2')　ベンゼン環に $COOH$，NH_2　(5')　ベンゼン環に OH，CH_3

実験III　$FeCl_3$ で呈色しないからフェノール性ヒドロキシ基はもたない→(0'), (5') は不適→(0), (5) は不適

実験IV　サリチル酸に導かれるから o–置換体。よっ

てAは(7)，Bは(2)が適合する。

$$\underset{\substack{\text{C}_2\text{H}_5\\\text{NO}_2}}{\bigcirc} \xrightarrow{\text{酸化}} \underset{\substack{\text{COOH}\\\text{NO}_2}}{\bigcirc} \xrightarrow{\text{還元}} \underset{\substack{\text{COOH}\\\text{NH}_2}}{\bigcirc}$$

$$\xrightarrow{\text{ジアゾ化}} \underset{\substack{\text{COOH}\\\text{N}\equiv\text{N Cl}}}{\bigcirc} \xrightarrow{\text{加水分解}} \underset{\substack{\text{COOH}\\\text{OH}}}{\bigcirc}$$

$$\underset{\substack{\text{COOCH}_3\\\text{NH}_2}}{\bigcirc} \xrightarrow{\text{加水分解}} \underset{\substack{\text{COOH}\\\text{NH}_2}}{\bigcirc} \quad \left(\begin{array}{l}\text{あとは}\\\text{上と同じ}\end{array}\right)$$

問2．$\bigcirc-\text{SO}_3\text{H}$ は水溶性である。

$$\bigcirc-\text{COOH} + \text{NaOH} \rightarrow \bigcirc-\text{COONa} + \text{H}_2\text{O}$$

$$\bigcirc-\text{OH} + \text{NaOH} \rightarrow \bigcirc-\text{ONa} + \text{H}_2\text{O}$$

問3．SnとHClで還元してアミンの塩酸塩とし，NaOHでアミンを遊離する。ニトロベンゼン→アニリンと同じ反応である。

$$2\underset{\substack{\text{C}_2\text{H}_5\\\text{NO}_2}}{\bigcirc} + 3\text{Sn} + 14\text{HCl}$$

$$\rightarrow 2\underset{\substack{\text{C}_2\text{H}_5\\\text{NH}_3\text{Cl}}}{\bigcirc} + 3\text{SnCl}_4 + 4\text{H}_2\text{O}$$

$$\underset{\substack{\text{C}_2\text{H}_5\\\text{NH}_3\text{Cl}}}{\bigcirc} + \text{NaOH}$$

$$\rightarrow \underset{\substack{\text{C}_2\text{H}_5\\\text{NH}_2}}{\bigcirc} + \text{NaCl} + \text{H}_2\text{O}$$

問4．アニリン→アセトアニリドと同じ反応

$$\underset{\substack{\text{C}_2\text{H}_5\\\text{NH}_2}}{\bigcirc} + (\text{CH}_3\text{CO})_2\text{O}$$

$$\rightarrow \underset{\substack{\text{C}_2\text{H}_5\\\text{NHCOCH}_3}}{\bigcirc} + \text{CH}_3\text{COOH}$$

6　[解答]

問1．⑦ 3　④ 0　⑤ 5　　問2．④ 0　⑦ 4
問3．⑨ 5　⑩ 0　　問4．⑦ 6　⑦ 4

[出題者が求めたポイント]　エタノールの蒸発と蒸気圧

[解答の手順]

問1．エタノール1.38 gは

$$\frac{1.38\,\text{g}}{46.0\,\text{g/mol}} = 0.0300\,\text{mol}$$

気体の状態方程式　$PV = nRT$　より

$$P_1\,〔\text{Pa}〕\times 2.70\,\text{L}$$
$$= 0.0300\,\text{mol} \times 8.31 \times 10^3\,\text{Pa·L/(K·mol)}$$
$$\times(273 + 57)\,\text{K}$$

$$P_1 = 3.05 \times 10^4\,〔\text{Pa}〕$$

問2．次第に圧力が上がり飽和蒸気圧になると液体が生じ始めるから，図より57℃の蒸気圧を求めると $P_2 = 0.40 \times 10^5\,\text{Pa}$　である。

問3．温度が下がり飽和蒸気圧が P_1 になると液体が生じ始めるから，図より蒸気圧が $3.05 \times 10^4\,\text{Pa}(P_1)$ になる温度を求めると約50℃である。

問4．図より30℃の蒸気圧は $0.10 \times 10^5\,\text{Pa}$ であるから，$0.10 \times 10^5\,\text{Pa}$，30℃で2.70 Lの蒸気の物質量を求めると

$$0.10 \times 10^5\,\text{Pa} \times 2.70\,\text{L}$$
$$= n〔\text{mol}〕 \times 8.31 \times 10^3\,\text{Pa·L/(K·mol)}$$

$$\times(273 + 30)\,\text{K}$$

$$n = 0.0107\,〔\text{mol}〕$$

液体になっているエタノールは

$0.0300\,\text{mol} - 0.0107\,\text{mol} = 0.0193\,\text{mol}$　であるから

$$\frac{0.0193\,\text{mol}}{0.0300\,\text{mol}} \times 100 = 64\%$$

7　選択問題

[解答]
問1．㋐ラテックス　㋑付加　㋒シス　㋓弾性
　㋔加硫　㋕共　㋖炭素間二重　㋗酸化

問2．㋘$-\text{CH}_2-\text{CCl}=\text{CH}-\text{CH}_2-$
　㋙$\underset{\bigcirc}{-\text{CH}_2-\text{CH}=\text{CH}-\text{CH}_2-\text{CH}_2-\text{CH}-}$

[出題者が求めたポイント]　天然ゴムの構造と合成ゴムの製法

[解答の手順]

　生ゴムはイソプレン(2-メチル-1, 3-ブタジエン) $\text{CH}_2=\text{C}(\text{CH}_3)-\text{CH}=\text{CH}_2$ の付加重合体のポリイソプレン $[-\text{CH}_2-\text{C}(\text{CH}_3)=\text{CH}-\text{CH}_2-]_n$ であり，構造単位中のC=Cはシス型であるので弾性を示す。生ゴムに硫黄を加えて熱すると，硫黄原子がポリイソプレン鎖をつなぎ，丈夫になる。これを加硫という。

　イソプレンと同様C=Cを2個もつ単量体を付加重合させてつくった天然ゴム類似の化合物を合成ゴムという。合成ゴムには耐摩耗性，耐熱性，耐油性，耐薬品性などで天然ゴムより優れた性質をもつものがつくられている。

$$\underset{\text{1,3-ブタジエン}}{\text{CH}_2=\text{CH}-\text{CH}=\text{CH}_2}$$

$$\xrightarrow{\text{付加重合}} \underset{\text{ブタジエンゴム(BR)}}{-\text{CH}_2-\text{CH}=\text{CH}-\text{CH}_2-}$$

$$\underset{\text{クロロプレン}}{\text{CH}_2=\text{CCl}-\text{CH}=\text{CH}_2}$$

$$\xrightarrow{\text{付加重合}} \underset{\text{クロロプレンゴム(CR)}}{-\text{CH}_2-\text{CCl}=\text{CH}-\text{CH}_2-}$$

$$\underset{\text{ブタジエン}}{\text{CH}_2=\text{CH}-\text{CH}=\text{CH}_2} + \underset{\substack{\\\text{スチレン}}}{\text{CH}_2=\text{CH}-\bigcirc}$$

$$\xrightarrow{\text{共重合}} \underset{\text{スチレンブタジエンゴム(SBR)}}{-\text{CH}_2-\underset{\bigcirc}{\text{CH}}=\text{CH}-\text{CH}_2-\text{CH}_2-\text{CH}-}$$

$$\underset{\text{アクリロニトリル}}{\text{CH}_2=\text{CHCN}} + \underset{\text{ブタジエン}}{\text{CH}_2=\text{CH}-\text{CH}=\text{CH}_2}$$

$$\xrightarrow{\text{共重合}} \underset{\text{アクリロニトリルブタジエンゴム(NBR)}}{-\text{CH}_2-\underset{\text{CN}}{\text{CH}}-\text{CH}_2-\text{CH}=\text{CH}-\text{CH}_2-}$$

$$\underset{\text{ジクロロジメチルシラン}}{\underset{\text{CH}_3}{\overset{\text{CH}_3}{\text{Cl}-\text{Si}-\text{Cl}}}} \xrightarrow{\text{加水分解}} \underset{\text{ジメチルシラノール}}{\underset{\text{CH}_3}{\overset{\text{CH}_3}{\text{HO}-\text{Si}-\text{OH}}}}$$

$$\xrightarrow{\text{重合}} \begin{array}{c} \text{CH}_3 \\ | \\ -\text{Si}-\text{O}- \\ | \\ \text{CH}_3 \end{array}$$

ジメチルポリシロキサン
（シリコーンゴム）

8 選択問題

[解答]
　問1.(ア)生薬　(イ)対症療法薬　(ウ)アセチルサリチル酸
　　(エ)抗生物質　(オ)耐性菌　(カ)イオン
　　(キ)ファンデルワールス力　(ク)副作用　(ケ)年齢
　　(コ)中毒

[出題者が求めたポイント]　医薬品の種類と働き

[解答の手順]
　ヤナギの樹皮の成分のサリシンは古代より解熱鎮痛作用をもつとされており，サリシンの加水分解，酸化で生じるサリチル酸の働きとされ，サリチル酸が利用されたが，胃を荒らすのでアセチル化したアセチルサリチル酸が用いられている。

サリシン　　　サリチル酸　　アセチルサリチル酸

　医薬品には，病気の症状を緩和し自然治癒力により回復に向かわせる対症療法薬(例　アセチルサリチル酸，フェナセチンなど)と細菌に直接作用して細菌の働きを抑える化学療法薬(例　サルファ剤，抗生物質)がある。
　医薬品は，組織や細菌と静電気力，ファンデルワールス力，水素結合により結合し生体反応を促進したり抑制したりする。これを薬理作用という。この本来の薬理作用の他の作用を起こすことがあり，これを副作用という。副作用は医薬品を多量に服用したり長期間服用したりすると起き易い。

平成25年度

問　題　と　解　答

英　語

問題　　　　　　25年度

$$\boxed{\text{Ａ方式}}$$

1. 次の英文の空所に入る語(句)として最も適するものをア〜エの中から一つ選び, その記号を解答欄にマークせよ。

〔　1　〕　We often hear it （　1　） that Japanese people are modest.

　　　　ア．said　　　　　　　　　　　イ．say

　　　　ウ．saying　　　　　　　　　　エ．says

〔　2　〕　He pointed to （　2　） looked like a small plane.

　　　　ア．something　　　　　　　　イ．what

　　　　ウ．where　　　　　　　　　　エ．which

〔　3　〕　My younger brother has （　3　） I have.

　　　　ア．as much as money　　　　イ．as much money as

　　　　ウ．money as much as　　　　エ．much as money as

〔　4　〕　The prices of vegetables are getting （　4　） these days.

　　　　ア．cheaper　　　　　　　　　イ．higher

　　　　ウ．larger　　　　　　　　　　エ．more expensive

2. 次の和文と同じ意味になるように，各問のア〜クの語をすべて使い，空所を埋め
て英文を完成せよ。解答は問題番号のある空所に入れる語の記号を解答欄にマーク
せよ。ただし，文頭に使用すべき語も小文字で示してある。

〔 5 〕 私はこのアルバムを見るたびに，楽しかった学生時代を思い出す。

（   ）（   ）（   ）（   ）（ 5 ）（   ）at this
album, I（   ）（   ）my happy school days.

ア．a　　　　　イ．every　　　　ウ．of　　　　エ．I
オ．look　　　　カ．take　　　　キ．think　　　　ク．time

〔 6 〕 誰にでも睡眠パターンを調節する体内時計があるそうだ。

It is（   ）that（   ）（   ）（   ）internal（   ）that
（ 6 ）（   ）（   ）.

ア．an　　　　　イ．clock　　　　ウ．everyone　　エ．has
オ．patterns　　カ．regulates　　キ．said　　　　ク．sleep

〔 7 〕 筋肉についておもしろいのは，筋肉は使えば使うほど強くなるという事
実だ。

The interesting thing about（   ）（   ）（   ）（   ）
（ 7 ）the（   ）（   ）（   ）them, the stronger they grow.

ア．fact　　　　イ．is　　　　　ウ．more　　　　エ．muscles
オ．that　　　　カ．the　　　　キ．use　　　　　ク．you

〔 8 〕 いつかナノテクノロジーによって，分子サイズのロボットを人体に送り
込むことができるだろう。

Someday nanotechnology will（   ）（   ）（   ）（   ）
（ 8 ）（   ）（   ）（   ）into human bodies.

ア．a　　　　　　　イ．it　　　　　　ウ．make
エ．molecule-sized　オ．possible　　　カ．robot
キ．send　　　　　　ク．to

3. 次の各組の英文Ａと英文Ｂが同じ意味になるように，空所に最も適する一語を入れて文を完成し，その語を解答欄に記入せよ。

〔 9 〕　A：What did you say?

　　　　　B：I （　9　） your pardon?

〔 10 〕　A：My mother is the woman wearing the black coat.

　　　　　B：My mother is the woman （　10　） the black coat.

〔 11 〕　A：He is able to do the work.

　　　　　B：He has the （　11　） to do the work.

〔 12 〕　A：How large is your coat?

　　　　　B：What （　12　） is your coat?

4. 次の各組の和文英訳の空所（ 13 ）～（ 16 ）に入れる語として最も適するもの
を，下の選択肢から選び，その語を正しい形で記入せよ。ただし，選択肢の語はす
べて原形で示されており，1回しか使えない。

〔 13 〕 彼は今新しい小説を書いている。

He is （ 13 ） on a new novel.

〔 14 〕 彼女はその女性雑誌に書いている。

She （ 14 ） to that women's magazine.

〔 15 〕 この用紙にお名前とご住所を書いて下さい。

Please （ 15 ） in your name and address on this form.

〔 16 〕 彼の言うことを手帳に書いた。

I （ 16 ） down his words in my notebook.

［選択肢］

〔compose ・ contribute ・ fill ・ put ・ read ・ spell ・ work〕

5. 次の英文を読み，以下の設問に答えよ。

The successful transplant of human organs is one of modern medicine's most remarkable achievements. In recent years, transplants of hearts and kidneys have saved the lives of thousands of people whose organs were diseased. However, for many more thousands of people organs are desperately needed for a transplant, but none are available for them. This shortage of organs has become a major problem today. Not only do people die who might have been
(17)
saved, but the enormous demand has encouraged an illegal business in organ sales and transplants around the world.

In an organ transplant, doctors remove the organ from the body of a person (donor), and then place it in the body of another person (recipient). Some organs, such as the heart, come from donors who have died suddenly in an accident. Others, such as a kidney, can be taken from live or dead donors, but are more likely to be accepted by the recipient's body if they come from live donors. These live donors often are family members who wish to help their relative, and whose blood and body features match closely. However, if there is no family member who can donate an organ and who is a good match, the patient is in trouble: only about a third of those needing an organ are likely to find one.

Why are there so few organs available? This is mainly because in the United
(18)
States, as in all the developed countries, organs can only be removed from a dead body if the person has given written permission. In many cases, people have not done this simply because they did not want to think ahead to a sudden death. In other cases, people do not want to become organ donors for religious reasons. Even if a person has agreed to become a donor, permission from the family is also necessary, and some families do not want doctors to remove organs from their loved ones.

To supply the great need for organs in the developed countries, a highly profitable business has grown. It links wealthy patients who desperately need

(19A) with people in the developing countries who desperately need (19B), and with unprincipled doctors who are willing to perform (19C). The business can take many forms. The organs may be removed from donors in their home country and then shipped for sale in the developed countries. Or donors may be brought to the developed country with promises of money and immigration papers and operated on there. Sometimes a third country is used to host the operation. Another kind of business has developed in which wealthy patients travel legally or illegally to another country for a transplant operation. "Transplantation (20)" on the part of wealthy patients has been encouraged by the differences in the costs of transplants in different areas of the world. Whereas in the United States, a kidney transplant can cost $100,000 and a heart transplant $860,000, in China the same operations cost only $70,000 and $120,000. In some countries, such as South Africa, the medical standards and the level of care and cleanliness in the hospitals are high. In other countries, however, patients who travel there for transplants are at risk of complications and infections.

At the other end of the business is the donor who supplies his or her organ. Many of these people live in poor neighborhoods in the Philippines, Brazil, and other countries. They have been promised by a "kidney (21)" that they will earn $10,000 by becoming a donor. In reality, they are often paid less than promised—only around $1,000 to $2,000, while the recipient may have paid $20,000. The money that donors receive usually is quickly spent, and with (22). In fact, the removal of a kidney is not a simple operation and many of these donors do not live in conditions that allow them to recover well. Furthermore, they are normally not able to do any hard physical labor for many months and may suffer permanently from ill health.

In other parts of the world, particularly in some eastern European countries, the trade in illegal organs takes a different and even more horrible form. Possible donors are not simply tempted by money and then treated badly. They are promised jobs in Europe or North America, taken away from their villages, and terrified by threats of death. They may be told that the only way for them to return home is to agree to donate their organs. Or they may be killed so the organs can be removed.

Some doctors have argued that the only way to eliminate the illegal trade in organs is to make it legal. This way it would be possible to control the conditions. They also say that if people want to sell parts of their body they should be allowed to do so. But does a desperate, uneducated man who agrees to sell any organ of which he has two, really understand what it would mean to remove an organ from his body?

Most experts in international health care agree that a legal trade in organs could never be truly fair to the donors since it takes advantage of their ignorance and poverty, and almost always leaves them worse off than before. Several things would be necessary before a legal system could ever be adopted: an independent agency would have to check that donors really did agree, a guarantee that they would be paid and treated properly, and above all, medical care for the rest of their life for anything related to the organ removal.

(Adapted from *ADVANCED READING POWER* by Beatrice S. Mikulecky and Linda Jeffries)

〔 17 〕　下線部(17)に関する記述として，本文に述べられていないものを，ア～エ
の中から一つ選び，その記号を解答欄にマークせよ。

ア．臓器提供者の不足が今日の大きな問題の原因である。

イ．臓器提供を受けることができず亡くなる人が多い。

ウ．臓器移植のための医療技術が遅れている。

エ．臓器の違法な移植や売買が行われている。

〔 18 〕 下線部(18)の理由に関する記述として，本文に述べられていないものを，
ア～エの中から一つ選び，その記号を解答欄にマークせよ。

ア．先進諸国では臓器提供は，書面による意思表示が行われた場合に限ら
れる。

イ．宗教上の理由から臓器提供を拒む人がいる。

ウ．臓器提供は違法であると考える人が多い。

エ．生前に死後の臓器提供について考えることを望まない人が多い。

〔 19 〕 文中の空所（ 19A ），（ 19B ），（ 19C ）に入る語（句）の組み合
わせとして最も適するものを，ア～エの中から一つ選び，その記号を解答
欄にマークせよ。選択肢は，左から（ 19A ）—（ 19B ）—（ 19C ）
の順になっている。

ア．(money) — (the operations) — (new organs)

イ．(new organs) — (the operations) — (money)

ウ．(new organs) — (money) — (the operations)

エ．(the operations) — (money) — (new organs)

〔 20 〕 文中の空所（ 20 ）に入る語として最も適するものを，ア～エの中から
一つ選び，その記号を解答欄にマークせよ。

ア．care

イ．change

ウ．system

エ．tourism

〔 21 〕 文中の空所（ 21 ）に入る語として最も適するものを，ア～エの中から
一つ選び，その記号を解答欄にマークせよ。

ア．donor

イ．hunter

ウ．maker

エ．patient

〔 22 〕 文中の空所（ 22 ）に入る語句として最も適するものを，ア～エの中か
ら一つ選び，その記号を解答欄にマークせよ。

ア．their healthy body, they are better off than before

イ．their healthy body, they are worse off than before

ウ．their weakened body, they are better off than before

エ．their weakened body, they are worse off than before

〔 23 〕 下線部(23)の意味するものとして最も適するものを，ア～エの中から一つ
選び，その記号を解答欄にマークせよ。

ア．臓器提供を希望する人の診察を医師がすること。

イ．臓器提供に関する実態を医師が調査すること。

ウ．臓器提供を希望する人が自分の臓器を売ること。

エ．臓器提供が違法かどうかを判断すること。

〔 24 〕 次の英文の空所に入る語句として，本文の内容から考えて最も適するものを，ア～エの中から一つ選び，その記号を解答欄にマークせよ。

The main idea of this article is that （ 24 ）.

ア．a shortage of human organs for transplants has encouraged illegal trafficking

イ．organ transplant operations have saved thousands of lives in recent years

ウ．poor people in developing countries are given money to have a kidney removed

エ．there is a worldwide shortage of human organs for transplant operations

〔 25 〕 次の英文の空所に入る語句として，本文の内容から考えて最も適するものを，ア～エの中から一つ選び，その記号を解答欄にマークせよ。

Most international experts believe the legal sale of organs would not be a good idea because （ 25 ）.

ア．doctors would make a lot of money from it

イ．independent agencies would make organs too expensive

ウ．it would never be fair to people who are poor and ignorant

エ．some countries would get more organs than other countries

6. 次の英文を読み，以下の設問に答えよ。

In the forests of North America, where the winters are often long and cold, small ponds can be found along the streams. Sometimes these ponds are natural; sometimes they are man-made; and sometimes they are the constructions of beavers. You can tell a beaver by its dam. To make the dams, the beavers lay sticks and branches on top of each other to form an effective barrier against the water of the stream. Near the dam the beavers build a mud-covered, rounded pile of other sticks and branches. Usually this mound resembles a small island surrounded by the water of the pond. This is the house where a beaver family
(26)
spends the winter, protected from its enemies and from the cold. The beavers are able to keep dry in the center of the house, which is above water level.

The beavers work hard to make their house. They cut down trees, gather branches and twigs, and put them together with mud. Most of the summer is spent in this kind of work, but in the winter the beavers' work proves worthwhile. Their house protects them even from bears.

During the American Revolution, when the armies made roads through the woods, they often tore down the beaver dams to drain swamps and make dry roads. However, the beavers returned again and again to their former dam sites and rebuilt their dams.

The beaver is related to other rodents, or gnawing animals, such as rats,
(27)
mice, and squirrels. The beaver, however, is much bigger than its rodent cousins. An adult beaver may weigh more than 50 pounds, and its body may be
(28)
about three feet long. Its tail will add 10 or 12 more inches to its length. Its hind feet are webbed, which helps it swim rapidly. Its front paws are similar to a pair of strong hands. With them it can carry logs and stones. Its eyes, nose, and ears are small, but it has two huge front teeth. These teeth are always growing, and it must keep them sharpened by constant use. The teeth of an adult beaver are yellow from the bark of trees that it gnaws.

The beaver's tail is particularly useful. It is broad and oval, in the shape of a paddle blade. The beaver uses it as an oar or rudder when in the water, and for balance when sitting on the ground. The beaver often uses its tail to strike the ground or water as a warning to other beavers that danger is near. It can remain under water for 10 minutes, using its tail as a sort of propeller.

People attach great value to the beaver because of its fur. The beaver has practically disappeared from Europe because fur hunters and trappers killed so many beavers for their pelts. The beaver might easily have become extinct in America, too, but laws were passed to protect the beavers before they were all killed.

(29)

The beaver likes family life, and lives with the same mate all of its life. Several young — usually two to five — are born every year. The little beavers stay with their parents two years before mating and setting out on their own. The whole family lives in the same mound, or lodge. Generally there are several lodges in the same area, and the beaver families help each other in their community life. They share the work of building dams, constructing mounds, and raising the young (who require more space to live each year).

(30)

Sometimes the lodges are built on the bank of the pond or river, but usually they are built on an island in the water. Beavers feel most secure when surrounded by water. If there is no island already there, the beavers make one by piling sticks and mud on the bed of the river until the top is a few inches above the level of the water. This top is carpeted with small pieces of wood, leaves, or moss. A dome-shaped roof of sticks and lots of mud is then built over this "floor." Food for the winter is taken to the lodge before the weather gets too cold. Some of it — the larger pieces — is stored on the bottom of the lake or river, near the entrance to a tunnel leading up to the lodge. There are sometimes several such entrances, under the surface of the water. Wood that is kept under water may be stuck in the mud, or weighted down with stones.

Beavers prefer to work at night. One beaver, in a single night, can fell a tree that is eight inches in diameter. After felling the tree, the beaver gnaws the trunk into pieces that can be carried. It uses these as the base for the dam. The dam is built in a straight line, or in a curve, depending on the location. A small dam may be augmented after several years, in order to flood a larger surface and provide living space for more beavers. Under favorable conditions, a dam may last for 100 years or more. Naturally, other animals use these dams as bridges, forcing the beavers to keep the dams in good repair. The dams must be strong enough to resist the pressure of ice in the spring; and sometimes holes are made by the beavers, after heavy rains, to allow excess water to run off.

Another type of work beavers do is canal digging. When they have used the good trees near their homes, they must bring more wood from farther away. To accomplish this, they may dig a canal to float the trees to the place where they
(31)
are needed.

Beaver dams help people because they prevent floods and make irrigation easier. It is fortunate that these animals have not been allowed to disappear completely.

(Adapted from *Advanced level Reading Drills* by Edward B. Fry, Ph. D.)

〔 26 〕 下線部(26)の特徴として，最も適するものを，ア～エの中から一つ選び，その記号を解答欄にマークせよ。

ア．池に浮かぶ小さな島から離れた場所に作られる。

イ．天敵や寒さから身を守るためには簡素すぎる構造である。

ウ．水に浮いている部分も沈んでいる部分も中心部は常に乾燥している。

エ．材料としては小枝や泥などが使われる。

〔 27 〕　下線部(27)の意味として最も適するものを，ア～エの中から一つ選び，その記号を解答欄にマークせよ。

　　ア．chewing

　　イ．meat-eating

　　ウ．small

　　エ．swift-moving

〔 28 〕　下線部(28)の身体の特徴について，最も適するものを，ア～エの中から一つ選び，その記号を解答欄にマークせよ。

　　ア．頭から尾の先端までの長さは 3 フィートを超えることはない。

　　イ．前足は素早い移動に用いられ，丸太や石を運べるほど強くはない。

　　ウ．後ろ足には水かきがあり，速く泳ぐのに役立っている。

　　エ．大きな前歯は，絶えず使用して鋭さを保持しないと黄色に変色する。

〔 29 〕　下線部(29)の意味として最も適するものを，ア～エの中から一つ選び，その記号を解答欄にマークせよ。

　　ア．almost suppressed

　　イ．no longer in existence

　　ウ．seriously hunted

　　エ．very rare

〔 30 〕 文中の空所（ 30 ）に次の英文ア～エを並べ換えて入れ，意味の通る段落を作るとき，4 番目に来るものとして最も適するものを，ア～エの中から一つ選び，その記号を解答欄にマークせよ。

ア．The bark of the birch, poplar, or willow is eaten as food.

イ．Then the wood is used in building.

ウ．They usually choose a spot near some fairly deep lake or river, where there are birch, poplar, or willow trees.

エ．When there are too many beavers in one place, some of them will start a new colony in another place.

〔 31 〕 下線部(31)の意味として最も適するものを，ア～エの中から一つ選び，その記号を解答欄にマークせよ。

ア．aid someone

イ．increase by growth

ウ．make an agreement

エ．succeed in doing

〔 32 〕 ビーバーの生態に関して，本文の内容から考えて最も適するものを，ア～エの中から一つ選び，その記号を解答欄にマークせよ。

ア．ビーバーは水に囲まれていると天敵に襲われやすく不安を感じる。

イ．ビーバーは冬場の食料を湖底や川底に保管することがある。

ウ．ビーバーは，川床が泥で汚れていると島を作ることはない。

エ．ビーバーは水中で生活することが多いので川岸に棲み処を作ることはない。

〔 33 〕　次の英文の空所に入る語句として，本文の内容から考えて最も適するも
のを，ア～エの中から一つ選び，その記号を解答欄にマークせよ。

　　　A general characteristic of beavers is （　33　）.

　　ア．their fighting spirit

　　イ．their friendliness towards humans

　　ウ．their lonely existence

　　エ．their sense of community

〔 34 〕　次の英文の空所に入る語句として，本文の内容から考えて最も適するも
のを，ア～エの中から一つ選び，その記号を解答欄にマークせよ。

　　　People are gradually learning that （　34　）.

　　ア．animals are often necessary in ways they did not realize

　　イ．animals often need to be killed in certain numbers

　　ウ．animals should be limited in number to some extent

　　エ．animals should be protected by laws when they are useful

〔 35 〕　次の英文に対する答えとして，本文の内容から考えて最も適するもの
を，ア～エの中から一つ選び，その記号を解答欄にマークせよ。

　　　What is the main idea of the passage?

　　ア．Beavers are hard-working, resourceful animals with strong family
　　　　and community values.

　　イ．Beavers build their homes on islands for protection against enemies.

　　ウ．Beavers dams help people because they prevent floods and make
　　　　irrigation easier.

　　エ．Beavers must be protected because people greatly value their fur.

数　学

問題

25年度

$$\boxed{\text{Ａ方式}}$$

1. 次の(1), (2)について，答だけを解答用紙の該当する $\boxed{}$ 内に記入せよ。

(1) $\sin\left(\theta + \dfrac{2}{3}\pi\right) + \cos\left(\theta + \dfrac{1}{6}\pi\right)$ を $r\sin(\theta + \alpha)$ と表せば，$r = {}^{\text{ア}}\boxed{}$，$\alpha = {}^{\text{イ}}\boxed{}$ である。ただし $0 \leqq \alpha < 2\pi$ とする。

(2) $a > 0$ とするとき，3辺の長さが a, a^2, a^3 となる三角形が存在するのは，${}^{\text{ウ}}\boxed{} < a < {}^{\text{エ}}\boxed{}$ のときである。

2. $b < a^2$ を満たす点 $P(a, b)$ から放物線 $C : y = x^2$ へ2本の接線 l_1, l_2 を引き，その接点をそれぞれ (α, α^2)，(β, β^2) とする。ただし $\alpha < \beta$ にとる。放物線 C と2直線 l_1, l_2 で囲まれた部分の面積を S とするとき，次の各問に答えよ。

(1) a と b を α と β を用いてそれぞれ表せ。

(2) S を α と β を用いて表せ。

(3) 点 P が直線 $y = x - 2$ 上を動くときの S の最小値と，それを与える P の座標を求めよ。

3. 1辺の長さが1の正四面体 OABC があり，その辺 OA，AB，BC の中点をそれぞれ P，Q，R とし，$\vec{a} = \overrightarrow{OA}$，$\vec{b} = \overrightarrow{OB}$，$\vec{c} = \overrightarrow{OC}$ と置く。

(1) $\overrightarrow{PR}$ を $\vec{a}$, $\vec{b}$, $\vec{c}$ を用いて表せ。

(2) $|\overrightarrow{PR}|$ を求めよ。

(3) $\triangle PQR$ の面積を求めよ。

化　学

問題　25年度

$$\boxed{\text{A 方式}}$$

必要であれば，以下の数値を用いなさい。

原子量：H $= 1.0$，C $= 12.0$，N $= 14.0$，O $= 16.0$，Na $= 23.0$，P $= 31.0$，

S $= 32.1$，Cl $= 35.5$，K $= 39.1$，Cr $= 52.0$，Mn $= 54.9$

Br $= 79.9$，I $= 126.9$

気体定数 $R = 8.3\,\text{Pa·m}^3/(\text{K·mol})$

9，10 は選択問題で，いずれか一方を選択して解答すること。解答用紙の選択説明欄の選択した番号（9 または 10）を●に塗りつぶしなさい。

1.　マーク式

問 1 〜問 3．次の文章を読み，各問の設問に答えなさい。

解答はすべて有効数字 3 桁で計算し，解答する際に 3 桁目を四捨五入しなさい。ただし，前問の答えを用いる場合は，2 桁とする前の 3 桁を用いて計算しなさい。例えば，問題文中に　ア　．　イ　g と記載されており，求めた値が 1.35 g であった場合には，3 桁目を四捨五入して空欄　ア　に 1，空欄　イ　に 4 をそれぞれマークしなさい。

気体の溶解度は，溶媒に接している気体の圧力が $1.01 \times 10^5\,\text{Pa}$ のとき，溶媒（1 L あるいは 1 mL）に溶解する気体の体積を標準状態に換算して表すことが多い。

いま，二酸化炭素の水 1 mL への溶解度を 17 ℃ で 0.95 mL，37 ℃ で 0.57 mL であるとして，以下の設問に答えなさい。ただし，気体は理想気体とし，密閉容器内への水蒸気の分圧は無視できるものとし，容器および水の膨張はないものとする。

問 1　二酸化炭素の分圧が $1.01 \times 10^5\,\text{Pa}$ のとき，水 1 L に溶解することができる二酸化炭素の物質量は 17 ℃ で　ア　．　イ　$\times 10^{-2}\,\text{mol}$，37 ℃ で　ウ　．　エ　$\times 10^{-2}\,\text{mol}$ である。空欄　ア　〜　エ　に最も適する数値をそれぞれマークしなさい。

問 2　17℃，2.02×10^5 Pa の条件で二酸化炭素を水と溶解平衡になるように密閉した。そのとき，容器内での液体の体積は 1 L であり，気体の体積は 0.1 L であった。この容器内の液体中に存在する二酸化炭素の物質量および気体中に存在する二酸化炭素の物質量はそれぞれ 　オ　.　カ　$\times 10^{-2}$ mol，　キ　.　ク　$\times 10^{-3}$ mol であった。空欄 　オ　～　ク　 に最も適する数値をそれぞれマークしなさい。

問 3　次に，この密閉容器を 37℃ に保って再び平衡状態にした。37℃ において溶解平衡にある容器内の圧力は 　ケ　.　コ　$\times 10^5$ Pa であった。空欄 　ケ　.　コ　 に最も適する数値をそれぞれマークしなさい。

2. マーク式

問 1 ～問 8．次の文章を読み，各問の設問に答えなさい。

問 3 ～問 6 および問 8 については，解答欄より 1 桁多い位まで値を求め，その位を四捨五入しなさい。例えば，問題文中に ┌ ア ┐ ． ┌ イ ┐ ┌ ウ ┐ ┌ エ ┐ g と記載されており，求めた値が 1.3579 g であった場合には，小数第 4 位を四捨五入して空欄 ┌ ア ┐ に 1，空欄 ┌ イ ┐ に 3，空欄 ┌ ウ ┐ に 5，空欄 ┌ エ ┐ に 8 をそれぞれマークしなさい。

医薬品を血管内へ注射する際には，下表の溶液 A などに医薬品成分を溶解して，a) pH ならびに浸透圧を血液の条件に合わせることに配慮しなければならない。表中のリン酸二水素ナトリウム二水和物およびリン酸水素二ナトリウム十二水和物は b)（ ア ）作用を示す成分であり，pH を維持する役割を果たしている。一方，表中の塩化ナトリウムは浸透圧を血液の条件に合わせるための成分であり，溶液全体の浸透圧は質量パーセント濃度が 5.33 ％ のグルコース水溶液（密度 1.04 g/mL）と同じである。このグルコース水溶液はモル濃度で ┌ イ ┐ ． ┌ ウ ┐ ┌ エ ┐ ┌ オ ┐ mol/L，質量モル濃度で ┌ カ ┐ ． ┌ キ ┐ ┌ ク ┐ ┌ ケ ┐ mol/kg に相当し，凝固点が純水よりも ┌ コ ┐ ． ┌ サ ┐ ┌ シ ┐ ℃低い。表中の塩化ナトリウム 8.00 g の替わりにグルコースで浸透圧を血液の条件に合わせる場合には，溶液 1 L 中にグルコースを ┌ ス ┐ ┌ セ ┐ g 加えればよい。

溶液 A の組成（溶液 1 L 中）

塩化ナトリウム	8.00 g
リン酸二水素ナトリウム二水和物	0.45 g
リン酸水素二ナトリウム十二水和物	3.23 g

問 1　空欄（ ア ）に最も適する語句を下の欄から選び，解答欄の番号をマークしなさい。

(1) 酸　化　　(2) 還　元　　(3) 触　媒　　(4) 緩　衝　　(5) 界面活性

問 2 空欄 $\boxed{\text{イ}}$ ～ $\boxed{\text{オ}}$ に最も適する数値をそれぞれマークしなさい。

問 3 空欄 $\boxed{\text{カ}}$ ～ $\boxed{\text{ケ}}$ に最も適する数値をそれぞれマークしなさい。

問 4 空欄 $\boxed{\text{コ}}$ ～ $\boxed{\text{シ}}$ に最も適する数値をそれぞれマークしなさい。
ただし，水のモル凝固点降下 K_f は 1.85 K·kg/mol とする。

問 5 空欄 $\boxed{\text{ス}}$, $\boxed{\text{セ}}$ に最も適する数値をそれぞれマークしなさい。

問 6 下線部 a) について，血液の pH として最も適する数値を下の欄から選び，解答欄の番号をマークしなさい。

(1) 1　　(2) 3　　(3) 5　　(4) 7　　(5) 9　　(6) 11　　(7) 13

問 7 下線部 a) について，血液の浸透圧は $\boxed{\text{ソ}}$. $\boxed{\text{タ}}$ $\times 10^5$ Pa である。空欄 $\boxed{\text{ソ}}$, $\boxed{\text{タ}}$ に最も適する数値をそれぞれマークしなさい。ただし，血液を希薄溶液と考え，その浸透圧は質量パーセント濃度が 5.33 ％ のグルコース水溶液(密度 1.04 g/mL)と同じで，温度は 37 ℃ とする。

問 8 下線部 b) と同じ作用を示す溶液を下の欄から選び，解答欄の番号をマークしなさい。
(1) 塩酸と塩化ナトリウム水溶液
(2) 塩化ナトリウムと塩化カリウムの水溶液
(3) 塩化ナトリウムと水酸化ナトリウムの水溶液
(4) 硝酸と硝酸カリウム水溶液
(5) 酢酸と塩酸の混合液
(6) 酢酸と塩化ナトリウム水溶液
(7) アンモニア水と塩化アンモニウム水溶液
(8) アンモニア水と塩化ナトリウム水溶液
(9) アンモニア水と水酸化ナトリウム水溶液

3. マーク式

問1〜問6．次の文章を読み，各問の設問に答えなさい。

問4〜問6については，解答欄より1桁多い位まで値を求め，その位を四捨五入しなさい。例えば，問題文中に $\boxed{ア}$. $\boxed{イ}$ $\boxed{ウ}$ $\boxed{エ}$ g と記載されており，求めた値が1.3579gであった場合には，小数第4位を四捨五入して空欄 $\boxed{ア}$ に1，空欄 $\boxed{イ}$ に3，空欄 $\boxed{ウ}$ に5，空欄 $\boxed{エ}$ に8をそれぞれマークしなさい。

メタン，エタン，プロパン，ブタンをそれぞれ完全燃焼すると，気体の（　ア　）と液体の（　イ　）を生じ，25℃で1.01×10^5 Paにおける燃焼熱はそれぞれ，891 kJ/mol，1561 kJ/mol，2219 kJ/mol，2878 kJ/mol である。それぞれを完全燃焼して同量の（　ア　）を生じた場合に，生じる熱量が最も少ないのは（　ウ　）であり，最も多いのは（　エ　）である。プロパンの完全燃焼は次の熱化学方程式で表される。

$$C_3H_8 (気) + \boxed{オ} (　カ　)(気) = \boxed{キ} (　ア　)(気) + \boxed{ク} (　イ　)(液) + 2219 \text{ kJ}$$

また（　カ　）が不十分な場合には，すすや気体の（　ケ　）を生じる。

10 Lの密閉容器にメタン，プロパン，（　カ　）をそれぞれ0.32 g，0.88 g，9.6 g加えたところ，容器内の圧力は27℃で $\boxed{コ}$. $\boxed{サ}$ $\times 10^4$ Pa であった。次に，メタンとプロパンを完全燃焼すると，容器内の圧力は27℃で圧力が $\boxed{シ}$. $\boxed{ス}$ $\times 10^4$ Pa になった。このとき，液体の状態で存在する（　イ　）は $\boxed{セ}$. $\boxed{ソ}$ gである。ただし，反応に関わる各気体の（　イ　）への溶解は全て無視できるものとし，27℃における（　イ　）の蒸気圧は 3.6×10^3 Pa とする。

問 1　空欄（　ア　），（　イ　），（　カ　），（　ケ　）に最も適する化学式をそれぞ
　　　れ下の欄から選び，解答欄の番号をマークしなさい。

　　　(1)　H_2　　　　　　(2)　O_2　　　　　　(3)　O_3　　　　　　(4)　CH_3OH

　　　(5)　CO　　　　　　(6)　CO_2　　　　　　(7)　H_2O　　　　　　(8)　H_2O_2

問 2　空欄（　ウ　），（　エ　）に最も適する炭化水素をそれぞれ下の欄から選び，
　　　解答欄の番号をマークしなさい。

　　　(1)　メタン　　　　　(2)　エタン　　　　　(3)　プロパン　　　　(4)　ブタン

問 3　空欄　オ　，　キ　，　ク　に最も適する数値をそれぞれマー
　　　クしなさい。

問 4　空欄　コ　，　サ　に最も適する数値をそれぞれマークしなさい。

問 5　空欄　シ　，　ス　に最も適する数値をそれぞれマークしなさい。

問 6　空欄　セ　，　ソ　に最も適する数値をそれぞれマークしなさい。

4. マーク式

問1～問3．次の文章を読み，各問の設問に答えなさい。

アセトアルデヒドを酢酸にするため，6.32 g の過マンガン酸カリウムを用いることにした。酸化反応は理論どおり 100 % 進行するものとする。有効数字3桁を用いて計算し最終的に3桁目を四捨五入し2桁で解答すること。例えば ア ． イ g の解答欄に解答を 2.5 g としたいとき， ア の欄は2を， イ の欄は5をマークしなさい。

問 1　過マンガン酸カリウムを過剰の硫酸で酸性として用いるとき，理論上 ア ． イ g のアセトアルデヒドを酢酸にすることができる。最も適する数値をマークしなさい。

問 2　過マンガン酸カリウムを中性から塩基性で用いるとき，理論上 ウ ． エ g のアセトアルデヒドを酢酸にすることができる。最も適する数値をマークしなさい。

問 3　アセトアルデヒドを酢酸にするため，8.82 g のニクロム酸カリウムの硫酸酸性溶液を用いるとき，理論上 オ ． カ g のアセトアルデヒドを酢酸にすることができる。最も適する数値をマークしなさい。ただし，酸化反応は理論どおり 100 % 進行するものとする。

5. マーク式

　問1〜問4．次の文章を読み，各問の設問に答えなさい。

　分子式 C_4H_8 で表される化合物について以下の問に答えよ。

　問 1　理論上，何種類の異性体が考えられるか。最も適する数値をマークしなさい。

　　　分子式 C_4H_8 で表される異性体全てを含む混合物を1つのガラス容器中に入れ，このままこの容器中で塩化水素を完全に付加反応させた。反応後の結果について以下の設問に答えよ。ただし，塩化水素が付加反応するとき炭素—炭素二重結合のそれぞれの炭素に対する反応のしやすさは同等と仮定する。

　問 2　このガラス容器中の化合物の数は何種類か。最も適する数値をマークしなさい。ただし，光学異性体は考慮しなくてよい。

　問 3　このガラス容器中で，塩化水素と反応しなかった異性体の数は何種類か。最も適する数値をマークしなさい。

　問 4　このガラス容器中に存在する不斉炭素をもつ化合物の数は何種類か。最も適する数値をマークしなさい。ただし，光学異性体は考慮しなくてよい。

6. **問1，3は，マーク式，問2は記述式**

問1〜問3．次の文章を読み，各問の設問に答えなさい。

　塩素は，多くの物質と反応するため（　ア　）では存在せず，一般に金属，非金属，有機化合物と結合している。その多くの無機化合物は水溶性であり，水中で塩素原子は（　イ　）イオンとして解離している。（　ア　）としての塩素は黄緑色の気体で，刺激臭があり有毒でのど，鼻，肺などの粘膜に作用して充血や呼吸困難などの症状が出る。また，（　ア　）の塩素には（　ウ　）作用があり，漂白・殺菌に利用される。工業的に塩素は（　エ　）水溶液の電気分解により，製造されている。この際，イオン交換膜を利用することで陽極側(電極：C)に（　オ　）ガスが発生し，陰極側(電極：Fe)では（　カ　）ガスの発生とともに水酸化ナトリウムが生成する。実験室では，（　キ　）に濃塩酸を加え加熱するか，a)さらし粉に希塩酸を加えて発生させることで得られる。塩素は，多くの物質と激しく反応し，塩酸や無機塩として利用されるだけでなく，有機化合物としても様々な分野で利用されているため大量に製造されている。例えば，ベンゼンに塩素を作用させても反応しないが，光を当てながら塩素と反応させると，b)1,2,3,4,5,6-ヘキサクロロシクロヘキサンが生じ，これは殺虫剤として利用されていた。

問1　空欄（　ア　）〜（　キ　）に最も適するものを選び，解答欄の番号をマークしなさい。

　　（　ア　）(1) 単　体　　　　　(2) 同位体　　　　　(3) 混合物
　　　　　　　(4) 単原子分子　　　(5) 同素体

　　（　イ　）(1) 錯　　　　　　　(2) 陰　　　　　　　(3) 陽
　　　　　　　(4) 両　性　　　　　(5) 多原子

　　（　ウ　）(1) 脱　水　　　　　(2) 還　元　　　　　(3) ケン化
　　　　　　　(4) 発　熱　　　　　(5) 酸　化

　　（　エ　）(1) 塩化ナトリウム　(2) 硫酸ナトリウム　(3) 塩化カリウム
　　　　　　　(4) 塩素酸カリウム　(5) 水酸化ナトリウム

　　（　オ　）(1) 塩　素　　　　　(2) 酸　素　　　　　(3) 水　素
　　　　　　　(4) 塩化水素　　　　(5) オゾン

（ **カ** ） ⑴ 塩 素 ⑵ 酸 素 ⑶ 水 素
⑷ 塩化水素 ⑸ オゾン

（ **キ** ） ⑴ 硫 酸 ⑵ ヨウ化カリウム ⑶ 酸化マンガン(Ⅳ)
⑷ 臭素水 ⑸ 硝 酸

問 2　下線部 **a** ）さらし粉の主成分を構成している陰イオンの名称をすべて解答欄に書きなさい。

問 3　下線部 **b** ）1, 2, 3, 4, 5, 6-ヘキサクロロシクロヘキサンは環状構造をしており，各炭素の置換基は環平面に対して上下で，立体異性体の関係となる（下記参照）。この化合物における立体異性体はいくつ存在するか，その個数を下から選び，解答欄の番号をマークしなさい。ただし，光学異性体は含めないとする。

（例）　環状化合物の立体異性体の関係

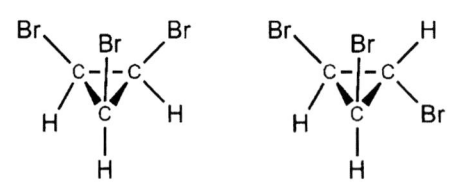

⑴　6　個　　　　⑵　7　個　　　　⑶　8　個　　　　⑷　9　個
⑸　10　個　　　⑹　11　個　　　⑺　12　個　　　⑻　13　個

7. 記述式

問1～問3．以下の文章を読み，各問の設問に答えなさい。

　　分子式 C_9H_8O で表される化合物A，B，C，D，Eがあり，いずれの化合物も置換基を一つ持つベンゼン誘導体である。また，化合物Bは幾何異性体が存在し，化合物Eには光学異性体が存在する。化合物A，C，Dには，幾何異性体，光学異性体はともに存在しない。これらの情報とともに以下の実験を行った。

実験Ⅰ　化合物A，Bは，アンモニア性硝酸銀水溶液を加え，加熱すると銀が析出したが，化合物C，D，Eでは銀の析出はなかった。

実験Ⅱ　化合物A，B，C，D，E各 660 mg を触媒の存在下，水素と反応させると，化合物A，B，Cはいずれも水素を 112 mL 消費し，化合物D，Eでは水素は 224 mL 消費された。この反応により光学異性体を持つ化合物が，化合物A，Eから得られた。なお，この反応は標準状態で行ったものとする。

実験Ⅲ　化合物C，D，Eに適当な酸化剤を作用させたところ，化合物Dからはフェーリング液で赤色沈殿を生じる化合物を与え，化合物Eからは化合物Cと同じ官能基を持つ化合物を与えた。化合物Cは，酸化を受けなかった。

問1　化合物A，B，Eの構造式を例に従って書きなさい。
　　なお，化合物Bについては例に従って幾何異性体を明示する必要はない。

　　例)

問 2　化合物Ｃを臭素分子と反応させ，生じる化合物の構造式を問1の例に従って書きなさい。

問 3　水銀（Ⅱ）塩を触媒とした化合物Ｄと水との付加反応で生じることが予想される二つの化合物の構造式を問1の例に従って書きなさい。

8. マーク式

問 1 ～問 6　次の各問の 3 つの記述 a ～ c の内容の正誤について，正しい組み合わせはどれか。最も適するものを下から選び，解答欄の番号をマークしなさい。

	(1)	(2)	(3)	(4)	(5)	(6)	(7)	(8)
a	正	正	正	誤	正	誤	誤	誤
b	正	正	誤	正	誤	正	誤	誤
c	正	誤	正	正	誤	誤	正	誤

問 1

　　a．純物質はそれぞれ固有の性質をもつが，混合物はもたない。

　　b．混合物から純物質を分離・精製したことを確認するには，その融点や沸点を測定すればよい。

　　c．石油からガソリンや灯油などを取り出すには，「抽出」という操作が最も適している。

問 2

　　a．化合物を構成する元素の質量比は常に一定である。

　　b．化学結合の種類には，結合に関わる原子の電気陰性度の差が大きく関係する。

　　c．金属結合では，最外殻電子が自由電子となり，すべての原子を結びつける働きをしている。

問 3

　　a．酸素の単体には O_2 と O_3 があり，これらは互いに同素体である。O_3 は分解して O_2 に変わりやすく，このとき強い酸化作用を示すため，飲料水の殺菌や繊維の漂白に利用される。

　　b．硫黄の単体には斜方硫黄，単斜硫黄，ゴム状硫黄などの同素体がある。これらはすべての元素と反応し，医薬品やゴムなどの製造原料として重要である。

　　c．濃硫酸はほとんど水分を含まないため酸としての性質は弱いが，酸化力は強く，また脱水作用などの性質をもつ。

問 4

  a．二酸化炭素は空気より重い気体で，水に少し溶け，弱酸性を示す。また，その固体は常温，常圧で昇華し，そのとき周囲から多量の熱を奪うので冷却剤として用いられる。

  b．二酸化炭素の製法としては，石灰石に希硫酸を作用させ，上方置換によって捕集する。

  c．二酸化炭素は大気中に約 0.036 ％ 含まれているが，近年化石燃料の大量消費によりその含量は増加している。大気中の二酸化炭素が紫外線を吸収することにより，大気の温室効果をもたらし，地球温暖化の要因となっている。

問 5

  a．アルミニウムは銀白色の軟らかい軽金属で，展性・延性に富むためアルミホイルなどの形で日常的に用いられている。電気の伝導性はよいが，熱の伝導性は悪く，断熱に使われている。

  b．酸化アルミニウムはアルミナと呼ばれる白色粉末であり，水には溶けないが，酸や強塩基の水溶液には溶ける。

  c．アルミニウムイオンを含む水溶液に，少量の水酸化ナトリウム水溶液を加えると生じるゲル状の沈殿は，塩酸やアンモニア水のいずれの水溶液にも溶ける。

問 6

  a．亜鉛は両性元素であり，その酸化物も両性である。酸化亜鉛は，亜鉛華とも呼ばれ，白色顔料や医薬品などに用いられている。

  b．水銀は唯一常温で液体として存在する金属である。その蒸気圧は大きく，気化しやすいため，肺から吸収すると神経障害を起こすなど高い毒性を示す。

  c．スズや鉛は軟らかい金属であり，ともに酸化数＋IV の状態が安定である。

9. 問1は記述式，問2～5はマーク式

問1～問5　以下の文章を読み，各問の設問に答えなさい。

　私たちが健康な生活を送るためには，適切な種類と量の栄養源としての食事を毎日摂らなければならない。栄養源には，比較的多量に摂取しなければならない（　ア　）や（　イ　），（　ウ　）といった三大栄養素もあれば，ビタミン類やミネラル類といった微量栄養素もある。興味深いことに，ビタミン類とミネラル類は私たちの身体の中での挙動が大きく違う。

　すなわち，ビタミン類は（　エ　）化合物であり，体内に摂取されると一定の働きをした後，代謝や分解を受けて体外に排出される。そのため，ビタミン類は毎日摂取しないと欠乏症が現れやすい。

　一方，ミネラル類は（　オ　）塩類であり，それ自身分解されるものではない。例えば，私たちの身体の中で酵素と結合して一定の働きをした後，分解を受けたとしてもそれ自身は再び利用されることが多く，その結果多量に体外へと排泄されることはない。したがって，ミネラル類は健康な状態では身体の中でほぼ一定の濃度が保たれている。

　ビタミン類やミネラル類はともに健康食品として数多く流通しているが，その働きや私たちの身体の中での挙動をよく知った上で使うべきである。

問1　空欄（　ア　）～（　オ　）に最も適する語句を答えなさい。

問2　下記の元素は，生命体を構成する主要元素である。人体を構成する元素として質量の多い順に5つ選び，解答欄の番号をマークしなさい。

　　　　　　（　カ　）>（　キ　）>（　ク　）>（　ケ　）>（　コ　）

| (1) H | (2) C | (3) N | (4) O | (5) Na |
| (6) Mg | (7) S | (8) K | (9) Ca | (10) P |

問 3　ミネラル類の中で，私たちの健康を保つために不可欠なものを必須微量元素
　　　という。下記の金属元素のうち，私たちの身体に多く含まれる順に 3 つ選び，
　　　解答欄の番号をマークしなさい。

　　　　　　　　　　（　サ　）>（　シ　）>（　ス　）

　　(1)　Cu　　　　(2)　Fe　　　　(3)　Mn　　　　(4)　Ni　　　　(5)　Zn
　　(6)　Cr　　　　(7)　Co　　　　(8)　Cs　　　　(9)　Mo　　　　(10)　Sr

問 4　ビタミン C の欠乏により生じる症状や病気として最も適するものを下から
　　　選び，解答欄の番号をマークしなさい。

　　(1)　夜盲症　　　(2)　くる病　　　(3)　脚　気　　　(4)　壊血病　　　(5)　貧　血
　　(6)　口内炎　　　(7)　毛髪異常　　(8)　味覚障害　　(9)　発育障害

問 5　亜鉛の欠乏により生じる症状や病気として最も適するものを下から選び，解
　　　答欄の番号をマークしなさい。

　　(1)　夜盲症　　　(2)　くる病　　　(3)　脚　気　　　(4)　壊血病　　　(5)　貧　血
　　(6)　口内炎　　　(7)　毛髪異常　　(8)　味覚障害　　(9)　発育障害

10. 問1，2は記述式，問3はマーク式

問1〜3　以下の文章を読み，各問の設問に答えなさい。

　繊維は高分子化合物であり，a) その単量体や重合によりいろいろな性質を持つ。肌着やタオルなどに利用される綿は，（　A　）が直鎖状に結合した（　B　）を主成分とし，多くの（　C　）を持つために吸湿性が大きい。また，b) 絹はタンパク質を主成分としており，隣接する分子との間で（　D　）結合を生じやすく，（　E　）構造をとるため，しなやかで強い繊維となる。一方，絹の代替品として生産されるようになったナイロンは，アミド結合の部分で分子間の（　D　）結合が形成され，絹のような強さと肌触りをもつものの，その数が絹に比べて少ないため吸湿性は小さい。

問1　空欄（　A　）〜（　E　）に最も適する語句を入れなさい。

問2　下線部a)について，下の表の空欄（　ア　），（　エ　）に示性式を，空欄（　イ　），（　ウ　）に最も適する語句を書きなさい。

	名　称	単量体	重合法
1)	ポリエチレンテレフタラート	$HOOC-C_6H_4-COOH$ と（　ア　）	縮合重合
2)	アクリル繊維	$CH_2=CHCN$	（　イ　）
3)	（　ウ　）	$CH_2=CHOCOCH_3$	付加重合
4)	6,6-ナイロン	$HOOC(CH_2)_4COOH$ と（　エ　）	縮合重合

問3　下線部b)について，最も適する語句を下の欄から選び，解答欄の番号をマークしなさい。

(1)　アルブミン　　　　(2)　カゼイン　　　　(3)　グルテン

(4)　ケラチン　　　　(5)　コラーゲン　　　　(6)　フィブリン

(7)　フィブロイン　　　(8)　ヘモグロビン　　　(9)　ミオグロビン

英　語

問題

25年度

$$\boxed{\text{B 方式}}$$

1. 次の英文の空所に入る語(句)として最も適するものをア～エの中から一つ選び，その記号を解答欄にマークせよ。

〔　1　〕　The town （　1　） about ten miles to the north of Nagoya.

    ア．laid   イ．lays

    ウ．lied   エ．lies

〔　2　〕　The students appeared （　2　） most of the lecture.

    ア．to understand   イ．to understanding

    ウ．understand   エ．understanding

〔　3　〕　（　3　） from a distance, the huge rock looked like a human face.

    ア．See   イ．Seeing

    ウ．Seen   エ．To see

〔　4　〕　This is the house （　4　） he lived during his childhood.

    ア．in which   イ．that

    ウ．what   エ．which

〔　5　〕　This PC doesn't work. There （　5　） be something wrong with it.

    ア．can't   イ．must

    ウ．ought   エ．won't

2. 次の〔 6 〕～〔 10 〕の記述が意味する語として最も適するものを，ア～キの中から一つ選び，その記号を解答欄にマークせよ。ただし，選択肢は1回しか使えない。

〔 6 〕 all the people who are watching or listening to a film, play, concert or the television

〔 7 〕 a person who buys things from a shop

〔 8 〕 a person that you invite to your home, to a party, etc.

〔 9 〕 a person who is traveling in a car, bus, train, plane, etc., but not the person who is driving

〔 10 〕 a person who receives treatment from a particular doctor, dentist, etc.

〔選択肢〕

ア. audience	イ. client	ウ. customer
エ. guest	オ. passenger	カ. patient
キ. visitor		

3. 次の各組の英文Ａと英文Ｂが同じ意味になるように，空所に最も適する一語を入れて文を完成し，その語を解答欄に記入せよ。

〔 11 〕　A：He is too wise to do such things.

　　　　　B：He knows （　11　） than to do such things.

〔 12 〕　A：There is a wide difference between these two.

　　　　　B：These two are widely different from each （　12　）.

〔 13 〕　A：I am sorry that I have no time to spare.

　　　　　B：I （　13　） I had some time to spare.

〔 14 〕　A：My watch runs accurately.

　　　　　B：My watch （　14　） good time.

〔 15 〕　A：She has good reason to be angry.

　　　　　B：She may （　15　） be angry.

4. 次の英文を読み，以下の設問に答えよ。

Genetic engineering of crops and animals through the manipulation of DNA is creating a revolution in food production. It is also starting a battle between those who believe in its promise and critics who doubt and fear it. The potential to improve the quality and nutritional value of the vegetables and animals we eat seems unlimited. While such potential benefits sound attractive, critics fear that genetically engineered products, so-called biotech foods, are being rushed to market before their effects are fully understood.

Biotech foods are produced from animals and plants that have been genetically altered. Genetic alteration is nothing (16A). Humans have been altering the genetic traits of plants for thousands of years by keeping seeds from the best crops and planting them in following years, and by breeding varieties to make them taste sweeter, grow bigger, or last longer. In this way we've transformed the wild tomato from a fruit which is the size of a small stone to the giant ones we have today. From a plant called teosinte with an "ear" barely an inch long has become our foot-long ears of sweet white and yellow corn.

On the other hand, the techniques of genetic engineering are (16B), and quite different from conventional breeding. Conventional breeders always used plants or animals that were related, or genetically similar. In so doing, they transferred tens of thousands of genes. By contrast, today's genetic engineers can transfer just a few genes at a time between species that are distantly related or not related at all. There are surprising examples: rat genes have been inserted into lettuce plants to make a plant that produces vitamin C, and moth genes have been inserted into apple trees to add disease resistance. The purpose of conventional and modern techniques is (16C)— to insert a gene or genes from an organism that carries a desired trait into an organism that does not have the trait. Several dozen biotech food crops are currently on the market, among them varieties of corn, soybeans, and cotton. Most of these crops are engineered to help farmers deal with age-old farming problems: weeds, insects, and disease.

As far as we know, there have been few problems. In fact, according to Steve L. Taylor, of the Department of Food Science and Technology at the University of Nebraska, "None of the current biotech products have been implicated in allergic reactions or any other healthcare problem in people." Some biotech foods (17) conventional varieties. Corn damaged by insects often contains high levels of fumonisins, toxins that are carried on the backs of insects and that grow in the wounds of the damaged corn. Lab tests have linked fumonisins with cancer in animals. Studies show that most corn modified for insect resistance has lower levels of fumonisins than conventional corn damaged by insects.

However, biotech foods have had problems in the past. One problem occurred in the mid-1990s when soybeans were modified using genes from a nut. The modified soybeans contained (18) are allergic to nuts. While this protein was discovered before any damage was done, critics fear that other harmful proteins created through genetic modification may slip by undiscovered. The technique of moving genes across dramatically different species, such as rats and lettuce, also makes critics nervous. They fear something could go very wrong either in the function of the inserted gene or in the function of the host DNA, with the possibility of unexpected health effects.

Most scientists agree that the main safety issues of genetically engineered crops involve (19). Allison Snow is a plant ecologist at Ohio State University known for her research on "gene flow," the natural movement of plant genes from one population of plants to another. She worries that genetically engineered crops are being developed too quickly and released before they've been adequately tested.

On the other hand, advocates of genetically engineered crops argue that some genetically modified plants may actually be good for the land, by offering an environmentally friendly alternative to pesticide, which tends to pollute water and harm animals. Far less pesticide needs to be applied to cotton plants that have been genetically modified to produce their own natural pesticide. While applied chemical pesticides kill nearly all the insects in a field, biotech crops with natural pesticide only harm insects that actually try to eat those crops, leaving the rest unharmed.

According to the World Health Organization between 100 million and 140 million children in the world suffer from vitamin A deficiency. Some 500,000 go blind every year because of that deficiency, and half of those children die within a year of losing their sight. "Golden rice," a biotech variety named for its yellow color, is thought by some to be a potential solution to the suffering and illness caused by vitamin A deficiency.

Skeptics, however, claim that golden rice is little more than a public relations exercise by the biotechnology industry, which they say has exaggerated its benefits. "Golden rice alone won't greatly diminish vitamin A deficiency," says Professor Marion Nestle of New York University. "Beta-carotene, which is already widely available in fruit and vegetable, isn't converted to vitamin A when people are malnourished. Golden rice does not contain much beta-carotene, and
(20)
whether it will improve vitamin A levels remains to be seen."

Whether biotech foods will deliver on their promise of eliminating world hunger and bettering the lives of all remains to be seen. Their potential is enormous, yet they carry risks. If science proceeds with caution, testing new products thoroughly and using sound judgment, the world may avoid the dangers of genetic modification, while enjoying its benefits.

(Adapted from *Reading EXPLORER 4*)

〔 16 〕 文中の空所（ 16A ），（ 16B ），（ 16C ）に入る語（句）の組み合わせとして最も適するものを，ア～エの中から一つ選び，その記号を解答欄にマークせよ。選択肢は，左から（ 16A ）ー（ 16B ）ー（ 16C ）の順になっている。

ア．(new)ー(new)ー(the same)

イ．(new)ー(old)ー(the same)

ウ．(old)ー(new)ー(different)

エ．(old)ー(old)ー(different)

〔 17 〕 文中の空所（ 17 ）に入る語句として最も適するものを，ア～エの中から一つ選び，その記号を解答欄にマークせよ。

ア．might be much more at risk than

イ．might even be safer than

ウ．might have more problems than

エ．might not be as safe as

〔 18 〕 文中の空所（ 18 ）に次の語句ア～エを並べ換えて入れ，意味の通る英文を作るとき，3番目のものとして最も適するものを，ア～エの中から一つ選び，その記号を解答欄にマークせよ。

ア．a protein

イ．humans who

ウ．reactions in

エ．that causes

〔 19 〕 文中の空所（ 19 ）に入る語句として最も適するものを，ア～エの中から一つ選び，その記号を解答欄にマークせよ。

ア．not brand but growth

イ．not people but the environment

ウ．not technology but people

エ．not the environment but technology

〔　20　〕　下線部⑳の説明として最も適するものを，ア～エの中から一つ選び，その記号を解答欄にマークせよ。

　　ア．nearly starving

　　イ．no longer young

　　ウ．not sleeping well

　　エ．too young

〔　21　〕　最終段落の内容を表す英文として，最も適するものを，ア～エの中から一つ選び，その記号を解答欄にマークせよ。

　　ア．Biotech food development has been slowed by the many risks involved.

　　イ．The risks of biotech foods seem to outweigh any possible benefits.

　　ウ．The world has already seen great advances due to biotech foods.

　　エ．With care, the potential of biotech foods could be realized.

〔　22　〕　次の英文に対する答えとして，本文の内容から考えて最も適するものを，ア～エの中から一つ選び，その記号を解答欄にマークせよ。

　　Which is not practiced by conventional breeders?

　　ア．altering the genetic traits of organisms

　　イ．creating organisms with desired traits

　　ウ．transferring just a few genes at a time

　　エ．using related organisms to breed

〔　23　〕　次の英文の空所に入る語句として，本文の内容から考えて最も適するものを，ア～エの中から一つ選び，その記号を解答欄にマークせよ。

　　According to advocates of genetically engineered crops, (　23　).

　　ア．genetically engineered crops are in general very harmful

　　イ．genetically engineered crops can kill most of the insects in nature

　　ウ．genetically engineered crops can produce their own natural pesticide

　　エ．genetically engineered crops tend to pollute the natural environment

〔 24 〕　次の英文の空所に入る語句として，本文の内容から考えて最も適するも

のを，ア〜エの中から一つ選び，その記号を解答欄にマークせよ。

The author's main purpose is（　24　）.

ア．to convince the reader that biotech foods are dangerous

イ．to explain why biotech foods will not be successful

ウ．to make biotech foods seem as attractive as possible

エ．to show the merits and demerits of the biotech foods issue

5. 次の英文を読み，以下の設問に答えよ。

Mt. Wilson is a 5,715-foot (1,715 m) peak in the San Gabriel Mountains of southern California. It is located near Pasadena and Los Angeles. The altitude and the clear, dry mountain air made this a great location to study the night sky. With no city lights for miles around, the dark night sky was perfect for viewing the stars and planets.

In 1889, Harvard astronomers chose Mt. Wilson as the ideal site for a new telescope. Mt. Wilson was on the opposite side of the United States from Harvard's Massachusetts campus. The Northeast had many large cities. In the 1880s California had few people. There were few city lights to interfere with the dim lights of the distant stars. Because there weren't many lights, the night sky was darker. The sky was also clearer because there was no pollution from factories or smoky wood fires. Those things made California a better place for a new telescope than the heavily populated Northeast.

The Harvard telescope was removed 18 months later, but this wasn't the end of Mt. Wilson's impact on astronomy. In fact, it was just the beginning. In 1904, the Carnegie Institution of Washington gave $150,000 to astronomer George Hale to build an observatory on Mt. Wilson. Hale spent an additional $27,000 of his own money in the building of the observatory. Hale had been working at the University of Chicago's Yerkes Observatory in Wisconsin. Hale brought the telescope from the Yerkes Observatory and installed it on Mt. Wilson. Hale also brought his team of scientists from Yerkes. Hale wanted to make Mt. Wilson the most important astronomical research facility in the world.

Mt. Wilson is home to a 60-inch (152 cm) and a 100-inch (254 cm) telescope. The smaller telescope was originally owned by George Hale. His father had given it to him as a gift in 1896. The larger telescope is the Hooker Telescope. It is named for John C. Hooker, the man who donated the funds to buy it. These two telescopes are used at night to observe our universe. They allow astronomers to view stars and galaxies many light years away from Earth. A light year is the distance light travels in a year. A flash of light from a million light years away had to travel over a very great distance. It left its source millions of years ago. A flash of light visible in tonight's sky might just be reaching Earth from millions of light years away.

Astronomers have made many important findings at Mt. Wilson. One finding was that our sun is not the center of the Milky Way galaxy. Another discovery was that there are many, many galaxies. In the past, people believed that the Milky Way was the only galaxy in the universe. A third finding was that there is a magnetic field around the sun. This observation helps explain why our planets revolve around the sun.

One of the most important findings made at Mt. Wilson is that galaxies are expanding. This finding by Edwin Hubble eventually led to the "Big Bang Theory." According to this theory, the universe began with a single enormous blast. After the blast, galaxies formed and kept growing outward. Another major finding from Mt. Wilson was that some galaxies are older than others. This finding suggests that our universe is still growing.

For the first half of the 20th century, the two telescopes at Mt. Wilson were the biggest and most powerful telescopes in the world. Then, in 1948, with the help of Edwin Hubble, the Hale Telescope was opened at the Mt. Palomar Observatory in San Diego, California. The Mt. Palomar Observatory is 90 miles (144 km) southeast of the Mt. Wilson Observatory. It is owned by the California Institute of Technology. Mt. Palomar has four telescopes: the 200-inch (508 cm) Hale Telescope, a 48-inch (122 cm) telescope, an 18-inch (46 cm) telescope, and a 60-inch (152 cm) telescope. The Hale Telescope was the largest in its day.

While Mt. Wilson has seen more important discoveries in the field of astronomy, there have been some important findings at Mt. Palomar. In 1963, Maarten Schmidt used the Hale Telescope to search for objects too distant to be stars. He named these things "quasi-stellar objects." The shortened term for these objects is *quasars*.

Today, visitors to the Mt. Wilson Observatory can tour the grounds and can view the stars and planets through the telescopes. Visitors will also notice that many television antennas now stand on Mt. Wilson. After World War Ⅱ, Mt. Wilson became an important location for television and radio transmission. In 1947, KTLA was the first television station to broadcast from Mt. Wilson. Many television stations moved their transmitters to Mt. Wilson because the location makes it possible to use stronger transmitters and to reach more viewers.

Mt. Wilson is no longer the best place to observe the stars. Astronomers worry that the skies are no longer clear enough and the nights no longer dark enough. No matter what the future of Mt. Wilson is, the scientists who worked there helped shape the way we think about Earth and our place in the universe.

(Adapted from *PANORAMA 3* by Kathleen F. Flynn and Latricia Trites)

〔 25 〕 次の英文に対する答えとして，本文の内容から考えて最も適するもの
を，ア～エの中から一つ選び，その記号を解答欄にマークせよ。

What is the main topic of the passage?

ア．the origins of astronomy

イ．the different telescopes housed at Mt. Wilson

ウ．the history of astronomy in the U.S.

エ．the astronomical findings made at Mt. Wilson

〔 26 〕 次の英文に対する答えとして，本文の内容から考えて最も適するもの
を，ア～エの中から一つ選び，その記号を解答欄にマークせよ。

Who owns the observatory on Mt. Palomar?

ア．Harvard University

イ．the California Institute of Technology

ウ．the University of Chicago

エ．the University of Massachusetts

〔 27 〕　次の英文に対する答えとして，本文の内容から考えて最も適するもの
を，ア～エの中から一つ選び，その記号を解答欄にマークせよ。

What else can you see on Mt. Wilson?

ア．power plants

イ．snow skiing

ウ．televisions

エ．transmitters

〔 28 〕　次の英文に対する答えとして，本文の内容から考えて最も適するもの
を，ア～エの中から一つ選び，その記号を解答欄にマークせよ。

What other observatories are mentioned?

ア．Mt. Palomar and Harvard

イ．Mt. Palomar and Yerkes

ウ．Yerkes and Harvard

エ．Yerkes and Wisconsin

〔 29 〕　次の英文に対する答えとして，本文の内容から考えて最も適するもの
を，ア～エの中から一つ選び，その記号を解答欄にマークせよ。

What scientific discovery was not made at Mt. Wilson?

ア．the expansion of galaxies

イ．the existence of many galaxies

ウ．the existence of quasars

エ．the magnetic field around the sun

〔 30 〕　次の英文に対する答えとして，本文の内容から考えて最も適するもの
を，ア～エの中から一つ選び，その記号を解答欄にマークせよ。

Which of the following statements is true?

ア．All galaxies are the same age.

イ．Most galaxies are visible from Earth.

ウ．New galaxies may still be forming.

エ．Our galaxy is the biggest in the universe.

〔 31 〕 次の英文の空所に入る語句として，本文の内容から考えて最も適するものを，ア～エの中から一つ選び，その記号を解答欄にマークせよ。

We don't have to consider （ 31 ） to observe the stars.

ア．air temperature

イ．atmospheric pollution

ウ．low humidity

エ．particles in the air

〔 32 〕 次の英文の空所に入る語句として，本文の内容から考えて最も適するものを，ア～エの中から一つ選び，その記号を解答欄にマークせよ。

（ 32 ） is not an astronomer.

ア．Hale

イ．Hooker

ウ．Hubble

エ．Schmidt

〔 33 〕 次の英文の空所に入る語句として，本文の内容から考えて最も適するものを，ア～エの中から一つ選び，その記号を解答欄にマークせよ。

The passage lists （ 33 ） major findings at Mt. Wilson.

ア．four

イ．five

ウ．six

エ．seven

数　学

問題　　　　　　　25年度

$$\boxed{\text{B 方式}}$$

1. 次の(1)，(2)について，答だけを解答用紙の該当する $\boxed{}$ 内に記入せよ。

(1)　A，B，C の 3 人がじゃんけんをして，1 人の勝者を決める。1 回目のじゃんけんで 3 人があいこになる確率は $^{\text{ア}}\boxed{}$ であり，2 回目のじゃんけんで A がただ 1 人勝ち残り勝者になる確率は $^{\text{イ}}\boxed{}$ である。ただし負けた人は後のじゃんけんに加わらないとする。

(2)　第 1 象限に中心があり，直線 $y = \sqrt{3}\, x$ と x 軸に接し，x 軸との接点が $(5，0)$ である円 S の半径は $^{\text{ウ}}\boxed{}$ である。また，$y = \sqrt{3}\, x$ と x 軸と S に接し，その半径が S の半径より小さい方の円の中心の座標は $^{\text{エ}}\boxed{}$ である。

2. 空間内に 2 点 A $(1，2，1)$ と B $(3，1，2)$ をとるとき，次の各問に答えよ。

(1)　A，B を通る直線と xy 平面との交点を C，zx 平面との交点を D とする。このとき C と D の座標をそれぞれ求めよ。

(2)　O を原点とするとき，$\triangle$OCD の面積を求めよ。

3. 曲線 $C : y = x^3 - 3x^2$ と C 上の点 P$(-1，-4)$ に対し，次の各問に答えよ。

(1)　曲線 C 上の点 P における接線 l の方程式を求めよ。

(2)　l と C で囲まれた部分の面積を求めよ。

化 学

問題

25年度

$$\boxed{\text{B 方式}}$$

必要であれば，以下の数値を用いなさい。

原子量：H = 1.0，C = 12.0，N = 14.0，O = 16.0，Na = 23.0，P = 31.0，

S = 32.1，Cl = 35.5，K = 39.1，Cr = 52.0，Mn = 54.9

Br = 79.9，I = 126.9

気体定数 $R = 8.3\,\text{Pa·m}^3/(\text{K·mol})$

　7，8は選択問題で，いずれか一方を選択して解答すること。解答用紙の選択説明欄の選択した番号（7または8）を●に塗りつぶしなさい。

1. マーク式

問1～問7．次の文章を読み，各問の設問に答えなさい。ただし，気体は理想気体としてふるまうものとする。

　解答はすべて有効数字3桁で計算し，解答する際に3桁目を四捨五入しなさい。ただし，前問の答えを用いる場合は，2桁とする前の3桁を用いて計算しなさい。例えば，問題文中に $\boxed{\text{ア}}$ ． $\boxed{\text{イ}}$ g と記載されており，求めた値が1.35 g であった場合には，3桁目を四捨五入して空欄 $\boxed{\text{ア}}$ に1，空欄 $\boxed{\text{イ}}$ に4をそれぞれマークしなさい。

　気体の N_2O_5 は分解して NO_2 と O_2 になる。

$$2\,N_2O_5 \rightarrow 4\,NO_2 + O_2$$

はじめに一定容積の容器に温度を30℃に保ち，上記の反応を行ったところ，時間 t における N_2O_5 の濃度の変化は下の表のようになった。このとき N_2O_5 の反応速度 v について，5～10分間における平均反応速度は0. $\boxed{\text{ア}}$ $\boxed{\text{イ}}$ mol/(L·min) である。また，v は反応速度定数 k を用いて，$v = k[N_2O_5]$ と表すことができ，k は $\boxed{\text{ウ}}$ ． $\boxed{\text{エ}}$ $\times 10^{-2}\,\text{min}^{-1}$ となる。さらに，時間 $t = 0$ における N_2O_5 の濃度は $\boxed{\text{オ}}$ ． $\boxed{\text{カ}}$ mol/L である。

時間 t (min)	0	5	10
濃度 $[N_2O_5]$ (mol/L)	$\boxed{\text{オ}}$ ． $\boxed{\text{カ}}$	7.60	6.88

　次に，温度を 37℃ に変更し，N_2O_5 を圧力が $3.16 \times 10^5\,Pa$ になるよう封入して同様の反応を行ったところ，5分後に全圧が初めの 1.30 倍になった。このとき容器に入れた N_2O_5 の ┃ キ ┃ ク ┃ ％が分解し，N_2O_5 の濃度は ┃ ケ ┃ . ┃ コ ┃ $\times 10^{-2}\,mol/L$ になった。また，この5分間の N_2O_5 の平均反応速度は ┃ サ ┃ . ┃ シ ┃ $\times 10^{-3}\,mol/(L\cdot min)$ である。これより 37℃ における反応速度定数 k' は，30℃ における反応速度定数 k よりも ┃ ス ┃ . ┃ セ ┃ 倍大きいことがわかった。

問 1　空欄 ┃ ア ┃ ，┃ イ ┃ として最も適する数値をそれぞれマークしなさい。

問 2　空欄 ┃ ウ ┃ ，┃ エ ┃ として最も適する数値をそれぞれマークしなさい。

問 3　空欄 ┃ オ ┃ ，┃ カ ┃ として最も適する数値をそれぞれマークしなさい。

問 4　空欄 ┃ キ ┃ ，┃ ク ┃ として最も適する数値をそれぞれマークしなさい。

問 5　空欄 ┃ ケ ┃ ，┃ コ ┃ として最も適する数値をそれぞれマークしなさい。

問 6　空欄 ┃ サ ┃ ，┃ シ ┃ として最も適する数値をそれぞれマークしなさい。

問 7　空欄 ┃ ス ┃ ，┃ セ ┃ として最も適する数値をそれぞれマークしなさい。

2. マーク式

問1〜問6．次の文章を読み，各問の設問に答えなさい。

問2〜問4および問6については，解答欄より1桁多い位まで値を求め，その位を四捨五入しなさい。例えば，問題文中に ア ． イ ウ エ g と記載されており，求めた値が1.3579 g であった場合には，小数第4位を四捨五入して空欄 ア に1，空欄 イ に3，空欄 ウ に5，空欄 エ に8をそれぞれマークしなさい。

ただし，反応で生じた熱量は全て水溶液の温度上昇に使われたものとし，水溶液の密度は全て1 g/mL で水溶液1 g の温度を1℃上げるのに必要な熱量を4.2 J とする。

実験Ⅰ 水100 mL に固体の水酸化ナトリウム2.0 g を加えると，（ ア ）熱が生じ，液温が5.4℃上昇した。この反応は次の熱化学方程式で表すことができる。

$$NaOH（固）+ aq = NaOHaq + \boxed{イ}\ \boxed{ウ}\ kJ$$

実験Ⅱ 0.5 mol/L の塩酸100 mL に0.5 mol/L の水酸化ナトリウム水溶液100 mL を加えると，（ エ ）熱が生じ，液温が $\boxed{オ}$ ． $\boxed{カ}$ ℃上昇した。この反応は次の熱化学方程式で表すことができる。

$$NaOHaq + HClaq = NaClaq + H_2O（液）+ 57\ kJ$$

実験Ⅲ 0.5 mol/L の塩酸200 mL に固体の水酸化ナトリウム4.0 g を加えると，液温が $\boxed{キ}$ $\boxed{ク}$ ℃上昇した。この温度上昇は（ ケ ）の法則を用いて，実験Ⅰ・Ⅱの結果より求めることができる。この反応は次の熱化学方程式で表すことができる。

$$NaOH（固）+ HClaq = NaClaq + H_2O（液）+ \boxed{コ}\ \boxed{サ}\ \boxed{シ}\ kJ$$

問 1　空欄（　**ア**　），（　**エ**　）に最も適する語句を下の欄からそれぞれ選び，解答欄の番号をマークしなさい。

(1) 凝　固　　(2) 凝　縮　　(3) 融　解　　(4) 溶　解　　(5) 生　成

(6) 分　解　　(7) 中　和　　(8) 酸　化　　(9) 還　元

問 2　空欄　**イ**　，　**ウ**　に最も適する数値をそれぞれマークしなさい。

問 3　空欄　**オ**　，　**カ**　に最も適する数値をそれぞれマークしなさい。

問 4　空欄　**キ**　，　**ク**　に最も適する数値をそれぞれマークしなさい。

問 5　空欄（　**ケ**　）に最も適する人名を下の欄からそれぞれ選び，解答欄の番号をマークしなさい。

(1) ボイル　　　　(2) ラボアジェ　　　(3) シャルル

(4) プルースト　　(5) ドルトン　　　　(6) ゲーリュサック

(7) アボガドロ　　(8) ファラデー　　　(9) ヘ　ス

問 6　空欄　**コ**　～　**シ**　に最も適する数値をそれぞれマークしなさい。

3.　マーク式

問１～問７．次の文章を読み，各問の設問に答えなさい。

問６～問７については，解答欄より１桁多い位まで値を求め，その位を四捨五入しなさい。例えば，問題文中に　ア．イウエ　g と記載されており，求めた値が 1.3579 g であった場合には，小数第４位を四捨五入して空欄　ア　に１，空欄　イ　に３，空欄　ウ　に５，空欄　エ　に８をそれぞれマークしなさい。

過酸化水素は反応する化合物により，（　ア　）にも（　ウ　）にもなる。硫酸酸性溶液中でヨウ化カリウムと反応する際には（　ア　）としての役割を果たし，（　イ　）を生じて水溶液は無色から褐色に変わる。一方，a)硫酸酸性溶液中で過マンガン酸カリウムと反応する際には（　ウ　）としての役割を果たし，水溶液は赤紫色からほぼ無色に変わる。過酸化水素の酸化作用は，（　イ　）と同様に（　エ　）薬として臨床応用されている。

また，液体の過酸化水素は触媒として（　オ　）を少量加えることで，気体の（　カ　）と液体の（　キ　）に分解する。b)この分解反応では，過酸化水素 1 mol 当たり 84 kJ の反応熱が生じる。一方，生体内では（　ク　）が酵素として作用し，同様の分解反応が起こる。

問１　空欄（　ア　），（　ウ　）に最も適する語句をそれぞれ下の欄から選び，解答欄の番号をマークしなさい。

　⑴　酸　　　　　　　⑵　塩　基　　　　　　⑶　酸化剤

　⑷　還元剤　　　　　⑸　界面活性剤　　　　⑹　乳化剤

問２　空欄（　イ　），（　カ　），（　キ　）に最も適する化学式をそれぞれ下の欄から選び，解答欄の番号をマークしなさい。

　⑴　H_2　　　⑵　O_2　　　⑶　O_3　　　⑷　H_2O　　　⑸　I_2

　⑹　HI　　　⑺　NaI　　　⑻　K_2SO_4　　　⑼　S　　　⑽　SO_2

問 3　空欄（　エ　）に最も適する語句を下の欄から選び，解答欄の番号をマークしなさい。

(1)　鎮　痛　　　　　(2)　制　酸　　　　　(3)　消　化

(4)　消　毒　　　　　(5)　麻　酔　　　　　(6)　便　秘

問 4　空欄（　オ　）に最も適する化学式を下の欄から選び，解答欄の番号をマークしなさい。

(1)　Na^+　　　　　(2)　K^+　　　　　(3)　Fe^{2+}　　　　　(4)　Fe^{3+}

(5)　Pt　　　　　(6)　Ca^{2+}

問 5　空欄（　ク　）に最も適する語句を下の欄から選び，解答欄の番号をマークしなさい。

(1)　ペプチダーゼ　　　　(2)　リパーゼ　　　　(3)　カタラーゼ

(4)　インベルターゼ　　　(5)　ラクターゼ　　　(6)　セルラーゼ

(7)　ペプシン　　　　　　(8)　トリプシン

問 6　下線部a）について，0.10 mol/L の過マンガン酸カリウム水溶液40 mL に，硫酸酸性にした過酸化水素水溶液を滴下すると，50 mL で反応が終了した。この時，過酸化水素水溶液の濃度は　ケ ． コ　サ　mol/L である。空欄　ケ　〜　サ　に最も適する数値をそれぞれマークしなさい。

問 7　下線部b）について，O—HおよびO—Oの結合エネルギーをそれぞれ463 kJ/mol，151 kJ/mol，また過酸化水素および（　キ　）の蒸発熱をそれぞれ58 kJ/mol，44 kJ/molとすると，O＝Oの結合エネルギーは　シ　ス　セ　kJ/mol である。ただし，各結合エネルギーは気体として存在する分子内でのみ成立する。空欄　シ　〜　セ　に最も適する数値をそれぞれマークしなさい。

4. マーク式

問1〜問3．次の文章を読み，各問の設問に答えなさい。

下記にジメチルシクロヘキサンの異性体を4個示した。

問1　これらの異性体の中に不斉炭素原子を1個もつものは何個あるか。最も適する数値をマークしなさい。

問2　これらの異性体の中に不斉炭素原子を2個もつものは何個あるか。最も適する数値をマークしなさい。

問3　これらの異性体の中に不斉炭素原子を含まないものは何個あるか。最も適する数値をマークしなさい。

5. **問1，3は記述式，問2はマーク式**

問1～問3．次の文章を読み，各問の設問に答えなさい。

カルボン酸は第一級アルコールやアルデヒドの酸化により得られ，アルコールやアルデヒドと異なり酸性を示し，アルコールとの脱水反応により中性なエステルとなる。また，カルボン酸同士でも脱水反応は可能で，酸無水物を生じる。このカルボン酸の特徴を利用すると，光学異性体が存在するカルボン酸A（分子式 $C_3H_6O_3$）は，2分子のカルボン酸Aで，環状ジエステルである化合物Bとすることができる。一方，幾何異性体を持つ2価カルボン酸C（分子式 $C_4H_4O_4$）は，水を付加させることで2価カルボン酸Dを与え，この得られる2価カルボン酸Dは光学異性体を持ち，分子内で脱水することで酸無水物E，a)2分子間では環状ジエステルである化合物を生じる。またカルボン酸Cは，塩基性過マンガン酸水溶液と低温で反応させるとヒドロキシ基を2つ持つカルボン酸Fとなり，さらにカルボン酸Cは，触媒存在下水素を付加するとカルボン酸Gとなる。

問1　化合物B，Eの構造式を例にならって示しなさい。なお，立体異性体については無視できるものとする。

例）

問 2　カルボン酸Ａ，Ｃ，Ｄ，Ｆ，Ｇの名称として最も適したものを選びなさい。

　なお，カルボン酸Ｃは，分子内で酸無水物を与えない２価カルボン酸である。

　(1)　プロピオン酸　　　(2)　メタクリル酸　　　(3)　アジピン酸

　(4)　シュウ酸　　　　　(5)　乳　酸　　　　　　(6)　フタル酸

　(7)　酒石酸　　　　　　(8)　コハク酸　　　　　(9)　クエン酸

　(10)　マレイン酸　　　　(11)　酪　酸　　　　　　(12)　マロン酸

　(13)　リンゴ酸　　　　　(14)　アクリル酸　　　　(15)　フマル酸

問 3　下線部ａ）にはいくつかの構造異性体が考えられる。それら全て構造式を問
　　１の例にならって示しなさい。なお，立体異性体については無視できるものと
　　する。

6. マーク式

問１～問５．各問の文章を読み，最も適切な組み合わせを下の欄から選び，解答
欄の番号をマークしなさい。

(1) a － b － c   (2) a － b － d   (3) a － b － e

(4) a － c － d   (5) a － c － e   (6) a － d － e

(7) b － c － d   (8) b － c － e   (9) b － d － e

(10) c － d － e

問 1 それぞれの操作の中で酸化還元反応が起こるものを選びなさい。

a ）硫酸酸性下シュウ酸水溶液による過マンガン酸カリウム水溶液の濃度測定

b ）エタノールの中に金属ナトリウムを加える

c ）硝酸銀水溶液に過剰量のアンモニア水を加える

d ）粒状スズが入ったニトロベンゼンに濃塩酸を加え加熱する

e ）酢酸とエタノールの溶液に少量の濃硫酸を加え加熱する

問 2 金属元素を含む触媒が必要な反応を選びなさい。

a ）フェノールと臭素水との置換反応

b ）アルケンからアルカンへの水素付加反応

c ）エステルの加水分解反応

d ）アセチレンからベンゼンへの付加重合反応

e ）ベンゼンと塩素との置換反応

問 3　それぞれの反応で発生した気体を水上置換での捕集が適した反応を選びなさい。

   a）ニッケルを塩酸に加える

   b）ギ酸と濃硫酸を加熱する

   c）銅に濃硝酸を加える

   d）炭化カルシウムに水を作用させる

   e）ホタル石に濃硫酸を加え加熱する

問 4　共有結合の結晶を選びなさい。

   a）石　英

   b）ダイヤモンド

   c）ドライアイス

   d）水　晶

   e）氷

問 5　金属イオンを含む水溶液に適切な条件下，硫化水素を通じると沈殿を生じる。その沈殿物が黒色であるものを選びなさい。

   a）$Zn(\text{II})$イオン

   b）$Fe(\text{II})$イオン

   c）$Pb(\text{II})$イオン

   d）$Cd(\text{II})$イオン

   e）$Hg(\text{II})$イオン

7. 記述式

問1～2 次の文章を読み，各問の設問に答えなさい。

　生命の維持には，生命体が摂取した物質を分解してエネルギーを取り出す必要がある。

　エネルギー源としての代表的な物質は炭水化物であり，その代表はご飯やパンに含まれる（　ア　）である。

　（　ア　）は唾液や膵液中の酵素により，まず（　イ　）に分解され，さらに小腸上皮に存在する酵素によって（　ウ　）にまで分解される。細胞に取りこまれた（　ウ　）は酸化されて，最終的に（　エ　）と（　オ　）になり，このとき約 2800 kJ という大量のエネルギーが発生する。余剰の（　ウ　）が出た場合は，（　カ　）として肝臓や骨格筋に蓄えられる。（　カ　）は，（　キ　）よりも分解が容易で，運動エネルギー源として速効性があるため，スポーツ選手は試合の数日前から炭水化物を積極的に摂取するのである。

問1　文中の空欄（　ア　）～（　キ　）に最も適する語句を答えなさい。

問2　文中の（　ア　）を（　イ　）や（　ウ　）にする反応は化学実験室でも行うことができる。以下の実験操作中の空欄（　a　）～（　c　）に入る最も適するものを化学式で答えなさい。

　操作Ⅰ　まず，（　ア　）の水溶液をつくり，試験管に入れる。

　操作Ⅱ　その水溶液に，反応試薬として（　a　）を適量加え，穏やかに加熱する。

　操作Ⅲ　次に，（　イ　）や（　ウ　）の生成を確認するためには，まず反応液を少量採取し，試薬（　b　）を泡が出なくなるまで加える。その後，その反応液にフェーリング液を加えて加熱すると赤色沈殿（　c　）が生じることで確認できる。

8. 記述式

問1～3 次の文章を読み，各問の設問に答えなさい。

食品は適切な保存法を用いなければ，品質の劣化がみられ，ときとして（ **ア** ）を招く。これは（ **イ** ）の働きにより，食品中の成分が分解され，人にとって有害なものに変わるためである。その一方で，（ **イ** ）の働きを利用することで，私たちの食生活を豊かにすることができる。これを（ **ウ** ）と呼び，味噌やチーズのような加工食品の中に見ることができる現象である。食品の品質の維持には，a) 適切な保存を行うとともに，様々な化学物質が利用されている。b) この化学物質は食品添加物と呼ばれ，今日では約1500品目が認可されている。

問1 空欄（ **ア** ）～（ **ウ** ）に最も適する語句を答えなさい。

問2 下線部a)について，下記の食品の保存方法として最も適する方法を答えなさい。

保存方法	食品例
（例） 砂糖漬け	ジャム，果物
（ **エ** ）	梅干し，漬物
（ **オ** ）	かつおぶし，のり
（ **カ** ）	らっきょう，ピクルス

問3 下線部b)について，下記表の空欄（ **A** ）～（ **D** ）に最も適する語句を答えなさい。

分類	化合物	食品例
酸化防止剤	（ **A** ）	サラダ油
（ **B** ）	安息香酸ナトリウム	チーズ，マーガリン
発色剤	（ **C** ）	ハム，ソーセージ
（ **D** ）	アスパルテーム	ガム，清涼飲料水

英　語

解答　25年度

$\boxed{\text{A 方 式}}$

1 出題者が求めたポイント
【全訳】
(1) 日本人は謙虚な国民だとよく言われている。
(2) 彼は小さな飛行機のように見えるものを指差した。
(3) 私の弟は私と同じくらいたくさんお金を持っている。
(4) 野菜の値段は最近高くなってきている。
【解答】
(1)ア　(2)イ　(3)イ　(4)イ

2 出題者が求めたポイント
(5) Every time I take a look at this album, I think of my happy school days.
(6) It is said that everyone has an internal clock that regulates sleep patterns.
(7) The interesting thing about muscles is the fact that the more you use them, the stronger they grow.
(8) Someday nanotechnology will make it possible to send a molecule-sized robot into human bodies.
【解答】
(5)ア　(6)カ　(7)オ　(8)キ

3 出題者が求めたポイント
【全訳】
(9) 何とおっしゃいましたか。
(10) 私の母は黒いコートを着た女性です。
(11) 彼はその仕事をできる。
(12) あなたのコートの大きさは？
【解答】
(9) beg　(10) in　(11) ability　(12) size

4 出題者が求めたポイント
(13) work on ～「～に取り組む」
(14) contribute to ～「(新聞・雑誌に)寄稿する」
(15) fill in ～「～に必要事項を記入する」
(16) put down ～「～を書き留める」
【解答】
(13) working　(14) contributes　(15) fill　(16) put

5 出題者が求めたポイント
【全訳】
　人間の臓器移植の成功は現代医学の最も注目すべき偉業の一つだ。近年、心臓や腎臓の移植によって臓器が病気にかかった数千人の命が救われている。しかし、さらに数千人の人たちが移植を切実に必要としているのだが、その人たちが使えるものは一つもない。こうした臓器不足は現在大きな問題になっている。救われたかもしれなかった人が死ぬばかりか、非常に多くの

需要が世界中での非合法的な臓器売買や移植を助長してきた。
　臓器移植では、医者が人(臓器提供者)の身体から臓器を取り出して別の人(臓器受領者)の身体に植えつけるのである。心臓のような臓器は事故で急死した提供者から取り出される。腎臓のような他の臓器は生きている人からでも死んだ人からでも取り出されるが、生きている提供者から取り出されると受領者の身体に受け入れられる確率が高い。こうした生きた臓器提供者は多くの場合親族を助けたいと思う家族であり、血液や体質はぴったり合うのだ。しかし、仮に臓器を提供できる家族がいなかったり、ぴったり合う家族がいなかったりしたら、患者は難しい状況になる。臓器を必要とする人の約三分の一しか見つけられない。
　使える臓器がなぜこれほどまでに数が少ないのか。全ての先進国同様にアメリカ合衆国では、臓器というものはその人が許可書を提出してある条件で死んだ身体から取り出せるからなのだ。多くの場合、突然死ぬことなど予め考えたくない単純な理由でこのようなことはしない。宗教上の理由で臓器提供者にはなりたくないという場合もある。たとえ臓器提供者になることに同意したとしても、家族からの許可も必要で、愛する人の身体から臓器を医者が取り出すことを望まない家族もいる。
　先進国での臓器の多くの需要をまかなうために、かなり儲かるビジネスが成長してきた。このビジネスは新しい臓器を必要とする裕福な患者と金を求める発展途上国の人間や、移植手術を行いたいと思う倫理観のない医者とを結びつける。このビジネスはたくさんの形をとる。臓器は現地の国の医者が取り出して先進国で売るために運ばれる。あるいは臓器提供者が金銭的な契約と移民手続きの書類を与えられて先進国に移れそこで手術を受けることがある。第三国が手術を提供する場合もある。それとはまた別のビジネスも発展していて、裕福な患者が合法的にあるいは非合法的に移植手術を受けに別の国に行くことがある。裕福な患者側の「移植の旅」は世界の様々な地域で移植費用が様々であることから活気付いている。アメリカ合衆国では腎臓移植が10万ドル、心臓移植が86万ドルかかるのに対して、中国では同じ手術がそれぞれ7万ドル、12万ドルしかからない。南アフリカのような国では医療基準や病院の看護や清潔さのレベルが高い。しかし別の国では、移植のためにその国に行く患者は様々な問題や伝染病の危険にさらされている。
　こうしたビジネスの対極には自分の臓器を提供する臓器提供者がいる。こうした人の多くはフィリピンやブラジルなどの国の周辺で貧しく暮らしている。そうした人たちは臓器提供者となることで1万ドルを稼ぐ「腎臓製造者」として約束されている。実際には多くの場合実際より低い金額、せいぜい1000ドルから2000ド

ルしか支払われないことも多く、一方、臓器受領者は2万ドル支払ったのかもしれない。提供者が受け取るお金はすぐに使われてしまい、移植後は身体も弱り以前よりも貧しくなるのだ。事実、腎臓切除は簡単な手術ではないし、臓器提供者の多くは健康を回復できる環境で暮らしているわけではない。さらに言えば、通常何ヶ月間も激しい肉体労働をできず、常に健康状態は悪いのだ。

世界の別の地域、特に東ヨーロッパの国々では合法的な臓器売買は異なる、さらに悲惨な形態をとる。臓器提供者として考えられる人たちはお金におびき寄せられるだけではすまずに、更にひどい扱いを受ける。生まれた村から遠く引き離されてヨーロッパや北アメリカで仕事を約束され死の恐怖に脅かされる。そうした人たちが故郷に戻る唯一の方法は自分の臓器提供に同意することだと言われているのかもしれない。あるいは、臓器を取り出すために殺されるかもしれない。

非合法的な臓器売買を止めさせる唯一の方法はそれを合法化することだと主張する医者もいる。こうすることで環境を整えることができるのかもしれない。彼らはまた、自分の体の一部を売りたい人がいれば、その人はそうすることを許可されるべきだとも言っている。しかし、自分の体の臓器で2つあるうちのどれでも売ることに同意するような死に物狂いで教育を受けていない人間は、自分の体の一部を取り除くということが何を意味しているのか本当にわかっているのだろうか。

国際的な医療関係のほとんどの専門家は、臓器の合法的売買は提供者の無知や貧困を利用しているし、手術後は以前よりももっと貧しくなる理由で臓器提供者にとって本当に公平なものでは決してないと考えている。合法的システムが導入される以前にいくつかのことが必要になるだろう。臓器提供者が本当に同意しているかどうか、提供者がお金を支払われ、適切に処置される保証と、臓器摘出に関わるあらゆる面で残りの人生の間、医療面で世話をすることを独立機関がチェックしなければならないだろう。

[解法のヒント]
(21) アでは " " に入っている意味がない。イでは「臓器を買い付ける人間」となり不適。

【解答】
(17)ウ　(18)ウ　(19)ウ　(20)エ　(21)ウ　(22)エ
(23)ウ　(24)ア　(25)ウ

6　出題者が求めたポイント

【全訳】
冬は長く寒いことが多い北米の森林には、小さな池が流れに沿って見られる。こうした池は自然のものであったり人口のものであったり、ビーバーが作ったものであったりする。ダムがあるとビーバーの池だとわかる。ダムを作るためにビーバーは棒切れや枝をお互いの上に積み上げて小川の水をうまくさえぎる壁を作る。ダムの近くにビーバーは土で覆われた円形の棒切

れや枝の山を作る。この山は池の水に囲まれた小さな島のように見えることがよくある。これはビーバーの家族が敵や寒さから守られて冬を過ごす家なのだ。ビーバーはこの家の中心で濡れずに過ごすことができるのだが、これは水面より上にあるためである。

ビーバーは一生懸命働いて自分の家を作る。木を倒し、大小の枝を集め、泥と一緒にする。夏のほとんどはこうした作業に費やされ、冬になってこの仕事の価値が判明するのだ。この家は熊から身を守ってくれることもある。

アメリカ革命中、軍隊が森の中に道路を作る時、ビーバーのダムを壊して低湿地を埋め立てて乾いた道路を作った。しかしビーバーは以前のダムがあったところに戻っては再びダムを作ったりした。

ビーバーは大型のネズミやハツカネズミ、リスなどの他のげっ歯類やものを齧る動物の同類だ。しかしビーバーはいとこたちと比べてはるかに大きな体をしている。大人のビーバーは体重50ポンドを超えるくらいで、体長約3フィートになる。尾はその体長に10か12インチ加えることになる。後ろ足には水かきがあってそれで素早く泳ぐことができる。前足は力強い手に似ている。その手を使って丸太や石を運ぶことができる。目や鼻、耳は小さいが大きな前歯が二本はえている。この歯は常に成長していて、いつも使うことで鋭くさせておかなければならない。大人のビーバーの歯はいつも齧る木の樹皮で黄色くなっている。

ビーバーの尾は特に役に立つ。幅が広く楕円形をしていてカヌーのパドルの形をしている。水中ではオールや舵、陸上で座るときにはバランスを取るために使う。危険が近づいていることを他のビーバーに知らせるために尾を地面や水打ちつけることがよくある。尾を一種のプロペラとして使って10分間水中に潜っていることもできる。

人間はビーバーに大きな価値を与えるがそれはビーバーの毛皮のおかげだ。毛皮を求めて狩人やわな猟師が多くのビーバーを殺したために、ビーバーがヨーロッパからほとんど姿を消してしまった。ビーバーはアメリカでは簡単に絶滅してしまったかもしれないが、全て殺される前にビーバーを保護するために色々な法律が承認されたのだった。

ビーバーは家族の生活が好きで、人生の全てを同じ仲間と生活している。毎年、たいてい2から5の数の若い世代が産まれている。子どものビーバーたちはつがいを作ったり家を出て自分の家で暮らし始める前の2年は親と一緒にいる。家族全体が同じ山、小屋に住む。一般的に同じ縄張りにいくつかの小屋がありビーバーの家族はコミュニティーの生活でお互いを助け合う。ダムを作ったり山を作ったり、若者(毎年生活する領域は広がる)を育てたりする仕事を皆で共有するのだ。

一ヶ所にあまりにも多くのビーバーがいると、別の場所に新たな共同体を始めるものがでてくる。そうしたビーバーはかなり深い湖や川の近くの場所を選ぶが、そうした土地にはカバノキやポプラ、ヤナギの木が生

えている。そうした木の皮は餌として食べられる。そして木は巣を作るのに使われる。

　小屋は池や川の土手に作られることがあるが、たいていは水に囲まれた島に作られた。ビーバーは水に囲まれている時が一番安心するのだ。すでに島がない時にはビーバーは川底の上に棒切れや泥を一番上が水面の上に数インチ出るまで積み上げて島を作る。この頂上部分は一面木や葉の小さな破片やコケで覆われている。この「床」の上に棒切れやたくさんの泥でできたドーム状の屋根が作られる。冬のための食料は気候が寒くなりすぎないうちに小屋へ移される。その中の大きなものは湖や川の底、小屋へと上るトンネルの入り口近くに貯えられる。こうした入り口が水面下にあることがよくある。水面下にある木は泥の中に刺さっていたり、石を使って浮き上がらないようにしてある。

　ビーバーは夜に活動するのを好む。ビーバーはたった一晩で直径8インチある木を倒すことができる。木を倒した後、ビーバーは幹を齧って小さくして運べるようにする。それをダムの基礎にするのだ。ダムは場所にあわせてまっすぐであったり曲がっていたりする。小さなダムは数年すると、もっと広い表面を水浸しにしてもっと多くのビーバーのための生活空間を作るために拡大されることもある。好都合の条件ならダムは100年以上ももつ。当然他の動物がこうしたダムを橋として使うこともあるし、ビーバーにダムの手入れを良く行き届くように強制したりする。ダムは春には氷の圧力に耐えられるように十分な強さがなければならない。強い雨が降った後ではビーバーが作った穴によって溢れた水を流し出すことができる。

　ビーバーがする仕事の別のタイプは運河を掘ることだ。自分の家の近くのりっぱな木を使っていると、遠くからもっとたくさんの木を運ばなくてはならなくなる。この作業を完成させるために、ビーバーは運河を掘って木を必要な場所まで水に浮かべて運ぶだろう。

　ビーバーのダムは洪水を防ぎ、灌漑をより容易にするので人間の助けとなっている。これらの動物が完全に姿を消すに至っていないのは幸運である。

[解法のヒント]
(34) 「動物は人が気づかないように必要となっていることが多いことが次第にわかってきている」
(35) main idea がビーバーの生態だけに限定されていれば(ア)が正解だろうが、全体を読めばビーバーと人間の関わりがmain ideaと解釈できるので、正解は(ウ)となる。

【解答】
(26)エ　(27)ア　(28)ウ　(29)イ　(30)イ　(31)エ
(32)イ　(33)エ　(34)ア　(35)ウ

$$\boxed{\text{B　方　式}}$$

1　出題者が求めたポイント
【全訳】
(1) その町は名古屋の北約10マイルのところにある。
(2) 学生たちは講義のほとんどを理解しているようだった。
(3) 遠くから見ると、その巨岩は人の顔のように見えた。
(4) これは彼が子どもの時に暮していた家だ。
(5) このパソコンは動かない。何か故障したに違いない。
【解答】
(1)エ　(2)ア　(3)ウ　(4)ア　(5)イ

2　出題者が求めたポイント
(6) 映画や劇、コンサートやテレビを見たり聴いたりしている人(聴衆)
(7) 店で買い物をする人(買い物客)
(8) あなたが家やパーティに招待する人(招待客)
(9) 車やバス、鉄道、飛行機などで移動する人、車を運転する人ではなく(乗客)
(10) 特定の医者や歯医者の治療を受ける人(患者)
【解答】
(6)ア　(7)ウ　(8)エ　(9)オ　(10)カ

3　出題者が求めたポイント
【全訳】
(11) 彼はそんなことをする人ではない。
(12) これら両者の間には大きな違いがある。
(13) 申し訳ないのですが時間の余裕はないのです。
(14) 私の腕時計は正確です。
(15) 彼女が怒るのも無理はない。
【解答】
(11) better　(12) other　(13) wish　(14) keeps
(15) well

4　出題者が求めたポイント
【全訳】
　DNA操作による穀物や動物の遺伝子工学は食品製造に革命をもたらしている。同時に、将来有望であることを信じる人と疑問と恐れを持つ批評家との間に対立も生まれている。私たちが食べる野菜や動物の質と栄養面の価値を高める可能性は果てしないように思える。こうした可能性のある利点は魅力的ではあるが、バイオ食品といわれる遺伝子組み換え食品が、その影響について十分に理解されないうちに急いで市場に運ばれるのを批評家は恐れているのだ。

　バイオ食品は遺伝子組み換えされた動植物から作られる。遺伝子組み換えは新しいものではない。人間は一番良い穀物から種を取って翌年にそれを植えたり、味を甘くしたり大きくしたり腐りにくくしたりして、数千年間植物の遺伝的特徴を変えてきた。こうして、

小石大の果物だった野性のトマトを現在私たちが手にする大きなものへと変えたのだ。一インチの長ささかない「耳」を持つテオシントと呼ばれる植物から白と黄色の甘いトウモロコシの脚の長さの耳ができた。

一方、遺伝子工学の様々な技術は新しいもので、従来の品種改良とは全く異なる。従来の品種改良はいつも同種もしくは遺伝的に類似した動植物を使用する。対照的に今日の遺伝工学はわずかに関係があるあるいは全くない種と種の間にあるわずかな遺伝子を変えることができる。驚くべき例がいくつかある。たとえば、ラットの遺伝子をレタスに組み入れてビタミンCを作る野菜にしたり、病気への抵抗力を加えるためにリンゴの木にコケの遺伝子が組み込まれたりしている。従来の技術と今日の技術の目的は全く同じで、望まれる特徴を持った組織から1つあるいは複数の遺伝子を取り出して、そうした特徴を持たない組織に組み込む。数ダースのバイオ食品の穀物が現在市場に出ており、その中には様々なトウモロコシや大豆、綿がある。こうした穀物のほとんどが遺伝子組み換えが行われていて、昔からの農業の問題、雑草や害虫、病気といった問題を解決して農家を手助けしている。

私たちが知る限り、問題はほとんど起こっていない。実際、ネブラスカ大学の食品科学技術学科のスティーブ・L・テイラーによれば、「現在のバイオ製品は全く人間のアレルギー反応やその他の健康問題とは関係がない」ということだ。従来の食品と比べてはるかに安全なバイオ食品も中にはある。害虫の被害にあうトウモロコシには害虫の背中に乗っていて、被害にあったトウモロコシの傷で成長する毒であるフモニシンが高い率で含まれている。実験でフモニシンと動物のガンに関係があることがわかっている。研究によれば害虫対策で遺伝子組み換えされたトウモロコシのほとんどが、害虫の被害にあった従来のトウモロコシと比べてフモニシンの量が少ないということだ。

しかしながら、バイオ食品には過去に様々な問題があった。1990年代に大豆が木の実からの遺伝子を使って組み替えられた時に一つの問題が起こった。遺伝子組み換えされた大豆に木の実のアレルギーを持つ人間に反応を引き起こすたんぱく質が含まれていたのだ。このたんぱく質は被害が出る前に発見されたのだが、批評家たちは遺伝子組み換えでできた他の有害なたんぱく質が発見されずに抜け落ちるかもしれないと恐れている。ラットとレタスといった、全く異なる種の間で遺伝子を移動させる技術も批評家を神経質にさせている。挿入された遺伝子の機能、あるいはホスト役の遺伝子の機能で、予期しない健康面で何か非常に良くない影響が起こる可能性を彼らは恐れている。

遺伝子組み換え穀物の主な安全性は科学技術ではなく人間と関わりがある。アリソン・スノーは植物の遺伝子がある世代から次の世代へと自然な動きである「遺伝子の流れ」の研究で知られている、オハイオ大学の植物生態学者で、彼女が心配しているのは遺伝子組み換え作物が、適切に検査を受ける前に余りにも素早く

開発され販売されていることだ。

その一方で、遺伝子組み換え作物の支持者は、遺伝子組み換え植物の中には水を汚染したり動物に害を与える傾向にある殺虫剤にかわる環境に優しい方法を提供することで、実際に土壌に良いものもあると主張している。自身の天然の殺虫剤をつくるために遺伝子組み換えを施された木綿に使われる殺虫剤の量ははるかに少なくてすむ。化学薬品の殺虫剤が畑の害虫をほとんどすべて殺す一方、天然の殺虫剤を使ったバイオ食品は作物を食べようとする害虫だけを殺して他は殺すことはない。

WHO世界保健機構によれば、世界の1億から1億4千万人の子どもがビタミンA欠乏症になっている。毎年その欠乏症のために50万が失明していて、その半数の子どもが失明して一年以内に死亡している。その黄色い色から名づけられた「ゴールデンライス」というバイオ食品はビタミンA不足に起因する苦しみや病気に対する解決策になると考える人もいる。

しかし、懐疑的な人たちは、ゴールデンライスは単にバイオ産業の宣伝と変わりはないと言っている。利点ばかり大げさに言い立てているというのだ。「ゴールデンライスだけではビタミンA不足を減らすことはありません」とニューヨーク大学のマリソン・ネスル教授は言う。「ベータカロチンはすでに果物や野菜など色々なものから摂取できるのですが、人が栄養失調になるとビタミンAに変化しなくなります。ゴールデンライスにはそれほどベータカロチンは含まれていませんし、それがビタミンAの量を増やすかどうかはまだわかっていないのです。」

バイオ食品が世界の飢餓の根絶や全ての人の生活向上という約束を果たすかどうかはこれからのことだ。その潜在的可能性は果てしないが危険もある。科学が新製品を徹底的に検査して正しい判断をして注意深く進むなら、世界はその利点を享受しながら、遺伝子組み換えの危険を回避できるだろう。

【解答】
(16)ア　(17)イ　(18)ウ　(19)ウ　(20)ア　(21)エ
(22)イ　(23)ウ　(24)エ

5 　出題者が求めたポイント
【全訳】

ウィルソン山はカリフォルニア南部のサン・ガブリエル山脈にある標高5715フィート(1715m)の山だ。パサデナとロサンジェルスの近くに位置する。その標高と澄んで乾いた空気によって夜空を観測するのにとても適した地点となっている。周囲数マイルは町の明かりもなく、暗い夜空は星や惑星観察に申し分ない。

1889年にハーバード大の天文学者たちはウィルソン山を新しい天体望遠鏡の理想的な場所として選定した。ウィルソン山はハーバード大マサチューセッツキャンパスとは国の反対側にある。国の北東部には大都市があるが、1880年代、ロサンジェルスにはほとんど人はいなかった。遠い星のかすかな光を遮るような町の明

かりもほとんどなかった。たくさんは光がなかったため、夜空は今より暗かった。工場からの汚染も煙い木を燃やす火もなかったので、空はもっと澄んでいた。そうした点でカリフォルニアは人口が多い北東部より新しい天体望遠鏡に適した場所だったのだ。

　ハーバード大の天体望遠鏡は1年半後に移転したが、このことでウィルソン山の天文学に対する影響が終わったわけではない。事実それはほんの始まりに過ぎなかった。1904年にはワシントンのカーネギー協会がウィルソン山に研究所を建設するのに天文学者のジョージ・ヘイルに15万ドル提供した。ヘイルは私財2万7千ドルを加えて観測所を建てた。ヘイルはその前にウィスコンシンのシカゴ大ヤーカーズ観測所で働いていた。ヘイルはヤーカーズ観測所から望遠鏡を購入してそれをウィルソン山に設置した。ヘイルはまたヤーカーズから科学者チームを連れてきた。ヘイルはウィルソン山を世界で一番重要な天体観測施設にしたいと思ったのだ。

　ウィルソン山には60インチ(152cm)と100インチ(254cm)の望遠鏡がある。小さいほうの望遠鏡は元々ジョージ・ヘイルが所有していたものだ。彼の父がそれを1896年に彼に贈り物としてくれたものだ。大きいほうの望遠鏡はフッカー望遠鏡だ。望遠鏡購入のために基金を提供した人物であるジョン・C・フッカーにちなんで名づけられたものだ。これらの望遠鏡は夜になると宇宙観察のために現在でも使われている。これらによって天文学者は地球から何光年も離れた星や銀河を見ることができる。一光年とは一年で光が到達する距離のことだ。百万光年離れたところから届く光のまたたきはとても長い距離を移動しなければならない。光源から数百年も前に出たものだ。今夜の空に見える光の瞬きは数百万光年離れたところから地球に届いているのだろう。

　天文学者たちはウィルソン山でたくさんの重要な発見をしてきた。一つの発見は、私たちの太陽は天の川の中心ではないということだ。それとは別の発見は銀河と言うものはとてもたくさんあるということだ。過去には、天の川が宇宙で唯一の銀河だと人々は信じていた。三つ目の発見は太陽の周辺には磁場があるということだ。この観測によって太陽系の惑星がなぜ太陽の周りを回るのか説明できるようになった。

　ウィルソン山でなされた最も重要な発見の一つは銀河が膨張しているということだ。エドウィン・ハッブルのこの発見は最終的に「ビッグ・バン理論」へと結びついた。この理論によると、この宇宙はたった一回の大爆発で始まったのだ。この大爆発の後、銀河が形となり外に向かって広がり続けているのだ。ウィルソン山のもう一つの大きな発見は銀河の中には他のものより古いものがあるということだ。この発見は私たちの宇宙が今でも広がり続けていることを示しているのだ。

　20世紀の前半、ウィルソン山の2つの望遠鏡は世界で一番大きく最も能力が高かった。その後、1948年にエドウィン・ハッブルの援助を受けてカリフォルニア、

サンディエゴのパロマ山観測所にヘイル望遠鏡が設置された。パロマ山観測所はウィルソン山観測所の90マイル(144km)南東にあり、カリフォルニア工科大学の所有である。パロマ山には200インチ(508cm)のヘイル望遠鏡、48インチ(122cm)、18インチ(46cm)、60インチ(152cm)の望遠鏡4台がある。このヘイル望遠鏡は当時最大のものだった。

　ウィルソン山が天文学の分野で多くの重要な発見をした一方、パロマ山でもいくつかの重要な発見があった。1963年にはマートン・シュミッツがヘイル望遠鏡を使って、あまりにも遠く離れているために星であるのかわからない物体を観察した。こうした物体を彼は「準星物体」と名づけた。こうした物体のことを指す用語がクエーサー(準星)である。

　今日、ウィルソン山観測所を訪れると、敷地を見学したり、望遠鏡で実際に星や惑星を観察できるようになっている。たくさんのテレビアンテナがウィルソン山全体に立っているのも目に入るだろう。第2次世界大戦後、ウィルソン山はテレビやラジオの重要な中継基地になった。1947年にはKTLAがウィルソン山から放送される最初のテレビ局となった。この立地によってより強力な送信機を使って、もっと多くの視聴者に送信できるために多くのテレビ局が送信機をウィルソン山に移した。

　ウィルソン山は今ではもう星を観察するのに最適な場所ではなくなってしまった。空がもはや観察するのに充分に澄んでおらず、夜が暗くなくなったのを心配している。ウィルソン山の将来がどのようになろうとも、そこで働いた科学者たちは、地球と宇宙の中の私たちの場所について考える方法を具体化するのを手助けしたのだった。

【解答】
(25)エ　(26)イ　(27)エ　(28)イ　(29)ウ　(30)ウ
(31)ア　(32)イ　(33)イ

数　学

解答　25年度

1 出題者が求めたポイント

(1)（数学Ⅱ・三角関数）

$\sin(\alpha+\beta)=\sin\alpha\cos\beta+\sin\beta\cos\alpha$

$\cos(\alpha+\beta)=\cos\alpha\cos\beta-\sin\alpha\sin\beta$

$r=\sqrt{a^2+b^2}$, $\dfrac{a}{r}=\cos\alpha$, $\dfrac{b}{r}=\sin\alpha$　のとき,

$a\sin\theta+b\cos\theta=r\sin(\theta+\alpha)$

〔別解〕

$\cos\left(\dfrac{\pi}{2}-\theta\right)=\sin\theta$, $\sin(\pi-\theta)=\sin\theta$

(2)（数学A・平面図形）

△ABCの3辺の長さをp, q, rとする。

$p<q<r$のとき, $p+q>r$

$a<1$と$1\leqq a$の場合に分けて調べる。

〔解答〕

(1) $\sin\left(\theta+\dfrac{2}{3}\pi\right)+\cos\left(\theta+\dfrac{1}{6}\pi\right)$

$=\sin\theta\cos\dfrac{2}{3}\pi+\sin\dfrac{2}{3}\pi\cos\theta$

$\quad+\cos\theta\cos\dfrac{1}{6}\pi-\sin\theta\sin\dfrac{1}{6}\pi$

$=-\dfrac{1}{2}\sin\theta+\dfrac{\sqrt{3}}{2}\cos\theta+\dfrac{\sqrt{3}}{2}\cos\theta-\dfrac{1}{2}\sin\theta$

$=-\sin\theta+\sqrt{3}\cos\theta$

$=\sqrt{1+3}\left(-\dfrac{1}{2}\sin\theta+\dfrac{\sqrt{3}}{2}\cos\theta\right)$

$\cos\alpha=-\dfrac{1}{2}$, $\sin\alpha=\dfrac{\sqrt{3}}{2}$のとき, $\alpha=\dfrac{2}{3}\pi$

よって, $2\sin\left(\theta+\dfrac{2}{3}\pi\right)$になり, $r=2$, $\alpha=\dfrac{2}{3}\pi$

〔別解〕

$\cos\left(\theta+\dfrac{1}{6}\pi\right)=\cos\left(\dfrac{1}{2}\pi-\dfrac{1}{3}\pi+\theta\right)=\sin\left(\dfrac{1}{3}\pi-\theta\right)$

$\sin\left(\dfrac{1}{3}\pi-\theta\right)=\sin\left(\pi-\dfrac{2}{3}\pi-\theta\right)=\sin\left(\dfrac{2}{3}\pi+\theta\right)$

よって, $\cos\left(\theta+\dfrac{1}{6}\pi\right)=\sin\left(\theta+\dfrac{2}{3}\pi\right)$

従って, $\sin\left(\theta+\dfrac{2}{3}\pi\right)+\cos\left(\theta+\dfrac{1}{6}\pi\right)=2\sin\left(\theta+\dfrac{2}{3}\pi\right)$

(2) $0<a<1$のとき, $a^3<a^2<a$

$a^3+a^2>a$　より　$a(a^2+a-1)>0$

よって, $\dfrac{-1+\sqrt{5}}{2}<a<1$　…………①

$1\leqq a$のとき, $a\leqq a^2\leqq a^3$

$a^2+a>a^3$　より　$a(a^2-a-1)<0$

よって, $1\leqq a<\dfrac{1+\sqrt{5}}{2}$　…………②

①, ②より　$\dfrac{-1+\sqrt{5}}{2}<a<\dfrac{1+\sqrt{5}}{2}$

（答）

(ア) 2　(イ) $\dfrac{2}{3}\pi$　(ウ) $\dfrac{-1+\sqrt{5}}{2}$　(エ) $\dfrac{1+\sqrt{5}}{2}$

2 出題者が求めたポイント（数学Ⅰ・）が求めた

ポイント（数学Ⅱ・微分積分）

(1) $y=f(x)$ の上の点$(\alpha, f(\alpha))$における接線の方程式は, $y=f'(\alpha)(x-\alpha)+f(\alpha)$

2つの接線の方程式を連立させる。

(2) $\alpha\leqq x\leqq a$ と $a\leqq x\leqq\beta$ に分けて, 定積分で面積を求める。

(3) S を aで表わし, aについて平方完成して最小値を求める。

$(\beta-\alpha)^2=(\beta+\alpha)^2-4\beta\alpha$

〔解答〕

(1) $y'=2x$

$\ell_1:y=2\alpha(x-\alpha)+\alpha^2=2\alpha x-\alpha^2$

$\ell_2:y=2\beta(x-\beta)+\beta^2=2\beta x-\beta^2$

交点は, $2\alpha x-\alpha^2=2\beta x-\beta^2$

$2(\beta-\alpha)x=\beta^2-\alpha^2$　より　$x=\dfrac{\beta+\alpha}{2}$

$y=2\alpha\dfrac{\beta+\alpha}{2}-\alpha^2=\alpha\beta$

従って, $a=\dfrac{\beta+\alpha}{2}$, $b=\alpha\beta$

(2) $S=\displaystyle\int_\alpha^a(x^2-2\alpha x+\alpha^2)dx+\int_a^\beta(x^2-2\beta x+\beta^2)dx$

$=\left[\dfrac{x^3}{3}-\alpha x^2+\alpha^2 x\right]_\alpha^a+\left[\dfrac{x^3}{3}-\beta x^2+\beta^2 x\right]_a^\beta$

$=(\beta-\alpha)a^2-(\beta^2-\alpha^2)a+\dfrac{\beta^3}{3}-\dfrac{\alpha^3}{3}$

$=(\beta-\alpha)\left\{\left(\dfrac{\beta+\alpha}{2}\right)^2-(\beta+\alpha)\dfrac{\beta+\alpha}{2}\right.$

$\left.\qquad\qquad+\dfrac{\beta^2+\alpha\beta+\alpha^2}{3}\right\}$

$=\dfrac{1}{12}(\beta-\alpha)(\beta^2-2\alpha\beta+\alpha^2)=\dfrac{1}{12}(\beta-\alpha)^3$

(3) $\beta+\alpha=2a$, $\beta\alpha=b$, $b=a-2$

$(\beta-\alpha)^2=(\beta+\alpha)^2-4\beta\alpha=4a^2-4b$

$=4a^2-4a+8=4(a^2-a+2)$

$S=\dfrac{1}{12}8(a^2-a+2)^{\frac{3}{2}}=\dfrac{2}{3}\left\{\left(a-\dfrac{1}{2}\right)^2+\dfrac{7}{4}\right\}^{\frac{3}{2}}$

よって, $a=\dfrac{1}{2}$のとき, Sは最小となる。

Sの最小値は, $\dfrac{2}{3}\dfrac{7}{4}\sqrt{\dfrac{7}{4}}=\dfrac{7}{12}\sqrt{7}$

$b=\dfrac{1}{2}-2=-\dfrac{3}{2}$ 従って, $\mathrm{P}\left(\dfrac{1}{2},\ -\dfrac{3}{2}\right)$

3 出題者が求めたポイント（数学B・ベクトル）

(1) 辺ABの中点をQとすると, $\overrightarrow{\mathrm{OQ}}=\dfrac{\overrightarrow{\mathrm{OA}}+\overrightarrow{\mathrm{OB}}}{2}$

$\overrightarrow{\mathrm{OP}},\ \overrightarrow{\mathrm{OQ}},\ \overrightarrow{\mathrm{OR}}$を$\vec{a},\ \vec{b},\ \vec{c}$で表わす。

$\overrightarrow{\mathrm{PR}}=\overrightarrow{\mathrm{OR}}-\overrightarrow{\mathrm{OP}}$

(2) $\vec{a}\cdot\vec{b}=|\vec{a}||\vec{b}|\cos\theta$（$\theta$は$\vec{a}$と$\vec{b}$のなす角）

$\vec{a}\cdot\vec{b},\ \vec{b}\cdot\vec{c},\ \vec{c}\cdot\vec{a}$を求める。

$|\overrightarrow{\mathrm{PR}}|^{2}=\overrightarrow{\mathrm{PR}}\cdot\overrightarrow{\mathrm{PR}}$

(3) $\overrightarrow{\mathrm{QP}},\ |\overrightarrow{\mathrm{QP}}|,\ \overrightarrow{\mathrm{QR}},\ |\overrightarrow{\mathrm{QR}}|$を求める。

$\cos\angle\mathrm{PQR}=\dfrac{\overrightarrow{\mathrm{QP}}\cdot\overrightarrow{\mathrm{QR}}}{|\overrightarrow{\mathrm{QP}}||\overrightarrow{\mathrm{QR}}|}$

△PQRの面積$=\dfrac{1}{2}|\overrightarrow{\mathrm{QP}}||\overrightarrow{\mathrm{QR}}|\sin\angle\mathrm{PQR}$

〔解答〕

(1) $\overrightarrow{\mathrm{OP}}=\dfrac{1}{2}\vec{a},\ \overrightarrow{\mathrm{OR}}=\dfrac{\vec{b}+\vec{c}}{2},\ \overrightarrow{\mathrm{OQ}}=\dfrac{\vec{a}+\vec{b}}{2}$

$\overrightarrow{\mathrm{PR}}=\dfrac{\vec{b}+\vec{c}}{2}-\dfrac{1}{2}\vec{a}=-\dfrac{1}{2}\vec{a}+\dfrac{1}{2}\vec{b}+\dfrac{1}{2}\vec{c}$

(2) $\vec{a}\cdot\vec{b}=\vec{b}\cdot\vec{c}=\vec{c}\cdot\vec{a}=1^{2}\cos 60^{\circ}=\dfrac{1}{2}$

$|\vec{a}|^{2}=|\vec{b}|^{2}=|\vec{c}|^{2}=1$

$|\overrightarrow{\mathrm{PR}}|^{2}=\dfrac{1}{4}\left(\begin{array}{c}|\vec{a}|^{2}+|\vec{b}|^{2}+|\vec{c}|^{2}\\-2\vec{a}\cdot\vec{b}-2\vec{a}\cdot\vec{c}+2\vec{b}\cdot\vec{c}\end{array}\right)$

$=\dfrac{1}{4}(1+1+1-1-1+1)=\dfrac{2}{4}$

従って, $|\overrightarrow{\mathrm{PR}}|=\dfrac{\sqrt{2}}{2}$

(3) $\overrightarrow{\mathrm{QP}}=\dfrac{1}{2}\vec{a}-\dfrac{\vec{a}+\vec{b}}{2}=-\dfrac{1}{2}\vec{b}$

$|\overrightarrow{\mathrm{QP}}|^{2}=\dfrac{1}{4}|\vec{b}|^{2}=\dfrac{1}{4}\quad\therefore|\overrightarrow{\mathrm{PQ}}|=\dfrac{1}{2}$

$\overrightarrow{\mathrm{QR}}=\dfrac{\vec{b}+\vec{c}}{2}-\dfrac{\vec{a}+\vec{b}}{2}=\dfrac{1}{2}\vec{c}-\dfrac{1}{2}\vec{a}$

$|\overrightarrow{\mathrm{QR}}|^{2}=\dfrac{1}{4}(|\vec{c}|^{2}-2\vec{c}\cdot\vec{a}+|\vec{a}|^{2})=\dfrac{1}{4}$

$\therefore|\overrightarrow{\mathrm{QR}}|=\dfrac{1}{2}$

$\overrightarrow{\mathrm{QP}}\cdot\overrightarrow{\mathrm{QR}}=-\dfrac{1}{2}\vec{b}\cdot\left(\dfrac{1}{2}\vec{c}-\dfrac{1}{2}\vec{a}\right)$

$=\dfrac{1}{4}(\vec{a}\cdot\vec{b}-\vec{b}\cdot\vec{c})=0$

よって, $\cos\angle\mathrm{PQR}=0,\ \angle\mathrm{PQR}=90^{\circ}$

$\sin\angle\mathrm{PQR}=1$

△PQRの面積は, $\dfrac{1}{2}\left(\dfrac{1}{2}\right)^{2}\cdot 1=\dfrac{1}{8}$

B方式

1 出題者が求めたポイント

(1)（数学A・確率）

3人が1回のじゃんけんであいこになるのは, 3人が同じものを出すときと3人がそれぞれ異なるものを出すときである。

3人の1回のじゃんけんで, Aを含めた2人が勝つ確率とAだけが勝つ確率を求める。

2回目のじゃんけんでAがただ1人勝つときは,

①1回目Aを含めて2人勝ち, 2回目Aが勝つ

②1回目あいこ, 2回目3人のじゃんけんでAだけが勝つ

(2)（数学Ⅱ・図形と方程式）

中心が$(a,\ b)$, 半径rの円の方程式は,

$(x-a)^{2}+(y-b)^{2}=r^{2}$

x軸に接するとき, $r=b$で接点は, $(a,\ 0)$

点$(x_{0},\ y_{0})$と直線$ax+by+c=0$との距離は,

$\dfrac{|ax_{0}+by_{0}+c|}{\sqrt{a^{2}+b^{2}}}$

2つの円が接するときは, 2つの円の中心間の距離が2つの円の半径の和になっている。

〔解答〕

(1) 1回目で3人があいこになるのは,

3人が同じもの。3通り

3人が相異なるもの。3！通り

確率は, $\dfrac{3+3！}{3^{3}}=\dfrac{3+6}{27}=\dfrac{1}{3}$

1回のじゃんけんでAを含めて2人が勝つのは,

Aが出すものは3通り。B, CはAと同じものとAに負けるものを出すときで2通り。

確率は, $\dfrac{3\cdot 2}{3^{3}}=\dfrac{2}{9}$

1回のじゃんけんでAだけが勝つのは, Aが出すものは3通り。B, Cは共にAに負けるもので1通り。

確率は, $\dfrac{3\cdot 1}{3^{3}}=\dfrac{1}{9}$

2人で, 1回のじゃんけんでAが勝つ場合は, Aが出すものは3通りで, 相手にAに負けるもので1通り。確率は,

$\dfrac{3}{3^{2}}=\dfrac{1}{3}$

2回目でAが1人勝ちとなる場合は, 1回目あいこで2回目Aが1人勝つときと1回目Aを含めて2人が勝ち2回目2人のじゃんけんでAが勝つとき。

確率は, $\dfrac{1}{3}\cdot\dfrac{1}{9}+\dfrac{2}{9}\cdot\dfrac{3}{3^{2}}=\dfrac{1+2}{27}=\dfrac{1}{9}$

(2) 円Sの半径rとすると, 中心は$(5,\ r)$である。

直線$\sqrt{3}x-y=0$と中心の距離が半径である。

中心が直線より下なので, $r-5\sqrt{3}<0$

$\dfrac{5\sqrt{3}-r}{\sqrt{3+1}}=r\quad$より$\quad r=\dfrac{5}{3}\sqrt{3}$

$y=\sqrt{3}x$とx軸とSに接する円の中心を$(a,\ b)$とする。x軸に接するので, 半径はb

直線$\sqrt{3}x-y=0$と中心の距離が半径である。

中心が直線より下なので, $b-\sqrt{3}a<0$

$\dfrac{\sqrt{3}\,a-b}{\sqrt{3}+1}=b$　より　$b=\dfrac{\sqrt{3}}{3}a$

Sと接するので，中心間の距離が半径の和

$(a-5)^2+\left(\dfrac{\sqrt{3}}{3}a-\dfrac{5}{3}\sqrt{3}\right)^2=\left(\dfrac{\sqrt{3}}{3}a+\dfrac{5}{3}\sqrt{3}\right)^2$

$4(a-5)^2-(a+5)^2=0$

$(2a-10-a-5)(2a-10+a+5)=0$

$(a-10)(3a-5)=0$　で小さい方なので，

$a=\dfrac{5}{3},\ b=\dfrac{5}{9}\sqrt{3}$　中心は$\left(\dfrac{5}{3},\ \dfrac{5}{9}\sqrt{3}\right)$

（答）

（ア）$\dfrac{1}{3}$　（イ）$\dfrac{1}{9}$　（ウ）$\dfrac{5}{3}\sqrt{3}$　（エ）$\left(\dfrac{5}{3},\ \dfrac{5}{9}\sqrt{3}\right)$

2 出題者が求めたポイント（数学B・空間の図形）

(1) $A(x_1,\ y_1,\ z_1)$，$B(x_2,\ y_2,\ z_2)$を通る直線上の点
$(x,\ y,\ z)$は，$x=(x_2-x_1)\,t+x_1$，
$y=(y_2-y_1)\,t+y_1$，$z=(z_2-z_1)\,t+z_1$

(2) $A(x_1,\ y_1,\ z_1)$と$B(x_2,\ y_2,\ z_2)$との距離ABは，
$AB=\sqrt{(x_2-x_1)^2+(y_2-y_1)^2+(z_2-z_1)^2}$

$\cos\angle COD=\dfrac{OC^2+OD^2-CD^2}{2OC\cdot OD}$

△OCDの面積は，$\dfrac{1}{2}OC\cdot OD\sin\angle COD$

〔解答〕

(1) $x=2t+1,\ y=-t+2,\ z=t+1$

C点は，$z=0$，よって$t=-1$
$x=1,\ y=3$　従って，$C(-1,\ 3,\ 0)$
D点は，$y=0$，よって，$t=2$
$x=5,\ z=3$　従って，$D(5,\ 0,\ 3)$

(2) $OC=\sqrt{(-1)^2+3^2+0}=\sqrt{10}$

$OD=\sqrt{5^2+0+3^2}=\sqrt{34}$

$CD=\sqrt{(5+1)^2+(-3)^2+3^2}=\sqrt{54}$

$\cos\angle COD=\dfrac{10+34-54}{2\sqrt{340}}=-\dfrac{5}{\sqrt{340}}$

$\sin\angle COD=\sqrt{1-\dfrac{25}{340}}=\dfrac{3\sqrt{35}}{\sqrt{340}}$

△OCDの面積は，$\dfrac{1}{2}\sqrt{10}\sqrt{34}\dfrac{3\sqrt{35}}{\sqrt{340}}=\dfrac{3}{2}\sqrt{35}$

3 出題者が求めたポイント（数学Ⅱ・微分積分）

(1) $y=f(x)$の上の点$(a,\ f(a))$における接線の方程式は，
$y=f'(a)(x-a)+f(a)$

(2) 交点を求めて，定積分で面積を求める。

〔解答〕

(1) $y'=3x^2-6x$

$x=-1,\ y'=3+6=9$
接線は，$y=9(x+1)-4$
従って，$y=9x+5$

(2) $x^3-3x^2=9x+5$　より　$x^3-3x^2-9x-5=0$

$(x+1)^2(x-5)=0$　　$\therefore x=-1,\ 5$

$\displaystyle\int_{-1}^{5}(9x+5-x^3+3x^2)\,dx$

$=\displaystyle\int_{-1}^{5}(-x^3+3x^2+9x+5)\,dx$

$=\left[-\dfrac{x^4}{4}+x^3+\dfrac{9x^2}{2}+5x\right]_{-1}^{5}$

$=-\dfrac{625}{4}+125+\dfrac{225}{2}+25-\left(-\dfrac{1}{4}-1+\dfrac{9}{2}-5\right)$

$=108$

化 学

解答

25年度

A 方 式

1 出題者が求めたポイント……気体の溶解度

問1. 水1Lには17℃で0.95×1000 mL，37℃では0.57×1000 mL溶けるから

$\boxed{ア}, \boxed{イ}$ $\dfrac{0.95 \times 1000 \,(\text{mL})}{22.4 \times 1000 \,(\text{mL/mol})} = 0.0424 \,(\text{mol})$

$\boxed{ウ}, \boxed{エ}$ $\dfrac{0.57 \times 1000 \,(\text{mL})}{22.4 \times 1000 \,(\text{mL/mol})} = 0.0254 \,(\text{mol})$

問2. $\boxed{オ}, \boxed{カ}$ 圧力が2倍になるから溶解量も2倍になる。

$0.0424 \,(\text{mol}) \times 2 = 0.0848 \,(\text{mol})$

$\boxed{キ}, \boxed{ク}$ 気体のCO_2は 2.02×10^5 Pa，17℃で0.1 Lであるから $2.02 \times 10^5 \,(\text{Pa}) \times 0.1 \,(\text{L})$

$= n \,(\text{mol}) \times 8.3 \times 10^3 \,(\text{Pa·L/(K·mol)}) \times (273 + 17) \,(\text{K})$

$n \fallingdotseq 0.00838 \,(\text{mol})$

問3. CO_2の全量は

$0.0848 \,(\text{mol}) + 0.00838 \,(\text{mol}) = 0.0932 \,(\text{mol})$

CO_2の圧力を $P \,(\text{Pa})$ とすると，水溶液中のCO_2は圧力に比例するから，問1.より

$n_1 \,(\text{mol}) = 0.0254 \,(\text{mol}) \times \dfrac{P \,(\text{Pa})}{1.01 \times 10^5 \,(\text{Pa})}$

気体のCO_2の物質量は，気体の状態方程式より

$n_2 \,(\text{mol}) = \dfrac{P \,(\text{Pa}) \times 0.1 \,(\text{L})}{8.3 \times 10^3 \,(\text{Pa·L/(K·mol)}) \times (273 + 37) \,(\text{K})}$

$n_1 \,(\text{mol}) + n_2 \,(\text{mol}) = 0.0932 \,(\text{mol})$

$2.90 \times 10^{-7} \times P = 0.0932$

$P \fallingdotseq 3.2 \times 10^5 \,(\text{Pa})$

[解答]
$\boxed{ア}$4 $\boxed{イ}$2 $\boxed{ウ}$2 $\boxed{エ}$5 $\boxed{オ}$8 $\boxed{カ}$5 $\boxed{キ}$8 $\boxed{ク}$4 $\boxed{ケ}$3
$\boxed{コ}$2

2 出題者が求めたポイント……溶液の濃度と性質

問1. $H_2PO_4^- \rightleftharpoons H^+ + HPO_4^{2-}$ のようにH^+授受の平衡が成り立つとき，その溶液は緩衝作用を示す。

問2. 溶液1Lの質量は

$1000 \,(\text{mL/L}) \times 1.04 \,(\text{g/cm}^3) = 1040 \,(\text{g/L})$

グルコースは $1040 \,(\text{g}) \times 0.0533 = 55.43 \,(\text{g})$

その物質量は $\dfrac{55.43 \,(\text{g})}{180 \,(\text{g/mol})} = 0.3079 \,(\text{mol})$

よってモル濃度は 0.308 mol/L

問3. 溶液1L中の水は

$1040 \,(\text{g}) - 55.43 \,(\text{g}) = 984.6 \,(\text{g}) = 0.9846 \,(\text{kg})$

質量モル濃度 $= \dfrac{0.3079 \,(\text{mol})}{0.9846 \,(\text{kg})} = 0.3127 \,\left(\dfrac{\text{mol}}{\text{kg}}\right)$

問4. $\Delta t = $ モル凝固点降下$\times$質量モル濃度

$= 1.85 \,(\text{K·kg/mol}) \times 0.313 \,(\text{mol/kg}) \fallingdotseq 0.58 \,(\text{K})$

問5. Na^+とCl^-の物質量の和とグルコースの物質量が等しければよいから

$\dfrac{8.00 \,(\text{g})}{58.5 \,(\text{g/mol})} \times 2 = \dfrac{x \,(\text{g})}{180 \,(\text{g/mol})}$ $x \fallingdotseq 49 \,(\text{g})$

問6. 血液はpH 7.4程度の弱塩基性である。

問7. グルコース水溶液の濃度は問2より 0.308 mol/L
ファントホッフの法則 $\Pi = cRT$ より

$\Pi = 0.308 \,(\text{mol/L}) \times 8.3 \times 10^3 \,(\text{Pa·L/(K·mol)})$
$\times (273 + 37) \,(\text{K})$

$\fallingdotseq 7.9 \times 10^5 \,(\text{Pa})$

問8. 緩衝作用を示すのは，弱酸とその酸の塩の混合物，弱塩基とその塩基の塩の混合物の水溶液である。

[解答]
問1. (4)　問2.$\boxed{イ}$0　$\boxed{ウ}$3　$\boxed{エ}$0　$\boxed{オ}$8
問3.$\boxed{カ}$0　$\boxed{キ}$3　$\boxed{ク}$1　$\boxed{ケ}$3　問4.$\boxed{コ}$0　$\boxed{サ}$5　$\boxed{シ}$8
問5.$\boxed{ス}$4　$\boxed{セ}$9　問6. (4)　問7.$\boxed{ソ}$7　$\boxed{タ}$9
問8. (7)

3 出題者が求めたポイント……気体の燃焼

問2. メタン，エタン，プロパン，ブタン1 molの燃焼で生じるCO_2は各1 mol，2 mol，3 mol，4 molであるから，CO_2 1 molあたりの発生熱量は
メタン：891 kJ，エタン：1561/2 = 781 kJ，
プロパン：2219/3 = 740 kJ，ブタン：2878/4 = 720 kJ
である。

問4. メタン： $\dfrac{0.32 \,(\text{g})}{16 \,(\text{g/mol})} = 0.020 \,(\text{mol})$

プロパン： $\dfrac{0.88 \,(\text{g})}{44 \,(\text{g/mol})} = 0.020 \,(\text{mol})$

酸素： $\dfrac{9.6 \,(\text{g})}{32 \,(\text{g/mol})} = 0.30 \,(\text{mol})$

気体の状態方程式より

$P \,(\text{Pa}) \times 10 \,(\text{L})$
$= (0.020 + 0.020 + 0.30) \,(\text{mol})$
$\times 8.3 \times 10^3 \,(\text{Pa·L/(K·mol)}) \times (273 + 27) \,(\text{K})$

$P \fallingdotseq 8.5 \times 10^4 \,(\text{Pa})$

問5. $\underset{0.020\,\text{mol}}{CH_4} + \underset{0.040\,\text{mol}}{2O_2} \rightarrow \underset{0.040\,\text{mol}}{CO_2} + \underset{0.040\,\text{mol}}{2H_2O}$

$\underset{0.020\,\text{mol}}{C_3H_8} + \underset{0.10\,\text{mol}}{5O_2} \rightarrow \underset{0.060\,\text{mol}}{3CO_2} + \underset{0.080\,\text{mol}}{4H_2O}$

反応後O_2は$(0.30 - 0.040 - 0.10)$ mol，CO_2は$(0.020 + 0.060)$ molで計0.24 mol。O_2とCO_2の圧力は

$P \,(\text{Pa}) \times 10 \,(\text{L})$
$= 0.24 \,(\text{mol}) \times 8.3 \times 10^3 \,(\text{Pa·L/(K·mol)})$
$\times (273 + 27) \,(\text{K})$

$P \fallingdotseq 5.98 \times 10^4 \,(\text{Pa})$

水蒸気圧は3.6×10^3 Paなので，全圧は
$5.98 \times 10^4 \,(\text{Pa}) + 3.6 \times 10^3 \,(\text{Pa}) = 6.3 \times 10^4 \,(\text{Pa})$

問6. 気体の水は
$3.6 \times 10^3 \,(\text{Pa}) \times 10 \,(\text{L})$
$= n \,(\text{mol}) \times 8.3 \times 10^3 \,(\text{Pa·L/(K·mol)})$
$\times (273 + 27) \,(\text{K})$

$n = 0.0145 \,(\text{mol})$

液体の水は
$$0.040〔mol〕+0.080〔mol〕-0.0145〔mol〕$$
$$= 0.106〔mol〕$$
$$18〔g/mol〕×0.106〔mol〕≒1.9〔g〕$$

[解答]
問1. (ア)6 (イ)7 (カ)2 (ケ)5　問2. (ウ)4 (エ)1
問3. (オ)5 (キ)3 (ク)4　問4. (コ)8 (サ)5
問5. (シ)6 (ス)3　問6. (セ)1 (ソ)9

4 出題者が求めたポイント……酸化還元反応

問1. $MnO_4^- + 8H^+ + 5e^- → Mn^{2+} + 4H_2O$
$CH_3CHO + H_2O → CH_3COOH + 2H^+ + 2e^-$
e^- の数より，MnO_4^- 2 mol は CH_3CHO 5 mol を酸化することができる。
$KMnO_4$ は $\dfrac{6.32〔g〕}{158.0〔g/mol〕} = 0.0400〔mol〕$ であるから，酸化できる CH_3CHO（分子量44.0）は
$44.0〔g/mol〕×0.0400〔mol〕×5/2 = 4.4〔g〕$

問2. $KMnO_4$ の反応は
$MnO_4^- + 2H_2O + 3e^- → MnO_2 + 4OH^-$
MnO_4^- 2 mol は CH_3CHO 3 mol を酸化できるから
$44.0〔g/mol〕×0.0400〔mol〕×3/2 ≒ 2.6〔g〕$

問3. $Cr_2O_7^{2-} + 14H^+ + 6e^- → 2Cr^{3+} + 7H_2O$
$Cr_2O_7^{2-}$ 1 mol は CH_3CHO 3 mol を酸化できる。
$K_2Cr_2O_7$ は $\dfrac{8.82〔g〕}{294.2〔g/mol〕} = 0.0300〔mol〕$
$44.0〔g/mol〕×0.0300〔mol〕×3 ≒ 4.0 g$

[解答]
問1. (ア)4 (イ)4　問2. (ウ)2 (エ)6　問3. (オ)4 (カ)0

5 出題者が求めたポイント……異性体の数

問1. 分子式よりアルケンとシクロアルカンがある。
アルケン：(ア)C=C-C-C (イ)C-C=C-C
(ウ) C=C(C)(C)　　(イ)には幾何異性体があるので，
異性体は4種類
シクロアルカン：(エ) C-C / C-C (オ) C / C \ C-C の2種類
合計6種類

問2. アルケンにHClが付加する。
(ア)→(カ) C-C-C-C(Cl) と (キ) C-C-C-C(Cl)
(イ)→(キ)　(ウ)→(ク) C-C-C(Cl) と (ケ) C-C-C
よって (カ)～(ケ)の4種類と(エ),(オ)の計6種類

問3. シクロアルカンは反応しない。
問4. 不斉炭素原子のあるのは(キ)のみ。 C-C*-C-C(Cl)

[解答]
問1. 6　問2. 6　問3. 2　問4. 1

6 出題者が求めたポイント……塩素とその化合物

問1. 塩素は単体としては天然に存在せず，金属元素とは-1価のイオンとしてイオン結合で，非金属元素とは原子価1価の共有結合で化合物をつくる。
　単体の塩素は黄緑色の気体で，酸化力が強い。
$Cl_2 + 2e^- → 2Cl^-$
　工業的には陽イオン交換膜法により塩化ナトリウム水溶液を電気分解してつくる
陽極 (C) $2Cl^- → Cl_2 + 2e^-$
陰極 (Fe) $2H_2O + 2e^- → H_2 + 2OH^-$
　実験室では，酸化マンガン(IV)に濃塩酸を加えて熱するか，塩酸にさらし粉やKMnO₄を加えてつくる。
$MnO_2 + 4HCl → MnCl_2 + 2H_2O + Cl_2$
$CaCl(ClO)·H_2O + 2HCl$
$→ CaCl_2 + Cl_2 + 2H_2O$

問2. さらし粉は $CaCl(ClO)·H_2O$ と表される複塩である。

問3. シクロヘキサン環のどちら側にCl原子がついているか　を表すと次の8種類となる（―は環の上方を向いているCl原子）。

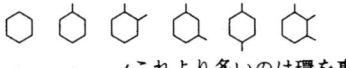

（これより多いのは環を裏返せば同じになる。）

[解答]
問1. (ア)1 (イ)2 (ウ)5 (エ)1 (オ)1 (カ)3 (キ)3
問2. 塩化物イオン，次亜塩素酸イオン
問3. 3

7 出題者が求めたポイント……有機物の推定

分子式 $C_9H_8O = C_6H_5-C_3H_3O$　　C_3 の置換基が飽和であれば $-C_3H_7O$ であるので，置換基には $C=C$ が2個，$C=C$ と $C=O$ が1個ずつ，$C≡C$ が1個，環と不飽和結合などいろいろな場合が考えられる。

実験II A～Eの分子量は132.0なので，660 mg は
$\dfrac{660×10^{-3}〔g〕}{132〔g/mol〕} = 5.00×10^{-3}〔mol〕$
H_2 112 mL は $\dfrac{112〔mL〕}{22400〔mL/mol〕} = 5.00×10^{-3}$
〔mol〕なので，A,B,Cは $C=C$ を1個，D,Eは $C=C$ を2個，または $C≡C$ を1個もつとわかる。

実験I A，Bは銀鏡反応陽性なので $C=C$ と $-CHO$ をもっている。Bには幾何異性体があるから
◯-CH=CHCHO。Aには幾何異性体がないので
◯-C(CHO)=CH₂ と考えられる。Aが H_2 を付加すると ◯-C*H(CHO)-CH₃ となり不斉炭素原子C* をもつので，題意と合致する。

実験III Dは酸化されて還元性をもつ化合物になるから $-CH_2OH$ があり，Eは酸化されても還元性をもたないから $-CH(OH)-$ があり，C=Oを生じる。化合物CはEの酸化生成物と同じ官能基のケトン基をもつから

$\bigcirc$-C-CH=CH$_2$ となる。D,E は H$_2$ 付加量より C≡C

をもつ(C=C 2 個では炭素数が合わない)から

D：$\bigcirc$-C≡C-CH$_2$OH　E：$\bigcirc$-CH-C≡CH
　　　　　　　　　　　　　　　　　　　|
　　　　　　　　　　　　　　　　　　　OH

となる。E が H$_2$ を付加すると $\bigcirc$-C*H(OH)CH$_2$CH$_3$
となり不斉炭素原子 C* をもつので，題意と合致する。

問2．$\bigcirc$-C-CH=CH$_2$＋Br$_2$ → $\bigcirc$-C-CH-CH$_2$
　　　　‖　　　　　　　　　　　　　　　‖　|　|
　　　　O　　　　　　　　　　　　　　　O Br Br

問3．　-C≡C-＋H$_2$O $\xrightarrow{付加}$ -CH=C(OH)- $\xrightarrow{転位}$
　→ -CH$_2$-C- と反応する。
　　　　　　‖
　　　　　　O

[解答]
問1．(A) $\bigcirc$-C=CH$_2$　(B) $\bigcirc$-CH=CH-C-H
　　　　　|　　　　　　　　　　　　　　　　‖
　　　　　H-C=O　　　　　　　　　　　　　O

(E) $\bigcirc$-CH-C≡CH
　　　　|
　　　　OH

問2．$\bigcirc$-C-CH-CH$_2$-Br
　　　‖　|
　　　O Br

問3．$\bigcirc$-C-CH$_2$-CH$_2$-OH　$\bigcirc$-CH$_2$-C-CH$_2$-OH
　　　‖　　　　　　　　　　　　　　　　　　　‖
　　　O　　　　　　　　　　　　　　　　　　　O

8 出題者が求めたポイント……全範囲小文正誤
問1．(a)正　(b)正　一定の融点，沸点を示せば純物質になったとわかる。　(c)抽出→分留
問2．(a)正　定比例の法則である。　(b)正　電気陰性度の差が小→共有結合，差が大→イオン結合　(c)正
問3．(a)正　(b)窒素や金など反応しないものも多い。(c)正
問4．(a)正　(b)希硫酸→塩酸，上方置換→下方置換(c)紫外線→赤外線
問5．(a)熱の電導性は銀，銅，金に次いで大きい。
(b)正　(c)ゲル状の沈殿＝水酸化アルミニウムは，アンモニア水に溶けない。
問6．(a)正　(b)蒸気圧は小さいが，長年吸入すると中毒を起こす。　(c)鉛は酸化数＋Ⅱの化合物が安定。
[解答]
問1.(2)　問2.(1)　問3.(3)　問4.(5)　問5.(6)
問6.(5)

選択問題
9 出題者が求めたポイント……栄養素と欠乏症
問1．糖類，タンパク質，脂質を三大栄養素といい，これにビタミンとミネラルを加えて五代栄養素という。ビタミンは有機化合物であり，ミネラルは無機塩類である。
問2．ヒトの構成元素(括弧内は質量％)は，O (62.8)，C (19.4)，H (9.3)，N (5.1)，Ca (1.4)，S (0.64)，P (0.63)，Na (0.26)，K (0.22) である。
問3．必須微量元素(括弧内は質量％)は Fe (0.0075)，

Zn (0.0035)，Cu (0.00011)，I (0.000022)，Mn (0.00002)，Se (0.00002)，Mo (0.000011)，Cr (0.0000028)，Co (0.0000025) である。(質量％は文献により異なるところがある)
問4, 5. 欠乏症を起こす成分は　(1)ビタミンA，(2)ビタミンD，(3)ビタミンB1，(4)ビタミンC，(5)鉄，(6)ビタミンB2，(7)硫黄，(8)亜鉛，(9)マンガン
[解答]
問1.(ア),(イ),(ウ)糖類，タンパク質，脂質　(エ)有機　(オ)無機
問2.(カ)4　(キ)2　(ク)1　(ケ)3　(コ)9
問3.(サ)2　(シ)5　(ス)1　問4.4　問5.8

選択問題
10 出題者が求めたポイント……高分子化合物
問1, 3　天然繊維のうち木綿は β-グルコースの脱水縮合による重合体で，-OH 基をもつため吸湿性である。
　一方絹の成分はタンパク質のフィブロインで，長いポリペプチド鎖がペプチド結合の部分で水素結合をして波状に折れ曲がって並んだ β-シートと呼ばれる構造をしている。
問2.(1) HOOC-$\bigcirc$-COOH と HO-(CH$_2$)$_2$-OH
　　　　テレフタル酸　　　　　　エチレングリコール
$\xrightarrow{縮合重合}$ HO$+$OC-$\bigcirc$-CO-O-(CH$_2$)$_2$-O$+_n$H
　　　　　ポリエチレンテレフタラート

(2) CH$_2$=CHCN $\xrightarrow{付加重合}$ [-CH$_2$-CH(CN)-]$_n$
　　　　　　　　　　　　　　　ポリアクリロニトリル

(3) CH$_2$=CHOCOCH$_3$
　　　　酢酸ビニル
$\xrightarrow{付加重合}$ [-CH$_2$-CH(OCOCH$_3$)-]$_n$
　　　　　　　　　　ポリ酢酸ビニル

(4) HOOC-(CH$_2$)$_4$-COOH と H$_2$N-(CH$_2$)$_6$-NH$_2$
　　　アジピン酸　　　　　ヘキサメチレンジアミン
$\xrightarrow{縮合重合}$ HO$+$OC-(CH$_2$)$_4$-CONH-(CH$_2$)$_6$-NH$+_n$H
　　　　　　　　6,6-ナイロン

[解答]
問1.(A) β-グルコース　(B)セルロース　(C)ヒドロキシ基
(D)水素　(E)β-シート
問2.(ア) HO-(CH$_2$)$_2$-OH　(イ)付加重合
(ウ)ポリ酢酸ビニル　(エ)H$_2$N-(CH$_2$)$_6$-NH$_2$
問3.7

B 方 式

1 出題者が求めたポイント……反応速度

問1. $v = \dfrac{(7.60 - 6.88)\,[\text{mol}]}{(10 - 5)\,[\text{min}]} = 0.144\,[\text{mol/(L·min)}]$

問2. 平均濃度 $c = \dfrac{(7.60 + 6.88)\,[\text{mol/L}]}{2} = 7.24\,[\text{mol/L}]$

$k = \dfrac{v}{c} = \dfrac{0.144\,[\text{mol/(L·min)}]}{7.24\,[\text{mol/L}]} \fallingdotseq 0.0199\,[\text{min}^{-1}]$

問3. 初濃度を $x\,[\text{mol/L}]$ とすると

$v = \dfrac{(x - 7.60)\,[\text{mol/L}]}{(5 - 0)\,[\text{min}]}$ 　　$c = \dfrac{x + 7.60}{2}\,[\text{mol/L}]$

$\dfrac{x - 7.60}{5}\,[\text{mol/(L·min)}]$

　　$= 0.0199\,[\text{min}^{-1}] \times \dfrac{x + 7.60}{2}\,[\text{mol/L}]$

$\qquad x \fallingdotseq 8.4\,[\text{mol/L}]$

問4. $n\,[\text{mol}]$ の N_2O_5 のうち α だけ分解すると N_2O_5 は $n(1 - \alpha)\,[\text{mol}]$ 残り，$NO_2\ 2n\alpha\,[\text{mol}]$，$O_2\ n\alpha/2$ $[\text{mol}]$ が生じるので，合計 $n(1 + 3\alpha/2)\,[\text{mol}]$ になる。全圧が 1.30 倍になったから　$1 + 3\alpha/2 = 1.30$

$\qquad \alpha = 0.20 \cdots\cdots 20\%$

問5. $pV = nRT$　により，モル濃度 $n/V = p/RT$
N_2O_5 の初濃度は

$\dfrac{3.16 \times 10^5\,[\text{Pa}]}{8.3 \times 10^3\,[\text{Pa·L/(K·mol)}] \times (273 + 37)(\text{K})}$
$\qquad\qquad \fallingdotseq 0.123\,[\text{mol/L}]$

そのうち 20% が分解したから，5 分後の濃度は
$0.123\,[\text{mol/L}] \times (1 - 0.20) = 0.0984\,[\text{mol/L}]$

問6. $\dfrac{0.123\,[\text{mol/L}] \times 0.20}{5\,[\text{min}]} = 0.00492\,[\text{mol/(L·min)}]$

問7. 平均濃度 $= \dfrac{0.123\,[\text{mol/L}] + 0.0984\,[\text{mol/L}]}{2}$

$\qquad\qquad \fallingdotseq 0.111\,[\text{mol/L}]$

$k' = \dfrac{0.00492\,[\text{mol/(L·min)}]}{0.111\,[\text{mol/L}]} \fallingdotseq 0.0443\,[\text{min}^{-1}]$

$\dfrac{k'}{k} = \dfrac{0.0443\,[\text{min}^{-1}]}{0.0199\,[\text{min}^{-1}]} \fallingdotseq 2.2\,$倍

[解答]
ア 1　イ 4　ウ 2　エ 0　オ 8　カ 4　キ 2　ク 0　ケ 9
コ 8　サ 4　シ 9　ス 2　セ 2

2 出題者が求めたポイント……反応熱の計算

問2. 発熱量＝質量×比熱×温度上昇度
題意より　溶液も 100 mL ＝ 100 g　であるから
$q_1 = 100\,[\text{g}] \times 4.2\,[\text{J/(g·℃)}] \times 5.4\,[℃]$
$\quad = 2268\,[\text{J}] \fallingdotseq 2.27\,[\text{kJ}]$

$NaOH\ 2.0\,\text{g}$ は　$\dfrac{2.0\,[\text{g}]}{40.0\,[\text{g/mol}]} = 0.050\,[\text{mol}]$

溶解熱 $= \dfrac{2.27\,[\text{kJ}]}{0.050\,[\text{mol}]} = 45.4\,[\text{kJ/mol}]$

問3. HCl も $NaOH$ も　$0.5\,[\text{mol/L}] \times 100 \times 10^{-3}\,[\text{L}]$
$= 0.050\,[\text{mol}]$　なので発熱量(中和熱)は
$57 \times 10^3\,[\text{J/mol}] \times 0.050\,[\text{mol}] = 2850\,[\text{J}]$

$= (100 + 100)\,[\text{g}] \times 4.2\,[\text{J/(g·℃)}] \times x\,[℃]$
$\qquad x \fallingdotseq 3.4\,[℃]$

問6. 塩酸と固体の水酸化ナトリウムの反応熱は，水酸化ナトリウムの溶解熱と水溶液の中和熱の和である(ヘスの法則)から，
$45.4\,[\text{kJ/mol}] + 57\,[\text{kJ/mol}] = 102\,[\text{kJ/mol}]$

問5. HCl も $NaOH$ も 0.10 mol であるから
$200\,[\text{g}] \times 4.2\,[\text{J/(g·℃)}] \times x\,[℃]$
$\quad = 102 \times 10^3\,[\text{J/mol}] \times 0.10\,[\text{mol}]$
$\qquad x \fallingdotseq 12\,[℃]$

[解答]
問1. (ア) 4　(エ) 7　　問2. イ 4　ウ 5　　問3. オ 3　カ 4
問4. キ 1　ク 2　　問5. (ケ) 9　　問6. コ 1　サ 0　シ 2

3 出題者が求めたポイント……H_2O_2 の反応

H_2O_2 と KI の反応では，H_2O_2 は酸化剤である。
$H_2O_2 + 2H^+ + 2e^- \rightarrow 2H_2O$
$2I^- \rightarrow I_2(\text{イ}) + 2e^-$
まとめると　　$H_2O_2 + 2I^- + 2H^+ \rightarrow I_2 + 2H_2O$
$KMnO_4$ との反応では，H_2O_2 は還元剤である。
$H_2O_2 \rightarrow O_2 + 2H^+ + 2e^-$
$\underset{\text{赤紫色}}{MnO_4^-} + 8H^+ + 5e^- \rightarrow \underset{\text{淡桃色}}{Mn^{2+}} + 4H_2O$
まとめると　　$2MnO_4^- + 6H^+ + 5H_2O_2$
$\qquad\qquad\qquad \rightarrow 2Mn^{2+} + 8H_2O + 5O_2$

過酸化水素は，触媒の MnO_2，$FeCl_3$，酵素のカタラーゼにより分解し，酸素(カ)と水(キ)になる。

問6. $KMnO_4$ と H_2O_2 は物質量の比 2：5 で反応するから，
$0.10\,[\text{mol/L}] \times 40 \times 10^{-3}\,[\text{L}]$
$\qquad : x\,[\text{mol/L}] \times 50 \times 10^{-3}\,[\text{L}] = 2：5$
$\qquad x = 0.20\,[\text{mol/L}]$

問7. 結合エネルギーを用いて反応熱が計算できるのは，物質間に力が働かないときすなわち気体のときである。
$H_2O_2\,(\text{液}) = H_2O\,(\text{液}) + 1/2\,O_2\,(\text{気}) + 84\,\text{kJ} \cdots\cdots ①$
$H_2O_2\,(\text{液}) = H_2O_2\,(\text{気}) - 58\,\text{kJ} \qquad\qquad \cdots\cdots ②$
$H_2O\,(\text{液}) = H_2O\,(\text{気}) - 44\,\text{kJ} \qquad\qquad \cdots\cdots ③$
①−②+③　より
$H_2O_2\,(\text{気}) = H_2O\,(\text{気}) + 1/2O_2\,(\text{気}) + 98\,\text{kJ}$
生成物の結合エネルギーの総和−反応物の結合エネルギーの総和＝反応熱　であるから

$\underset{\text{O-H}}{463}\,[\text{kJ/mol}] \times 2\,[\text{mol}] + x\,[\text{kJ/mol}] \times 1/2\,[\text{mol}]$
$\quad - (\underset{\text{O-H}}{463}\,[\text{kJ/mol}] \times 2\,[\text{mol}] + \underset{\text{O-O}}{151}\,[\text{kJ/mol}] \times 1\,[\text{mol}])$
$\qquad\qquad\qquad\qquad = 98\,[\text{kJ}]$
$\qquad\qquad x = 498\,[\text{kJ/mol}]$

[解答]
問1. (ア) 3　(ウ) 4　　問2. (イ) 5　(カ) 2　(キ) 4
問3. (エ) 4　　問4. (オ) 4　　問5. (ク) 3
問6. ケ 0　コ 2　サ 0　　問7. シ 4　ス 9　セ 8

4 出題者が求めたポイント……ジメチルシクロヘキサン中の不斉炭素原子

環中の C 原子に異なる基がついている場合，環の右回

りと左回りの構造が異なると不斉炭素原子になるから，次式の C* は不斉炭素原子である

[解答]
問1.0　　問2.2　　問3.2

5　出題者が求めたポイント……カルボン酸の付加反応と脱水反応
A.　題意より $CH_3CH(OH)COOH$ 乳酸
B.　$H_3C-CH-CO\underline{[OH]}\quad \underline{[H]O}$
　　　　　　$\underline{O[H]}\quad \underline{HO}OC-CH-CH_3$

　　　　$\longrightarrow$　$H_3C-CH-CO-O$
　　　　　　　　　　　　　$O-OC-CH-CH_3$

C.　$C=C$ と2個の $-COOH$ をもつから
　　$HOOC-CH=CH-COOH$　　酸無水物を与えないからトランス型のフマル酸である。
D.　$HOOCCH=CHCOOH + H_2O$
　　　　$\rightarrow HOOCCH_2C^*H(OH)COOH$ リンゴ酸
E.　$HO-CH-COOH\quad\longrightarrow\quad HO-CH-CO$
　　　CH_2-COOH　　　　　　　　　CH_2-CO O
F.　題意より $HOOCCH(OH)CH(OH)COOH$ 酒石酸
G.　題意より $HOOCCH_2CH_2COOH$ コハク酸
問3.　$-OH$ と $-COOH$ の組合せより次の3種類がある。

　$HOOC-CH_2-CH(OH)-COOH$
　$HOOC-CH_2-CH(OH)-COOH$

　$HOOC-CH_2-CH(OH)-COOH$
　$HOOC-CH_2-CH(OH)-COOH$

　$HOOC-CH_2-CH(OH)-COOH$
　$HOOC-CH_2-CH(OH)-COOH$

[解答]
問1.(B)　　　　　　　　　(E)
$H_3C-CH-C\overset{O}{=}O$　　　$HO-CH-C\overset{O}{=}O$
　　$O-C-CH-CH_3$　　　　　$CH_2-C=O$
　　　　O

問2.(A) 5　(C) 15　(D) 13　(F) 7　(G) 8

問3.
$HO-C-CH-CH_2-C-O$
　　$O-C-CH_2-CH-C-OH$

6　出題者が求めたポイント……小文正誤判定
問1.　(a) $KMnO_4$ が $(COOH)_2$ を酸化する。
　　$2KMnO_4 + 3H_2SO_4 + 5(COOH)_2$
　　　　$\rightarrow K_2SO_4 + 2MnSO_4 + 8H_2O + 10CO_2$
　　(b) Na が C_2H_5OH を還元する。
　　$2C_2H_5OH + 2Na \rightarrow 2C_2H_5ONa + H_2$
　　(c) 酸化数の変化なし。$Ag^+ \rightarrow Ag_2O \rightarrow [Ag(NH_3)_2]^+$
　　(d) Sn が 〇$-NO_2$ を還元する。
　　2〇$-NO_2 + 3Sn + 12HCl$
　　　　　　$\rightarrow 2$〇$-NH_2 + 3SnCl_4 + 4H_2O$
　　(e) エステル化は酸化還元反応ではない。
　　$CH_3COOH + C_2H_5OH \rightarrow CH_3COOC_2H_5 + H_2O$
問2.　(a) 触媒なしに反応する。
　　〇 $+ 3Br_2 \rightarrow$ Br〇Br$+ 3HBr$（OH付き）
　　(b) $CH_2=CH_2 + H_2 \xrightarrow{Pt(Ni)} CH_3CH_3$
　　(c) $CH_3COOC_2H_5 + H_2O \rightarrow CH_3COOH + H_2O$
　　　触媒は H^+ または OH^-
　　(d) $3CH\equiv CH \xrightarrow{Fe}$ 〇
　　(e) 〇$+ Cl_2 \xrightarrow{Fe(FeCl_3)}$ 〇$-Cl + HCl$
問3.　(a) $Ni + 2HCl \rightarrow NiCl_2 + H_2$
　　(b) $HCOOH \rightarrow CO + H_2O$
　　(c) $Cu + 4HNO_3 \rightarrow Cu(NO_3)_2 + 2H_2O + 2NO_2$
　　(d) $CaC_2 + 2H_2O \rightarrow Ca(OH)_2 + CH\equiv CH$
　　(e) $CaF_2 + H_2SO_4 \rightarrow 2HF + CaSO_4$
　　　H_2, CO, C_2H_2 は水に溶けないので水上置換で捕集。
　　NO_2 と HF は水に溶ける。
問4.　(a) SiO_2　(b) C　(d) SiO_2 は共有結合の結晶。
　　(c) CO_2 と(e) H_2O は分子結晶
問5.　(a) ZnS は白色　(d) CdS は黄色　(b) FeS,
　　(c) PbS, (e) HgS は黒色
[解答]
問1.(2)　　問2.(9)　　問3.(2)　　問4.(2)　　問5.(8)

選択問題
7　出題者が求めたポイント……ヒトのエネルギー源
問1.　植物のエネルギー貯蔵物質であるデンプンは，ア

ミラーゼにより加水分解されてマルトースになり，さらにマルターゼにより加水分解されてグルコースになって吸収される。

　グルコースは体内で酸化されてエネルギーを放出する。

$$C_6H_{12}O_6 + 6O_2 = 6CO_2 + 6H_2O + 2800\,kJ$$

　グルコースは，アミロペクチンに似た分枝状の多糖のグリコーゲンになって，肝臓や筋肉に貯えられる。グリコーゲンはデンプンに比べて分解し易く，エネルギー源として有効である。

問2. 操作II：デンプンに希硫酸(H^+ が触媒) を加えて熱し，加水分解する。塩酸は揮発性なので用いない。

　操作III：フェーリング液の還元で生じる酸化銅(I)は酸に溶けるので，炭酸ナトリウムを加えて硫酸を中和する。

[解答]

問1.(ア)デンプン　(イ)マルトース　(ウ)グルコース

　(エ),(オ)二酸化炭素，水　(カ)グリコーゲン　(キ)デンプン

問2.(a) H_2SO_4　(b) Na_2CO_3　(c) Cu_2O

選択問題

8　出題者が求めたポイント……食品の保存

問1. 微生物が自ら出す酵素により有機化合物を分解することを発酵という。このとき生じる物質がヒトに有害な物質であるとき腐敗という。

問2. 食品の腐敗を防ぐには微生物の増殖を防げばよく，水や酸素の供給を断ったり，砂糖，塩，酢などに漬けたりする。

問3. 食品の味，香り，外観を良くし，製造，加工，保存の便を図るために加える物質を食品添加物という。

[解答]

問1.(ア)腐敗　(イ)微生物　(ウ)発酵

問2.(エ)塩蔵　(オ)乾燥　(カ)酢漬け

問3.(A)ビタミンC　(B)保存料　(C)亜硝酸ナトリウム　(D)甘味料

名城大学　薬学部入試問題と解答

平成 30 年 6 月 14 日　初　版第 1 刷発行

平成 30 年 9 月 25 日　第二版第 1 刷発行

編　集　みすず学苑中央教育研究所

発行所　株式会社ミスズ　　　　　　　　　　　定価　本体 3,600 円＋税

〒167−0053

東京都杉並区西荻南 2 丁目 1 7 番 8 号

ミスズビル 1 階

電　話　03（5941）2924(代)

印刷所　タカセ株式会社

●本シリーズ掲載の入試問題について、万一、掲載許可手続きに遺漏や不備があると思われる
ものがありましたら、当社までお知らせ下さい。

●乱丁・落丁等につきましてはお取り替えいたします。

●内容についてのお問合せは、具体的な質問内容を明記のうえ、ハガキ・封書を当社宛にお送
りいただくか、もしくは下記のメールアドレスまでお問合せ願います。

〈 お問合せ用メールアドレス : info-mgckk@misuzu-gakuen.jp 〉